누가 내 환자를 옮겼을까?

Who Moved My Patients?

도서출판 웰

Copyright©2023 WELL Publishing Inc.

01041. 22, Samyang-ro 118 gil, Gangbuk-gu, Seoul, Korea
T. 82. 2. 907. 2872 F. 82. 2. 907. 2873
E. bkc905@hanmail.net
H. www.wellpub.net

This book was originally pubished in Korea
under the title of :

Who Moved My Patients?

ISBN. 978-89-97113-77-4 93510

Printed in Korea

Who Moved My Patients?

누가
내
환자를 옮겼을까?

김병국 저

노춘섭 감수 (경영학박사, 前 경영대학원장)

Well 도서출판 웰

감수의 글

감수(監修)의 글

40년이 넘는 세월을 상아탑(象牙塔)에 몸 담았지만 경영학 전공자 또는 경영인이 아닌 이, 특히나 의사와 같은 전문직 종사자가 쓴 경영 서적을 감수하기는 이번이 처음이다. 치과를 포함한 국내 대다수 병의원들의 경우, 일반 기업에 비해 현저히 작은 규모의 특성 상 지금까지 체계적인 경영 교육 없이 주먹구구식으로 운영되어 온 것이 사실이다. 그러던 차에 대한민국 치과 경영을 바로 세우는데 주춧돌이 될 만한 책을 직접 감수하게 된 것은 매우 보람 있는 작업이었다. 본 서적을 감수하는 기간 동안 필자가 파악한 저자는 경영학의 정수(精髓)를 설명하는 과정에는 다소 투박한 점들을 가지고 있었다. 하지만 치과 경영에 실질적인 도움이 되는 이론들을 엄선하여 이를 실무에 적용하는 능력만큼은 매우 탁월했다. 결코 짧지 않은 기간 동안 노교수의 잔소리를 감내하며 집필에 매진한 저자에게 따뜻한 격려를 보낸다. 모쪼록 독자들이 이 책을 통해 치과 경영 능력을 진일보(進一步)시키기를 기원하며 감수의 글을 마친다.

2023년 6월 19일 새벽

노 춘 섭

추천사

1

두 번째 책 ≪누가 내 환자를 옮겼을까?≫의 출간을 진심으로 축하합니다. 추천사 작성을 위해 제공되었던 글들을 읽으면서 저자의 통찰력(insight)에 거듭 감복했습니다. 특히 "서울대, 연세대, 조선대와 브랜드 인지도" 부분을 가장 재미있게 읽었습니다. 성공한 브랜드가 되기 위해서는 소비자들의 인식을 점령해야한다는 교훈을 다시금 마음에 새길 수 있었습니다. 참신한 시선과 견해들로 가득 찬 이 책이 널리 읽히기를 기원합니다. 동시에 착하고 성실한 치과의사 동료들에게 "함께 힘내자!"는 격려를 전합니다.

목동샤인치과 원장 김 명 인 · 이 고 운

2

김병국 원장님의 첫 저서 ≪슬기로운 개원생활≫이 개원을 준비하는 원장님들의 꿀팁 모음집이었다면 이번에는 개원하신 분들에게 한 차원 높은 브랜딩과 마케팅에 대한 인사이트를 재치 있는 말솜씨로 풀어나가는 책이 출간되어 무척 환영하고 반갑습니다! 치열한 경쟁 속에서 단순히 가격 경쟁으로 제 살 깎아 먹는 것이 아니라 현명하게 난관을 해쳐나갈 수 있는 소중한 가르침을 얻으시리라 믿습니다.

김준엽치과 대표원장 김 준 엽

3

치열한 개원가의 현장에 던져진 원장님들이라면 누구나 치과 경영을 어떻게 할 것인가에 대한 깊은 고민이 있을 것입니다. 저도 서적이나 유튜브 등을 통해 경영과 관련된 수많은 정보들을 얻고 있지만 그 요소들을 치과에 접목시키는 것은 결코 쉬운 일은 아니었습니다.

김병국 원장님의 ≪누가 내 환자를 옮겼을까?≫라는 이 책은 누구나 가지고 있는 고민을 치과의사의 시각에서 쉽고 친절한 문체로 다루고 있어서 반가웠고, 개인적으로 도움이 많이 되었습니다. 이 책이 만만치 않은 개원가의 현실에서 고민하는 누군가에게는 맞춤옷처럼 잘 맞는 책이 되기를 기원합니다.

서울 위더스치과 원장 김 준 화

4

2년 전에 발간하신 ≪슬기로운 개원생활≫ 책을 최근에 열심히 읽고 있던 차에 김병국 원장님께 이번에 책이 나왔다고 연락을 받았습니다. 추천서를 써 달라고요. ^^

책의 원고 일부를 받자마자 이번에 저술한 책의 원고가 너무나도 재밌어서 반나절도 안 되어서 후다닥 읽었습니다.

제가 느낀 점을 정리하면 다음과 같습니다.

1. 다른 개원 서적과 달리 방대한 자료를 바탕으로 김병국 원장님의 경험담과 연결시켜서 재밌게 풀어썼습니다.
2. 개원 환경이 하루하루 다르게 바뀌지만 근본적으로 생각해야 하는 점들을 치과 경영의 관점에서 잘 짚어주고 있습니다.
3. '경영'이라고 하면 우선 '어렵다', '머리 아프다'라는 생각을 하게 되는데 이 책은 어려운 개념을 쉽게 풀어써서 누구나 쉽게 접근할 수 있습니다.

이렇게 정리할 수 있을 것 같습니다

개원을 준비하시는 분들 뿐 아니라 개원을 하던 중에 변화를 주시려는 분들께 많은 도움이 될 거라 믿습니다.

책 쓰시느라 너무 고생 많으셨던 김병국 원장님께 감사의 인사드립니다.

충주 효치과 원장 **김 지 홍**

5

"김 원장! 김 원장은 치과와 치의학에 대해서 아는 건 조금 있는 것 같은데 손으로 구현이 안 돼. 개원한다는 그 자리, 포항에서 가장 큰 치과 2곳과 저수가 치과 3곳에 의해 포위된 형국이야. 잘 할 수 있겠어? 제발 살아남기를 내 기도해줄게."(개원직전)

"원장님, 우리 치과 이러다가 망하는 거 아니에요?"(개원직후)

위의 말들은 놀랍게도 김병국 원장님이 실제로 들었던 말들입니다.

출산율 급락에 경제성장은 정체기, 과잉배출로 적체된 치과의사 숫자, 초저수가로 서로의 가슴을 난도질하는 덤핑치과들, 이제 졸업을 해야 하는, 이제 개원을 해야 하는 치과의사라면 이제는 누구나 마주해야하는 상황입니다. 불안하고 초조한 마음에 근본을 알 수 없는 컨설팅 업자의 꼬임에, 저수가와 주6일 야간2회에 쉼 없이 자신을 혹사하는 재주넘는 곰이 되어 업자 배만 불리는 건 아닌가 걱정이 되는 치의라면 일독을 권합니다.

꾸준히 갈고 닦은 임상실력에도 개원과 경영이라는 것이 너무나 두렵다면, 불의와 타협하지 않더라도 올바른 가치관으로 충분히 성공할 수 있다는 것을 증명하는 책이라 생각합니다.

참고로 개원의 디테일이 살아 있는 첫 번째 도서 ≪슬기로운 개원생활≫도 꼭 함께 읽으시길 추천합니다.

포항 서울부부치과 원장 **김 지 훈 · 김 효 은**

6

2018년 여름, 김병국 원장님을 처음 뵈었던 때가 아직도 기억이 납니다. 포항 바닷가 인근 맥주 집에서 말씀해 주셨던 구체적이고 뚜렷한 계획들을 5년이 지난 지금 직접 눈으로 확인하고 있습니다. 그렇기에 앞으로의 김병국 원장님의 행보가 더욱 기대가 됩니다.

'직접', '성공적으로' 병원을 운영하고 계시는 '치과의사' 원장님의 노하우는 '비 치과의사' 마케팅/컨설팅 업체 일색인 개원/경영세미나 시장에서는 찾기 힘든 귀한 정보라고 생각합니다.

이번 저서도 ≪슬기로운 개원생활≫에 이은 치과계의 명저가 될 것을 확신하며 이 책이 혼탁해진 치과시장에 '건강한 치과마케팅', '건강한 치과경영' 을 위한 이정표로 큰 역할을 해주길 기대합니다.

구미 연세더편한치과 대표원장 **김 태 윤**

7

요 몇 년 사이 혜성처럼 등장하여 치과경영에 관련된 강의와 세미나에서 빠지지 않고 이름을 올리고 있는 죽파 치과 김병국 원장님의 두 번째 저서가 나왔습니다. 누구에게나 처음은 어렵고 시행착오를 겪기 마련입니다. 저자가 개원준비를 하며 습득한 노하우가 담겨있던 첫 번째 저서인 ≪슬기로운 개원생활≫이 개원 준비를 하고 있는, 또는 이제 막 개원하고 있는 원장들이 돌아가지 않도록 가야 할 길을 제시해 주는 등불 같은 지침서였다면 두 번째 저서는 좀 더 업그레이드되어 치과경영과 마케팅에 관련된 지혜를 총망라하고 있는 책입니다. 추천사를 위해 김병국원장님이 보내주신 조각글들을 읽으며 개원 10년차가 넘은 제가 보기에도 너무 주옥같은 글들이 많아 완전판을 읽고 싶은 욕심이 생겼습니다. 이 책을 이 땅의 많은 개원가 원장님들이 읽고 성공적인 치과 경영과 마케팅을 실현할 수 있는 지혜를 얻을 수 있기를 바랍니다. 그래서 무한 저수가 마케팅으로 '너 죽고 나 살자'식의 경영이 아닌 동료의식과 직업윤리로 무장한 선한 경쟁으로 서로가 상생할 수 있는 치과계가 되었으면 합니다. 이 책은 그런 길라잡이가 될 것임이 확실합니다. 기나긴 시간을 인고하며 노력하여 두 번째 자식 같은 책을 탈고한 김병국원장님의 노고를 치하 드립니다. 앞으로도 지금처럼 대한민국 치과계에 선한 영향력을 미치는 멋진 원장님으로 남아 주시리라는 걸 믿어 의심치 않습니다.

의왕시 치과의사회 회장, 오케이치과 대표원장 **김 환 의**

8

"편집은 포기지. 좋은 거랑 더 좋은 게 있을 때, 더 좋은 걸 택하고 그냥 좋은 걸 포기하는 거. 다 가질 순 없으니까. 욕심냈다간 다 잃어버릴 수도 있어요."

이는 <프로듀사>라는 드라마의 유명한 대사인데, 김병국 원장님은 본인의 두 번째 저서에서 어떤 부분을 과감하게 포기하실 지, 자못 기대가 됩니다.

치과의사 **라 성 호**

9

그야말로 경쟁의 시대다. 심화된 경쟁은 자칫 상술로 이어질 수 있음을 경계해야한다. 공장에서 기계로 찍어낸 동질의 물건을 산다면 값싸게 많이 팔아 박리다매를 노릴 수 있다. 진료는 물건을 사고파는 것이 아니기 때문이다. 제한된 시간, 인력, 집중력을 사용하여 최선의 결과를 끌어내야 한다. 내 가족과 환자에게 하는 진료는 같아야 한다. 자기 계발하여 스스로의 부가가치를 올려야 한다. 나만의 브랜드를 만들어 나를 찾아오게 만드는 그러한 노력이 필요하다. 경영에 관한 다양한 시각, 생각 - 이 책을 읽으며 독자들이 김병국 원장님의 생각을 음미하는 시간을 갖길 바란다.

박성용치과 대표원장 **박 성 용**

10

≪슬기로운 개원생활≫이라는 베스트셀러의 저자 김병국 원장님의 신간 출간을 축하드립니다. 혼자의 힘으로는 해결하기 어려운 복잡하고 곤란한 치과경영에 대해 놀라운 통찰력과 연구로 여러 원장님들께 실질적인 경

영에 도움이 될 것이라 확신합니다.

늘푸른치과 대표원장 **박 시 찬**

11

김병국 원장님 경영 강의를 듣고 느낀 게 '우와 이 사람은 정말 중요한 걸 일찍 깨닫고 실천에 옮기고 있구나! 심리학 경영학 등 여러 가지 관점에서 철두철미하게 분석하고 이상적인 내용을 알려주는구나!' 싶었습니다. 초보 원장님들은 사실 상대적으로 치과경영에 대해 아시는 게 적으니 김병국 원장님 스타일을 조금이라도 따라하면 성공하리라 봅니다.

어느 정도 연차가 있으신 원장님들은 본인이 해오던 것을 일시에 바꾸는 건 힘들지만 용기를 가지고 몇 가지만이라도 김병국 원장님이 알려주신 것들을 행할 수만 있다면 긍정적인 변화가 오리라 확신합니다. 사람은 누구나 해오던 대로 하는 습관이 있으며 이걸 쉽사리 바꾸는 게 쉽지 않죠. 하지만 김 원장님이 알려 주시는 대로 몇 가지만이라도 따라해 보면 분명 치과가 경영적인 측면에서 한 단계 업그레이드되면서 또한 화사하게(?) 바뀌리라 봅니다. ㅎㅎ ^^*

개인적으로 김병국 원장님을 알지만 이분은 그냥 그릇이 큰 사람입니다. 타인을 항상 배려하고 엄청난 베품을 항상 실천하시는 분이시죠. 이런 분이 책을 냈다는 거 자체가 그 책이 얼마나 진실성이 있으며 타인에게 도움이 될 것이라는 걸 유추해볼 수 있습니다. 개원을 앞둔 원장님들이나 경영에 고민을 하고 계신 원장님들께 필독서이지 않나 싶습니다.

허브치과 원장 **박 종 환 (쿠바랍스터)**

12

죽파치과 김병국 원장님이 ≪슬기로운 개원생활≫을 출간한지 벌써 2년이 되었네요. 다시 경영에 관한 책을 준비한다 했을 때 진료도 바쁠 텐데 정말 대단하다 생각했어요. 경영이란 게 적게 투자해서 많은 이윤을 남기는 것이라 단순하게 생각했는데, 발췌본을 보내 줘 읽어보고 참 많은 생각을 하게 되었습니다.경영에도 윤리와 정의가 있고 인문학적 토양도 필요하고 ,경영에는 치과개원준비부터 진료까지 그리고 직원관리까지 모두 포함되더군요. 여러 가지 치과와 관련된 에피소드와 적절한 비유가 포함된 재미있고 유익한 책이고 개업을 준비하는 새내기 원장님 뿐 아니라 기존 개원한 베테랑 원장님 모두에게 도움이 되는 좋은 책이 될 것입니다. 김병국 원장님. 정말 수고하셨어요.

포항 타임치과 **박 태 일**

13

치과의사에게 전공 공부는 참으로 익숙합니다. 밥을 먹듯, 거르지 말고 해야 하는 일상이기 때문입니다. 이런 일상만 잘 유지하면 '치과의사'의 길은 순탄할 것입니다. 적어도 개원을 하기 전까지는요.

개원을 해보니 익숙지 않은 많은 분야의 공부가 필요했습니다. 낯선 학문은 필요 이상으로 어렵고 난해해서 피부로 느낄 만큼의 도움을 얻기까지 너무나 많은 시간이 필요했습니다.

이런 애로를 겪을 땐, 선구자의 길을 따라가는 것이 현명하다고 생각합니다. 스타강사이자 작가인 김병국 원장님이 이 난해하고 복잡한 문제를 이 책을 통해 정리하고 연결시켜주셨습니다. '독자 여러분들은 글을 음미하시면서 본인들의 치과에 어울릴법한 내용들을 적용만 하시면 됩니다.'

그럼 독자 여러분들의 즐거운 항해를 기원하며, 훌륭한 통찰력을 나눠주시느라 고생하신 김병국 원장님의 노고에 찬사를 보냅니다.

심세한사랑니치과의원 원장 **변 성 훈**

14

치과의사로서의 삶이 단순히 진료의 영역에만 국한되어서는 생존자체가 위협받는 요즘입니다. 이런 두려움을 파고드는 악덕 마케팅업체들이 우후죽순처럼 생겨나고 있습니다. 실제 치과 현실을 전혀 모르는 주변인들의 시선이 아닌, 일선에서 진료하는 치과원장이자 경영자로서 이미 성공을 이루어 나가고 있는 김병국 원장님께서 집필하신 이번 책 또한 많은 선후배 원장님들께 insight를 주실 거라고 믿어 의심치 않습니다.

덴탈아트코리아(Dental Art Korea) 부회장, 레오치과 원장 **서 성 훈**

15

개원한 치의로서 살아가기가 녹록하지 않은 지금 한줄기 빛과도 같은 책이 쇄를 달리하여 보강되고 증판 되었습니다. 주위 동료들에게 묻기 어려웠던 치의로서의 많은 궁금증들을 현직 개원의로서 하나하나 풀어간 바이블 같은 개원 백과사전입니다. 신규 개원의나 기존 개원의나 원장실의 머리맡에 두고서 언제나 참고할 수 있는 필독서로 추천 합니다.

대한치과의사협회 치무이사 **송 종 운**

16

우선 ≪슬기로운 개원생활≫에 이은 김병국원장님의 두 번째 책 출간을 진심으로 축하드립니다.

이전 저서였던 ≪슬기로운 개원생활≫이 김병국 원장님이 개원을 하면서 겪었던 그 모든 일들을 세세하게 기록한 책에 이어, 개원을 한 후 어떻게 하면 병원을 유지, 발전시킬 수 있을지에 대한 고민과 성찰이 이번 책에 담겼을 것입니다. 이전 책이 율곡의 '십만 양병설'이라면, 이번 책은 그야말로 전장에서 장수가 전쟁을 치르며 군사를 운용하면서 얻은 노하우를 집대성한 '손자병법'이라고 할 수 있을 것입니다.

사실 치과의사를 꿈꾸며 긴 시간동안 교과서와 씨름하고, 치과대학에 입학해서도 의학의 이론정립과 환자에게 시행할 술기의 연나에 모든 시간을 쓰다 보니 다른 경험들을 할 기회가 적은 게 사실입니다. 그렇다보니 막상 개원가에 나갔을 때, 경영에 관한 부분을 전혀 모르고, 현실에 대한 체험이 없다보니 책과 현실간의 괴리에 크게 힘들어하고, 좌절하면서 마음에 상처를 입는 일들이 많습니다. 또 경영에 대해 배우려고 하더라고 의료라는 특수한 환경, 특히 대한민국의 기형적인 의료 환경으로 인해 일반적인 기업경영과 결이 너무 다르기 때문에, 막상 경영에 대하여 제대로 배울 수 있는 곳이 거의 전무하다고 할 수 있습니다. 그동안 잘된다는 치과, 환자가 많이 몰린다는 치과를 운영하는 선배에게 술자리에서 얻어듣는 지식이 사실 거의 전부라고 해도 과언이 아니었습니다.

이번 책은 개원가의 환경에서 병원의 생존을 위해 매일매일 어떻게 하면 살아남을까라고 처절하게 고민하고 고뇌한 흔적의 기록일 것입니다. 그래서 뜬구름 잡는 식의 이야기가 아닌, 정말 개원을 위해 준비하는 후배들 뿐 아니라, 개원하여 임상가에서 매일매일 치열한 고뇌 속에서 살아가는 선배들에게도 큰 도움이 될 책이라고 확신합니다.

순천한국병원 치과 **송 현 종**

17

김병국 원장님으로부터 추천사를 부탁받고 바로 생각나는 단어는 '아니 벌써 또'였습니다. '참으로 부지런하고 대단한 후배구나'하는 생각이 머리 깊숙이 박히는 순간이었습니다.

첫 번째로 출간한 ≪슬기로운 개원생활≫이 개원을 앞둔 치과의사들에게 좋은 지침서였다면 이번 출간되는 이 책은 개원이후 슬기로운 경영을 위해 우리가 기본적으로 알아야 할 개념들을 관련서적들의 예시와 비유를 통해 잘 설명한 책이라고 봅니다. 특히나 치과에 입문한 이후에 수많은 실제 사연들을 기억하며 재미있게 비교·설명 해나가는 과정들에 크게 공감했습니다. 그러면서 많은 것을 배우고 제가 생각 없이 치과를 경영한 세월이 부끄러웠습니다.

이 책에서 말하는 올바른 치과의사의 가치관이 무질서와 혼돈으로 병든 치과계에 맑고, 깨끗한 젊은 피를 수혈 할 수 있게 해줄 김병국 원장님께 감사드리며, 앞으로도 무궁한 발전과 건승을 기원합니다.

한국심는치아연구회(KDI) 前 회장, 오희영치과 대표원장 **오 희 영**

18

치과의사는 기술적으로나 지식적으로 최고가 되기 위해 노력함과 동시에 경영적으로도 훌륭한 성과를 내야 하는 어려운 직업 중 하나로, 양질의 의료서비스를 환자분들께 제공함과 동시에 개원의로서 치과병원이라는 사업체를 경영적으로도 유지 발전시키기 위해 노력해야 하는 독특한 직군입니다.

치과의사로서 최고가 되기 위한 노력은 의사로의 삶에 있어 지극히 당연한 듯 보이나, 주변 개원가와의 경영적 경쟁은 경영적으로 무지할수록 물량적 소모전이 되기 십상이며, 경쟁이 심해질수록 경영적으로 최고가 되기 위한 노력이 결국 서로의 머리를 밟고 올라서기 위한 이전투구로 변질되는 안타까운 모습도 종종 보아오고 있습니다. 실력으로나 경영적으로나 일등이 되려는 경쟁은 일견 상식적인 사회적 룰처럼 보이며, 또한 승자와 패자가 가려지는 것 역시 지극히 당연한 이치처럼 보입니다.

하지만 치과의사가 되기 위해 적게는 6년에서 길게는 십 수 년 동안 공부하고 사회적으로 소중히 길러진 전문인력을 단순히 경영적으로 실패했다고 도태시키기에는 사회적 손실이 너무 나도 큽니다. 그러나 안타깝게도 치과대학과 치과계에서 치과경영학을 본격적으로 배우거나 지식과 경험을 공유할 수 있는 공간이 아직 충분히 마련되고 있지 않습니다.

이러한 척박한 현실에서 제대로 된 치과경영학 서적이 나왔다는 것은 무척이나 반가운 일이면서도 왜 이제서야 이러한 책이 나오게 되었는지 만시지탄(晩時之歎)의 감회 또한 느끼게 합니다. 그만큼 제대로 된 치과경영학서의 출간이 쉽지 않다는 반증으로, 개인적 노력으로 이러한 훌륭한 결실과 결과물을 낸 저자께 진심 어린 존경과 축하의 마음을 전합니다.

이 책의 저자 김병국원장은 치과의사의사이자 구강악안면외과 전문의로 직업적으로도 최고의 의사임과 동시에 치과경영학을 개척하며 지평을 넓히고 있는 치과계의 귀중한 자산입니다.

"획일화될수록 선택 가능성은 희박해집니다. 차별화해야 생존하고 성장할 수 있습니다."

저자는 경쟁에서의 승리가 최고가 됨으로써 얻어진다고 믿는 것은 잘못된 인식과 경험적 오류임을 이 책에서 여러 사례를 들어 설명하고 있으며, 차별화하고 독특한 존재가 되기 위한 경쟁만이 지속가능하고 탁월한 성과를 낼 수 있는 방법이며 치과경영에서의 진정한 최고의 전략임을 알려주고 있습니다.

이를 위해 치과 경영의 다양성과 차별화 전략을 위해 '브랜드'라는 개념을 치과경영학에 접목시켜 자신만의 차별성과 다양성을 확보할 수 있는 최고의 방법을 이 책을 통해 전수해주고 있습니다.

"브랜드란 본능적인 감정, 그들이 말하는 그 무엇, 마음속에 존재하는 차이이며, 궁극적으로는 그 마음을 얻는 것입니다."라는 저자의 말처럼 결국 치과경영의 궁극적인 목적은 환자의 마음을 얻고 환자에게 맞는 치료를 제공하기 위한 방법이며, 치과경영 하에 이루어지는 모든 치료행위들은 마음과 마음을 연결하는 의미 있고 소중한 의식이며 치과의사의 환자를 향한 따뜻한 마음임을 가르쳐 주고 있습니다.

저자처럼 최고의 임상적인 실력과 훌륭한 경영학적 지식과 따뜻한 마음을 갖고 치과계의 건강한 다양성과 발전을 위해 노력하는 의사를 알게 되어 개인적으로나 치과계의 일원으로서 기쁘고 영광스럽게 생각합니다. 또한 구강악안면외과의 발전에 크나큰 기여를 해주시는 이 책의 저자 김병국원장께 대한구강악안면외과의사회를 대표하여 감사의 말씀을 전합니다. 앞으로도 큰 발전과 성과 있으시길 기원합니다.

2023년 6월 18일

대한구강악안면외과의사회 회장 유 상 진

19

평소 개인적으로 잘 알고 지내기는 했지만, 김병국 원장님으로부터 본인의 두 번째 저서인 ≪누가 내 환자를 옮겼을까?≫의 추천사를 부탁한다는 메시지에 사실은 다소 의아함이 먼저 들었습니다. 저는 치과관련 책의 추천사를 적을 만큼 대외활동을 열심히 하는 치과의사도 아니고, 치과계에서 임상이나 학술적인 성과로 이름이 알려진 소위 말하는 연자급의 네임드 치과의사도 아닌, 그저 지방의 한 도시, 다소 오래된 평범한 주택가 이면도로에서 4명의 직원, 4대의 유니트체어와 함께하는 그저 필부의 개업의니까요. 그렇지만 함께 보내주신 원고를 읽어보니 왜 저에게 추천사를 부탁했는지 그 답을 알게 되기까지는 그리 오랜 시간이 걸리지 않았습니다. 이 책은 높고 화려한 간판에 수십 명의 직원을 거느린 대형치과를 위한 책이라기보다는! 정말 바로 저 같은 그냥 동네의 작은 개업의가 꼭 읽어야 하는 책이기 때문입니다.

KBS 드라마 '프로듀사'에 이런 대사가 나옵니다.

"편집은 포기지. 좋은 거랑 더 좋은 게 있을 때 더 좋은 걸 택하고, 그냥 좋은 걸 포기하는 것. 다 가질 순 없으니까."

하지만 우리가 처해있는 개업가는 더 좋은 것과 그냥 좋은 것을 고민할 정도의 행복한 경우는 흔치 않습니다. 오히려 반대지요. 다소 비용이 들어가지만 장기간의 내구성이 좋은 치료와 당장은 저렴하지만 장기적인 예후가 다소 떨어지는 치료계획 간의 갈등은 경영자로서의 고민을 줄여주지만, 우리네 임상은 때로는 엔도 후 크라운을 하지 않고 코어로만 마무리 하는 것이, 인레이 등의 간접수복보다는 간단한 다이렉트 수복이, 비보험인 레진보다 저렴한 GI가 오히려 치료비가 적더라도 경우에 따라서는 환자분께는 오히려 좋을 수도 있는 경우를 많이 맞닥뜨

리게 됩니다. 이러한 딜레마(?)에서 경영자로서의 고민은 시작됩니다. 작년보다 인상된 치과 임대료와 재료비가 떠오르고, 한편으로는 어제 등록한 아들 녀석의 비싼 학원비가 생각이 나며 잠깐이라도 "경영"이라는 이유, 아니 구실로 딴(?) 생각이 전혀 들지 않았다면 거짓말이겠지요.

"낭만의 시대"는 갔습니다. 경쟁이 치열하고 보험수가가 낮은 현실을 탓하면서 그를 타개하기 위한 방법으로 과잉진료와 스스로도 책임지기 힘든 저렴한 진료비를 내세우면서, "치과경영"을 위해서라며 스스로를 합리화하는 동업자들이 많은 안타까운 이 시대에! 낭만을 잃지 않고 치의로서의 자존심을 지켜가면서도 경영자 및 관리자로서의 우리네 모습을 고민한 김병국 원장님께는 한편으로는 그 고민을 대신해주신 고마움이, 다른 한편으로는 그 정도의 깊은 생각도 없이 치과의원을 운영하는 저 스스로의 부끄러움이 있습니다.

이 책이 작은 파문이 되어 개원가에 건전한 물결을 일으키고 "낭만의 시대"가 다시 오기를 작게나마 바라는 바입니다.

2023년 6월

동네의 작은 치과에서 **유 현 상** 올림

20

≪슬기로운 개원생활≫로 많은 후배 분들의 개원과정과 개원의 생활에 큰 도움을 준 김병국 원장님이 두 번째 책 ≪누가 내 환자를 옮겼을까?≫로 다시 돌아왔습니다.

이 책은 개원의라면 누구나 관심을 가지고 알아보았을 마케팅, 브랜딩에 관련된 내용입니다.

아직도 원장님들 중에는 마케팅을 선전, 영업과 같은 판매촉진 활동과 착각하고 계신 분들이 많이 계십니다만 사실 마케팅이라는 것은 어떻게 하면 나와 내가 만든 치과가 이 세상에 꼭 필요한 존재가 될 수 있을 지에 대한 고민에 대한 결과물임을, 그래서 더 이상 판매촉진활동이 필요하지 않게끔 하기 위해 자신의 치과의 진료철학과 정체성을 확립하고 그 진료철학과 정체성에 맞게끔 진료서비스를 디자인하는 과정임을 이 책에서는 이야기해 주고 있습니다.

또한 마케팅과 브랜딩을 제대로 적용하기 위해서는 우선 우리가 처해 있는 시장의 상황뿐만 아니라 먼저 나 자신과 직원, 그리고 고객에 대한 인문학적, 심리학적, 그리고 뇌과학적인 이해가 먼저 이루어져야 합니다. 이 책은 그러한 사람에 대한 이해를 바탕으로 우리가 개원 현장에서 경영에 대해 갖게 되는 많은 의문에 대해 독자 스스로 자신만의 해답을 찾아 나갈 수 있는 다양한 방법에 대해 일러주고 있습니다.

저는 이 책이 전작 ≪슬기로운 개원생활≫과 더불어 외롭고 힘든 개원생활을 하는 여러 후배 분들께서 치과를 운영하면서 맞게 되는 여러 가지 경영적 어려움을 극복하고 다시 전진할 수 있는데 큰 도움이 될 수 있으리라 확신합니다.

울산 참치과의원 원장 / 한맥치과임상연구회 director **이 근 용**

21

자기 일에 열정을 갖고 꾸준히 노력하는 사람을 보면 존경심과 마음이 뿌듯합니다. 김병국 원장님처럼 젊은 치과의사가 열정적으로 사는 것을 보면 20년 30년 후의 그의 성취가 정말 기대되고 궁금합니다. ≪슬기로운 개원생활≫ 이라는 후배들을 위한 개원준비서를 출간한 지 2년 만에 이번에 또 개원한 병원을 위한 병원경영에 관한 책을 출간 한다고 하니 기대가 큽니다. ≪슬기로운 개원생활≫을 다 읽어보지는 못했지만 개원한지 30년이 넘은 저도 인적자원관리나 노무부분을 보고 많은 생각을 했습니다. 이번에 치과경영에 관한 책이 출간되면 은퇴를 앞두고 내가 뭘 잘하고 뭘 잘못하고 있는지 알아보는 기회를 가져봐야겠습니다.

순천미르치과 원장 **이 상 택**

22

"가슴에 별을 간직한 사람은 어둠속에서도 길을 잃지 않는다."

이 책은 혼돈스러운 오늘날의 치과 경영에서 치과의사들이 나아갈 방향과 두려움에 맞설 용기를 선물하는 밤하늘의 별과 같은 책입니다. 어릴 적 우화를 들으면서 삶의 지혜를 얻듯이 이 책은 이론을 강요하지 않고, 스스로 자연스레 깨달음을 얻게 합니다. 저자인 김병국원장은 별이 가슴에 박힌 아이 같은 마음으로 우리에게 경영의 진정한 의미는 사람을 얻는 과정임을 이 책을 통해 일깨워 줍니다. 늘 고군분투(孤軍奮鬪) 하는 치과의사인 우리에게 현실을 넘어 우주에서 우리를 다시 조망 하듯 높은 시야를 갖게 해주는 좋은 내용을 더 많은 분들이 마주하길 추천합니다.

대한치과의료관리학회 부회장, 포항 신세계치과 대표원장 **이 재 윤**

23

구강 건강을 지켜주고 상실된 기능의 회복을 도와 환자들의 삶을 행복하게 해주는 진료가 치과 의료진들이 추구하는 중요한 가치라고 생각합니다. 정확한 진단과 고품질의 진료를 빠른 시간 안에 전달하는 과정은 진료 그 자체와 더불어 아주 중요한 과정인데 그런 분야에 깊은 관심을 가지고 공부하면서 책을 내는 김병국 후배님께 깊은 감사를 드립니다.

모아치과그룹 前 회장, 뉴욕모아치과 대표원장 **이 진 환**

24

첫 번째 치과개원관련 서적을 출간하고 나서 2년 밖에 되지 않았는데 치과개원에 대한 정보를 넘어서서 브랜딩, 마케팅, 그리고 경영에 이르는 분야에서 김병국 원장이 얼마나 많은 고민을 하고 시행착오를 통해서 현재에 이르는 성공에 관한 방정식을 만들게 되었는지 놀라울 따름입니다.

학부 시절부터 항상 탐구하고 새로운 시도를 멈추지 않았던 후배이자 후배개원의로서 이렇게 또 다른 후배들과 후배개원의들에게 훌륭한 치과 경영지식을 전달하려는 김 원장의 노력에 찬사를 보냅니나.

구전(口傳)되거나 세미나에서만 접하던 치과경영의 지식들이 이렇게 잘 정리되어 서적으로 출간되는 사실에 대해 다시 한 번 놀라움을 표하고 싶습니다.

이제 2년 뒤에는 또 다른 놀라운 치과개원경영서적이 김병국 원장의 손에서 탄생할 수 있겠다는 희망이 떠오르게 됩니다.

양지바른치과 대표원장 **이 치 중**

25

'저자'와는 의국 생활을 같이 하지는 못했지만, 구강외과 의국 선후배의 관계로 인연을 맺게 되었습니다. 그 이후, 다양한 경로를 통해 강의도 듣고, 첫 번째 책도 흥미롭게 읽었습니다.

현재, 대부분 치과 선생님들은 정말 열심히 환자를 치료하고, 더 잘하기 위해서 배우고 실천하고 계십니다. 그렇지만, 그런 가치를 환자에게 전달하는 부분에 있어서는 저를 비롯해서, 대부분의 선생님들이 아직은 미숙하다고 생각합니다. 올바른 임상을 실천하는 선생님들이 자신을 '브랜딩'하고, 이것을 적절하게 '마케팅'하여, 더 많은 환자에게, 더 좋은 임상을 시행할 수 있다면, 환자에게도 도움이 되고, 건강한 치과 경영에도 선순환이 될 수 있다고 생각합니다. '저자'의 '두 번째 책'을 보고, 내 상황에 맞게 생각하고, 실천하신다면 훌륭한 치과선생님들의 임상의 가치를 널리 알리는데 많이 도움이 될 것이라 생각합니다.

짧은 시간이었지만, 저자의 치과를 방문하여 나름 추천사를 쓴다는 핑계로 인터뷰를 할 기회가 있었습니다. 저자의 건강한 경영에 대한 마음가짐과 태도, 그리고 열정, 꿈을 느낄 수 있었습니다. 그리고 미리 제공해 준 원고를 통해서 그런 저자의 생각이 잘 표현되어 있는 것을 확인하였습니다.

많은 선생님들이 저자의 '책'을 통해서, 그리고 다양한 '강의' 등을 통해서, 저자와 인연을 맺고 오래도록 치과계의 동반자로 지낼 수 있기를 바래봅니다.

여수모아치과병원 **장 정 록**

26

김병국 원장님의 첫 저서인 ≪슬기로운 개원생활≫은 저를 비롯한 많은 사람들에게 신선한 울림을 주었을 것입니다. 개원 경력이 아주 긴 개원의는 아님에도 불구하고 수많은 내용들이 책에 담겨 있었기 때문입니다. 그런데 더욱 흥미로운 것은 그 내용들을 책이라는 수단을 통해 전달하는 능력이 출중하다는 점이었습니다. 적절하면서도 재치 있는 다양한 설명과 인용, 그리고 예시들이 적재적소에 배치되어 있다 보니 읽는 사람으로 하여금 개원에 대한 욕망과 의지를 점화시키기에 충분하다는 생각이 들었습니다. 그렇기 때문에 제가 진행하고 있는 세미나인 '시행착오를 통해 배우는 치과 업무'에서 추천 자료 중 하나로 소개해오곤 했는데 이를 알게 되신 김 원장님이 저에게 연락을 주셔서 인연을 맺게 되었습니다.

책을 출간하신 이후 강연 활동도 병행하시는 것을 알고 있었는데 공사다망한 와중에 이번에는 '치과 경영'에 관한 통찰을 담은 신간을 세상에 내놓는다고 하시니 그 열정과 노력에 우선 박수를 보내드리고 싶습니다. 누구에게나 그렇듯 시간은 빠르게 흘러가기 마련이고, 치과 업무를 마친 뒤 남은 에너지는 많지 않은 날이 대부분이며, 숙고의 결과물을 정리하여 도서라는 형태로 만드는 것은 무척 부담스러운 일이니 말입니다. 한편 원장님 덕분에 미리 접해보게 된 본문을 읽은 뒤에는 마음속에서의 갈채가 감탄으로 이어짐을 느낄 수 있었습니다. 개원생활이라는 일련의 작업은 사람의 건강과 밀접한 관련이 있는 특수성을 가진 '의료업'이라는 속성과 더불어 본질적으로 '자영업'이라는 속성을 동시에 가진 것인데 이에 관한 고찰을 심도 있게 담아냈기 때문입니다.

대한민국 치과의사의 대부분은 좋든 싫든 개원을 하였거나 하게 될 사람들입니다. 그리고 이왕 개원을 하는 것이라면 잘할수록 좋을 것입니다. 그 잘한다는 것의 형태는 사람마다 모두 다르겠지만 보다 행복한 삶의 영위로 귀결되어야 바람직할 것임은 자명합니다. 개원을 통한 행복의 추구라는 여정에 있어 이 책은 작든 크든 새로운 영감들을 제공할 수 있을 것이라고 확신하기에 일독을 권해드립니다. 김병국 원장님의 두 번째 저서의 발간을 축하드림과 동시에 치의학계의 일원으로서 감사의 뜻을 전하고자 합니다.

'시행착오를 통해 배우는 치과 업무' 연자, 서울연세감성치과 원장 **정 기 룡**

27

이번에 새롭게 개정된 김병국 원장님의 책은 치과 산업에서 경쟁력을 확보하기 위해 필요한 브랜딩, 마케팅, 경영 등의 다양한 내용을 소화하기 쉽게 추가 구성되어 있습니다. 실제로 졸업 후에도 개원에 대한 많은 도움을 주셨으며, 지금도 항상 저에게 큰 동기부여를 해주시는 분입니다. 원장님의 매우 친절하고 깊이 있는 조언을 통해, 개원에 대한 자신감과 지식을 키울 수 있을 것입니다. 치과 산업에서 경쟁력을 확보하고자 하는 분들에게 매우 유익한 책이라고 생각합니다.

정심는 치과 **정 영 욱**

28

≪슬기로운 개원생활≫에 이어 치과 경영에 관한 두 번째 저서를 출판하시게 되어 축하드립니다.

치의학 영역에서, 임상과 관련된 다양한 주제들의 서적들은 많이 출판되지만, 실제 치과를 개원하고 운영하는 실무와 관련된 서적은 많지 않습니다. 게다가 그러한 서적이 있다 하더라도 치과의사가 아닌 분들에 의해 저술된 책들이 대부분이라, 실제 치과의사 시각에서 개원과 경영을 풀이하고 설명하고 조언해 주는 서적은 매우 소수인 상황에서, 다행히 김병국 원장님께서 귀한 자료를 출판하시게 다행이라 생각합니다.

치과 개원뿐만 아니라, 치과 경영에서, 의지하고 참고할 만한 좋은 자료가 생겼다는 점에서, 우리 치의학계에 매우 좋은 현상이라 생각되어, 많은 분들께 추천 드리는 바입니다.

책을 읽는 독자 분들도, 김병국 원장님께서 저술하신 좋은 서적 보시고, 지혜로운 치과 경영하시는데 도움 되시길 바랍니다.

2023.05.30.

조은덕치과 **조 상 훈** 올림

29

치과의사로서의 성공은 높은 학식과 뛰어난 임상 실력으로 좌우될 거라고 누구나 생각하기쉽지만, 시대의 변천에 따라 이것은 옳은 말이었기도 했고 지금은 반드시 그렇지는 않은 것 같다. 물론 치과의사가 스스로 자신의 의료 능력의 지질을 향상 시키려는 노력을 게을리 하지 말아야 하겠지만, 이것은 어디까지나 아무도 알아주는 이 없더라도 나는 의사로서 내 양심을 지키겠다는 선언과 비슷한 것 같다. 치과의사 대부분이 개원 의사로서 경영 일선에 뛰어드는 현실을 생각하면, 치과의사로서의 성공은 경영자로서(개원 의사로서)의 성공과 뗄 레야 뗄 수 없는 관계를 가지고 있다.

경영이란 무엇인가? 우리는 무엇을 팔고 우리 치과 구성원들에게 그 성과를 분배해야 하는가? 이 안에는 복잡다단한 소비자의 행동과 특성을 파악하고, 의료소비자로서의 환자의 치료와 치료비 지불, 그리고 환자의 만족에 이르는 모든 과정을 인문학적, 사회과학적, 경제학적으로 분석하고 이해해야 하는 필요성이 존재한다.

그러나, 우리는 현실상 진정 누구인가? 치과의사!! 경영은 누가 가르치나? 노바디!!

20년 전에는 소위 경영학적인 분석 없이 그저 실력 있고 친절한 치과의사면 통했지만, 지금은 모두가 손안에 고성능 컴퓨터를 들고 다니는 시대로, 검색의 시대이자, 인터넷 기반 광고의 홍수의 시대에 살고 있다. 사람들은 정상적이든 비정상적이든, 광고든 과학적 사실이든, 나름 자신이 믿는(?) 정보에 기반 하여, 그것이 내 마음에 드니까 옳은 정보일 거라는 착각을 가지고 치과를 찾는다. 한마디로 치과를 찾는 환자(소비자)가 변해 가는데, 우리는 (경영인이자 치과의사인) 얼마나 효과적으로 이런 상황에 대처하고 내 환자, 내 고객을 만들어 나가는(만족시키는) 활동을 하고 있는지 돌아봐야 하는 시점이 온 것이다.

많은 업체들이 난립하여 자신을 통해서 광고를 하면 검색 상단에 올라가고 마케팅에 성공할거라고 유혹한다. 그러나 들여다보면 주먹구구식, 단순나열식, 감동은 빠지고 무미건조한, 기계와 전산에만 의존한 플랫폼만 나열한 것이 대부분이다. 따라서 우리 치과의사들이 스스로 "경영"과 "마케팅" 이라는 주제에 대해 진지하게 배우고 생각해야 하고, 그래야만 자신에 맞게 주도적으로 치과를 경영 하는데 성공 할 수 있다.

추천사를 준비하면서 지난날 내 자신을 돌아볼 기회가 되었다. 실력을 환자들이 알아 줄 거라고 믿고 열정적으로 연구하고 기술을 연마하는데 누구보다 노력했다고 자부한다. 하지만, 실력을 알아주는 환자는 1%도 되지 않는 것 같다. 그렇다고 헛된 미소와 웃음으로 환자를 감동시킬 수도 없다. 필요한 것은 환자로 오는 사람에 대한 이해, 그 환자가 치료받기로 결정하는 의사결정과정에 대한 과학적인 분석, 소비자 만족 등에 관한 경영적인 이해와 실행이었다.

이런 가운데, 이번에 김병국 선생님의 ≪누가 내 환자를 옮겼을까?≫라는 책을 접하고, 경영과 마케팅 전반을 빠짐없이 아우르는 해박한 지식과 탐구, 자문과 관련 연구 리서치 등 방대한 자료를 체계적으로 정돈한 역작임을 깨달았다. 게다가 김병국 선생님의 "생각"의 깊이와, 연관된 친근하고 재미있는 이야기들의 스토리는 누구에게나 재미를 선사하면서도 치과 경영에 대한 이해를 쉽고 깊이 파악할 수 있도록 도와주는 하나의 예술 작품 같다. 솔직히, 이 책은 나만 알고 있고 출판되지 말았으면 한다. 그만큼, 치명적인 아름다움이 이 책 속에 녹아있다.

누구나 경영과 환자 만족에 더 가까이 접근하도록 하고, 많은 치과의사에게 누구도 가르치지 않았던 경영을 풀어내는 저자 김병국 선생님의 능력과 노고에 찬사를 보내면서 추천사를 마무리 하고자 한다.

세인트치과의원 원장 **조 승 헌**

30

"포기를 거절한다."

저자는 '경영은 포기의 예술이다'라고 했다. 병원경영은 개원해서 직접 경험하기 전까지는 어떤 부분이 어려운지 알기 어렵다. 개원 준비과정에서는 처음 떠올려 본 '경영'이라는 모호한 개념 때문에 불필요한 걱정으로 시간을 낭비하게 되는 경우가 많은데 저자는 독자를 포기하지 않고 독자의 아이디어가 나쁜 고민으로 낭비되지 않도록 도와주려고 하고 있다. 첫 장부터 끝장까지 처절하게.

광주광역시 굿스마일치과교정과치과의원 대표원장 **조 용 화**

31

우리는 치과대학 및 치전원 졸업을 하고 대부분 수련, 공보의, 또는 봉직의로 치과의사의 삶을 시작하게 됩니다. 나름 봉직의 생활에 적응할 때 즈음, '나도 빨리 원장이 되서 눈치 좀 안보고, 마음 편하게 살고 싶다'라는 생각을 가지게 되면서 개원을 꿈꾸게 됩니다.

치과대학, 치전원을 다니면서 우리는 치의학 임상과 지식에 대해 방대한 지식을 습득하고 졸업하게 됩니다. 그러나 정작 개원을 하기 위해서는 치의학 지식을 제외하고도 너무나 많은 문제점들에 부딪히곤 합니다. 입지 분석, 개원 자금 조달, 건물 계약, 인테리어, 마케팅, 세무와 금융, 그 중에서도 가장 힘든 직원 고용 및 관리, 그리고 하이라이트인 환자 관리 등 너무나도 많은 난관에 봉착하면서 주로 주변 선배님, 동기들에게 조언을 구하면서 난관을 헤쳐나가곤 합니다.

저도 개원의이지만 개원은 임상이 가장 중요합니다. 환자를 이롭게 하고 해를 입히지 말아야 한다는 대전제가 없다면 사상누각에 불과합니다. 그래서 많은 치과의사 선생님들이 졸업 후에도 열정적으로 치의학 임상에 대한 공부를 하고 있습니다. 그런데 앞서 말씀드린 임상을 제외한 치과 경영 부분들에 대해서 솔직하게 제대로 공부해 본 적도 없고, 비용을 들여서 세미나를 들어본 적도 거의 없는 상태에서 개원을 하게 됩니다.

실제 개원은 임상과 경영, 두 가지 모두 중요합니다. 일반적으로 30대 초에 개원을 하게 되면 적어도 30년 이상 치과를 운영하게 됩니다. 치과라는 커다란 배가 좌초되지 않고, 직원관리, 환자관리, 마케팅를 통해 순항을 하기 위해서는 많은 정보와 지식이 필요로 합니다. 김병국 원장님 책의 내용들은 치과 임상 외에 방대한 양의 정보와 지식을 적절한 예시와 분석을 통해 개원의 나침판 역할을 해주실 수 있으리라 생각됩니다.

감사합니다.

파스텔치과 **최 성 백** 배상

32

구강악안면외과 전문의로서 수술에 매몰되면 주변을 돌아보기 힘든데 의원 경영의 화두를 첫 장부터 마지막 장까지 쉴 새 없이 던져주십니다

이 명저를 통해 김병국원장님의 부지런함과 에너지를 저도 1/100이라도 배우고 싶습니다.

제트 구강악안면외과 치과의원 대표원장 **최 재 평**

목차 | Contents

02

브랜딩 - Branding 91

03

마케팅 – Marketing 199

04

경영 – Management 301

05

관계와 소통 - 383

Prologue

“두 나무를 잘라서 연결 후 하나의 개체로 만드는 기술”을 접목(grafting, 椄木) 또는 접붙이기라고 합니다. 의학에서 “인체의 한 곳에서 다른 곳으로 조직을 옮겨 생착(生着) 시키는 기술”인 이식(grafting, 移植)과 같은 영어표현을 사용합니다. 정성을 들인 유리치은이식(free gingival graft) 또는 결합조직이식(connective tissue graft)이 실패하여 이식편이 치즈처럼 흐물흐물 녹아 괴사되는 결과를 목도(目睹)하면 접목이든 이식이든 참 쉽지 않다는 것을 새삼 느끼게 됩니다.

“교회, 편의점 다음으로 많은 것이 치과(병의원)다.”라는 동종업계 종사자들의 푸념이 더 이상 농담처럼 들리지 않는 무한경쟁의 시대에 살고 있는 한 치과의사이자 원장으로서 저는 치의학과 다른 학문들(광고홍보학, 마케팅학, 경영학, 심리학, 인문학 등)의 접목 또는 융합하는 실험을 지속적으로 진행하고 있습니다. 4년의 준비 기간을 통해 탄생한 저만의 개인병원(clinic)은 엉뚱한 연금술사 같은 원장의 실험대상 역할을 담당하고 있습니다. 본 실험의 목표는 간단합니다. 치과의 업무 효율성, 의사소통, 매출, 수익의 향상과 시간, 노력, 비용, 스트레스의 경감(輕減).

모쪼록 독자들이 이 책을 통해 행복은 더하고 스트레스는 덜어내는 슬기로운 개원생활을 영위하길 마음 깊이 바랍니다. 여러 참고문헌들의 글귀 중 가장 심금을 울렸던 질문으로 머릿글을 마무리 하고자 합니다.

“당신은 공부하는 CEO입니까?”

2021년 3월 28일

죽파치과 **김 병 국**

I _ 매트릭스 (The Matrix) - Blue pill? Red pill?

01 생각에 관한 생각

추천곡 Think About' Chu - 아소토 유니온(Asoto Union)

영감을 주는 한마디

"아무것도 하지 않으면 아무 일도 일어나지 않는다 (人生の意味の心理學)."

- 기시미 이치로(きしみいちろう, 岸見一郎, Kishimi Ichiro)

---

* brain storming with hashtags

#생각에관한생각 #thinking #fast #and #slow #대니얼카너먼 #Daniel Kahneman #광고천재 #이제석 #생각 #think #스타크래프트 #starcraft #프로게이머 #progamer #전략가 #strategist #가림토 #garimto #김동수 #차별화 #differentiation #브랜드 #brand #브랜딩 #branding # 마케팅 #marketing #경영 #business #management #경제학 #economics #행동경제학 #behavioraleconomics #인문학 #humanities #심리학 #psychology #뇌과학#brain #science #영화 #매트릭스 #thematrix #파란약 #빨간약 #모피어스 #bluepill #redpill

---

"대기오염으로 한 해 6만 명이 사망합니다."라는 카피와 함께 굴뚝 아래 매그넘 리볼버 권총 사진을 자연스럽게 연결한 공익광고(소위, "굴뚝총" 광고)를 통해 세계 3대 광고제 중 하나인 '원쇼 페스티벌(The One Show Festival)'에서 최우수상인 금상을 수상한 광고천재 이제석의 저서 ≪광고천재 이제석≫ 안의 "똥 누며 생각하고 밥 먹으며 메모하라"는 장(章, chapter)은 이런 문구로 시작합니다.

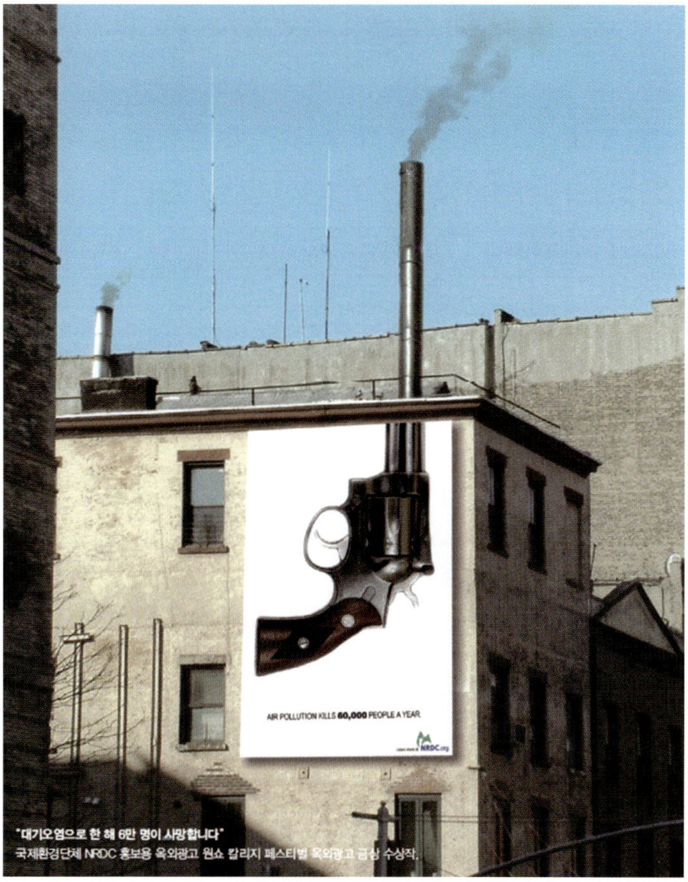

"대기오염으로 한 해 6만 명이 사망합니다"
국제환경단체 NRDC 홍보용 옥외광고 원쇼 칼리지 페스티벌 옥외광고 금상 수상작.

"나 보고 좋아하는 영어 단어를 하나 꼽으라면 단연 Think다. '생각하다'란 뜻도 좋지만 발음도 마음에 든다. '씽크'가 아니라 '띵크'라고 발음할 때 엔돌핀이 팍팍 돈다. 생각을 많이 하는 직업이라서 그런지, 이 단어로 대박을 터트려서 그런지는 나도 모르겠다."

임요환, 홍진호와 더불어 우리나라 e스포츠(eSports, electronic sports) 초창기 스타이자 프로게이머 1세대로 분류되는 가림토(GARIMTO)[1] 김동수는 "2001 SKY배 온게임넷 스타리그" 결승전으로 "테란의 황제" 임요환을 3대2로 제압하며 우승을 차지했습니다. 우승 직후 한 매체와의 인터뷰에서 그는 게임과 그 실력연마에 대한 본인의 견해를 밝혔습니다.

"다른 프로게이머들이 게임 100판을 연습하는 시간 동안 나는 50판만 연습하고 나머지 50판을 할 시간은 전략을 구상하는데 몰두한다. 단순히 정확한 컨트롤, 우월한 생산량(물량)을 통해 승

1) 현역 활동 당시 프로게이머 김동수의 ID

리하기보다 상대를 압도하는 기발한 전략과 전술을 통해 승리하고 싶다. 나는 게임계의 전략가가 되고 싶다."

분야는 다르지만 앞서 언급한 두 인물들의 사례에서 생각의 중요성을 실감할 수 있습니다. 많은 이들이 쉽게 인용하는 "아무것도 하지 않으면 아무 일도 일어나지 않는다."라는 말은 본래 "아무 생각도 하지 않으면 아무 일도 일어나지 않는다."라는 뜻이라고 생각합니다.

2020년 4월 6일 경북 포항시 북구 죽도동 죽도파출소(죽파) 맞은편에 죽파치과를 개원했던 바로 그때가 생각납니다. 하루 겨우 환자 4명을 소화하고 퇴근하던 날도 있었습니다. 제 오른팔인 직원은 이런 우려를 나타내기도 했습니다.

"원장님, 우리 치과 이러다가 망하는 거 아니에요?"

저는 불안하고 초조해지기 시작했습니다. '아, 이러다가 진짜 망하는 거 아니야? 여기 쏟아 부은 돈이 얼만데! 다시 페이닥터 생활을 해야 하는 건가?'라는 불안감이 엄습했습니다. 불안감에 더해 개원 직전 누군가가 던졌던 격려를 가장한 조롱 또한 떠올랐습니다.

"김 원장! 김 원장은 치과와 치의학에 대해서 아는 건 조금 있는 것 같은데 손으로 구현이 안 돼. 개원한다는 그 자리, 포항에서 가장 큰 치과 2곳과 저수가 치과 3곳에 의해 포위된 형국이야. 잘 할 수 있겠어? 제발 살아남기를 내 기도해줄게."

저는 백척간두(百尺竿頭)에 선 절박한 심정으로 단지 살아남기 위해, 말 그대로 생존을 위해 모든 정력(精力)[2)]을 치과 정상화를 위한 아이디어를 떠올리는데 집중하기 시작했습니다. '어떻게 하면 포항시민들에게 소구(訴求, appeal)할 수 있을까?'라는 생각을 하다 보니 생각에 생각이 꼬리에 꼬리를 물기 시작했습니다. 찜질방 맥반석 계란들처럼 다들 고만고만한 동네치과들 사이에서 튀기 위한 "차별화(differentiation)", 차별화를 통한 "브랜딩(branding)", 브랜드를 활용한 "마케팅(marketing)", 법의 테두리를 벗어나지 않는 정정당당 마케팅을 통한 "경영(business management)", 경영을 보다 심도 있게 이해하기 위한 "경제학(economics)", 경제학의 주체인 인간의 심리와 행동을 이해하기 위한 인문학(humanities)·심리학(psychology)·뇌과학(brain science). 하나의 단서가 다른 단서와 연결되는 추리소설의 플롯(plot)처럼 각각의 학문들이 도미노처럼 연결되기 시작했습니다.

제가 하겠습니다! 정리와 연결은! 독자 여러분들은 제 글을 음미하시면서 본인들의 치과에 어울릴법한 내용들을 적용만 하시면 됩니다. 영화 <매트릭스 The Matrix>의 대사를 함께 곱씹으며

2) 심신의 활동력

다음 내용으로 넘어가볼까 합니다.

You take the blue pill, the story ends. You wake up in your bed and believe whatever you want to believe. You take the red pill, you stay in wonderland and I show you how deep the rabbit hole goes.

파란약을 먹으면 여기서 끝난다. 침대에서 깨어나 네가 믿고 싶은 걸 믿게 돼. 빨간약을 먹으면 이상한 나라에 남아 끝까지 가게 된다.

by Morpheus (그리스 신화에 나오는 꿈의 신)

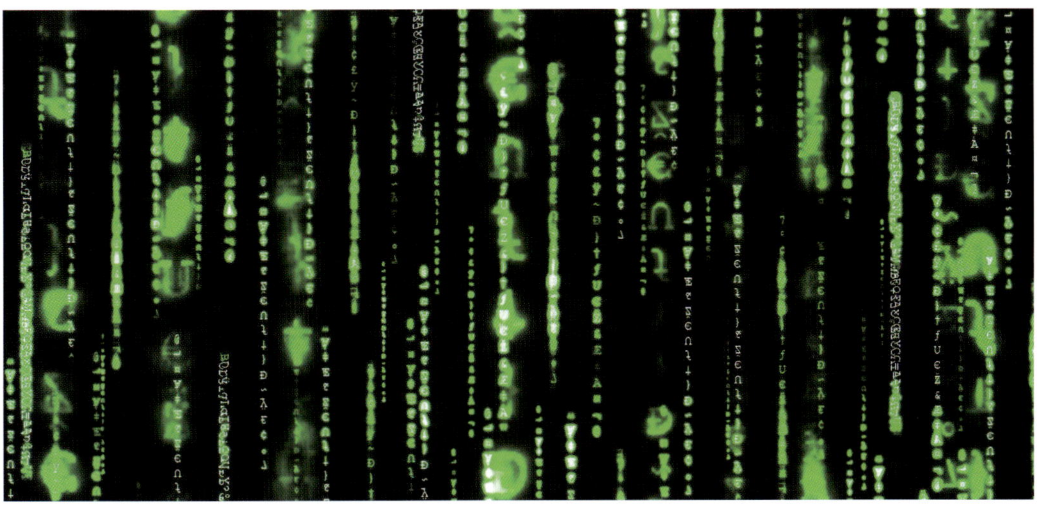

<사진출처: https://www.wallpaperbetter.com/ko/hd-wallpaper-ttsxd/download>

함께하면 좋은 자료

- ≪광고천재 이제석≫, 이제석, 학고재, 2014.
- ≪아무것도 하지 않으면 아무 일도 일어나지 않는다≫, 기시미 이치로, 살림, 2016.
- ≪생각에 관한 생각(*Thinking Fast And Slow*)≫, 데이얼 카너먼(Daniel Kahneman), 김영사, 2018.
- 영화 <매트릭스(The Matrix)>, 1999.

02 아인슈타인과 원자폭탄

추천곡 Quando, Quando, Quando - Tony Renis

영감을 주는 한마디

"우리를 죽일 수 없는 것들은 우리를 강하게 만들 뿐이다
(That which does not kill us makes us stronger)."

- 프리드리히 니체(Friedrich Nietzsche)

*** brain storming with hashtags**

#히로시마 #Hiroshima #나가사키 #Nagasaki #원자폭탄 #원폭 #atomicbomb #아인슈타인 #AlbertEinstein #루즈벨트대통령 #FranklinRoosevelt #맨해튼프로젝트 #ManhattanProject #핵무기개발계획 #오펜하이머 #RobertOppenheimer #디지털치의학 #DigitalDentistry #게임체인저 #gamechanger #guide #navigation #3dprint #allonX #위기 #위험 #기회 #터미네이터 #terminator #존코너 #JohnConnor #레지스탕스 #저항군 #resistance

---

히로시마 원폭투하

1945년 8월 6일 오전 8시 15분. 미국 B-29 폭격기 '에놀라 게이(Enola Gay)'가 히로시마현 상공에서 원자폭탄 '리틀 보이(Little Boy)'를 투하했습니다. 히로시마 도심 중심부에 위치한 아이오이 다리(상생교, 相生橋) 570m 상공에서 폭탄은 터졌습니다. 섭씨 4,000℃에 달하는 열기와 초속 340m의 거센 폭풍이 도시 전체를 집어삼키며 히로시마를 잿더미로 만들었습니다. 원자폭탄이 터진 반경 1.6km 안에 위치한 모든 생명체와 건물은 흔적도 없이 녹아내렸습니다. 10만 명 이상이 목숨을 잃었습니다. 도시는 폐허로 변했습니다.

아인슈타인과 원자폭탄

일본의 항복 선언을 이끌어내며 제2차 세계대전을 종결시킨 미국의 원자폭탄을 아인슈타인(Albert Einstein)이 만들었다는 속설이 있습니다. 하지만 이는 사실과 차이가 있습니다. 실상은 다음과 같습니다.

20세기 초반까지 세계 물리학을 이끌어갔던 지역은 독일의 베를린이었습니다. 그 중심은 카이저 빌헬름(Kaiser Wilhelm) 연구소였습니다. 이곳에서 독일의 과학자 오토 한(Otto Hahn)과 프리츠 슈트라스만(Fritz Strassmann)은 우라늄 핵분열에 대한 공동 연구를 진행했습니다. 1938년 12월 17일, 한과 슈트라스만은 마침내 실험에 성공했습니다. 우라늄 붕괴 물질에 대한 신뢰할만한 결과를 얻은 것입니다.

공교롭게도 바로 이듬해 인 1939년 9월 1일, 히틀러의 지시에 따라 독일군이 폴란드를 침공하면서 제2차 세계대전이 발발했습니다. 적국인 독일의 물리학(특히 핵물리학) 수준을 잘 알고 있던 미국의 학자들은 조급해질 수밖에 없었습니다. 1921년 노벨 물리학상 수상(광양자 가설) 이후 세계적인 물리학자로 명성이 높았던 아인슈타인은 1933년 10월 17일에 이미 독일의 유대인 말살정책을 피해 미국으로 망명한 상태였습니다. 그는 독일의 원자폭탄 개발을 우려하여 1939년 프랭클린 루즈벨트 대통령(Franklin Delano Roosevelt)에게 다음과 같은 내용의 편지[1]를 보냈습니다.

프랭클린 루스벨트 미합중국 대통령 귀하

각하,

페르미의 최근 연구 논문을 검토한 결과 가까운 미래에 우라늄 핵에너지가 새롭고도 중요한 에너지원이 될 것을 믿어 의심치 않게 되었습니다. 우라늄 연구와 관련해 최근의 주요한 발전들은 경각심을 불러일으키기에 부족함이 없습니다. 그래서 저는 신속한 행정 조치가 필요하다고 생각합니다.

각하께 아래의 사실과 저의 권고를 각별히 주목해주실 것을 당부 드립니다.

---

1) 여기에는 숨겨진 사실이 하나 더 있습니다. 이 서한의 원작자가 아인슈타인이 아니라 컬럼비아 대학의 물리학자 레오 질라드(Leo Szilard)라는 것입니다. 질라드는 프린스턴 대학의 유진 위그너(Eugene Wigner)와 함께 아인슈타인에게 핵에너지를 활용한 원자폭탄 개발 연구를 독려하는데 그의 유명세를 빌려줄 것을 요청했던 것입니다. 독일의 유대인에 대한 폭정, 압제를 피해 미국으로 망명했던 아인슈타인은 이 제안을 받아들였습니다. 그 결과 아이슈타인의 이름으로 루즈벨트 대통령에게 편지가 전달되었던 것입니다. 후일 아인슈타인은 이 상황을 다음과 같이 회고했습니다.
"나는 그저 우체통 역할을 수행했을 뿐이다. 그들은 완성된 편지를 내게 가져왔고, 나는 그저 그 편지를 발송했다."

최근 4개월 동안에 이루어진 이렌 퀴리(Irène Joliot-Curie) 부부와 엔리코 페르미(Enrico Fermi)의 연구 결과에 따르면 대규모 우라늄을 이용한 핵 연쇄 반응이 가능합니다. 이 과정을 통해 막대한 에너지를 얻을 수 있을 것으로 예상됩니다. 이러한 우라늄 연쇄 반응이 폭탄 개발로 이어지면, 가공할 파괴력을 지닌 폭탄 제조가 가능하게 될 것입니다. 폭탄 하나만 배에 싣고 폭파시켜도, 항구 전체는 물론이고 그 주변 지역 모두를 폐허로 만들어 버릴 것입니다. 이런 상황을 감안할 때, 미국 정부가 연쇄 반응을 연구하는 물리학자와 다각도로 접촉하는 것이 바람직하다고 생각합니다. 그리고 대통령이 신뢰하고 믿을 수 있는 사람에게 이 일을 맡기는 것이 좋을 듯합니다.

맨해튼 프로젝트와 오펜하이머

이로부터 3년이 흐른 1942년 9월, 루즈벨트 대통령의 결심 아래 미국은 원자폭탄 개발에 본격적으로 착수합니다. "맨해튼 프로젝트(Manhattan Project)"로 명명된 이 핵무기 개발 계획의 총 책임자로는 또 다른 천재 물리학자인 로버트 오펜하이머(Robert Oppenheimer)가 임명되었습니다. 이 계획의 초기예산은 약 6,000달러에 불과했습니다. 하지만 원자폭탄 개발 직전인 1945년, 맨해튼 계획은 20억 달러(현재 가치 약 200조 원)의 예산과 더불어 12만 5천여 명의 인력이 투여된 초대형 프로젝트로 확대되었습니다.

전에 없던 물리학적 발견을 활용한 핵무기 개발에 전 세계 유명 과학자들이 총 동원됩니다. 해당 연구진은 역대 노벨상 수상사들 중 21명이 참여한 과학계의 어벤져스였습니다. 이들 중에는 나치를 피해 미국으로 망명했던 유대인 석학들도 상당수 포함되어 있었습니다. 아인슈타인 역시 미국으로 망명한 유대인이었으나 원자폭탄 개발에 직접 참여하지는 않았습니다.[2)]

이후 독일은 원자폭탄 개발에 실패했으나 미국은 성공합니다. 이후 스토리는 널리 알려진 바대로 1945년 8월 6일 히로시마에 '리틀 보이', 3일 후 나가사키에 '팻 맨(Fat Man)'[3)] 투하되었고 일본 천황은 같은 해 같은 달 15일에 마침내 항복을 선언했습니다.

훗날 아인슈타인은 독일이 원자폭탄 개발에 실패할 것을 알았더라면 루즈벨트 대통령에서 편

2) FBI는 아인슈타인의 평화주의적 성향 때문에 보안에 위험을 주는 인물로 판정했음

3) '리틀 보이'는 우라늄-235를 원료로, '팻 맨'은 플루토늄을 원료로 제작되었음

지를 보내지 않았을 것이라며 후회했습니다. 핵무기 개발을 독촉한 것을 본인 인생의 최대 실수 가운데 하나라고 꼽기도 했습니다. '억제용'으로만 사용될 것이라고 예상했던 핵무기가 실전에 투입되어 많은 인명이 희생된 것과 연일 핵무기 개발 경쟁이 심화되는 당시 시대상을 보고 양심의 가책을 느꼈던 것입니다. 그는 "내가 만약 히로시마와 나가사키의 일을 예견했었다면, 1905년에 쓴 공식을 찢어버렸을 것이다"라는 말을 남기기도 했습니다.

자연재해와 전조현상

"단군 이래 경기가 좋았던 적은 없다"라는 우스갯소리가 있습니다. "치과는 1년 내내 불경기"[4]라는 속설도 존재합니다. 아무리 그렇다고 하더라고 2022년 6월부터 8월 사이 이상한 낌새가 감지되기 시작했습니다. 저자가 몸담고 있는 죽파치과뿐만 아니라 전국 각지에 분포한 동료 치의들의 치과 매출이 적지 않게 감소한 현상이 바로 그것입니다. 전국 137명의 치의들을 대상으로 2022년 9월 실시한 조사에 따르면 상기기간(2022년 6월부터 8월) 동안의 매출변동에 대해 89명(64.9%)이 "30%이상 감소"했다고 응답했습니다. 특정지역에 국한되지 않은 치과 매출 감소 현상의 원인을 파악하기 위해 노력했습니다. 그 결과 이 현상의 원인이 2022년 시작과 동시에 서울 지역 대형 치과들이 벌이고 있는 홍보(弘報, PR:public relations) 및 선전(宣傳, propaganda)에 있다는 진단을 내렸습니다.

"임플란트와 보철을 중고 경차 가격에!"라는 자극적인 문구를 활용한 홍보 및 선전 탓에 수도권 환자들뿐만 아니라 지방 환자들까지 서울 소재 대형 치과로 쏠리는 기현상이 발생하고 있습니다. 얼마 전 죽파치과가 위치한 "죽파로(길 이름-저자 주)" 상가번영회 강OO 회장이 치과로 찾아와 이런 말을 남겼습니다.

"요즘 우리 친구들 중에 서울로 치과 다니는 애들 많아. 한 턱(편악, 片顎: 윗턱 또는 아래턱)에 500 만원만 내면 서울 치과 방문한 그 날에 임플란트도 심어주고 치아모형(보철을 의미)도 끼워준대. 김 원장도 참고해."

4) 1·2월은 연초(연시)의 들뜬 분위기와 설날 때문에 불경기, 3월은 학기 초라 불경기, 4월은 꽃놀이 탓에 불경기, 5월은 가정의 달이라 지출이 많아서 불경기, 6·7·8월은 여름휴가 탓에 불경기, 9·10월은 추석 때문에 불경기, 11월은 단풍놀이 탓에 불경기, 12월은 크리스마스와 송년회 분위기 때문에 불경기라는 이야기가 치과계에 구전(口傳)되고 있음

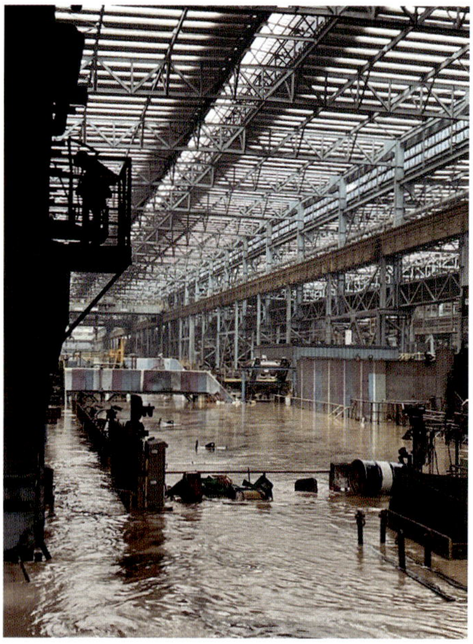

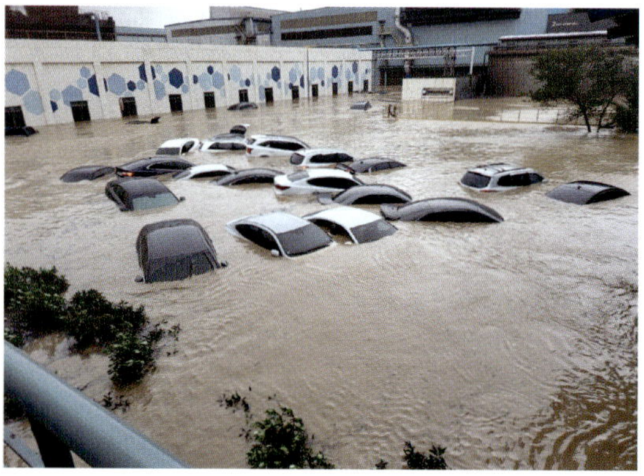

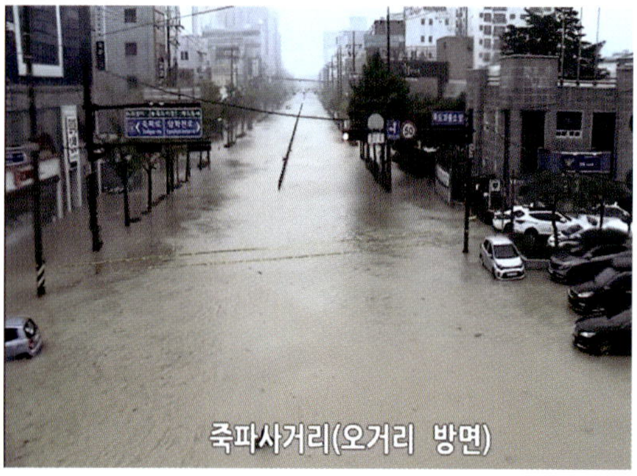

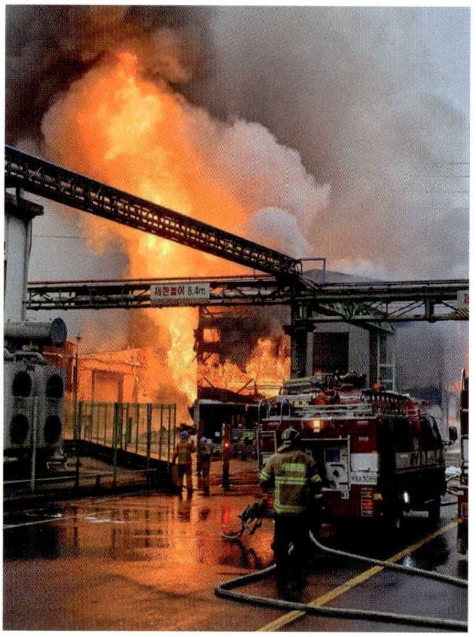

사진들 <태풍 힌남노에 의한 재난 상황(경북 포항)>

큰 자연재해를 앞두고 전조현상이 관찰되는 경우가 있습니다. 2004년 인도네시아를 강타한 쓰나미(tsunami)가 오기 전 동물들이 고지대(高地帶)로 이동하는 모습이 관찰되었습니다. 태풍이 도달하기 전에 기압이 낮아지면 생존에 위협을 느낀 딱정벌레, 나방, 진딧물 등의 수컷들은 평소 하던 구애활동을 생략하고 바로 교미를 시도하는 모습을 보입니다.[5] 1993년 10월 31일 대만 화롄현 부근에서 규모 6.3의 지진이 발생했습니다. 지진 발생 이틀 전 근처 바다에서 길이 5m, 무게 100kg에 육박하는 초대형 산갈치가 잡혔습니다. 한 가설에 따르면 심해(深海) 어종인 산갈치는 지반의 흔들림을 감지하면 해수면 부근으로 올라오는 이상 행동을 보인다고 합니다.

최근 발생한 전국에 걸친 치과 매출 감소는 대한민국 치과계에 큰 지각변동을 예고하는 전조현상이라고 확신합니다.

디지털 치의학? 게임 체인저!

최근 디지털 치의학(digital dentistry)가 각광 받고 있습니다. 임플란트 식립을 위한 가이드(내비게이션) 시스템과 3차원 프린팅(3D printing) 기술이라는 두 마리 말이 이끄는 마차처럼 힘찬 질주를 이어가고 있습니다. 디지털 기술은 총 치료기간(진료시간)을 줄여주고 비용을 감소시킵니다. 그 결과 치과를 대량 양산 체제를 갖춘 공장 또는 기업처럼 변모시킵니다. 불과 몇 년 사이에 비약적으로 발전한 디지털 치의학이 내원 당일 임플란트 수술용 장치(가이드) 제작과 수술, 3D 프린터를 활용한 당일 임시치아 제작과 장착, All on X 콘셉트(concpet)를 활용한 보철 등을 현실화시키고 있습니다. 그야말로 치과계의 게임 체인저(game changer)로 전체 판세를 뒤흔들고 있습니다.

여기서 잠깐! All on X에 대해 잠깐 짚고 넘어가겠습니다. 'All on X'란 상악 또는 하악에 최소 갯수의 임플란트 픽스쳐를 식립한 후 한 덩어리(one body)로 보철을 올리는 콘셉트를 이야기합니다. 2000년대 들어서 임플란트 관련 강연에서 종종 접할 수 있었던 상악에 6개, 하악에 4개의 픽스쳐를 각각 식립한 후 통으로 보철을 올릴 수 있다는 주장이 All on X의 전형적인 예입니다. 과거 적합성(fitness)에 대한 우려 탓에 극히 한정적인 증례에서만 시도되었으나 최근 디지털 치의학의 발전에 따른 정밀도 향상으로 인해 일반화·대중화되고 있는 추세입니다. 이를 서울 소재 대형 치과들이 홍보 및 선전에 적극 활용하고 있습니다. 그 결과 지방 환자 유출 현상은 날이 갈수록 심화되고 있습니다. 서울의 대형 치과들이 말 그대로 블랙홀처럼 환자들을 빨아들이고 있는 형국입니다.

5) <태풍 오면 짝짓기 급급한 곤충들>, https://www.mk.co.kr/news/it/view/2013/10/958445/

교정 진료를 하지 않는 치과에서 임플란트는 매출의 모멘텀(momentum)이자 캐시카우[6](cash cow)입니다. 4개 이상의 임플란트 식립을 요하는 환자들의 대거 유출은 지방 소재 치과들의 매출에 큰 타격을 입히면서 존립을 위협합니다. 핵물리학을 연구했던 학자들이 원자폭탄으로 인한 대량 인명 살상을 예견하지 못했던 것처럼 디지털 치의학의 발전은 치의들이 예상치 못했던 방향으로 대한민국 치과계를 이끌어 가고 있습니다. “난 누군가 우리 여긴 어딘가”[7]라는 노랫말이 절로 떠오르는 요즘입니다.

전쟁의 서막과 역전의 기회

전쟁 또는 혼돈(chaos)의 서막(序幕)은 이미 시작되었는지도 모릅니다. 위기(危機)는 위험(危險)과 기회(機會)가 혼재된 단어입니다. 늘 그랬듯이 우리는 길을 찾아낼 것입니다. 영화 <터미네이터: 미래 전쟁의 시작(The Terminator: Salvation)> 중 주인공 크리스천 베일이 기계들의 살해위협 속에서도 끝까지 희망의 끈을 놓지 않으며 라디오를 통해 송신했던 메시지를 복기하며 다음 장으로 넘어가겠습니다.

“This is John Connor. If you are listening to this message, you are the Resistance.”

함께하면 좋은 자료

- KBS1 <역사저널 그날> 245회 ‘히로시마에 원자폭탄 떨어진 날’, 2019년11월26일(화) 방영
- ≪아인슈타인과 오펜하이머≫, 실번 S. 위버, 2019, 시대의창
- 영화 <터미네이터: 미래 전쟁의 시작(The Terminator: Salvation)>

6) ‘캐시카우’란 수익창출원, 즉 확실히 돈벌이가 되는 상품이나 사업을 의미합니다. 보스톤 컨설팅 그룹(BCG)이 개발한 용어로 향후 성장성은 낮지만 현재 수익성(점유율)이 높은 산업을 가리킵니다. 이는 투자비용을 모두 회수한 후 많은 이익을 창출하고 있는 단계입니다. 삼성전자 반도체 부분이 캐시카우의 전형적인 예입니다.
제품의 수익과 성장의 관계를 나타내는 다른 용어들에는 ‘스타(star)’, ‘프라블럼 차일드(problem child)’, ‘도그(dog)’가 있습니다. 성장성도 높고 수익성도 높은 단계를 스타, 이제 막 신제품이 나와서 성장성이 높지만 수익성은 낮은 단계를 프라블럼 차일드, 성장성과 수익성 둘 다 낮은 단계를 도그(dog)라 부릅니다.
출처: 매일경제, 매경닷컴

7) 듀스(DEUX)의 <우리는>

03 매트릭스와 프레임

추천곡 전쟁이야 - 엠블랙(MBLAQ)

영감을 주는 한마디

"'NO'를 거꾸로 쓰면 전진을 의미하는 ''ON'이 된다.
모든 문제에는 반드시 문제를 푸는 열쇠가 있다.
끊임없이 생각하고 찾아내라."

- 노먼 빈센트 필(Norman Vincent Peale)

*** brain storming with hashtags**

#매트릭스 #matrix #프레임 #frame #지그문트프로이트 #SigmundFreud #의식 #consciousness #전의식 #preconsciousness #무의식 #unconsciousness #인지언어학 #cognitive #linguistics #조지레이코프 #GeorgeLakoff #코끼리는생각하지마 #언어적자살 #안철수 #MB아바타 #갑철수 #리처드닉슨 #RichardNixon #워터게이트사건 #WatergateScandal #낱말의덫 #은유 #공론 #헌신 #대한치과의사협회 #대치협 #KDA

신비주의 가수 전성시대

21세기 진입을 눈앞에 두었던 1990년대 후반은 신비주의 가수들의 전성시대였습니다. "조매실"[1]이라는 별명으로도 유명한 가수 조성모가 그 전형적인 예입니다. 1998년 유명배우 이병헌, 김하늘을 주연으로 앞세운 "투 헤븐(To Heaven)"의 뮤직비디오[2]는 단숨에 대중들의 관심을 사로

1) 과채음료 "초록매실"의 TV 광고에 출연한 이후로 팬들이 지어준 별명
2) 극화 형식의 거대 예산 뮤직비디오(dramatized blockbuster music video)의 효시

잡았습니다. 이후 노래의 인기와 더불어 가수에 대한 사람들의 호기심이 절정에 이르렀을 무렵 소속사[3]는 시의(時宜) 적절하게 얼굴과 이름을 공개했습니다. 1999년에 데뷔한 '스카이(SKY)' 故 최진영, 2000년에 데뷔한 왁스(Wax, 본명 조혜리) 역시 동일한 전략을 사용했습니다. 당시 기획사들의 전략과 행태를 KBS <개그콘서트> '봉숭아 학당'의 경비 아저씨(개그맨 장동민)가 봤다면 다음과 같이 말했을지도 모르겠습니다.

"대박 가수? 그까이꺼 그냥 뭐 대충 돈 왕창 들여서 뮤직비디오 하나 찍어서 먼저 내보낸 다음 사람들이 엄청나게 궁금해 하면 얼굴 슬쩍 들이밀면 되는 거 아니여?"

매트릭스와 프레임

영화 <매트릭스>(전체 시리즈 중 첫 번째 작품)에서 네오가 모피어스를 따라가다 빨간 원피스를 입은 미녀에게 한 눈을 파는 장면(scene)이 있습니다. 그 모습을 보고 모피어스는 그녀는 진짜가 아닌 매트릭스가 만들어낸 허상(虛像)에 불과하다는 사실을 네오에게 알려줍니다. 이 부분에서 우리는 매트릭스를 대중매체(mass media), 네오를 일반 대중 또는 소비자, 미녀를 특정 상품 또는 브랜드의 이미지로 치환시킬 수 있습니다. 이 장면을 통해 감독들은 현대 사회의 대중들 혹은 소비자들이 대중매체가 만들어낸 가짜 이미지를 소비한다는 사실을 꼬집습니다. 사람들은 스스로 '허상'과 '허상이 아닌 것'을 구분할 수 있다고 여기지만 이는 명백한 착각입니다. 현대인들은 대중매체가 제공하는 특정한 틀, 즉 프레임(frame)을 통해서 세상을 바라볼 뿐입니다.

'프레임'이란 '세상을 바라보는 방식을 형성하는 우리의 구조화된 체계'를 의미합니다. 이는 언어학 분야에서 언어 표현의 의미를 설명하기 위해 저명한 언어학자 찰스 필모어(Charles Filmore) 교수가 최초로 도입한 개념입니다. 앞서 이야기했듯이 프레임은 세상을 바라보는 창(窓, window) 역할을 하기에 '프레임 장악'은 곧 '주도권 획득'과 같은 의미로 이해할 수 있습니다.

프레임에 대한 이해

앞서 확인했듯이 프레임이란 우리가 세상을 바라보는 방식을 형성하는 정신적 구조물입니다. 이 구조물 안에서 우리는 삶의 이상(理想)과 목적, 계획, 행동 양식, 행동 결과(좋고 나쁨까지도)등을 결정합니다.

3) MBK엔터테인먼트. 당시 대표는 연예계에서 '미다스의 손'으로 불리는 김광수 씨

지그문트 프로이트(Sigmund Freud)는 인간을 자유의지가 아닌 무의식적 본능에 의해 지배를 받는 수동적인 존재로 인식했습니다. 그가 생존했던 시기에는 프레임이라는 용어와 개념이 존재하지 않았지만 프로이트 역시 프레임의 존재와 영향력을 인지하고 있었음을 확인할 수 있습니다. 그는 인간의 정신세계를 바다에 잠겨 있는 빙산(氷山, iceberg)에 비유했습니다. 수면 위로 드러난 작은 부분을 의식(意識, consciousness), 파도의 출렁임에 의해 물 밖으로 나타나고 잠기는 것을 반복하는 전의식(前意識, preconsciousness), 물속에 잠겨 있는 거대한 부분을 무의식(無意識, unconsciousness)라고 설명합니다.

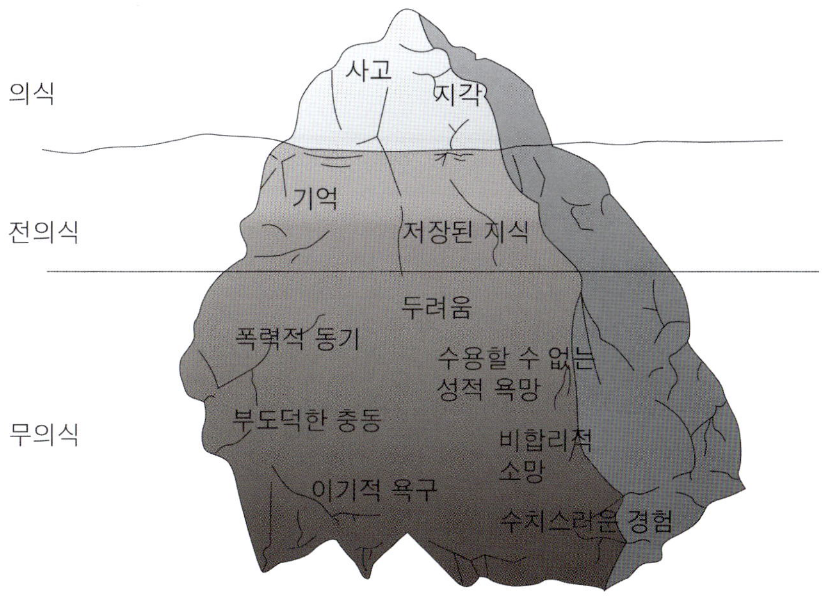

<의식, 전의식, 무의식 – 빙산의 일각>

프레임은 인지과학자들이 '인지적 무의식(認知的 無意識, cognitive unconsciousness)'이라고 부르는 것은 일부입니다. 인지적 무의식이란 우리의 뇌 안에 있는 구조물로서, 의식적으로 접근하는 것은 불가능하지만 그 결과물을 통해 그 존재를 확인 가능합니다. 우리가 '상식'이라고 생각하는 것들은 물 흐르듯 자연스러운 추론들로 구성되어 있습니다. 그러한 추론은 우리의 무의식적 프레임이라는 생각 공장에서 양산되는 제품이자 결과물입니다.

언어는 프레임을 인식하게끔 도와주는 도구 역할을 합니다. 즉, 우리는 언어를 통해 프레임을 인식합니다. 모든 단어는 개념적 프레임과 관련지어 정의됩니다. 우리가 특정 단어를 인지하면 우리 뇌 안에서 해당 단어와 연관된 프레임에 불이 번쩍하고 들어오면서 활성화(activation)됩니다.

인지언어학(認知言語學, cognitive linguistics)[4]의 대부(代父, godfather) 조지 레이코프(George Lakoff)는 그의 저서 ≪코끼리는 생각하지 마≫를 통해 재미있는 일화를 소개합니다. 캘리포니아대학 버클리캠퍼스(UC버클리)에서 교수로 재직 중인 그는 '인지과학 개론' 수업의 첫 번째 시간에 늘 동일한 과제를 학생들에게 부여한다고 한다. 그것은 바로 '코끼리를 생각하지 않는 것'이다. 'Dont's Think Of An Elephant!'라는 그의 책 제목과 동일한 과제입니다. 그는 현재까지 이 과제를 성공적으로 수행한 학생을 단 명도 보지 못했다고 합니다. 이 기록은 앞으로도 깨지지 않을 거라 확신합니다. 왜냐하면 모든 단어들은 그에 상응하는 프레임을 즉각적으로 소환하기 때문입니다. 레이코프 교수가 "코끼리"라는 핵심 단어를 언급한 순간 학생들의 머릿속에는 빛의 속도로 코끼리 관련 프레임이 등장했을 것입니다. 이는 긍정이 아닌 부정의 경우에도 마찬가지입니다. 우리가 특정 프레임을 부정 또는 부인하기 위해서는 일단 해당 프레임을 떠올릴 수밖에 없습니다.

꼬리에 꼬리를 무는 이야기

» 〈생각의 역설〉

잠 못 드는 밤 머릿속으로 양(羊)을 세는 이들이 종종 있습니다. 하지만 이러한 행위는 종종 역효과를 불러일으킵니다. 양 한 마리, 양 두 마리, 양 세 마리가 점점 늘어 머릿속이 양떼로 가득한 목장이 되기 십상입니다. 양 떼를 세다 지쳐 '이제 양을 생각하지 말아야지'라고 마음먹으면 오히려 양떼들이 머릿속을 떠나지 않습니다. 이렇게 특정 대상에 대하여 생각하지 않으려고 노력할수록 그 대상이 더욱 더 떠오르는 현상을 심리학에서는 '생각의 역설'이라고 부릅니다. 짝사랑의 열병을 앓아본 경험이 있다면 이런 상황이 바로 납득될 것입니다. 지인의 소개로 내원 후 작은 치료를 받은 이후 턱관절이 아프다는 핑계로 시도 때도 없이 담당의사의 개인 휴대전화로 전화를 하는 환자, 4차원을 넘어 5차원의 마음과 이에 상응하는 돌발 행동으로 원장의 속을 썩이는 직원 등 스트레스를 유발하는 요인들을 머릿속에서 지워내려고 노력할수록 그 생각의 늪에 점점 빠져드는 현상 또한 같은 맥락에서 이해할 수 있습니다.

4) 인지언어학(認知言語學, cognitive linguistics) 인간 마음의 본질, 더 나아가 인간의 본질을 규명하기 위한 학제적 연구의 일환으로서 '언어, 몸과 마음, 문화'의 상관성을 밝히려는 언어 이론

프레임의 파괴력과 언어적 자살

"제가 MB의 아바타입니까?"

"제가 갑철수입니까, 안철수입니까?"

언어학과 정치학을 공부하는 학생들에게 '프레임'의 실례(實例)와 파괴력을 보여줄 만한 엄청난 사건이 2017년 4월 23일 대한민국에서 일어났습니다. 대선 후보 3차 TV토론회 중 안철수 국민의당 후보는 스스로 'MB 아바타', '갑철수'를 수차례 반복해서 입에 올렸습니다. 당시 대선후보 지지율을 자세히 들여다보면 갤럽의 조사를 기준으로 안 후보의 지지율이 최고 37%에 육박하며 문 후보의 지지율을 거의 추월하는 거대한 '안풍(安風)'이 불던 시점이었습니다. 이에 다급해진 민주당과 문 후보 대선캠프는 안 후보에게 'MB 아바타', '갑철수'[5]라는 프레임을 씌워 네거티브 공세를 펼쳤습니다. 이 도발에 안철수 후보가 반응하며 생방송으로 진행되는 TV토론회에서 해당 프레임을 스스로 언급하기에 이릅니다.

안 후보가 상대방의 프레임 또는 언어를 직접 수차례 반복해서 언급하는 사건으로 인해 'MB 아바타', '갑철수'라는 단어 또는 프레임을 모르던 국민들 또는 유권자들마저도 그것들의 존재를 인지하게 되었습니다. 그 여파는 실로 엄청났습니다. 네 번의 토론회 후 실시된 여론조사에서 안 후보 지지율은 20%로 반 토막이 났습니다. 안 후보의 이러한 과오를 두고 한 정치 평론가는 정치 초보들이나 하는 '언어적 자살' 또는 '대권 포기 선언'이라고 힐난하였습니다. 국민의당 역시 대선 후 평가 보고서에서 "안 후보가 TV토론에서 대통령감이라는 각인을 하는 데 실패했다"며 TV토론을 패인으로 꼽았습니다.

워터게이트 사건[6]으로 하야한 리처드 닉슨(Richard Nixon) 미국 전 대통령이 살아있었다면 안 후보의 실수를 두고 본인의 일처럼 뼈아파 했을 것입니다. 그 역시 사임(resign) 압박을 받고 있

5) 안철수와 부인 김미경이 보좌관에게 장보기 같은 자질구레한 집안 허드렛일까지 시키며 부려먹였다는 보도가 나오자 보좌관들한테 갑질 한다는 뜻으로 '갑질 하는 철수'가 대두되었고 이를 부르기 편하도록 세 글자로 줄여 '갑철수'라는 탄생 함

6) 1972년부터 1974년 사이 미국에서 일어난 역대 가장 유명한 정치 스캔들입니다. 워터게이트(Watergate)라는 이름 때문에 물과 관련된 비리나 사건으로 오인되기 합니다. 워터게이트는 사건이 벌어진 빌딩의 이름입니다. 당시 미국 대통령이었던 리처드 닉슨의 재선을 위해 공작단이 은밀하게 워터게이트 빌딩에 위치한 민주당 전국위원회 본부에 도청장치를 설치하려다 발각되면서 벌어진 사건입니다. 대통령이 임기를 채우지 못한 채 스스로 사임한(물론 탄핵 직전까지 갔었음) 미국 역사에 길이길이 남을 굴욕입니다.
워터게이트 사건을 계기로 비리 사건에는 '게이트(gate)'라는 표현이 일종의 접미사로 통용되게 되었습니다. 이 용어는 정치, 경제, 사회, 문화 등 분야를 막론하고 비리, 은폐, 조작 등이 행해진 경우에 사용됩니다. 폭스바겐의 디젤 게이트, 인텔의 CPU 게이트, 애플의 배터리 게이트 등이 대표적인 사례로 꼽힙니다.

던 와중에 TV에 출연하여 국민들 앞에서 "저는 사기꾼이 아닙니다!(I'm not a crook!)"라고 외쳤습니다. 그 순간 미국인들은 그를 사기꾼이라고 생각하게 되었고 얼마 후 대통령 자리에서 물러날 수밖에 없었습니다. 후일 이 사건을 두고 조지 레이코프는 닉슨이 '사기꾼(crook)'이라는 비판자들의 말을 언급하면서 스스로 사기꾼이라는 프레임을 걸어 버린 자승자박(自繩自縛) 사례라고 평론했습니다. 반대 세력들의 언어인 '사기꾼'이라는 표현을 사용하지 않고 닉슨 측이 새로 만든 용어를 사용했더라면 역사는 달라졌을 것이라고 예측하는 이도 있습니다. '진실', '정직' 등의 용어를 사용해서 스스로를 변호했더라면 TV 연설의 충격파와 워터게이트 사건의 결말은 달라졌을지도 모릅니다.

프레임 구성에 대한 오해

조지 레이코프는 ≪코끼리는 생각하지 마≫를 통해 사람들이 갖고 있는 프레임 구성에 대한 중대한 오해를 밝혔습니다.

첫 번째 오해는 프레임을 구성하는 일이 "세금 폭탄", "의료민영화"와 같이 많은 대중들의 마음을 움직이는 매력적인 슬로건(slogan) 또는 단어들의 조합을 고안하는 문제라고 믿는 것입니다. 이런 슬로건은 각 쟁점들을 개념적으로 프레임에 삽입하는 장기간의, 대개 수십 년에 걸친 캠페인이 선행되어, 많은 사람들의 뇌가 이런 문구를 받아들일 준비가 충분히 되어있을 때에만 그 효과를 발휘 합니다.[7)]

또 다른 오해는 어떤 '사실(fact)'을 '효과적인 방법'을 통해 전하면 사람들이 그 진실 또는 현실에 '눈떠서' 정치적 입장 또는 개인적 견해를 일시에 바꾸고 사회변화를 위해 행동하기 시작하리라고 믿는 것입니다. 하지만 사람들은 앞서 제시한 오해와 같이 행동하지 않습니다. 사실이더라도 그것을 받아들이는 이의 프레임에 부합하지 않으면 뇌는 그것을 받아들이는 척도 하지 않고 그대로 밖으로 튕겨내 버립니다. 특정 정보를 수용해서 행동의 변화를 이끌어내는 것은 프레임의 문제이지 참과 거짓 또는 효과적인 전달 방식의 유무의 문제가 아님을 레이코프는 여러 차례 강조합니다.

7) 이와 관련하여 조지 레이코프는 본인의 경험담 하나를 전했습니다. 그는 지구 온난화 관련 법안의 프레임(이기는 슬로건)을 '다음 주 화요일까지' 재구성해달라는 요청을 받은 적이 있다고 합니다. 그는 웃어버렸다고 합니다. 지나치게 비현실적인, 어이없는 요청을 접하면 헛웃음이 나오는 경우가 종종 있습니다. 이를테면 전악재건(full mouth rehabilitation)을 한 악(顎) 당 450만원, 총 900만원에 해달라는 치과 환자의 요청이 그런 종류의 것입니다.

프레임 구성 최소한 이것만은

대한민국 형사사법체계에게 범죄가 법률상 성립하기 위한 요건(이하 '범죄구성요건')에 대해 통설(通說)은 구성요건해당성(構成要件該當性) · 위법성(違法性) · 책임성(責任性)을 취하고 있습니다. 범죄구성요건의 첫째는 구성요건해당성입니다. 무엇이 범죄인가는 법률상 특정행위로 규정되어 있습니다. 이러한 법률상 특정된 행위의 유형을 구성요건이라고 합니다. 그리하여 범죄가 성립하려면 우선 구성요건에 해당해야 합니다. 이처럼 프레임 역시도 최소한의 구성 요건을 갖춰야 그 효력을 발휘할 수 있습니다.

프레임을 구성할 때 최소한 이것만은 갖춰야 합니다. 첫째, 낱말의 덫(words in the trap). 둘째, 은유(metaphor). 셋째, 지속적 공론과 헌신(consistent public discussion and devotion).

① 낱말의 덫

2010년, 네이버웹툰 연재 시작과 동시에 큰 인기를 얻으며 2016년에는 박해진, 김고은, 서강준, 이성경을 주연으로 한 드라마까지 제작된 <치즈 인 더 트랩(Cheese In The Trap)>이란 작품이 있습니다. 이 만화의 제목처럼 모든 덫에는 쥐를 유혹하기 위한 치즈가 놓여있습니다. 쥐가 아무 생각 없이 치즈를 건드리는 순간 게임은 바로 끝이 나고 맙니다. 인간의 승리이자 쥐의 패배로.

프레임 구성의 시작이자 핵심은 특정 집단의 세계관에 부합하는(약점을 감추면서 강점을 드러내는) 언어를 선별하는 것입니다. 이 정제된 언어는 해당 집단의 생각을 전파시키고 상기시키는 역할을 수행합니다. 일반 대중들이 이 핵심 낱말(key words)를 일상적으로 사용할수록, 반대편의 사람들이 언론매체 앞에서 이 핵심 낱말을 직접 언급하면서 반론을 제기할수록 역설적으로 낱말이 대변하는 프레임은 더욱 강한 힘으로 사람들의 정신을 사로잡아 갑니다. 코끼리를 생각하지 않으려고 노력할수록 코끼리가 머릿속을 떠나지 않는 것과 같은 원리입니다.

한 쪽의 언어가 다른 쪽의 언어를 압도하며 자신들이 원하는 방향으로 상황을 이끌어간 사례는 우리 삶 속에게 어렵지 않게 찾을 수 있습니다. '기후변화'라는 용어는 '지구온난화'를 압도 · 대체하며 환경오염에 대한 경각심을 희석시키고 있습니다. '개발도상국'이라는 용어는 '후진국'들이 처한 현실을 미화하고 있습니다. '세금 폭탄'이라는 용어는 '종합부동산세'에 대한 반발심과 조세 저항을 고조시키고 있습니다.

세계관에 부합하는 언어를 이용한 '낱말의 덫'을 만드는 것이 프레임 구성의 핵심입니다.

② 은유

카운터파트(counterpart): 다른 장소나 상황에서 어떤 사람·사물과 동일한 지위나 기능을 갖는) 상대, 대응 관계에 있는 사람[것] (=opposite number)

국가 간 정상회담 또는 고위급회담 시에는 늘 맞은편에 앉는 상대방이 존재합니다. 이를 '카운터파트'라 칭합니다. 콩쥐와 팥쥐, 흥부와 놀부, 배트맨과 조커처럼 선과 악(good and evil), 영웅과 악당(hero and villain)은 프레임 구성 시 가장 빈번하게 사용되는 구도입니다. 은유는 이러한 대립 구도를 더욱 더 극적으로 만들어줍니다.

이러한 은유를 효과적으로 사용한 사례는 조지 W. 부시(George W. Bush) 미국 전 대통령의 '세금 구제(tax relief)' 프레임입니다. 2001년 백악관 입성과 동시에 그는 '세금 구제' 정책을 거의 매일 반복했습니다. 언론은 이를 받아쓰다시피 보도했고, 심지어 반대 세력인 진보진영마저도 이 용어를 그대로 사용하기 시작했습니다.

구제는 억압, 압제, 고통을 전제로 존재합니다. 야구에서 위기에 빠진 팀을 위해 등판하는 투수를 구원 투수(relief pitcher)라고 칭하는 것 역시 같은 맥락입니다. 억압, 압제, 고통으로부터 사람들을 구원하는 이는 영웅이고 이러한 영웅의 행보를 방해하는 자는 필연적으로 악당일 수밖에 없습니다. 부시 행정부는 '세금 구제'라는 용어를 통해 이러한 은유를 적절히 활용하며 프레임 전쟁에서 승리했습니다.

은유를 효과적으로 활용한 또 다른 예는 에이비스(Avis) 렌터카입니다. 미국의 렌터카 시장에서는 허츠(Hertz), 에이비스, 내셔널(National), 달러(Dollar), 쓰리프티(Thrifty), 알라모(Alamo), 엔터프라이즈(Enterprise), 버짓(Budget) 등 여러 회사들이 치열한 경쟁을 펼치고 있습니다. 업계의 선구자이자 부동의 1위는 허츠입니다. 1990년대에 에이비스 렌터카는 동종업계 경쟁자인 내셔널과 업계 2위 자리를 놓고 혈투를 벌이고 있었습니다. 일부 전문가들은 에이비스를 제쳐두고 내셔널을 2위로 평가하기도 했습니다. 이러한 혈투 속에서 에이비스는 "우리는 2등 렌터카 회사입니다. 그래서 우리는 더욱 노력합니다(Avis is only No. 2 in rent a cars. Therefore we try harder.)."라는 역사에 길이 남을 명품 카피를 통해 단번에 고객들의 인식 속에 업계 2위로 자리매김(positioning)했습니다. 이 카피는 허츠는 이미 업계 1위이자 거대한 회사이기에 열심히 일할 필요가 없다(혹은 최선을 다하지 않는다)는 인식을 은유를 통해 소비자들의 무의식 속에 침투시키며 일석이조(一石二鳥), 일거양득(一擧兩得)의 효과를 거두었습니다.

③ 지속적 공론과 헌신

로마와 프레임은 같습니다. 하루아침에 이루어지지 않는다는 점에서.

프레임 구성은 일반 대중들의 무의식의 영역에 존재하는 것들을 의식의 수준까지 끌어올린 후 상식으로 받아들여질 때까지 지속적으로 공론화하는 헌신을 요하는 작업입니다.

<책 속의 책> 프레임 전쟁의 필승 전략

첫째, 우리의 언어를 사용하라! 상대편의 언어를 사용하면 그들에게 유리한 프레임을 활성화(activate)·강화(reinforce)하여 결국 스스로의 발등을 찍는 결과를 초래하게 됩니다. 상대의 언어를 무시하고 우리의 언어를 적극적으로 밀어붙여야 합니다.

둘째, 진실과 진리만으로는 충분치 않다는 점을 간과하지 말라! "진리가 너희를 자유케 하리라(The truth will set you free라)."라는 문장을 과신하여 진실과 진리를 전달하기만 하면 사람들이 모두 우리 편에 서 줄 거라 믿는 것은 지나치게 순진한(naive) 태도입니다. 다시 강조하지만 문제는 프레임입니다. 프레임에 부합되지 않는 것은 그 아무리 진실, 진리일지라도 그 즉시 튕겨져 버리고 맙니다.

셋째, 공격은 최선의 방어다! 수세(守勢)적 자세를 취하는 순간 상대의 프레임과 언어에 포위당하게 됩니다. 우리의 언어와 프레임을 무기로 공세(攻勢)를 늦추지 말아야 합니다.

넷째, 프레임 전쟁이 길고 지루한 싸움이 될 것임을 잊지 마십시오! 특정 쟁점에 대한 프레임을 일반 대중들의 뇌 안에 집어넣는 일은 최소 수 년 이상이 걸리는 작업입니다. 단 시간 투자로 승리를 기대해서는 안 됩니다. 긴 기간 동안 꾸준히 노력할 각오가 필요합니다.

대한민국 치의들이 직면한 프레임 문제들

마이클 베이 감독, 니콜라스 케이지·숀 코너리·에드 해리스 주연의 1996년 작 영화 <더 록(The Rock)>는 시작과 거의 동시에 총격전을 보여줍니다. 복층으로 된 건물 안에서 2층에 있던 무리가 1층으로 진입한 무리를 전멸시킵니다. 대부분의 전투에서 고지(高地)는 전략적으로 유리합니다.

이미 선을 넘어버린 과잉경쟁 속에서 "가성비(價性比, cost-effectiveness)"[8], "최저가" 등의 키워드는 대한민국 치의들의 입지를 더욱 더 좁게 만듭니다. 이러한 단어들에 일일이 반응하거나 반박

8) '가격 대비 성능'의 준말로 소비자가 지급한 가격에 비해 제품 성능이 소비자에게 얼마나 큰 효용을 주는지를 나타냄(출처: 한경 경제용어사전)

하는 일은 치의들에게 부정적인 프레임을 활성화 · 강화시킬 뿐입니다. 상대의 언어를 무시하고 우리의 언어를 사용하여 프레임 공격을 개시해야 합니다.

대한민국 치의들을 위한 스페셜 액션 플랜

우리 치의들에게 유리한 프레임을 형성하는 언어를 끊임없이 반복해서 보다 많은 이들에게 전파해야 합니다.

"2·3년 주기로 원장이 바뀌지 않는 치과"
"당신의 평생주치의"
"임플란트만 보지 않고 환자를 보는 치과"
"Lifetime guarantee"

이런 메시지들을 끊임없이 반복해서 국민들에게 전파하기 위해서는 개인이 아닌 조직의 힘이 필요합니다. 즉, 치의 각 개인 차원뿐만 아니라 대한치과의사협회(이하 '대치') 차원에서의 체계적·조직적 움직임이 절실합니다. 이런 상황을 위해 우리 치의들이 피, 땀, 눈물을 흘려가며 번 돈을 꼬박꼬박 대치 회비로 납부하는 것입니다. 지금 이 순간이 바로 협회가 움직일 때입니다!

함께하면 좋은 자료

- ≪시뮬라시옹(Simulation)≫, 장 보드리야르, 민음사, 2012
- ≪정신분석 강의≫, 지그문트 프로이트, 열린책들, 2020
- 영화 <킹메이커>, 감독 변성현, 주연 설경구 · 이선균, 2021
- ≪코끼리는 생각하지 마≫, 조지 레이코프, 와이즈베리, 2018 (미국 초판은 2004년, 한국어 번역판은 2006년에 최초 출간)
- ≪프레임 전쟁≫, 조지 레이코프, 창비, 2007

04 환자? 고객? 소비자? - 혼돈의 카오스(chaos)!

추천곡 Fix you - Coldplay

영감을 주는 한마디

"언어(言語)는 존재의 집이다."

- 하이데거

---

* brain storming with hashtags

#환자 #patient #고객 #customer #소비자 #consumer #용어 #term

환자(患者, patient): 병들거나 다쳐서 치료를 받아야 할 사람. 병자(病者).

고객(顧客, customer): 상점 따위에 물건을 사러 오는 손님.

소비자(消費者, consumer): 재화를 소비하는 사람.

치과 이야기를 하면서 진료의 대상이자 결제의 주체인 환자, 고객, 소비자에 대한 용어 정리는 필연적인 수순이라고 생각합니다. 전통적인 의사들의 관점에서 환자를 고객 또는 소비자로 칭하는 행위는 꽤 오랜 기간 동안 금기(禁忌, taboo)시 되어왔던 것이 사실입니다. 낱말을 분해해보면 판사(判事)·검사(檢事) 등에 일 사(事)를, 변호사(辯護士)·변리사(辨理士) 등에 선비 사(士)가 사용된 것과 달리 의사(醫師)라는 단어에는 스승 사(師)가 쓰이고 있습니다. "환자를 돈으로 보아서는 안 된다."는 옛 스승님들의 가르침에 심취한 탓인지 연배가 높은 의사가 일수록 환자를 고객 또는 소비자로 칭하거나 생각해서는 안 된다는 도그마(dogma)에 사로잡히는 경우가 빈번합니다.

결론부터 이야기하자면 '이제는 고객, 소비자라는 용어의 혼용을 피할 수 없는 시대가 되었다'라고 정리하겠습니다. 그 근거들은 다음과 같습니다.

첫째, 전제조건. 환자라는 용어는 질병(疾病)을, 고객 또는 소비자라는 용어는 소비(消費)를 전제로 합니다. 그렇다면 질병이 없는 이가 내원하는 경우 이 사람을 뭐라고 칭해야 할까요? 한 걸음 더 나아가 질병도 없고 병의원에 내원하지도 않는 이는 뭐라고 칭해야 할까요? 잠재적 환자? 고객 또는 소비자라는 용어의 사용을 애써 피하다보면 이런 말이 안되는 말을 지어써야 하는 막다른 길에 직면하게 됩니다.

둘째, 의료환경. 1885년 4월 한반도 최초의 서양식 국립병원인 제중원(濟衆院: '백성을 구제하는 집 또는 관청'이라는 뜻)이 고종과 조선 정부에 의해 설립됩니다. 이를 기점으로 130여년이 흘렀습니다. 치의를 포함한 의사 수, 그와 직결된 병의원 수는 폭발적인 증가세를 보이고 있습니다. 이와 동시에 현대 환자들은 의료서비스를 구매하는 과정에서 여타 재화 또는 서비스를 구매할 때와 다르지 않은 구매행동의 유형 또는 패턴[1]을 보입니다. 즉, 의료서비스가 다른 재화 또는 서비스와 유사한 지위로 인식되며 유사한 패턴을 통해 소비되는 것이 그 누구도 부인할 수 없는 작금(昨今)의 현실입니다. 이를 극명하게 보여주는 한 사례가 있습니다.

2016년 3월 당시 저는 백수였습니다. 2016년 2월 구강악안면외과 전문의 취득과 동시에 수련을 마쳤습니다. 전에 출판한 <슬기로운 개원생활>이라는 제 저서에 밝힌 대로 봉직의(페이닥터)로서 첫 걸음을 내딛기까지 수십 곳에 이력서를 발송하고 수십 회의 면접을 봤습니다. 그 때 대전광역시에서 가장 큰 치과 면접을 본 날이었습니다. 면접 후 대전현충원에 안장되신 할아버지 묘소를 참배한 후 집으로 돌아가기 위해 시내버스를 타고 서대전 역으로 향하던 길이었습니다. 버스 오른편 맨뒤에서 2번째 좌석에 앉아 있었습니다. 바로 앞에서는 20대로 보이는 여성 둘이 대화를 나누고 있었습니다.

"야, OO병원 보톡스 개[2] 싸!"

"얼만데?"

1) 현대 소비자들은 AIDMA(attention주의, interest관심, desire욕구, memory기억, action행동), AISAS(attention주의, interest관심, search검색, action행동, share공유) 등의 과정을 거쳤던 과거와 달리 AISCEAS(attention주의, interest관심, search검색, comparison비교, examination검토, action행동, share공유)라는 구매행동유형을 따른다는 것이 마케팅학계의 정설(定說)임.

2) '정도가 심한'의 뜻을 더하는 접두사. (출처:국립국어원 표준국어대사전)

"1회에 2만원! 어때? 진짜 싸지?"

"싸긴 진짜 싸네. 그런데 그렇게 싸면 의심스럽지 않아? 물 많이 탄 거 아니야?"

"물 많이 탔을 수도 있지. 근데 그렇게 싸면 여러 방 맞으면 되지. 정 아니다 싶으면 병원 갈아타면 되고. 내가 대전, 세종 근처 병원 다 비교 · 검색해봤는데 여기가 제일 싸! 어때? 같이 맞으러 갈래?"

"그래! 시험 삼아 한 번 맞으러 가 보자!"

고객, 소비자라는 용어의 병용(倂用), 거스를 수 없는 시대의 흐름입니다. 다음 장(章, chapter)에서는 고객과 소비자의 차이와 의료서비스 구매의 최종결정권자(final decision maker), 더 구체적으로 언급하자면 치과 치료의 진행과 치료비 지불을 결정하는 권한을 누가 갖고 있는지 살펴보겠습니다.

함께하면 좋은 자료

■ ≪다시! 알아야 할 병원마케팅≫, 정혜연, 2011, 21세기북스

05 Who got the power? Catch the BMW!

추천곡 Power - Little Mix

영감을 주는 한마디

"남자에게 삶의 절반은 매춘부의 애인 신세이며,
나머지 절반은 거세 된 수탉 신세이다."

- 쇼펜하우어(Arthur Schopenhauer)

---

* brain storming with hashtags

#고객 #customer #사는사람 #소비자 #consumer #소비하는사람 #쓰는사람 #카스트제도 #cast #피라미드 #pyramid #최장순 #애덤그랜트 #AdamGrant #공처가 #애처가 #엄마 #아내 #절대권력자 #최고존엄 #BMW #BigMouthWoman #사춘기 #질풍노도의시기 #반항심 #마법주문 #magicspell #공부비법 #study #secret #strategy

---

Who got the power?

딘딘(DINDIN)이라는 연예인을 아시나요? 그는 2022년 현재 인기 예능프로 <1박2일>의 여러 진행자들 중 한 명으로 유명세를 떨치고 있습니다. 하지만 2013년만 하더라도 <쇼미더머니[1](Show Me The Money) 2>에 엄카(엄마 카드)를 입에 달고 사는 철부지 금수저 래퍼로 방송용 캐

1) 엠넷(Mnet:CJ ENM 산하 음악 전문 케이블 채널)을 통해 2012년부터 매년 시즌제로 방영하는 힙합 오디션 프로그램. 보통 '쇼미'라고 줄여서 부름. 영어 줄임말로는 앞글자를 따서 SMTM이라고 함.

릭터(콘셉트)를 잡고 시청자들의 관심을 끌기 위해 노력했습니다. 그 당시의 딘딘이 교정치료를 위해 엄마 손을 잡고 이 글을 읽고 있는 독자의 치과로 입장했다고 가정해봅시다. 물론 치료비 부담은 엄마의 몫이겠지요. 이 때 딘딘은 치과의 고객일까요? 소비자일까요?

답부터 이야기하자면 딘딘은 소비자입니다! 앞서 잠깐 살펴본 개념정의대로 고객은 사는(buy) 사람, 소비자는 소비(consume)하는 사람입니다. 엄마가 사오는 속옷을 아무 불평불만 없이 입어주는 아들들이 우리 주변에는 꽤나 많습니다. 남성속옷을 구매하는 이 경제활동을 자세히 들여다보면 엄마는 고객, 아들은 소비자에 해당됩니다. 견주(犬主)가 반려견(伴儷犬)을 위해 사료를 구매할 때, 엄마가 이제 갓 태어난 아기를 위해 기저귀를 구매할 때도 비슷한 상황이 연출됩니다.

우리가 여기서 시간과 노력을 투자해서 고객과 소비자를 구분하는 이유는 치과 내에서 하루 중 양자(兩者)가 불일치하는 상황이 꽤나 자주 발생하기 때문입니다. 앞서 예를 든 딘딘의 사례처럼 부모님 손에 이끌려 반강제로 치과에 내원하는 젊은이들을 우리는 꽤 자주 목격할 수 있습니다. 연로하신 어르신들을 자식들이 모시고 오는 경우도 적지 않습니다. 이런 상황에서 고객과 소비자 중 누구의 마음을 얻어야 치과 의료 서비스 계약을 성사시킬 수 있을까요? 데이비드 베컴(David Beckham)의 한국 모토로라 TV 광고 대사인 "난 둘 다!"라는 농담은 정중히 사양합니다. "Money talks(돈이 권력이다-필자 의역)."라는 서양 격언이 정답을 알려줍니다. 결제권을 가지고 있는 고객이 소비자에 비해 우위에 있는 것이 사실입니다.

Catch the BMW!

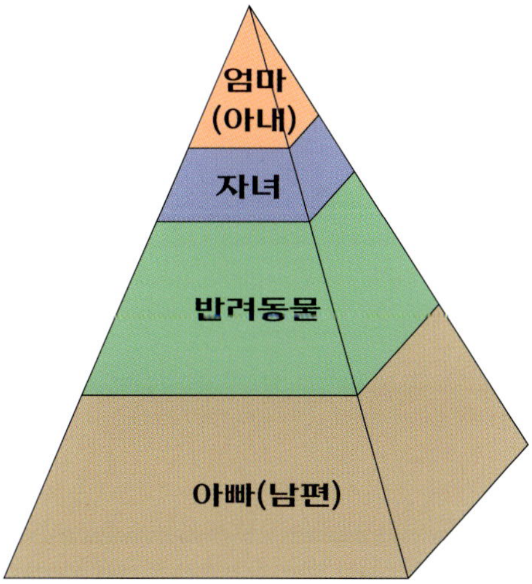

<가정 내 카스트(Cast)>

핵가족을 기준으로 가정 내 권력 서열 또는 피라미드를 살펴보겠습니다.

① 권력 1순위, 엄마(아내).

협상 전문가로 최근 국내에서 가장 높은 주가를 올리고 있는 류재언 변호사는 본인의 저서 ≪협상 바이블≫에서 가장 어려운 협상 상대로 아내를 꼽았습니다. 브랜드 전문가이자 크리에이티브 디렉터인 최장순[2) 대표(엘레멘트컴퍼니, LMNT COMPANY) 역시 본인이 집필한 ≪기획자의 습관≫을 통해 남자가 결혼을 하면 주요한 사안들을 결정하는 권한의 80~90%가 여자에게 이양된다는 소중한 경험을 우리에게 전해주었습니다. '아쉽다는 이야기는 절대 아니다. 원망스럽다는 이야기도 절대 아니다. 나는 내 아내를 사랑한다.'는 아무도 묻지 않는 사족(蛇足)과 함께. 조직심리학의 대가인 애덤 그랜트(Adam Grant) 교수 역시 아내에 대한 큰 사랑과 복종을 그의 저서 ≪기브앤테이크(Give and Take)≫를 통해 전한 바 있습니다.[3) 앞서 언급한 베스트셀러 작가들의 문헌을 굳이 고찰하지 않더라도 대부분의 기혼남들을 알고 있습니다. 본인의 아내이자 자녀들의 엄마가 가정

---

2) 최장순 대표는 지난 10여 년간 현대차, 현대건설, 대한축구협회(KFA), LG, 삼성전자, 구찌(GUCCI), 인천공항, CU, CJ 등 국내외 유수 기업들의 브랜드 철학과 전략, 네이밍, 디자인, 인테리어, 커뮤니케이션, 마케팅, 브랜드 매니지먼트 등을 컨설팅해온 크리에이티브 디렉터입니다. 고려대에서 언어학 전공하고 철학과 기호학을 활용하여 브랜드, 마케팅의 본질과 의미를 발견하고 전략을 수립하는 능력 탁월한 인물입니다.
그는 현재 대한민국에서 가장 주목받는 브랜더(brander)이자 크리에이티브 디렉터입니다. 그는 브랜드 좀 한다는 또는 안다는 이들의 커뮤니티 비마이비(Be My B)에서 최근 발표한 주목할 만한 브랜드 관련 작가 12인 목록에 이름을 올렸습니다. 2022년 8월에는 세계적인 공모전인 레드닷어워드(Red Dot Award)의 브랜드 앤 커뮤니케이션 부문에서 수상하는 영예를 안기도 했습니다.
언어학, 기호학, 철학에 관심이 많은 탓인지 크리스트교, 불교, 신화, 철학 등을 원천으로 한 수많은 비유(metaphor)가 혼재된 영화 <매트릭스(The Matrix)> 시리즈의 팬을 자처합니다.
저서로는 ≪본질의 발견≫, ≪기획자의 습관≫, ≪의미의 발견≫이 있습니다.

3) 애덤 그랜트 교수가 전한 에피소드는 다음과 같습니다.
어느날 애덤의 아내가 친구에서 줄 결혼 선물을 고르고 있었습니다. 아내는 친구가 작성한 '받고 싶은 선물 목록(wish list)'에 없는 촛대를 선물로 골랐습니다. 친구가 wish list에 없는 선물을 받으면 더 기뻐하리라 예상하면서요. 애덤은 혼란스러웠다고 책에 밝혔습니다. 애덤과 아내가 결혼 당시 wish list에 없는 독특한 선물들을 보고 실망했던 기억이 떠올랐기 때문입니다.
생일, 이사, 출산, 개업 등의 축하할만한 이벤트 시에 상대가 wish list를 작성·공표한 경우 해당 목록 안에 있는 것을 선물하는 것이 좋다고 밝혔습니다. 왜냐하면 주는 사람은 특이한 선물을 주기를 희망하지만, 받는 사람은 본인이 미리 작성한 희망 목록 중에 포함된 선물을 더욱 더 좋아하기 때문입니다 관련 연구에 따르면 주는 사람이 일부러 wish list에 없는 독특한 선물을 찾아 헤매는 이러한 현상은 선물을 주는 이가 자신의 틀로 사고하기 때문에 발생합니다. 즉, 주는 사람이 선물을 고르는 과정에서 '이 선물을 받았을 때 나는 어떤 감정이 들까?'라고 스스로 묻기 때문에 본인 마음에 드는 독특한 선물을 고르는 과오(過誤)를 범한다는 것입니다. 이런 과정을 통해 고른 특이한 선물을 받았을 때 받는 사람의 반응은 주는 이의 예상과는 다른 경우가 태반입니다. 받는 이는 그 나름대로의 취향이 존재하기 때문입니다.
애덤은 위의 에피소드를 소개하며 아내를 귀엽게 변호합니다. 그의 책에 달린 각주는 다음과 같습니다.
"아내의 친구가 그토록 아름답고 정교한 촛대가 있는 줄 몰랐다면, 아내는 친구가 선물을 받고 기뻐하는 모습을 볼 수도 있다. 만약 알았다면 선물 목록에 촛대를 넣었을지도 모른다. 결국 내 아내가 옳았다."
마지막 문장으로 미루어 짐작컨대 그는 둘 중 하나임이 틀림없습니다. 지독한 공처가 또는 지독한 애처가.

내 절대 권력자이자 최고 존엄이라는 사실을.

기혼 여성, 소위 '아줌마'의 기대치를 충족시킨 치과의사는 자연스레 그 가족의 주치의가 됩니다. 다른 식구들의 내원을 피할 수 없기 때문입니다. 이 때 이 기혼여성이 BMW(Big Mouth Woman)이라면 그 파급력은 배가 됩니다. 그 힘은 가정이라는 테두리를 벗어나 그 여성 고객(엄마, 아내, 아줌마)의 활동영역 곳곳에 도달합니다. 이렇게 대화를 사랑하고(수다스럽고) 타인에게 영향력 있는(오지랖 넓은) 기혼 여성은 평소 다니던 헬스장의 에어로빅 소모임, 학모 모임, 월 정기권을 함께 끊은 목욕탕 패밀리 등 알고 있는 모든 지인들에게 치과를 홍보하고 신환을 데려오는 '움직이는 마케팅 채널'로 기능합니다. 치과 입장에서는 반드시 포섭해야하는 고객입니다. 너무나도 중요하기에 다시금 강조합니다. 성공을 원한다면 BMW를 반드시 잡아야 합니다(If you want to succeed, catch the BMW)!

② 권력 2순위, 자녀.

이 책에서 '자녀'라 함은 '미성년자와 경제력이 없는 사회 초년생 환자'를 지칭합니다. 스스로 경제력을 갖춘 성인 자녀가 보호자(주로 부모)와 함께 치과를 찾는 경우는 거의 없기 때문입니다.

자녀들이 치과에 내원하는 경로는 크게 두 가지입니다. 첫째, 치과에 장기간 내원치 않아 부모의 손에 이끌려 도살장에 끌려오는 소처럼 내원하는 경우. 둘째, 타 치과(주로 교정치과)의 의뢰로 내원하는 경우.

함께 내원한 경우에 자녀는 소비자, 보호자는 고객입니다. 치료는 자녀가 받고, 치료비 결제는 보호자가 하기 마련입니다. 미성년 학생이 무슨 돈이 있겠습니까? 고객과 소비자가 불일치하는 특수한 상황과 부모의 자식사랑이 결합하여 일반적인 경우보다 높은 치료 동의율을 보입니다. 즉, 일반 성인 환자의 치료 동의율보다 미성년 환자의 치료 동의율이 높습니다. 정확한 진단과 합리적인 치료계획이 수반된다면 동의와 치료는 일사천리로 진행됩니다.

이 때 자녀 또는 부모, 때때로 자녀와 부모 모두를 치과의 팬으로 만들 수 있는 전략이 몇 가지 있습니다.

첫 번째 전략은 "마법주문"을 활용하는 것입니다. 제가 부모와 동행한 자녀(환자)에게 항상, 매번 사용하는 효과 만점의 멘트가 있습니다. 이 말을 할 때마다 부모 입에 미소가 번지지 않은 적이 단 한 번도 없기 때문에 감히 "마법주문"이라고 명명합니다.

"길동아, 넌 외모가 출중하고 건강하니까 앞으로 딱 두 가지만 실천하면 성공과 행복이라는 두 마리 토끼를 모두 잡을 수 있어. 첫째, 부모님 말씀 잘 듣기. 둘째, 공부 열심히 하기. 이렇게만 하면 세상 사람들의 사랑을 한 몸에 받으면서 부자가 될 수 있어."

마법 주문을 읊는 순간 부모의 얼굴에는 미소가 만연할거라 확신합니다. 청소년기, 사춘기는 자녀 입장에서는 부모의 말이라면 콩으로 메주를 쑨다고 해도 괜히 믿고 싶지 않은 반항기이자 질풍노도(疾風怒濤)의 시기입니다. 이와는 대조적으로 부모가 아닌 이들의 말이라면 팥으로 메주를 쑨다는 거짓말을 해도 '오호, 솔깃한데'라고 생각하며 귀를 기울이기도 합니다. 이 때의 화자(話者)가 사회적으로 학식(學識)이 높은 축에 속한다고 인정받는 치과 주치의라면 앞서 제안한 "마법주문"은 청자(聽者)의 마음에 더욱 더 큰 반향을 불러일으킬 수 있습니다.[4)]

두 번째 전략은 주기적으로 관심을 표현하는 것입니다. 죽파치과 내원 직후부터 경주에서 내원하는 한 학생 환자가 있습니다. 첫 내원 당시에는 중학생이었는데 현재는 어엿한 고등학생이 되었습니다. 그 친구의 생일은 여름입니다. 작년 생일에는 반바지를, 올해 생일에는 화장품을 택배로 보냈습니다. 제 물건을 살 때 한 개 더 구입했을 뿐입니다. 전혀 번거롭지 않았습니다. 얼마 전에는 그 친구의 모친이 본원에서 임플란트 수술을 받았습니다. 본인의 자식을 살갑게 대하는 이에게 호감을 갖지 않을 부모는 이 세상에 단 한 명도 존재하지 않을 거라 확신합니다.

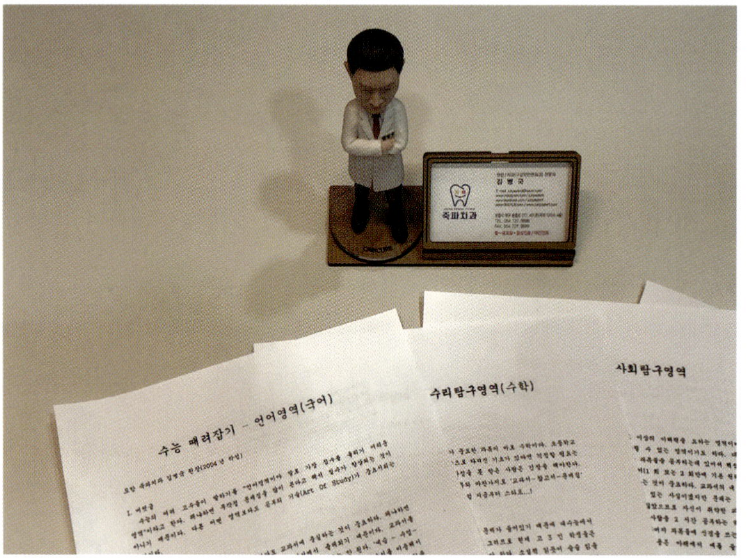

<저자가 직접 작성한 공부비법>

4) 각자가 정리한 공부 잘 하는 요령(비법)을 전달한다면 감동은 배가 될 것입니다.

③ 권력 3순위, 반려동물.

사람은 의사에게, 동물은 수의사(獸醫師, veterinarian)에게.

④ 권력 4순위, 아빠(남편).

가정 내 권력 피라미드 최하층에 위치하고 있다고 해서 막연히 측은해할 필요도 없고 무시해서도 안 됩니다. 왜냐하면 집안에서 힘이 약한 탓에 다른 식구들을 치과로 인도하지 못하더라도 의료서비스에 만족한 경우 친구, 직장 동료 등 지인들을 데려오기 때문입니다.

⑤ 특권계층(시부모님과 친정 부모님)

앞서 언급했던 권력 1순위, 절대 권력자, 최고 존엄인 엄마(아내)의 인정을 받은 치과는 시부모님과 친정 부모님의 내원이라는 반사이익을 누릴 수 있습니다. 엄마(아내)의 행동에 차이가 있다면 시부모님은 정중하게(약간의 불편한 분위기는 피할 수 없음), 친정 부모님은 살갑게 동행한다는 점입니다.

꼬리에 꼬리를 무는 이야기

» 확실한 성공 비법! 여심저격(女心狙擊)!

우리가 치과가 아닌 2020년 JTBC를 통해 방영되었던 드라마 <이태원 클라쓰>의 주인공 박새로이(박서준 분)처럼 술집을 개업한다고 가정해 봅시다.

핵심은 주류(酒類), 안주, 인테리어 등 모든 카테고리에서 여성 고객들의 취향을 저격하는 것입니다. 그래야만 성공할 수 있습니다. 남성들은 술집 선정에 있어서 선호도가 뚜렷하지 않으면서 선택을 귀찮아하는 경향이 짙습니다. 이는 여러 정보들을 검색, 취합, 종합, 결정하는 정신적 노동을 기피하는 남성들의 생물학적 특성에 기인합니다. 그 결과 술집 선택 시 남성들은 여성들의 결정을 거의 전적으로 따릅니다. 선택권을 여성들에게 줌으로써 정신적 노동에서 해방되는 것이지요.

여성들이 특히 중요하게 생각하는 포인트는 화장실과 그에 딸린 파우더룸(powder room, 화장하거나 몸을 단장하는 데 필요한 물품과 시설을 갖춘 방-필자 주)입니다. 특히나 변기가 지저분한 경우 화장실 사용을 포기하는 여성들이 적지 않습니다. 화장실 사용 포기는 사실상 해당 점포 기피와 직결됩니다. 이와 반대로 넓고 쾌적한 화장실과 파우더룸이 있는 술집은 여성들의 사랑을 피할 수 없습니다. 술집 입장에서 고객 확보의 전초기지는 바로 화장실과 파우더룸입니다. 저는 술집 개업을 준비하는 미래의 사장들에게 "화장실과 파우더룸에 총력을 다하라! 그리하면 성공을 피할 수 없을 것이다"라고 조언하고 싶습니다.

치과 비즈니스 역시 핵심은 동일합니다. 여자들의 마음을 얻으면 성공을 할 수밖에 없습니다. 쾌적한 화장실과 파우더룸, 공기청정기와 디퓨저를 적극 활용한 산뜻한 실내 공기, 세련된 인테리어, 꾸준히 업데이트 되는 여성용 잡지 등 여심저격을 위한 노력이 필요합니다.

함께하면 좋은 자료

- ≪본질의 발견≫, 최장순, 2017, 틈새책방
- ≪기획자의 습관≫, 최장순, 2020, 더퀘스트
- ≪기브앤테이크(Give and Take)≫, 애덤 그랜트(Adam Grant), 2013, 생각연구소

06 여고괴담과 아리스토텔레스

추천곡 Listen To My Heart - Gareth Gates

영감을 주는 한마디

"得衆得國[득중득국] 대중을 얻으면 나라를 얻는다는 뜻으로, 대중의 마음을 얻으면 나라도 얻을 수 있다는 의미"

*** brain storming with hashtags**

#여고괴담 #WhisperingCorridors #아리스토텔레스 #Aristoteles #수사학 #rhetoric #에토스 #ethos #파토스 #pathos #로고스 #logos #관계 #rapport #학력 #약력 #에드워드권 #외모 #체중 #비만 #신체질량지수 #BMI #헤어스타일 #피부 #패션 #스타일리스트 #김우리 #닉우스터 #태도 #발성 #발음 #블레이저 #blazer #체리피커 #cherrypicker #블랙컨슈머 #blackconsumer #지식격차 #KnowlegeGap #지식의저주

여고괴담

제가 순천고등학교 1학년 7반 5번 학생으로서 절친 강으뜸, 권율, 김대환, 김성선, 김준호, 박민철, 박범수, 박현구, 윤치완, 이형석, 정희찬, 하순성 등과 어울려 순천여고, 매산여고, 강남여고 학생들과 뛰놀던 1998년 5월 당시 대한민국 박스오피스 1위는 <여고괴남>[1]의 차시었습니다. 극 중

1) 대한민국 공포영화의 대명사. 1편의 성공을 기점으로 2021년에는 시리즈의 6번째 작품인 <여고괴담 여섯번째 이야기: 모교(Whispering Corridors 6: The Humming)>까지 개봉했습니다. "여고괴담에 출연하면 스타가 된다"는 속설이 생길 정도로 시리즈 전 작품이 스타들의 등용문 역할을 톡톡히 수행했습니다. 여고괴담 시리즈가 배출한 스타들로는 김규리, 최강희, 박진희, 박예진, 송지효, 박한별, 조안, 김옥빈, 서지혜, 차예련, 김서형, 오연서 등이 있습니다.

한 대사가 뇌리에 박혀 떠나질 않았습니다. "서울대를 나오면 분식집을 해도 장사가 잘 된다"는 박소영(배우 박진희)의 대사가 바로 그것이었습니다. 당시 사회에 팽배했던 성적우선주의, 학벌주의를 적나라하게 드러내는 명대사로 아직까지도 사람들의 입에 오르내리고 있습니다.

대한민국 치과계에도 "(치과)원장이 서울대 출신이라면 최소한 치과가 망하지는 않는다"라는 인식이 치과재료상 및 영업사원들 사이에 존재하는 것이 현실입니다. 브랜드적 관점에서 바라본 서울대(서울치대)의 가치와 임팩트는 2부에서 자세히 다루도록 하겠습니다. 지금은 사람들의 마음, 특히나 치과에 왕래하는 고객 및 소비자의 마음을 얻는 방식에 집중(focusing)해서 이야기하겠습니다.

아리스토텔레스의 수사학

고대 그리스의 철학자 아리스토텔레스의 저서 ≪수사학(修辭學, The Art of Rhetoric)≫[2]에 따르면 타인을 설득하기 위해서는 세 가지가 필요하다고 합니다. 에토스(ethos), 파토스(pathos), 로고스(logos)가 바로 그 세 가지입니다.

에토스는 말하는 이의 매력 정도, 파토스는 듣는 이의 심리 상태, 로고스는 전달 내용의 논리 구조를 의미합니다. 아리스토텔레스의 견해에 따르면 전술(前述)한 세 가지 요소 중 가장 큰 힘을 가진 것은 에토스입니다.

성공적인 설득을 위한 아리스토텔레스의 제언은 다음과 같습니다.

"맨 먼저 상대로부터 호감을 얻은 다음(에토스), 상대의 감정을 흔든다(파토스). 그리고 탄탄한 논리와 객관적 사실을 전달한다(로고스)."

위 내용에 주목하는 이유는 타인을 설득하는 과정이 치과에서 환자 및 보호자에게 치료계획을 설명하고 동의를 얻는 과정과 정확히 일치하기 때문입니다.

2) 수사학(修辭學, rhetoric): 그리스 · 로마 시대부터 대중을 설득하기 위한 연설이나 변론을 위한 화법을 연구한 데서 기원한 학문입니다. 현재는 말하기, 듣기, 쓰기, 읽기 과정에서 의사소통의 정도를 높이게 하는 방법이나 학문을 일컫는 말로 사용됩니다.

꼬리에 꼬리를 무는 이야기

» 태양을 피하는 방법? 에토스를 높이는 방법!

전술(前述)하였듯이 에토스가 높으면 상담은 저절로 성공합니다. 에토스가 높은 치의와 환자의 대화는 다음과 같습니다.

(검진 후)
치의: 오른쪽 위 큰 어금니 씹는 면에 충치가 있네요. 레진 치료가 필요합니다.
환자: 네. 치료 받을게요. 진행 해주세요.
치의: 왼쪽 위 작은 어금니 옆면이 썩었어요. 인레이 치료가 필요합니다.
환자: 네. 치료 받을게요. 진행 해주세요.
치의: 오른쪽 아래 가장 안쪽 큰 어금니가 빠진 상태네요. 임플란트 치료가 필요합니다.
환자: 네. 치료 받을게요. 진행 해주세요.

1. 에토스(ethos)

치과에서 에토스는 치과 의료진의 평소 환자와의 관계(rapport), 학력, 약력, 외모, 태도, 발성 및 발음 등입니다. 조인성과 흡사한 외모에 서울치대를 졸업하고 모교 병원에서 수련을 받은 예의 바른 치의가 있다고 가정해봅시다. 치료 상담이 시작되자마자 환자와 보호자는 승낙을 외칠 것입니다. 에토스가 차고 넘치면 파토스와 로고스는 거들기만 하면 됩니다. 치의들이 에토스의 힘과 중요성을 경시하고 본인들의 매력을 높이는 일에 소홀한 것은 실로 안타까운 현실입니다.

2008년 개봉한 영화 <예스 맨(Yes Man)>의 주인공 짐 캐리(Jim Carrey)마냥 '예스를 연발하는 저런 환자가 과연 실제로 존재할까?'라는 합리적 의심을 지금 이 순간 하는 독자가 있으리라 예상합니다. 있습니다! 저런 환자!

앞서 환자와의 관계(rapport), 학력, 약력, 외모, 태도, 발성 및 발음 등이 치의의 에토스에 영향 미치는 요소들이라고 이야기했습니다. 하나씩 차례로 살펴보겠습니다.

(1) 환자와의 관계(rapport)

라포(rapport)란 본래 '의사와 환자 사이에 신뢰를 기반으로 한 친밀도'를 의미하는 프랑스어입니다.

경력이 짧은 치의들이 흔히 하는 착각들 중 하나가 '나는 환자들과 양호한 라포를 갖고 있다'는 것입니다. 의사 입장에서 '홍길동 환자의 생일은 언제인가?', '홍길동 환자의 직업은 무엇인가?', '홍길동 환자의 가족 구성은 어떻게 되는가?', '홍길동 환자가 진료를 받을 때 좋아하는 환경 조건들과 싫어하는 환경 조건들은 무엇인가?', '홍길동 환자의 시, 군, 구 단위 거주지는 어디인가?'라는 질문들에 쉽게 답할 수 없다면 홍길동 환자와 좋은 라포를 가지고 있다고 말해서는 안 됩니다. 반대 관점인 환자 입장에서(환자의 행동들을 살펴봤을 때) 의료 서비스에 대한 감사를 말, 편지, 간식, 선물, 소개(가족 또는 지인) 등으로 표현하지 않는다면 이 의사-환자 관계 역시 좋다고 말하기는 어렵습니다. 왜냐하면 인간은 본인의 좋은, 황홀한, 훌륭한 경험을 주변에 널리널리 알리고자 하는 습성을 엄마의 뱃속을 탈출하는 순간부터 장착하고 있기 때문입니다.

깔끔한 진료와 친절한 응대만으로 환자들과의 양호한 라포 형성을 하기에는 2% 부족한 것이 작금(昨今)의 현실입니다. 앞서 언급한 두 가지 요소는 환자가 지불하는 진료비에 상응하여 당연히 제공되어야만 하는 반대급부이자 기본 값(default)입니다. 지식과 기술의 발전으로 인해 의료서비스가 상향평준화된 현 시대에는 깔끔한 진료와 친절한 응대를 하는 치과를 찾는 것보다 깔끔하지 않은 진료와 불친절한 응대를 일삼는 치과를 찾는 것이 더욱 더 어려운 일입니다. 다른 의사들과 다른(더 나은) 라포를 원한다면 다른 의사들과 다르게 행동해야만 한다.

집필 과정에서 수집한 여러 치의들의 차별화 사례들을 통해 통찰(洞察, insight)을 얻을 수 있습니다.

【 치의 A의 사례 】 평소 아들과 함께 치과에 오던 송OO 환자에게 명절 선물로 아들의 운동화를 전달함. 신발 사이즈는 어림짐작으로 또래 아이들 평균 발 크기보다 5~10 mm 크게 구입함(신발이 발보다 작으면 신길 수 없지만 크면 성장하기를 기다렸다가 신길 수 있음). 현재는 송OO 환자의 아들과 아내까지 그 집 식구 3명이 모두 A원장의 치과에 내원 중.

【 치의 B의 사례 】 전자차트를 통해 약속 환자 안OO 님의 취소 사유("아버지께서 갑작스레 돌아가셔서 약속을 다시 잡고 내원 할게요")를 확인함. 환자신상정보를 확인하여 문자를 통해 안타까운 마음을 전한 후 카카오페이를 통해 조의금을 보냄. 이후 안OO 님이 고맙다는 인사와 함께 치과에 간식을 선물함. 장례식장에서 미담(美談)을 전해들은 안OO 님의 고모와 고모부가 B원장의 치과로 내원함. 현재까지 안OO 님의 소개를 통해 B원장의 치과로 내원한 환자가 무려 5명.

【 치의 C의 사례 】 직원들과의 식사 시간 중 평소 치과에 다니던 구OO 님이 인근에 참치 전문점을 개업했다는 사실을 듣게 된 C원장은 따로 시간을 내어 개업 축하금을 전달함. 이후 구OO 님은 C원장의 치과로 아내와 처제, 직원들, 손님들 등 다수를 내원시킴.

【 치의 D의 사례 】 치과가 자리한 건물의 관리인에게 매일 퇴근할 때마다 커피, 비타민드링크, 탄산수 등을 선물함. 명절 마다 작은 선물을 전함. 얼마 후 아내와 자녀들, 친구 부부 두 커플을 치과로 내원시킴. 정작 관리인 본인은 아직 치과에 내원치 않은 점이 D원장도 의아해하는 미스터리.

【 치의 E의 사례 】 E원장은 매달 한 두 번씩 치과 근처 상점 대표 및 직원들에게 커피를 돌림. 어느 날 한 중년 여성이 치과 근처 소고기집 운영하는 아들의 소개로 왔다며 치아 결손 부위에 임플란트 수술 받음.

(2) 학력

대한민국 치과계에는 "국적(國籍)은 바꿀 수 있어도 학적(學籍)은 바꿀 수 없다"는 말이 있습니다. 개인이 이민을 통해 국적을 바꾸는 것은 가능해도 치의가 출신 치과대학 또는 치의학전문대학원을 바꾸는 것은 불가능함을 지적하는 말입니다.

하지만 "하늘이 무너져도 솟아날 구멍은 있다"는 속담처럼 대한민국 치과계 브랜드 파워 1, 2위를 자랑하는 서울대와 연세대의 일원이 될 수 있는 길이 있습니다. 수련(training) 또는 대학원 진학이 바로 그 방법입니다.

서울대 또는 연세대에서 주관하는 단기 연수회(세미나)를 수강 후 해당 학교명이나 로고를 사용하는 행위는 '에드워드 권의 과오(過誤)'[3]를 답습하는 것이나 다름없습니다.

(3) 약력

유명 학회 또는 연구회 활동, 방송 출연, 책 출간, 수상(受賞) 등은 치의를 빛나게 하는 약력입니다. 이를 위해서는 다른 치의들보다 높은 수준의 지식과 술기(術技)와 더불어 꾸준한 노력이 뒷받침되어야 함은 당연지사(當然之事)입니다.

돈으로 가짜 약력을 사는 것은 아무런 의미 없는 낭비입니다. 모래 위에 집을 짓는 것(砂上樓閣)이나 다름없는 어리석은 행동입니다. 그렇게 헛되이 돈을 쓰느니 차라리 불우이웃을 돕는 편이 백 번 낫습니다.

---

3) 1971년 2월 10일 출생한 에드워드 권의 본명은 권영민입니다. 그는 2009년, UAE 두바이 소재 7성 호텔 부르즈 알 아랍(Burj Al Arab, 다른 말로 버즈 알 아랍) 총주방장(executive chef) 출신이란 수식어를 앞세워 혜성처럼 등장했습니다. 같은 해 QTV의 요리 서바이벌 프로그램 <예스 셰프(Yes! Chef)>에 출연한 이후 '한국판 고든 램지'라는 별명을 얻었습니다. '백주부' 백종원이 등장하기 전까지 대중들에게 가장 널리 알려진 요리사였습니다. 당시 에드워드 권의 명성을 떠받친 세 개의 기둥(이력)은 다음과 같습니다. 첫째, 7성 호텔 부르즈 알 아랍의 총주방장 역임. 둘째, 미국 최고의 요리학교인 CIA(Culinary Institute of America) 졸업. 셋째, 화려한 수상 경력('미국요리사협회 선정 젊은 요리사 10인'과 '2006년 두바이 최고 요리사'로 선정).
눈치가 빠른 독자들이라면 이미 직감했으리라 예상합니다. 에드워드 권이 2009년을 기점으로 유명세의 정점을 찍은 지 얼마 지나지 않아 그의 주요이력들이 실제와 많이 다르다는 사실이 밝혀졌습니다. 첫째, 그는 부르즈 알 아랍 호텔의 총주방장(executive chef)을 역임한 것이 아니라 그 아래에서 일한 여러 수석주방장(head chef)들 하나였습니다. 둘째, 그는 CIA를 졸업한 적이 없으며 그가 수료한 것은 6주 과정의 e러닝 코스(단기 연수회)였습니다. 셋째, '미국요리사협회가 선정한 젊은 요리사 10인'에 선정됐다는 이야기는 샌프란시스코·나파·새너제이 지역 요리사들끼리 만든 작은 친목단체에서 '우리도 젊은 요리사 한번 뽑아보자'고 의기투합하는 과정에서 그가 선정됐다는 침소봉대(針小棒大) 경력이었습니다. '2006년 두바이 최고 요리사'상을 받았다는 경력 역시 개인이 아닌 페어몬트 호텔 팀이 수상한 것이었습니다. 그런데 그 상의 이름이 공교롭게도 '셰프 오브 더 이어'(Chef of the Year)이다보니 이야기가 와전된 것 같다고 에드워드 권은 후일 이야기했습니다.
씁쓸한 뒷맛을 남기는 에드워드 권의 실체에 대해 조선일보와 한겨레21이 각각 2010년과 2012년에 기사를 냈습니다. 조선일보 측 인터뷰를 진행한 박은주 기자가 언급했듯이 '미필적 고의'가 의심되는 상황이지만 최종 판단은 독자들 각자의 몫으로 남았습니다.

조선일보 기사: "[Why][박은주의 快說] '7성급 요리사' 에드워드 권의 고백" https://www.chosun.com/site/data/html_dir/2010/09/17/2010091701523.html
한겨레21 기사: "에드워드 권의 자격을 묻다" http://h21.hani.co.kr/arti/culture/culture_general/31209.html

(4) 외모

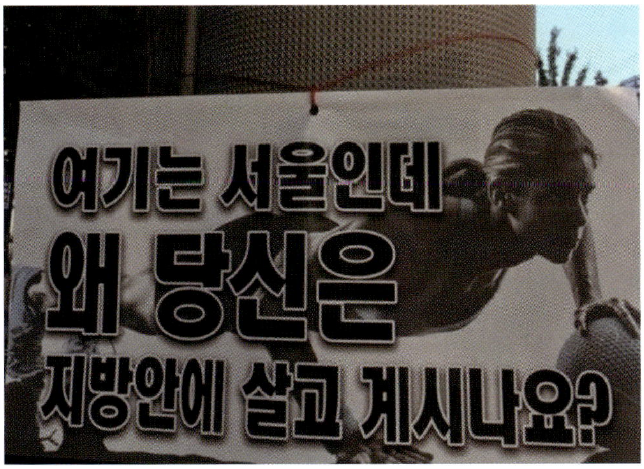
여기는 서울인데
왜 당신은
지방안에 살고 계시나요?

<체중관리 욕구를 자극하는 도발적인 광고>

① 체중

세계보건기구(WHO)는 지난 1996년 비만을 '21세기 신종 전염병'으로 지목하고 장기 치료가 필요한 질병으로 분류했습니다. 이후 WHO는 2016년 비만예방을 위해 세계 각국에 설탕세 도입을 공식적으로 권고하는 중입니다. 비만, 당뇨 등 만성질환의 주범이 당류, 즉 설탕에 있다고 본 것입니다. 나이가 들수록 신진대사(metabolism)이 저하되기에 체중뿐만 아니라 신체질량지수(BMI:Body Mass Index), 비만도 관리 또한 병행되어야 합니다.

"다이어트는 최고의 성형이다"란 말이 있습니다. 적절한 식이요법과 운동을 통해 비만이라는 질병으로부터 멀어짐과 동시에 살 속에 파묻힌 이목구비를 되찾아야 합니다. 체중관리는 외모개선의 출발점(starting point)입니다.

② 헤어스타일

치의에게 전문직에 걸 맞는 깔끔하게 정돈된 헤어스타일은 필수이자 의무입니다. 얼마 전 한 버스 측면 광고를 보고 깜짝 놀랐습니다. "젊고 유능한 의료진"이라는 카피와 함께 한 종합병원 의사들의 단체사진이 크게 걸려있었습니다. 6명 중 유독 한 의사가 눈에 띄었습니다. 그 젊은 의사는 샛노랗게 염색한 장발을 뒤로 묶고 있었습니다. 전문직의 경우 직군마다 외모에 대한 최소한의 기대치와 넘지 말아야할 선이 존재합니다. 아무리 개성이 강한 변호사라도 반바지를 입고 법정에 서는 이는 전 세계에 단 한 명도 없습니다.

③ 피부

성형수술(plastic surgery)를 받지 않는 이상 이목구비를 바꾸는 것은 불가능하지만 피부를 개선시키는 것은 가능합니다. 선크림 또는 선블록 매일 챙겨 바르기, 비누가 아닌 전용 클렌저(cleanser)를 활용해서 확실히 세안하기, 충분한 수분 보충. 지금 당장 이 세 가지만 실천하더라도 전보다 나은 피부를 가질 수 있을 거라 확신합니다. 이에 더해 피부과 등에서 보다 전문적인 관리를 받는다면 금상첨화(錦上添花)일 것입니다.

④ 패션

치의들 대부분 병의원 내에서 가운을 착용하기에 치과 내 패션에 관하여 조언할 부분은 많지 않은 것이 사실입니다. 다만 평상 시 패션에 관해 스타일리스트들의 조언들을 참고한다면 치과 잠재고객들의 머릿속에 보다 매력적인 이미지로 포지셔닝(positioning) 할 수 있을 것입니다.

『 스타일리스트들의 조언들 』

a. "대한민국 남자들은 실제 자기 사이즈보다 옷을 한 사이즈 크게 입는 경향이 있다. 본인 신체가 95(S) 사이즈인데 100(M) 사이즈 옷을 입는 이들이 허다하다. 자켓 또는 셔츠의 어깨선이 실제 어깨보다 아래로 축 처져 있다면 그 옷은 당신의 실제 몸보다 크다. 소매길이 역시 기준 또는 참고가 될 수 있다. 나는 제발 부디 제발 우리나라 남성들이 사이즈에 맞는 옷을 입기를 바란다. 색, 디자인을 떠나 몸에 맞는 사이즈의 옷만 입어도 훨씬 더 맵시있어 보일 수 있다. 색깔과 디자인은 사이즈를 맞춘 다음에 생각해도 늦지 않다." - 스타일리스트 김우리

b. "당신이 남자라면 언제 어디서든 자켓(jacket)을 착용하길 권한다. 자켓은 남자에게 갑옷과도 같다. 일단 입기만 하면 입지 않았을 때보다 훨씬 더 멋지게 변모한다. 자켓을 입지 않을 이유가 없다. 그리고 첨언하자면 셔츠는 원래 정장의 변천사 초기 단계에는 팬티와 한 덩어리(one piece)로 연결된 속옷에 불과했다. 위에 자켓을 걸치지 않고 셔츠만 입고 돌아다니는 이들은 옛날로 치면 속옷만 입고 돌아다니는 것이나 다름 없다." - 닉 우스터[4](Nick Wooster)

c. "패션 테러리스트들이 그 지위를 벗어나지 못하는 이유는 명확하다. 그들에게도 그들만의 패션에 대한 철학과 고집이 있기 때문이다. 패션 테러리스트들이여, 제발 그 개똥철학을 버리고 주변의 이야기에 귀를 기울이기를 바란다."

---

4) 본명은 Nickelson Wooster이나 Nick Wooster로 알려진 미국의 패션 스타일리스트(컨설턴트), 컬렉터, 브랜드 디렉터. 타고난 패션 감각으로 168cm이라는 작은 키를 커버함. 소셜미디어 상에서 "옷 잘 입는 할아버지"로 통함. 그의 출생년도는 1960년으로 할아버지라고 불리기엔 억울할 수도 있겠다는 생각이 듬.

d. "패션 초보들은 제발 외투(자켓), 상의(셔츠), 하의(바지)를 모두 체크무늬로 통일하는 실수를 저지르지 않길 바란다. 셋 다 줄무늬(stripe)로 입는 실수 역시 저지르지 않기를 바란다. 인간의 몸은 바둑판이나 오선지가 아니다. 체크, 체크, 체크 또는 줄무늬, 줄무늬, 줄무늬로 입은 상태에서는 제 아무리 정우성, 이정재, 조인성 등과 같은 미남이라고 해도 멋있어 보이기 힘들다."

e. "옷의 색 조화에 자신이 없다면 흰색, 검정색, 회색의 무채색만으로 상의, 하의, 외투를 조합하는 것도 나쁘지 않다. 그렇게 한다면 평타 이상은 칠 수 있다. 비슷한 색으로 매칭하는 소위 깔맞춤(색깔맞춤, 톤온톤) 전략을 구사하기에는 갈색 계열도 좋다. 패션계 컬러 조합에서 절대 실패하지 않는 두 쌍이 있다. 남색과 회색, 주황과 카키 조합은 언제나 옳다. 남색 자켓 또는 블레이져[5)](blazer)에 회색 바지는 프레피룩의 전형이다. 첨언하자면 자켓을 단 하나만 구입해야 한다면 남색 블레이져를 강력히 추천한다. 금색 단추로 마무리되어 있다면 더더욱 좋다. 카키색 외투의 안감은 늘 주황색이며, 주황색 외투의 안감은 늘 카키다. 이들은 치킨과 맥주, 삽겹살과 소주의 조합과도 같다."

(5) 태도

정중(鄭重)하다(형용사): 태도나 분위기가 점잖고 엄숙하다.

통상의 경우, 치의들의 기본적 태도 또는 매너는 나무랄 데가 없습니다. 치과와 그 구성원들에게 호의적이면서 본래 성격이 유순한 환자 및 보호자를 응대할 때는 정중하고 우아한 태도를 유지하기가 용이합니다. 하지만 위기는 늘 좋지 않은 상황에서 찾아옵니다. 치과와 그 구성원들에게 적

---

5) 블레이저의 어원인 블레이즈(blaze)는 [불꽃·섬광·타오르는 듯한 색채·불타오르다]는 뜻이 있습니다. 블레이저는 (흔히 단체복으로 통일된) 콤비 상의를 총칭하는데, 유래를 보면 어원에 충실한 것을 알 수 있습니다. 이 용어의 유래에는 두 가지 설(說)이 있습니다.
첫째, 싱글 블레이져 이야기. 보다 일반적이고 전형적인 형태인 싱글 블레이져는 지금도 해마다 템스강(Thames River)에서 열리는 옥스퍼드 대학과 케임브리지 대학의 보트경기(Oxford vs Cambridge University Boat Race)에서 유래되었다고 합니다. 1877년 케임브리지 대학의 레이디 마가렛 보트 클럽(The Lady Margaret Boat Club: abbreviated to "LMBC" and known as "Maggie")의 선수들은 모두 케임브리지 세인트 존스 칼리지(Cambridge Saint John's College)의 상징색(signature color)인 진홍색의 유니폼을 입었습니다. 경기를 위해 보트에 오르기 전, 학생들은 진홍색 상의를 일제히 벗어 던졌고 그 광경이 뜨거운 햇살을 받아 불타오르는 느낌을 주게 되자 응원을 온 관중들이 '어블레이즈(Ablaze)!'라고 함성을 질렀다고 합니다. 이후 금장버튼이 불꽃처럼 타오르게 빛나서(blazing), 블레이저라 불리게 되었다고 전해집니다.
둘째, 더블 블레이져 이야기. 1897년 영국의 빅토리아 여왕이 해군 함선 '블레이저호'를 방문하자, 함장은 여왕 앞에서 단정하고 산뜻한 모습을 보여주기 위해 승무원들의 제복에 놋쇠로 만든 단추를 달도록 지시했고 여왕이 그 스타일에 흡족해하자 다른 함대에서도 그 스타일을 차용하게 되었습니다.
이후 버튼과 재단에 따라 다양한 블레이저 스타일로 발전하였고 캐주얼과 클래식 룩에 가장 기본적인 아이템으로 사랑받고 있습니다.
(패션전문자료편찬위원회에서 1997년 8월 25일 발간한 <패션전문자료사전>의 내용을 수정·보완 함)

대적이면서 본래 성격이 예민하고 공격적인 환자 및 보호자를 응대할 때를 상상해봅시다. 이처럼 압박 아래(under pressure) 놓였을 때가 치의 입장에서 평정심을 잃기 쉬운 순간입니다. 이런 상황에서도 마음속에 사랑하는 가족, 배우자, 애인 등을 떠올리면 참을 인(忍)을 수백, 수천, 수만 회 새기는 자세가 반드시 견지되어야 합니다.

환자 또는 보호자와 물리적 충돌(몸싸움 등)을 해서는 절대 안 된다는 것은 우리 직군의 기본 상식입니다. 물리적 충돌을 고려대상에서 제외한다면 가장 조심해야할 것은 설화(舌禍)입니다. '듣보잡(듣지도 보지도 못한 잡놈을 뜻하는 은어)', '일개 의사', 'X탱이' 등의 막말 사용으로 구설수에 여러 차례 오른 한 정치인이 주는 교훈은 자명합니다. 치의의 말실수는 적의(敵意)를 품은 상대에게 공격의 빌미를 제공합니다.

외부 환경에 휘둘리지 않고 항상 정중한 태도를 유지하는 것이 가장 중요합니다.

(6) 발성 및 발음

편안한 목소리와 또박또박한 발음은 듣는 이로 하여금 정보의 이해도를 높여줍니다. 병의원 안에서 환자와 보호자는 지식 격차(知識隔差, knowledge gap)로 인해 의료진이 하는 이야기를 이해하는데 어려움을 겪습니다. 이런 상황에서 의료진이 <쇼미더머니>의 출연자처럼 폭풍 래핑(rapping)을 쏟아낸다면 말하는 이의 발음은 점점 애매모호해지고 듣는 이들의 이해도는 현저히 떨어질 수밖에 없습니다. 에토스와 상담 동의율을 동시에 끌어올리고 싶다면 부디 적절한 속도로 또박또박 발음하세요.

남자들의 경우, 중저음의 목소리를 가지지 못했다고 해서 너무 슬퍼할 필요는 없습니다. 데이비드 베컴도 그 잘생긴 얼굴과는 전혀 어울리지 않는 모기처럼 앵앵거리는 목소리를 가지고 하루하루를 살아가고 있으니까요.

II. 파토스(pathos)

치과에서 파토스는 환자 및 보호자의 dental IQ, 재력, 품성, 매너 등입니다. 파토스 지수가 높으면 상담은 잘 연마된 도재수복물(all ceramic restoration)의 표면처럼 매끄럽게 진행됩니다. 반대의 경우 완충장치 없는 자동차를 타고 비포장도로를 달리는 것 마냥 매 순간 쿵쾅거리기 마련입니다.

파토스가 '듣는 이의 공감'을 의미하기 때문에 말하는 이가 변화시킬 수 있는 것은 거의 없습니다. 차라리 환자 및 보호자의 성향 파악에 주력하여 최악의 상황을 예방하는 지혜가 필요합니다.

꼬리에 꼬리를 무는 이야기

» 파토스의 연장선: 체리피커(cherry picker)와 블랙컨슈머(black consumer)

특정 유형의 고객을 지칭하는 체리피커와 블랙컨슈머 사이에는 공통점과 차이점이 존재합니다. 공통점은 기업들이 제공하는 혜택만 얌체처럼 취한다는 점입니다. 차이점은 체리피커는 법과 기업이 정한 규정 안에서 움직이는 반면, 블랙컨슈머는 그 영역을 벗어나면서까지 본인의 이득을 추구합니다. 즉, 나이키 상설할인매장(factory store)에서 모객(募客)을 위한 미끼상품인 75% 할인된 '에어 줌 페가수스 39 런데이(Air Zoom Pegasus 39 Runday) DH4072' 제품만 여자친구까지 동원해서 10켤레(나이키 할인매장의 1인당 동일제품 구매한도는 5개-저자 주) 구매한 후 매장을 유유히 떠나는 이는 체리피커에 해당합니다. 이와 달리 무료반품제도를 운영하는 홈쇼핑을 통해 옷을 구매해서 소개팅 하는 날 착용 후 반품하는 이, 스스로 유명 블로거임을 주장하며 음식점에 무료 음식 또는 금전을 요구하는 이, 허위로 마라탕에서 머리카락 또는 벌레 등 이물질이 나왔다고 주장하며 보상금을 요구하는 이 등은 모두 블랙컨슈머 입니다.

체리피커와 블랙컨슈머들이 치과에 내원하면 다음과 같은 피해가 발생합니다. 의료진들의 직무피로도 증가 및 집중력 감소와 더불어 이 여파는 다른 선량한 환자들에게 콜래트럴 대미지[6](collateral damage)를 입힙니다. 치과의사와 치과위생사는 하루 중 많은 환자들을 응대하니까요. 체리피커와 블랙컨슈머들이 많을수록 직원들의 퇴사의지는 동반상승합니다.

코로나19로 인해 사회적 거리두기(social distancing)가 우리 사회의 기본 에티켓이 되었습니다. 환자 및 보호자가 체리피커 또는 블랙컨슈머로 확진되면 거리두기를 시행하는 지혜가 필요합니다. 우리는 이러한 지혜를 활용하여 치과 병의원 조직의 효율을 높이는 동시에 물질적 · 정신적 비용을 낮출 수 있습니다.

III. 로고스(logos)

치과에서의 로고스는 치의의 지식과 손기술, 정확한 진단과 합당한 치료계획 등 입니다. 예를 들어 심미적인 수복의 경우, 치의들은 자존심을 걸고 열과 성을 다하지만 실제 상담 과정에서는 설득력이 낮은 요소입니다.

6) 전쟁에서 의도하지 않은 민간인의 피해를 칭하는 군사용어.

꼬리에 꼬리를 무는 이야기

» 지식 격차와 지식의 저주

'지식 격차'란 '전문가와 비전문가의 지식 차이가 시간이 지날수록 양적 · 질적으로 매우 큰 폭으로 벌어지는 현상 또는 그렇게 달라지는 정도'를 의미합니다. 장문정이 쓴 ≪한마디면 충분하다≫에는 지식 격차로 인한 고객의 이해도 저하를 실감할 수 있는 사례가 나옵니다. 미래에셋대우의 프라이빗뱅커[7](private banker) 4명의 발표 영상을 금융투자를 하지 않는 일반인 100명에게 보여준 후 이해도를 조사했습니다. 그 결과는 단 5%! 실로 참혹한 수준이었습니다.

각 개인의 학문 성취 또는 수상 이력은 화려하지만 가르치는 기술이 부족한, 다른 표현으로 수강생들의 이해도는 이상하리만큼 낮은 교수들이 존재합니다. 한마디로 외부에서 상 자주 받고 유명하지만 수업은 굉장히 못하는 교수들이죠. 이런 현상을 '지식의 저주'라고 합니다. 이는 특정 분야를 잘 아는 사람이 해당 분야의 기본 기념과 용어를 잘 모르는 이들의 상태를 헤아리지 못하는 상황을 뜻합니다. 즉, 한 분야의 전문가가 상대방의 지식도 자신과 동일한 수준일 것이라 착각하는 현상을 의미합니다.

치의학과 치과임상에 대한 지식과 정보가 많지 않은 환자 및 보호자에게 진단과 치료계획을 설명할 때는 어려운 용어를 쉽게 풀어주는 배려가 필요합니다. 또한 사진과 그림을 활용하면 이해도를 높일 수 있습니다.

함께하면 좋은 자료

- ≪이것은 작은 브랜드를 위한 책≫, 이근상, 2021, 몽스북
- ≪쿨하게 사과하라≫, 김호 · 정재승, 2011, 어크로스
- ≪변하는 것과 변하지 않는 것≫, 강민호, 2018, 턴어라운드
- ≪한마디면 충분하다≫, 장문정, 2017, 쌤앤파커스

7) 고액 자산가의 자산 관리를 도와주는 금융회사 직원을 말합니다. 이들은 거액자산가를 대상으로 예금, 주식, 부동산 등의 자산을 종합 관리하는 것 뿐 아니라 세무·법률, 상속 등 비금융 업무에 대한 서비스도 제공합니다. 비슷한 의미로 웰스 매니저(wealth manager:WM)란 용어가 통용됩니다. 일부 기업에서는 이 둘을 합친 프라이빗 웰스 매니저(private wealth manager:PWM)란 용어를 쓰기도 합니다. (출처: 한경경제용어사전)

마음쉼터 | 무인도에 딱 한 권의 책만 가져갈 수 있다면? 기브앤테이크!

일을 핑계로 전국을 여행하며 수다를 떠는 아재들의 행복한 일탈을 담은 TV 프로그램이 있습니다. 그 주인공은 바로 tvN의 <알아두면 쓸데없는 신비한 잡학사전(이하 '알쓸신잡')>입니다. 스타 연출가인 나영석 PD를 중심으로 총 세 시즌에 걸쳐 제작·방영되었습니다. 정치, 경제, 미식, 문학, 뇌 과학 등이 전주비빔밥처럼 어우러진 <알쓸신잡 시즌1>의 마지막 편인 8회는 실제로 전주에서 촬영되었습니다. 이 때 식사하며 촬영하는 자리에서 '무인도에 딱 한 권의 책만 가져갈 수 있다면?'이란 질문이 출연자들에게 던져졌습니다. 황교익 칼럼리스트는 커트 보니것(Kurt Vonnegut Jr.)의 ≪고양이 요람≫을, 김영하 작가는 레프 톨스토이(Лев Толстой, Leo Tolstoy)의 ≪안나 카레니나(Anna Karenina)≫를, 정재승 교수는 데이비드 맥컬레이(David Macaulay)의 ≪도구와 기계의 원리≫를, 유시민 작가는 칼 세이건(Carl Sagan)의 ≪코스모스(Cosmos)≫를 각각 선택했습니다. 동일한 질문을 받는다면 저는 이 책을 가져가리라고 이야기할 것입니다.

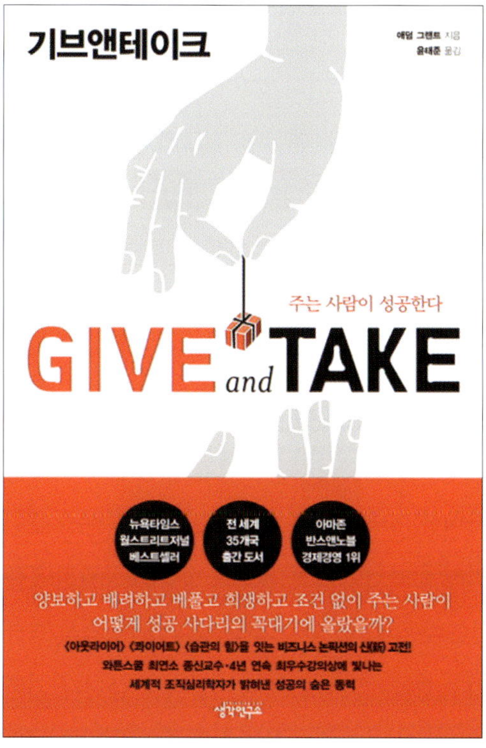

사진출처: 교보문고 누리집

제목 ≪기브앤테이크≫
애덤 그랜트 지음, 윤태준 옮김
출판 생각연구소 2013.06.07.
페이지 464
ISBN13 9788962605815 / ISBN10 8962605813

어떤 사람은 누군가에게 호의를 베풀 때마다 항상 대가를 받으려 한다. 또 어떤 사람은 항상 되돌려 받으려 하지는 않지만, 자신이 베푼 것을 절대 잊지 않고 빚을 떠안겼다고 생각한다. 그러나 아예 잊는 사람도 있다. 그들은 포도를 맺는 나무처럼 남을 도와준 다음 아무것도 되돌려 받으려 하지 않으며 다른 일을 시작한다. 우리 모두 그런 사람이 되어야 한다.

– 마르쿠스 아우렐리우스(Marcus Aurelius)

이 책이 바로 2020년에 ≪오리지널스(Originals)≫, 2021년에 ≪싱크 어게인(Think Again)≫을 출간과 동시에 히트시키며 세계적인 베스트셀러 작가의 반열에 오른 애덤 그랜트를 세상에 알린 첫 신호탄입니다. 2013년에 출간되었습니다.

'네가 나를 해치면 나도 너를 해친다.', '네가 나를 도우면 나는 네게 빚진 셈이며 보답할 의무를 느낀다.'라는 호혜 원칙은 거의 모든 사회에서 지지를 받는 상식이자 불문율(不文律)입니다. 지난 30여 년간 사회과학자들은 개인마다 선호하는 '호혜 원칙'이 다르다는 것, 즉 사람마다 주는 양과 받는 양에 대한 희망에 극적인 차이가 존재한다는 사실을 발견했습니다. 이를 기준으로 애덤 그랜트는 사람들을 세 가지 유형으로 분류했습니다.

첫째, 테이커(taker). 이는 자신이 준 것보다 더 많이 받기를 바라는 유형입니다. 그리고 세상을 '먼저 잡아먹지 않으면 잡아먹히는' 적자생존(適者生存)의 장(場)으로 보고, 성공을 위해서는 남들보다 뛰어나야 한다고 생각합니다. 그들은 "내가 내 것을 챙기지 않으면 누가 챙겨주겠어?"라고 말합니다. 동료가 밥을 살 때는 최고급 레스토랑에서 가장 비싼 메뉴를 고르면서 본인이 밥을 살 차례가 되면 저렴한 중식당에서 "난 짜장면!"이라고 외치는 이가 테이커의 전형입니다.

둘째, 기버(giver). 이들은 상호 관계에서 받은 것보다 더 많이 주기를 선호합다. 기버는 상호 관계에서 무게의 추를 상대방 쪽에 둡니다. 즉, 본인보다 상대를 더 중시하고 배려합니다. 혼자 식사할 때는 김밥천국의 참치김밥으로도 기꺼이 끼니를 때우지만, 손님이 찾아올 경우 유명한 소고기집에서 특수부위와 육회를 대접하는 이가 있다면 그가 바로 기버입니다. 기버는 비즈니스 세계에서는 드문 부류입니다. 기버는 시간, 노력, 지식, 기술, 아이디어, 인간관계를 총동원해 타인을 도우려 노력합니다. 애덤 그랜트가 지적하는 놀라운 사실은 기버가 성공 사다리의 밑바닥뿐만 아니라 꼭대기에도 존재한다는 점입니다. 애덤 그랜트의 견해에 따르면 호혜 원칙과 성공의 상관관계를 살펴보면 어떤 직업군에서든 기버가 꼴찌뿐 아니라 최고가 될 가능성도 가장 큽니다. 저 역시 격하게 공감하는 바이며 의료인이 기버일 경우 최고가 될 가능성이 비약적으로 증가한다고 봅니다. 기버인 의료인의 선행과 평판은 수많은 소개환자들로 환원되며 이는 매출의 폭발적인 증가를 낳습니다.

셋째, 매처(matcher). 손해와 이익이 균형을 이루도록 애쓰는 유형입니다. 직업적으로 철저하게 테이커 또는 기버인 이는 드물며 대개는 매처입니다. 경조사비를 꼼꼼히 기록하여 꼭 받은 만큼 돌려주고 준만큼 기대하는 이가 매처에 해당됩니다.

이 책의 핵심은 간단명료합니다.

"주는 사람이 성공한다!"

애덤 그랜트는 하버드대 심리학과 수석 졸업, 동대학원 석사, 미시건대 박사, 세계 3대 경영대학원 중 하나인 펜실베이니아대 와튼스쿨 최연소 종신교수라는 금자탑을 만 31세라는 어린 나이에 달성했습니다. 매끈한 두피만큼이나 빛나는 지성을 소유한 그는 독자들 및 세인(世人)들이 던질법한 질문들에 대한 답을 적는 형식으로 글을 전개합니다. 그가 전달하려는 핵심 메시지는 다음과 같습니다.

첫째, 기버의 성공 기전(mechanism)은 무엇인가? 시대, 장소, 문화를 불문하고 사람들은 이타적인 가치와 행동양식에 매력을 느낍니다(대전제). 저명한 심리학자 샬롬 슈바르츠(Shalom Schwartz)의 연구결과가 이러한 사실을 뒷받침합니다. 이에 반해 테이커는 그 정체가 노출될 경우 조직 또는 집단에 의해 그 이기심을 응징당할 수 있습니다. 테이커 역시 이러한 사실들을 인지하고 인정하기에 사람들과의 만남 초기에 기버로 위장하기도 합니다. 인터넷과 소셜미디어가 극도로 발달한 현 시대에서는 기버의 선행과 태도는 금시에 사람들의 입에 오르내리게 됩니다(소전제). 이러한 긍정적 소문은 곧 명망(名望)으로 변환됩니다. 명망은 기버를 정상으로 밀어 올리는 가장 강력한 추진력 및 원동력으로 작동합니다(결론).

둘째, 기버의 성공에는 어떤 특별한 점이 있을까? 기버든 테이커든 매처든 누구나 성공할 수는 있습니다. 연구 결과에 따르면 사람들은 테이커의 성공을 질투하며 그들을 때려눕혀 콧대를 꺾을 방법을 찾으려 하는 경향을 가지고 있습니다. 반면 기버가 성공하면 사람들은 그를 응원하고 지지합니다. "모두가 당신의 승리를 원할 경우 승리는 더 쉬워진다. 적을 만들지 않으면 성공은 더 쉽다."는 랜디 코미사르(Randy Komisar)의 말이 이러한 사실을 대변합니다. 뿐만 아니라 기버의 성공은 주변 사람들의 성공을 유도하는 파급 효과를 부수적으로 발생시킵니다.

셋째, 성공한 기버와 실패한 기버의 차이는 무엇인가? 실패한 기버는 자신의 이익에 무관심한 나머지 타인에게 베풀기만 하다 지쳐 쓰러지는 경우(burn out)가 허다했습니다. 반면에 성공한 기버는 타인의 이익뿐만 아니라 자신의 이익을 도모하는데도 적극적이었습니다.

넷째, 기버의 탈을 쓴 테이커를 분별하는 요령은 무엇인가? 두 가지 방법이 있습니다. 하나는 평판에 관한 정보를 수집해 그 사람이 주변 사람을 어떻게 대하는지 확인하는 것입니다. 테이커는 아랫사람은 지배하고 통제하려 하지만, 윗사람에겐 깜짝 놀랄 정도로 고분고분하고 공손한 태도를 보입니다. 그는 "윗사람에겐 아부하고 아랫사람은 짓밟는다(kissing up, kicking down)"는 네덜란드 속담을 몸소 실천합니다. 우리의 치대(치전원) 학창 시절에 종종 목격할 수 있었던 무소불위(無所不爲)의 권력을 행사하던 전공의(레지던트)가 테이커의 전형이다. 교수, 선배, 동기들에게는 좋은 사람인척 행동하면서 후배 및 학생들에게는 학번 전원 호출, 전체 과제(report) 부여, 과오(過誤)의 연좌제 시행 등 철퇴를 휘두르던 바로 그 전공의를 떠올리면 테이커의 행동양식을 쉽게 파악할 수 있습니다. 테이커를 가려내는 또 다른 방법은 테이커의 특징인 "구애 행동" 징후가 존재하는지 면밀히 관찰하는 것입니다. 자만심이 드러나는 사진, 자기 이야기에만 신경 쓰는 대화는 그 사람이 테이커라는 믿을 만한 신호입니다.

다섯째, 호구가 되지 않는 전략은 무엇인가? 만만한 호구로 전락하는 것은 기버에게 닥칠 수 있는 가장 끔찍한 악몽입니다. 기버로 위장한 테이커에게 시간, 돈, 에너지, 인맥 등을 흡인(吸引) 당하지 않기 위한 방법은 바로 하버드대 수리 생물학자 마틴 노왁(Martin Nowak)이 제시한 '너그러운 팃포탯(tit for tat, 받은 대로 갚기 혹은 맞대응)' 전략입니다. 그는 관계의 초반에 상대의 행동, 태도를 관찰하며 기버의 자세를 유지하라고 조언합니다. 상대가 테이커라는 사실이 분명해지면 기버는 행동양식을 매처의 전략(받은 만큼만 되갚기)으로 바꿔야 한다고 조언합니다. 이것이 기버가 자신을 테이커로부터 보호할 수 있는 비책입니다.

부부갈등 또는 공동개원파국의 원인과 기전, 아내를 향한 사랑과 복종의 서약(저자는 애처가 혹은 공처가), 자녀 및 직원을 최고로 기르는 법 등이 어린 시절 소풍 가서 애타게 찾았던 '보물찾기 놀이'의 보물들처럼 ≪기브앤테이크≫ 곳곳에 숨어 있습니다. 이 글을 읽는 당신의 1만6천원을 주식 또는 가상화폐가 아닌 ≪기브앤테이크≫를 구입하는데 투자하길 바랍니다. 당신은 엄청난 수익을 거둘 수 있습니다. ≪기브앤테이크≫는 당신을 더 큰 성공으로 이끌 것입니다.

인간의 진정한 가치는 그가 자신에게 아무런 도움도 되지 않을 사람을 어떻게 대하는가에서 드러난다.

– 새뮤얼 존슨(Samuel Johnson)

07 치과산업의 특성과 대응전략

추천곡 우리는 - 듀스

영감을 주는 한마디

"변화를 싫어하는 사람도 있지만 변화의 다른 선택지가 재앙이라면 변화를 수용해야 한다."

- 일론 머스크(Elon Musk)

*** brain storming with hashtags**

#경기 #경제 #어려움 #치과 #치과의사 #치의 #평균소득 #직업 #치과산업 #특성 #대응전략 #지역기반 #노동집약 #결과물 #평가 #시간제약 #고관여도 #저관여도 #고객생애가치 #CLV #customer #lifetime #value #부부치과 #경제성 #동료애 #동료의식 #실력 #진정성 #성공

어려운 경제 어려운 경기

'경제가 어렵다.', '경기가 좋지 않다.', '치과계가 위기다.'라는 말은 거짓말을 좀 보태면 단군 이래 계속 세인(世人)들의 입을 오르내렸습니다. 이런 비관주의(pessimism)적 관점을 견지한다면 단군 이래 경기가 좋았던 적은 없었다고 보는 게 맞을 겁니다. "하락장에서도 수익을 내는 이는 존재한다."는 주식계의 격언처럼 외부 시장 상황이 아무리 어렵고 힘들어도 고공행진을 진행하는 치과들은 여전히 존재합니다.

치과의사의 현재와 미래

치과의사라는 직업의 현재와 미래는 어떨까요? '아직까지는 할만하다'는 위안과도 같은 의견을 넘어 현존하는 직업들 중 최고라는 것이 제 생각입니다. 그 근거는 다음과 같습니다.

첫째, 객관적인 지표. 한국고용정보원이 발표한 <2019 한국의 직업정보>에 따르면 "평균소득이 높은 직업" 순위[1]에서 20위에 포진해 있습니다. 뿐만 아니라 한국직업능력개발원이 발표하는 "초중고생 장래 희망 직업 순위", "직업 만족도 순위" 등에서도 매해 상위에 랭크되어 있습니다.

평균소득 높은 직업 50개

(단위: 만 원)

직업명	평균	25%	50%	75%	응답자 수(명)
기업 고위임원	14,490	7,250	10,500	17,250	20
정신과의사	13,626	10,000	11,000	15,000	27
성형외과의사	13,130	9,350	11,750	13,000	30
외과의사	12,562	10,000	13,000	15,000	29
산부인과의사	12,562	8,050	9,000	15,000	29
비뇨기과의사	12,533	7,000	8,000	10,250	30
안과의사	12,503	9,375	10,000	15,000	30
가정의학과의사	12,047	7,375	9,500	13,000	30
마취병리과의사	12,041	8,500	12,000	14,500	27
항공기조종사	12,006	8,000	12,000	15,000	32
이비인후과의사	11,583	9,750	10,000	13,000	29
피부과의사	11,483	8,450	9,900	11,850	30
방사선과의사	10,819	6,800	10,000	13,000	27
금융관리자	10,769	9,000	10,000	12,500	29
내과의사	10,047	8,375	9,250	10,000	30
법률관리자	9,808	6,500	9,000	10,000	13
대학교총장 및 대학학장	9,560	8,375	9,800	10,000	30
시장 및 여론조사관리자	9,546	8,225	9,900	10,000	26
한의사	9,100	6,650	8,250	9,625	30
치과의사	9,060	7,950	9,250	10,000	30

1) 이 보고서의 소득 자료는 2019년도 한국직업정보 재직자 조사의 결과에 근거한 것임. 워크넷의 한국직업정보(http://www.work.go.kr/jobMain.do)에서 제시되는 임금은 2018년도와 2019년도에 조사된 임금을 합산하였으므로 온라인상에 제공되는 임금과 다소 차이가 날 수 있음.

둘째, 주관적인 열망. "치과의사"라는 직업 자체에 대한 만족도를 살펴보는데 현재 활동 중인 치의들 각각의 주관적인 직무 만족도보다 더 적나라하게 속마음을 드러내주는 지표가 "자녀에게 동일한 직업을 지지(귀하의 자녀가 귀하의 현재 직업과 동일한 직업을 원한다면 지지하겠다)", "자녀에게 동일한 직업을 권유(직업을 선택해야 할 자녀가 있다면 귀하의 현재 직업과 동일한 직업을 갖도록 권유하겠다)"하는 열망입니다. 이 두 가지 항목은 한국고용정보원이 상기(上記) 연구에서 직무만족을 측정하기 위한 지표로도 활용되고 있습니다. 사실 굳이 통계 항목 또는 지표를 거론하지 않더라도 우리들의 삶 속(동문회, 연구회 등 치의들의 모임)에서 2대, 3대를 이어 치의면허를 취득하고 가업(家業)을 잇는 초대형 프로젝트에 대한 유부남, 유부녀 치의들의 강한 열망을 피부로 느낄 수 있습니다. 오죽하면 "나의 소원은 통일이 아니라 내 자식이 치과대학에 진학하는 것이다."라고 공공연히 속내를 드러내는 치의들이 존재하는 것이 현실이니까요.

잉태된 씨앗
전쟁의 서막

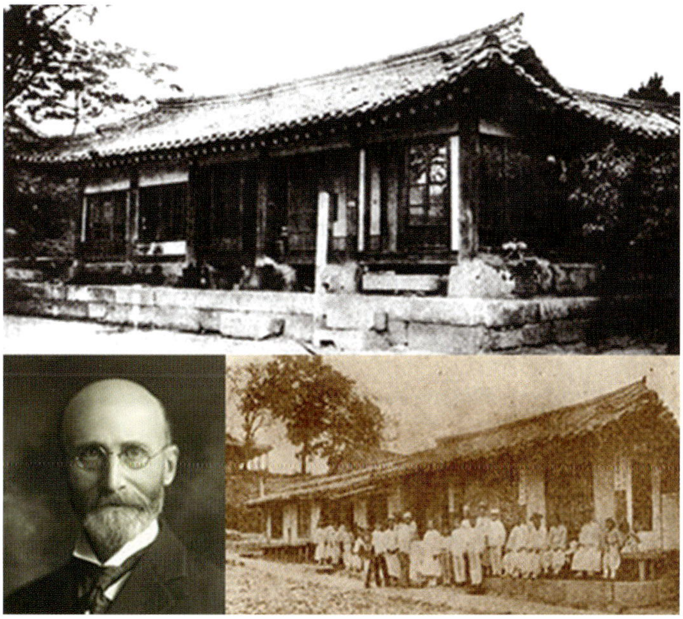

<1885년 미국 선교의사 알렌이 설립한 우리나라 최초의 서양식병원인 광혜원(제중원): 우리나라 근대 치과치료의 효시>

사진출처: 세브란스병원 홈페이지 https://sev.severance.healthcare/sev/about/history.do

1922년 경성치과의학교 설립 이후 1959년 1월, 대한민국 치과대학들의 큰형님이라 할 수 있는 서울대학교 치의예과 설립을 신호탄으로 경희대(1966년), 연세대(1967년), 조선대와 경북대(1973년)가 각각 치의예과의 문을 열고 신입생을 받았습니다. 그 이후 '지역사회 치과의사 배출'이라는 목적 아래 경북대, 부산대, 전남대, 전북대, 원광대, 단국대, 강릉대(현 강릉원주대)가 치의예과를 신설했습니다. 노태우 정권 시절 인허가를 받아 순서상 마지막으로 설립된 강릉대에 현재 치과의사 공급과잉 문제의 멍에를 씌우기에는 정원 자체가 40명으로 타 치대의 그것에 비해 적기 때문에 온당치 않다고 생각합니다. 또한 "강원도민의 소망에 힘입어 설립된 강원도 유일의 지역거점 치과대학"이라는 학교소개에서 확인할 수 있듯이 당시 지역민들의 치의학교육시설의 지역균등배분요구 역시 정부 입장에는 무시하기 힘들었을 거라 예상합니다.

미래수요 예측에 실패한 정부 및 관계부처의 정원 인허가로 인해 대한민국의 "치과의사 수 증가율"은 OECD 국가들 중 1위입니다. "치과대학 및 치의학전문대학 정원 감축(축소)"에 대한 담론이 오고 간지는 한참 되었지만 현실적인 개선이 없는 이유는 대학 입장에서 입학성적이 높은 신입생들이 줄을 서서 들어오는 학과의 정원을 줄일 동기가 존재하지 않기 때문입니다. 약학대학 또는 간호대학 신설 등 뭔가 큰 당근을 조건으로 한 빅딜(big deal)을 정부 측에서 먼저 제안하지 않는 이상 대학의 자발적인 정원 감축 가능성은 0에 수렴합니다. 이런 상황에서 미국, 멕시코, 영국, 리투아니아 등 외국 치과대학 졸업 및 해당국가 면허취득 후 국내로 회귀하여 활동하는 이들의 수가 점차 증가하는 추세이며 이는 국내 치과 시장의 경쟁을 심화시키는 요인으로 작용하고 있습니다.

정원 감축이 현실적으로 불가능한 상황에서 대한민국 11개 치과대학 및 치의학전문대학원에서만 매년 정원 650명 이상, 그리고 정원 외 입학생과 복학생 및 외국 출신 치의들을 고려한다면 매년 900명에서 1000명에 육박하는 신규 치의들이 배출되고 있는 것이 현 실정입니다. 여기에 치의들의 수도권 및 광역시 등 대도시 편중현상은 갈수록 심화되면서 앞으로의 치과산업은 체계적인 경영마인드와 전략 없이는 성공이 아니라 생존조차 보장할 수 없는 전쟁터로 변모할 것으로 예측합니다.

치과산업의 특성과 대응전략

치과대학, 의과대학, 관공서 등 공직에 종사하는 극소수를 제외한 대다수의 치의들이 개원의인 대한민국 치과계의 인적 자원 분포를 고려하여 치과병의원을 중심으로 파악한 치과산업의 특성과 그에 따른 대응전략은 다음과 같습니다.

1) 지역기반 산업이다.

2) 노동집약적이다.

3) 소비자 입장에서 결과물을 평가하기 어렵다.

4) 시간제약적이다. - NO show means no money.

5) 고관여도 제품을 생산한다.

6) 고객생애가치가 크다.

첫째, 지역기반 산업.

2012년 영화 <건축학개론>이 개봉했습니다. '국민 첫사랑'이라는 별명을 가진 배수지 배우가 여주인공 과거 서연 역을 맡았습니다. 남주인공 과거 승민 역에는 이제훈 배우가, 그의 연적인 과 선배 재욱 역에는 유연석 배우가 각각 캐스팅되었습니다. 이런 삼각관계는 현실에서도 드물지 않게 직면할 수 있습니다. 남주인공(이제훈 분)과 같은 상황에 놓이게 되는 경우 '어떻게 하면 연적을 제압하고 사랑을 쟁취할 수 있을까?', '나와 연적의 장단점은 각각 무엇인가?', (사랑을 빼앗긴 경우)'그녀는 과연 어떤 점 때문에 내가 아닌 그를 선택했을까?' 등의 상념들이 전주 비빔밥처럼 머릿속에서 뒤엉키는 경험을 하게 됩니다. 지방에 거점을 둔 치과가 지역내 환자들을 두고 대도시의 치과들과 경쟁하는 모습이 딱 <건축학개론>의 삼각관계와 흡사하다고 생각합니다.

고속철(KTX, SRT)의 보편화로 지방중소도시 환자들이 대도시로 유출되는 현상은 심화되고 있습니다. 하지만 불행 중 다행인 것은 지역의 모든 혹은 대부분의 환자들이 대도시로 빠져나가지는 않습니다. 전국 1일 생활권을 넘어 반나절 생활권을 눈앞에 두고 있다고는 하지만 치과 치료를 위해 수도권 또는 인근 광역시로 이동하는 일에는 적지 않은 시간, 노력, 비용이 수반되는 것이 사실입니다. 이를 절감할 수 있는 사례가 하나 있습니다. 얼마 전 죽파치과 근처 식당에서 혼자 식사를 한 적이 있습니다. 식당 방문 전에 오가며 인사를 나눈 터라 식당 사장님이 제 앞에 앉아 치과 관련 대화를 시도했습니다.

"김 원장님, 내 이래 뵈도 죽파상가번영회 회장입니다. 내가 이금니가 여러 개 없는데 최근 친구들 사이 소문을 듣자하니 저어기 서울 쪽 치과 가면 개당 50만 원 정도로 하루 만에 임플란트 다 해 넣을 수 있다 카던데?"

"하하하! (잠시 쉬고) 누가 그래요? 가격이야 그 치과 소관이니 제가 따로 이야기하지 않겠습니다. 모든 케이스를 하루 만에 할 수 있는 건 아니에요. 이가 빠진지 오래돼서 잇몸뼈가 심하게 오그라든 경우 수술 당일에 임플란트를 심지 못하고 뼈 이식만 하고 한참을 기다려야할 가능성이 있어요. 그리고 우리가 임플란트라고 부르는 티타늄 나사를 뼈에 넣는 즉시 바로 치아머리를 올릴 수 있는 것도 아니에요. 대부분의 경우 몇 개월 정도 뼈와 임플란트가 결합되는 시간을 필요로 해요."

"그래도 싸긴 싸잖아. 이 동네 임플란트 가격에 비해서는."

"아까 말씀드렸다시피 1회로 끝나는 치과치료는 드물어요. 그런 상황에서 3~4회 또는 그 이상 KTX 타고 윗동네 다녀오시게요? 여기서부터 포항역까지도 30분 거리인데 여행길 중간에 길바닥에 버리는 시간은 어떡하시게요? 게다가 치료 관련 문제 발생 시 해결하려면 왕복 8시간의 고생길을 떠나야하는 문제는요?"

"흠... 결정이 쉽지 않네요."

1993년 예테보리(Göteborg) 세계선수권대회 여자 개인단식 결승의 현정화 대 대만 천징(Chen Jing)의 탁구 경기와 같은 대화를 마친 후 저는 계산을 하고 식당을 빠져나왔습니다.

치과산업은 서비스를 제공하는 3차 산업의 특성 상 그 시장범위가 병의원 주변으로 한정되어 있습니다. 물론 구강암(oral cancer)과 같은 큰 질환이 발견된 경우 서울대학교치과병원, 연세대학교치과병원, 전남대학교치과병원 등 필연적으로 서울 또는 광역시에 위치한 거점 치과병원을 찾아갈 수밖에 없습니다. 하지만 1개 치아의 근관치료 및 보철치료를 위해 왕복 5시간 이상의 장도(長途)를 떠날 이는 드물 것입니다. 결국 지방의 환자가 상경(上京)을 결심하게 끔하는 주요 원인은 결국 돈입니다. 다수의 보철치료 또는 교정치료 등 고비용 치료의 경우 일정 수준 이상의 금액 차이는 환자로 하여금 본인의 시간 및 노력을 돈과 맞바꾸게끔 유도합니다. 하지만 그나마 다행인 사실은 대부분의 인간은 편의성을 좇도록 설계되었다는 점입니다. 적지 않는 이들이 귀차니즘[2] 환자인 현대사회에서 인상채득, 불량 보철물의 교체, 탈락 보철물의 부착 등을 이유로 먼길을 다니다보면 환자 본인 스스로 '아, 이게 사람이 할 짓이 아니구나.'라는 평범한 진리를 깨닫게 됩니다.

필자 스스로도 지방에 자리 잡은 개원의들 중 하나로서 59, 49, 38만원을 넘어 18만원(물론 단발성 이벤트 또는 미끼상품이겠지만)까지 추락한 수도권 임플란트 가격을 풍문으로 들으면 '내가 환자라도 현혹되겠다.'라는 마음이 들기도 합니다. 하지만 우리가 어떤 민족입니까? 배달의 민족 아닙니까? 우리는 같은 건물에 위치한 가게에 가는 것조차 귀찮아서 "배달의 민족" 어플리케이션을 통해 음식을 배달시키는 민족입니다. 금전적 이득과 귀차니즘 사이에서 갈등하는 환자들을 이 글을 읽고 있는 치의들이 본인들의 강점 및 장점을 소구(訴求, appeal)하여 끌어당겨야합니다. 즉, 수도권 저수가 치과에 비해 진료비는 다소 무게감이 있지만 탁월한 실력, 최신식 장비, 가까운 거리에 따

2) 귀차니즘(영어: lazism)은 세상만사가 귀찮아서 게으름 피우는 현상이 고착화된 상태를 말하는 인터넷 신조어. 이것은 '귀찮-'이라는 어간에 '행위, 상태, 특징, ~주의'라는 뜻의 추상 명사로 만드는 영어 접미사 -ism을 붙인 누리꾼들의 신조어.

른 접근성과 편의성이라는 매력을 다양한 홍보 채널들(인스타그램, 페이스북, 유튜브 등)을 통해 적극적으로 알려야합니다.

지역기반 산업이라는 특성 상 '치과 인근 상점의 구성원'들은 '직원들', '기존 환자들'과 더불어 성공을 위해 반드시 잡아야할 주요목표고객 3종 중 하나입니다. 이와 관련된 이야기는 마케팅 부분에서 자세히 다루겠습니다.

꼬리에 꼬리를 무는 이야기

» 부부치과 하지마라!

남녀 치과의사가 결혼을 하는 경우 한쪽이 공직에 몸을 담지 않는 이상 부부치과의 형태로 개원을 하는 것이 대부분입니다. 남자의 경우 '아내에게 병원을 맡기고 골프 치러 갈 수 있을 거야.', 여자의 경우 '어려운 케이스를 만나면 서로 도와가면서 해결할 수 있을 거야. 여자들만 있는 치과보다는 남자라도 한 명 있는 게 듬직하지.'라는 농담 같지만 지극히 막연한 생각에서 부부의 공동 개원을 결심하는 경우가 적지 않습니다. 하지만 부부의 공동개원, 즉 부부치과는 금전적 측면과 정신적 측면 양쪽에서 모두 손해를 봅니다.

첫째, 금전적 측면. 2인의 치과의사가 2개의 치과병의원을 개설하지 않고 한곳에서 함께 근무하는 것만으로도 지역을 기반으로 한 치과산업의 특성 상 시작부터 마이너스입니다. 치과 수익 창출의 핵심요소라고 할 수 있는 '신환 유입'이라는 측면에서 1개의 치과는 물리적 거리를 갖는 2개의 치과에 비해 손해를 볼 수밖에 없습니다. 유명한 게임인 스타크래프트(StarCraft)에서 유한한 자원인 미네랄 옆에 2개의 커맨드 센터(Commend center), 해처리(Hatchery), 넥서스(Nexus)를 붙여서 짓지 않는 이유와 일맥상통합니다.

둘째, 정신적 측면. 이는 직원들의 스트레스와 직결된 문제입니다. 치의신보 등 치과의사 언론매체, 치위협보 등 치과위생사 언론매체, 기타 매체들이 주관한 앙케트(enquete) 조사 결과 직원들이 스트레스를 받는 대표적인 상황들 중 한 가지가 '원장의 가족이 치과에서 근무할 때'입니다. 이는 굳이 치과 종사자가 아니더라도 충분히 유추할 수 있는 상황입니다. 학창시절 반 친구들 중 한명이 담임선생님의 자녀일 때 또는 신입사원 후배가 사장님의 아들(딸)인 경우 주변인들이 겪을 이중고(二重苦)는 '말하지 않아도 알아요. 그저 바라보면.'이라는 광고카피가 떠오를 지경입니다. 치과대학 또는 치전원 재학 시절 교수님 자녀가 입학하면 다른 교수님들 또는 이하 전공의들의 태도가 부드러워지는 기적을 우리는 충분히 체험했습니다.

원장님의 아내인 사모님이 함께 근무한다는 사실만으로 직원들이 겪는 정신적 스트레스는 가중됩니다. 남자는 이성적(理性的), 여자는 감성적(感性的)이라는 사회적 통념과는 달리 부부치과 내에서 여자 원장님은 여러모로 남자 원장님에 비해 셈이 밝고 정확함과 동시에 급여 및 복지와 관련하여 결정권을 가지고 있는 경우가 대부분입니다. 남자 원장님의 카리스마가 힘은 산을 뽑을 만하고 기운은 세상을 덮을만(力拔山氣蓋世)하지 않는 이상은.

치의부부의 경우라 할지라도 환자들이 큰 불편함 또는 불평 없이 협진(協診)에 응할 정도의 물리적 거리(동 단위 또는 구 단위)를 두고 각자 별로의 의료기관을 개설하는 편이 합리적 선택이라 볼 수 있습니다.

둘째, 노동집약적.

산업 활동이란 물건 또는 서비스를 만들어 내는 활동을 의미합니다. 이러한 산업 활동을 하기 위해 꼭 필요한 생산의 3요소인 노동, 자원, 자본이 반드시 필요합니다. 치과산업은 그 서비스의 생산을 위해 치과의사와 보조 인력의 노동이 집중적으로 투여되는 특성을 지니고 있습니다. 즉, 의료진의 노동력 투여 없이는 매출 창출과 수익 증대를 기대할 수 없습니다. 현대차그룹 정의선 회장이 해외 출장을 다니는 순간에도 자동차는 생산되고, SK그룹 최태원 회장이 잠을 자는 시간에도 하이닉스 반도체는 만들어지는 것과는 대조적으로 치의가 멈추면 치과 역시 멈추는 것입니다. 그렇기 때문에 치과병의원의 대표자는 내 구성원들의 노동의 양(quantity)과 질(quality)을 일정 수준 이상으로 유지하기 위해 부단히 노력해야 합니다. 여기서 양은 구성원들의 건강 상태, 질은 임상 실력 또는 기술(skill)을 의미합니다.

요즘과 같은 신종 전염병 시대, 팬데믹(pandemic) 시대에 상시 위험에 노출된 의료기관 종사자들의 건강 상태는 의료기관의 명운(命運)을 좌지우지하는 요소입니다. 치과 구성원이 바이러스에 감염되는 상황뿐만 아니라 밀접접촉자로 분류되어 자가 격리 당하는 경우 치과 운영에 막대한 차질을 빚게 됩니다. 그렇기 때문에 외부에서 유입되는 오염원 차단을 위해 소독(disinfection), 멸균(sterilization), 방역(prevention)에 전보다 더 많은 노력과 투자를 아끼지 않아야 합니다. 여기에 복지차원에서 구성원들의 면역력을 증가시킬 수 있는 보조식품을 제공한다면 금상첨화(錦上添花)일 것입니다. 방패는 더욱 더 견고하게, 창은 더욱 더 예리하게 가다듬는 전략이 필요한 시점입니다.

일정 수준 이상의 임상 실력 또는 기술은 치의 또는 원장으로서 성공하기 위한 필수요소이기에 연마의 필요성을 아무리 강조해도 지나치지 않습니다. 운이 좋게 환자들이 몰리는 입지에 개원하여 초반의 성공을 맛보더라도 실력이 없다면 이 성공은 초심자의 행운(beginner's luck) 또는 사상누각(砂上樓閣)에 불과합니다. 어설픈 실력이 드러나는 데는 1년이 채 걸리지 않을 것입니다. 부족한 실력으로 개원하여 성공을 쟁취하는 것은 낙타가 바늘구멍을 통과하는 것보다 어려운 일이라고 생각합니다. 실력을 갖추지 않은 상태에서 개원하는 것은 이제 막 수영 초급반을 수료한 상태에서 바다 또는 강에 뛰어드는 것만큼이나 위험천만한 일입니다. 일정 수준 이상의 임상 실력을 갖추지 못했다면 절대 개원해서는 안 됩니다. 그러나 정말 좋은 신규개원입지 또는 양수도 치과가 눈앞에서 나타나 어쩔 수 없이 준비가 덜 된 상태에서 개원하게 된 경우, 의대 또는 치대 진학을 희망하는 오수생[3]의 심경으로 실력 향상을 위해 노력하고 또 노력하는 수밖에 없습니다.

또 다른 고려사항이 있습니다. 자동화(automation), 디지털화(digitalization)를 통해 노동 강도 및 시간을 줄이면 생산성은 제고(提高)됩니다. 알지네이트, 글래스아이오노머(GI: glass ionomer) 자동믹서가 보편화된 지는 이미 오래되었습니다. 신규 치과들 중 원내에서 세탁한 소독포, 공포 등 세탁물을 치과 내에 너저분하게 널어서 말리는 치과는 거의 없습니다. 진료는 의사에게, 약은 약사에게. 빨래는 세탁기에게, 건조는 건조기에게. 구강스캐너와 3D 프린터는 인상재 구입비용과 인상채득 시간, 기공물 원가를 줄여주는 효자로 자리매김하고 있습니다. 가정에서 사람 대신 설거지를 해주는 식기세척기처럼 기구를 씻어주는 기구세척기를 도입하는 치과들도 점차 늘어나는 추세입니다. 기구자동화, 디지털화를 통해 환자 1인당 투여되는 진료시간을 줄이면 매출은 증가하고 의료진의 직무피로도, 육체피로는 감소합니다. '자동화? 디지털화? 괜히 돈만 드는 그런 것들이 왜 필요해? 다 직원들 시키면 되는 걸.'이라고 생각하는 원장님들이 있을지도 모르겠습니다. 허드렛일(소위 '잡일')이 많을수록 해당 치과 직원들의 근속 기간은 짧고 퇴사 열망은 뜨겁다는 게 치과 종사자들의 공통된 의견입니다.

셋째, 소비자 입장에서 결과물을 평가하기 어려움.

여자들의 언어는 남자들의 언어보다 훨씬 더 큰 정의적 가치(情意的 價値, affective value)를 가집니다. 즉, 여자들은 남자들에 비해 지식의 전달보다 정서적 교감을 위한 대화를 나누는 경향이 강합니다. 치대 또는 치전원 재학시절을 복기해보면 쉽게 이해할 수 있습니다. 개학 직후 오랜만에 만난 여학우들은 서로 덕담을 주고받습니다.

3) 대학수학능력시험을 통해 의대 또는 치대에 진학하여 학업을 이유로 군입대를 연기할 수 있는 대학입학 연령의 마지노선은 만 23세. 이를 재수, 삼수 등으로 환산하면 오수에 해당함.

"어머, 언니 살 빠진 것 같다!"

"어머, 언니 새 헤어스타일 너무 잘 어울린다!"

"어머, 언니 가방 새로 샀네? 너무 잘 어울린다!"

위 세 문장은 모두 같은 뜻을 가지고 있으며 단 두 글자로 축약할 수 있습니다.

"안녕(Hi)?"

실제 감정과는 무관하게 기계적이고 맹목적으로 긍정적이기만 한 메시지를 공유하며 동일한 집단의 구성원으로서 친교(親交)하는 것입니다. 이와 유사한 맥락에서 우리들의 일상적인 진료실 내에 '동업자의식'이라는 강요된 미명 아래 치과의사로서 내적 갈등을 야기하는 상황이 종종 발생하기도 합니다.

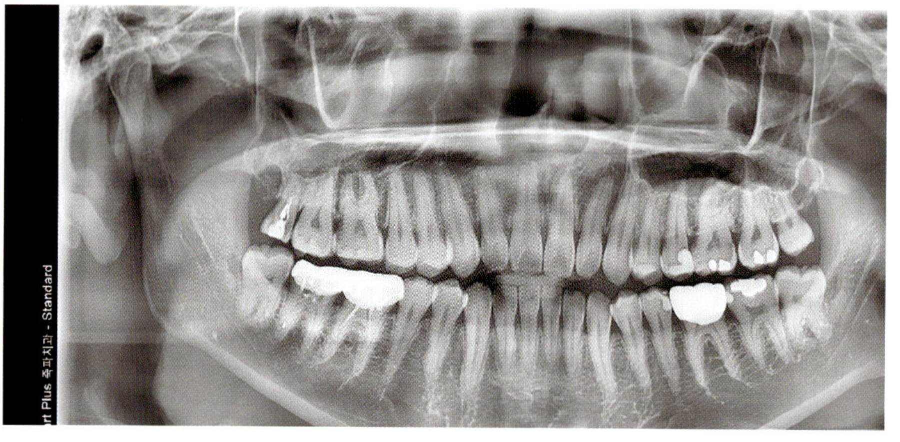

개원 초의 일입니다. 저와 동갑인 남자 환자가 스케일링을 받기 위해 치과를 내원했습니다. 스케일링을 마친 후 시행한 임상 및 방사선 검사 결과 하악 구치부에 존재하는 부실한 근관치료와 왜 연결되었는지 도무지 그 의중을 파악하기 어려운 PFM 보철물(porcelain fused to metal splinted prostheses)이 눈에 띄었습니다. 저는 현재 상황을 설명하고 재치료를 권유할 요량으로 환자에게 물었습니다.

"이OO 님, 오른쪽 아래 신경치료 후 크라운 씌운 치아들은 몇 년 전쯤에 치료 받으셨어요?"

"아, 그거요? 지난달에 송도동에 있는 치과에서 치료 받았어요. 집이 그쪽이거든요."

"아... 그럼 그 치과를 두고 스케일링은 왜 여기로 받으러 오셨어요?"

"직장이 이 근처에요. 앞으로는 여기 다니려고요. 퇴근하고 오기 좋네요."

"네. 감사합니다. 오른쪽 아래 어금니들은 일단 지켜보죠."

치료를 받은 지 불과 한 달 밖에 되지 않았다는 그 환자의 말에 저는 하려던 말을 삼킬 수밖에 없었습니다. 동업자의식을 떠나 다른 치과의사가 저 또는 제 가족의 하악 제1대구치와 하악 제2대구치에 거타퍼차콘(gutta percha cone)을 넣으려는 노력의 흔적만을 남긴 채 두 개의 치아를 연결해서 씌웠다면 그 결과를 납득하기 굉장히 어려울 것 같다고 스스로 생각했습니다. 더 솔직히 털어놓자면 분노했을 것 같다는게 당시의 심경이었습니다. 아무리 동종업계에 종사한다고 하더라도 심리적으로 용인할 수 있는 한계선(limit line)은 존재할 수밖에 없습니다. 더군다나 그 업종이 전문직(profession)이라면 이는 직업적 양심과 직결되는 문제입니다. "나의 최종사진(final photo)이 다른 치의의 초진사진(initial photo)가 될 수도 있다."는 치과계의 격언이 있습니다. 소비자 입장에서 결과물을 평가하기 어렵기 때문에 우리 치의들은 실력 연마에 더욱 더 매진해야 합니다.

꼬리에 꼬리를 무는 이야기

» 빠른 개원이 최고라는 선배와 불스원샷

동아리를 중심으로 형성되는 치대 및 치전원 인간관계의 특성 상 졸업선배들이 모교로 찾아와 후배들에게 밥과 술을 사는 일이 잦습니다. 이렇게 방문하는 선배들은 8인8색, 100인100색 얼굴만큼이나 다양한 개원 관련 의견을 피력합니다. 그들 중 이런 식으로 말하는 이가 있을지 모르겠습니다.

"야! 유급 당하지 않을 정도로 성적 유지하고 일단 빨리 졸업해. 페이닥터 3~6개월 또는 1년 정도 하다가 빨리 개원해. 최대한 빨리 개원해서 차트 번호 늘리는 게 최고야! 수련? 그거 시간낭비야."

이렇게 이야기하는 이 치고 임상 실력이라는 측면에서 동료 치의들로부터 찬사 또는 인정을 받는 경우를 저는 아직 보지 못했습니다. 도대체 어떤 연유에서 후배들의 미래에 관해 건설적인 조언은 해주지 못할망정 자동차 연료첨가제 불스원샷과 같은 bullshit을 쏟아내는 걸까요?

실력이 부족한 치의의 개원은 본인뿐만 아니라 직원, 환자 등 치과와 연관된 모든 이에게 재앙 그 자체입니다. 졸업 후 치의가 되어야할 것은 practioner이지 practicer가 아닙니다. 수련은 시간 낭비가 아니라 평생 동안 사용할 자신만의 무기를 준비하는 과정이라고 생각합니다.

넷째, 시간제약적.

요식업계에서 예약이 보편화됨에 따라 예약 부도(豫約 不渡), 이른바 노쇼[4](no show)가 사회적 문제로 대두되고 있습니다. 약속을 지키지 않은 이들은 대부분 "우리가 안 가더라도 다른 손님을 받으면 되지 않느냐?"라고 이야기하지만 이는 현실을 전혀 파악하지 못한 아둔한 이들의 뻔뻔한 자기변명에 불과합니다. 예약에 맞춰서 미리 준비한 음식들은 폐기처분될 수밖에 없기에 필연적으로 손실이 발생하고, 예약 부도 낸 해당 시간대를 딱 맞춰 다른 손님들이 내방하는 경우는 거의 존재하지 않기에 손실은 배가됩니다.

오래 전부터 예약제가 보편화된 치과산업의 경우도 크게 다르지 않습니다. 예약 당일 연기 또는 취소 역시 광의(廣義)의 예약 부도에 해당됩니다. 다음 사례를 통해 살펴보겠습니다. A라는 환자 케이스에서 다수의 임플란트 식립을 위해 3시간을 배정했다고 가정해봅시다. 진료 당일 아침 치과 데스크로 전화가 옵니다. 다른 급한 일이 생겨서 오늘 수술을 연기해달라고 합니다. "당일 약속 변경은 예약 부도에 해당됩니다. 약속대로 오셔야합니다!"라고 환자에게 말할 수 있는 치과는 지구상에 존재하지 않습니다. 환자의 무책임한 행동으로 인해 해당 환자의 수술로 잡힌 3시간 동안 치과 구성원들은 손을 놓고 쉴 수밖에 없습니다. 이 시간 동안 치과의 매출증가량은 0이며 이는 손실로 직결됩니다.

발생 기전(mechanism)을 이해하고 사전 연락을 적극 활용한다면 예약 부도를 줄일 수 있습니다. 사람들은 치과 예약을 잊고 생활하다가 치과 데스크 직원의 연락을 받으면 '아! 맞다! 지금 이 시간대에 치과 예약을 했었지? 잊고 있었다고 솔직히 말하면 정신머리 없어 보이기도 하고 수치스러워. 그냥 다른 급한 일이 생겼다고 둘러대고 다른 시간대로 약속을 다시 잡아달라고 하자. 뭐, 내가 안가더라도 다른 환자 보겠지? 설마 같은 시간대에 환자가 나뿐이겠어?'라고 단순히 생각해버립니다. 이를 예방하기 위해 예약 하루 전 전화, 문자, 카카오톡 등을 통해 환자의 기억을 상기(remind)시키는 노력이 필요합니다. 실제로 치의신보 인터넷판 2021년 8월 6일 기사에 따르면 서울대치과병원(원장 구영)은 KT와의 협력(collaboration)을 통해 진료 예약을 손쉽게 관리할 수 있는 '양방향 예약 지킴이' 서비스를 최근 도입했다고 합니다. 서울대치과병원은 해당 서비스를 지난 6월부터 2개월간 시범 운영한 결과, 콜 센터로 들어오는 예약 확인 전화와, 예약 미이행 비율이 이전보다 크게 감

4) 외식, 항공, 호텔 업계 등에서 사용하는 용어로 예약을 했지만 취소 연락 없이 예약 장소에 나타나지 않는 손님을 뜻합니다. 예약 부도(豫約 不渡)라고도 합니다. 각종 업계는 노쇼로 인해 큰 손해를 입고 있으며 특히 소규모로 운영되는 식당은 노쇼로 인해 가게 문을 닫기도 합니다. 이에 예약을 하고 방문하지 않는 손님에게 위약금을 받는 경우도 있습니다. 이 같은 문제로 인해 공정거래위원회는 2018년 2월 28일부터 소비자분쟁해결기준 개정안을 시행했습니다. 이 기준에 따르면 소비자가 예약시간 1시간 전에 예약을 취소하거나 취소하지 않고 식당에 오지 않으면 예약보증금을 돌려받을 수 없습니다.

소해 이번 서비스를 정식으로 도입하게 되었습니다. '양방향 예약 지킴이'는 문자 메시지로 예약을 관리하고, 환자의 예약 부도(노쇼)로 인한 병원 손실을 최소화할 수 있다는 장점이 있습니다. 병원에서 예약 확인을 위한 문자메시지를 환자에게 보내면 환자는 문자메시지로 간편하게 회신해 예약을 변경 또는 취소할 수 있습니다. 특히 환자의 예약 현황이 병원에 실시간으로 전달돼 예약 변경이 필요한 환자에게 빠른 응대가 가능합니다. 꼭 KT와 같은 대기업과 협력하지 않더라도 개원가에서 역시 병원 전용 휴대전화를 통해 개별 환자의 예약을 관리 가능합니다.

특정시간대에 환자가 몰리는 현상 또한 치과산업의 구조적 문제입니다. 특히 교정치과(orthodontic clinic)의 경우 평일야간 또는 주말에 환자들이 편중됩니다. 반면 평일 오전 또는 오후 시간에는 비교적 환자들이 적어 생산성이 저하됩니다. 그래서 일부 교정치과에서는 진료상담 시 평일 오전 또는 오후를 진료 시간으로 선택한 환자들에게 치료비를 절감해주는 등 경제적 이득(benefit)을 제공하여 환자의 분산과 시간의 효율적 활용을 도모하기도 합니다.

다섯째, 고관여도 제품을 생산

저는 탄산수를 좋아합니다. 당류가 많이 포함된 콜라, 사이다 등 기존 탄산음료에 비해 칼로리가 적어 섭취 시 죄책감을 줄일 수 있기 때문입니다. 집, 직장에 떨어지지 않도록 미리 구입해두는 편입니다. 탄산수를 구입할 때 업계 1위 브랜드를 고집하지는 않습니다. 탄산수의 풍미(flavor)라는 것이 탄산이 톡 터지는 느낌 외에는 브랜드 별로 큰 차이를 보이지 않기에 에누리닷컴 또는 위메이크프라이스에서 검색을 통해 최저가 제품을 주문합니다.

마케팅학에서 '관여도'란 제품이나 구매에 대하여 소비자가 부여하는 관심이나 중요성의 정도를 말합니다. 소비자의 관심이나 중요성이 높은 제품은 '고관여도(high involvement) 제품', 반대로 관심과 중요성이 낮은 제품은 '저관여도(low involvement) 제품'이라 합니다. 앞서 제가 언급했던 탄산수는 위 사례에서 저관여도 제품의 예로 사용되었습니다.

관여도에 영향을 미치는 요인은 크게 네 가지입니다. 가격, 타인들의 시선, 위험도, 특정 상황. 아파트, 자동차 등 가격이 높을수록 관여도가 높게 나타납니다. 가방, 옷 등 다른 사람들의 시선을 의식하는 제품일수록 관여도가 높을 가능성이 있습니다. 가슴 성형, 치과 임플란트, 치아 교정 등 지각된 위험이 높을수록 관여가 높은 경향이 있습니다. 갑을 관계가 명확한 하도급 관계에서 하청업체가 원청업체에 증정할 선물을 고르는 상황, 며느리가 시어머님의 선물을 고르는 상황 등 특정 상황에 따라 높은 관여도를 보이는 경우가 있습니다. 하지만 이것이 절대적인 기준은 아닙니다. 관여도는 상대적인 개념입니다. 예를 들어 차(茶)를 구매하는 행위가 다도(茶道)가 취미인 차 애호가에게는 굉장히 관여도가 높지만, 차의 풍미나 상표 등 에 대해 그렇게 크게 신경을 쓰지 않는 소비자에게 있어서는 관여도가 낮습니다.

치과에서 제공되는 의료서비스는 앞서 제시한 요인들 중 가격과 위험도를 고려했을 때 고관여도 제품으로 분류되는 것이 합당합니다. 실제 환자들의 구매행동모델을 관찰해보더라도 치과를 선택함에 있어서 길을 걸어가다 가벼운 마음으로 편의점 또는 카페를 들르듯이 방문하는 경우는 극히 드뭅니다. 요즘 시대의 의료소비자들은 일반적으로 가족, 친구, 지인 등의 오프라인(offline) 경로와 인터넷, 어플리케이션 등의 온라인(online) 경로를 통해 여러 차례 검색, 비교, 검토를 거친 다음에야 아주 신중하게 치과를 선택하는 모습을 보입니다.

관여도 개념과 치과를 연관시켜서 생각할 때 꼭 기억해야할 두 가지 변수들이 있습니다.

첫 번째 변수, 자물쇠 효과(lock in effect)와 브랜드 파워(brand power).

앞서 치과에서 제공되는 의료서비스는 고관여도 제품에 해당된다고 이야기했습니다. 즉, 소비자가 구매 전 많은 시간과 노력을 투자해서 검색, 비교, 분석 과정을 거친 후 구매를 결정하는 제품에 해당됩니다. 그러나 최초 거래(초진) 이후 의료서비스에 만족한 환자는 특별한 사유(이직, 이사, 치과 구성원과의 회복할 수 없는 갈등 등)가 발생하지 않는 한 치과를 바꾸지 않게 됩니다. 치과를 넘어 내과, 피부과, 산부인과 등 의과(medicine)를 포괄하는 의료서비스 영역에서 주치의 또는 전담병의원을 교체하는 일은 그 행위 자체로 큰 위험(risk)를 안고 있습니다. '구관(舊官)이 명관(名官)이다.'라는 옛말처럼 바꾼 의사, 바꾼 병의원의 만족도가 이전의 만족도보다 떨어질 수도 있기 때문입니다. 의료소비자들도 이러한 사실을 아주 잘 인지하고 있기에 경계의 문턱을 넘어 안정적인 관계에 접어든 의사와 환자 관계는 웬만해서는 깨지지 않습니다. 경제학에서 이야기하는 '자물쇠효과'가 발생하게 되는 것입니다. 자물쇠효과란 소비자가 일단 어떤 상품 또는 서비스를 구입·이용하기 시작하면, 다른 유사한 상품 또는 서비스로의 수요 이전이 어렵게 되는 현상을 의미합니다.

우스갯소리로 붙인 '노예계약'이라는 별칭의 휴대전화 2년 약정기간의 만료가 다가오면 우리나라 소비자들 중 일부는 슬슬 '휴대전화를 뭘로 바꾸지?'라는 고민에 빠지기 시작합니다. 하지만 애플의 충성고객들에게 이런 고민은 시간낭비에 불과합니다. 고가(高價)임에도 불구하고 애플과 아이폰이 그동안 보여주었던 모습에 충성 고객들은 검색, 탐색, 평가, 비교 등에 시간을 거의 쓰지 않고 마치 저관여도 제품을 구매할 때처럼 신속하게 결정을 내리는 모습을 보여줍니다. 이런 현상을 유발하는 원인은 강력한 브랜드의 힘, 즉 브랜드 파워입니다. 자동차, 시계, 카메라, 만년필 등 고가의 제품군에 있어서 특정 브랜드에 마음을 사로잡힌 고객들은 애플의 충성고객들과 같이 행동하는 모습을 보입니다.

두 번째 변수, 저관여도 제품처럼 인식되는 순간이 곧 기회.

통상 고관여도 제품으로 분류, 인식되는 치과 의료서비스가 저관여도 제품으로 취급되는 순간이 있습니다. 스케일링, 레진 등 치과 내에서 상대적으로 저수가 진료를 위해 환자들이 치과에 내원하는 순간입니다. 실제로 치의가 아닌 일반 남성들과 대화를 나눠보면 연중 1회 의료보험이 적용되는 스케일링의 경우 굳이 다니던 치과 또는 특정 치과를 예약을 잡고 내원 치 않고 집 또는 직장에서 가까운 치과, 직원의 미모가 출중한 치과 등을 예약 없이 당일 내원한다는 의견을 심심치 않게 들을 수 있습니다. 공상과학영화에서 시공간이 뒤틀리는 워프(warp)처럼 기존 의사-환자 관계에 빈틈이 발생하는 순간입니다. 환자를 맞이하는 치과 입장에서는 평생고객을 확보할 수 있는 절호의 기회인 것입니다.

앞서 이야기했던 자물쇠 효과와 브랜드 파워가 상승효과(synergic effect)를 일으키기 시작하면 그때부터 치과의 고객은 의료서비스를 저관여도 상품과 같은 패턴으로 구매하게 됩니다. 치아의 손상 또는 상실이 발생하는 족족 큰 고민 없이 보철, 임플란트 등의 치료를 승낙하게 되는 것입니다. 이런 선순환의 궤도에 각자의 치과를 안착시키기 위해 우리는 평소에, 수시로, 일상 속에서 우리 치과의 브랜드 파워를 키우는 노력을 소홀히 해서는 안 됩니다. 이와 더불어 치과의 문턱을 넘은 초진 환자를 응대함에 있어서 돌풍처럼 몰아쳐서[5] 그 마음을 사로잡아야 합니다.

여섯째, 고객생애가치가 큼.

남자들의 수염은 순간순간 자랍니다. 개그맨 이혁재와 같이 털이 많은 이들의 경우 아침 면도만으로는 털들의 왕성한 번식력을 감당할 수 없어 저녁 약속 또는 외출 전에 면도를 한 번 더 하는 일도 흔합니다. 과거에 비해 2차 성징이 앞당겨진 요즘 중학교 때부터 면도를 시작하는 남학생들이 드물지 않습니다. 면도(shaving)하면 떠오르는 브랜드가 있죠? P&G사(社)의 질레트(Gillette)입니다. “The Best A Man Can Get(남자를 위한 최상의 선택)”이라는 느껴지는 당당함과 자신감에 걸맞게 전 세계 면도기 시장 점유율 1위를 차지하고 있으며, 특히나 선진국 시장에서는 2/3 이상의 압도적인 점유율을 보이고 있습니다. 질레트 면도기의 유일한 단점은 비싸다는 것입니다. 보급형 제품인 질레트 퓨전 프로글라이드(Fusion Proglide)를 기준으로 면도기는 1~2만원으로 구매 가능하지만, 면도날(shaving blade)이 개 당 5,000원 내외입니다. 피부과 전문의들과 면도기 전문가들이 추천하는 면도날의 교체 주기는 보름에서 한 달입니다. 질레트 면도기를 구매하는 순간 소비자 입장에서는 1년 기준으로 면도날 값으로만 6만원을 지출해야 하는 비공식 약정에 서명하는 셈입니

5) <박인출의 별난 병원성공비법> 44쪽에 등장하는 표현을 차용(借用).

다. 2020년 12월 1일 통계청(kostat.go.kr)이 게시한 평균여명표에 따르면 대한민국 남자의 기대수명은 80.3년, 여자는 86.3년입니다. 만 20세에 질레트 면도기를 구입해서 관속에 들어가기 전까지 면도를 하는 남자는 60년이라는 세월 동안 면도날 값으로만 360만원을 지불해야 한다는 계산에 도달하게 됩니다. 여기서 우리는 고객생애가치(CLV:customer lifetime value)의 크기가 위력을 실감할 수 있습니다.

고객생애가치란 소비자 한 명이 하나의 상품 혹은 기업의 고객으로 남아있는 기간 동안 발생하는 수익의 총합계를 일컫습니다. 이 개념은 1988년 출판된 로버트 쇼(Robert Shaw)의 저서 <데이터베이스 마케팅>를 통해 처음 세상에 등장했습니다. 한 명의 고객이 일회적인 소비로 그치는 것이 아니라, 평생에 걸쳐 자사의 제품이나 서비스를 주기적으로 소비한다는 가정 하에 고객 가치를 측정합니다. 고객생애가치를 계산하는 방법은 고려되는 비용과 기간 등의 변수에 따라 조금씩 달라질 수 있으며, 매년 발생하는 고객으로부터의 이익과 고객유지비율이 일정하다는 가정 하에, 고객생애가치의 기본적인 계산방법은 이하와 같습니다.

$$CLV(\$) = \left(\frac{M-C}{1-r+i}\right) - AC$$

- M : 연간 고객 1인당 평균 매출
- C : 연간 고객 1인당 평균 비용
- r : 고객유지비율(retention rate)
- i : 할인율
- AC : 고객획득비용(acquisition cost)

출처: 두산백과(doopedia)

고객생애가치라는 개념을 치과산업에 대입해보면 더욱 더 엄청난 수치가 산출됨을 확인할 수 있습니다. 본인의 구강건강관리를 정말 잘하는 환자가 만 20세부터 특정치과에 내원하여 80세까지 매년 1회 파노라마 촬영, 스케일링, 검진만 받는다는 극단적인 가정을 하더라도 그 환자의 고객생애가치는 400만원에 육박합니다. 김동석, 송호용 원장님의 저서인 ≪스마트한 병원경영 성공병원의 비밀노트≫에서는 치아 하나의 생애주기별 치료와 그 비용을 기반으로 치과 고객생애가치를 계산했습니다. 그 계산방식을 따를 경우 실란트, 레진, 인레이, 치주치료, 근관치료, 크라운, 임플란트 등의 치료를 순차적으로 거치며 평생에 치아 하나 당 들어가는 비용은 약 350만원이며, 이에 치

아 개수인 28을 곱하면 9800만원이라는 결과 값이 나옵니다. 치과 산업 자체가 이렇게 고객 한명 한명의 CLV가 크기에 개원가에서는 한 명의 환자라도 더 유치하기 위해 총성 없는 전쟁을 벌이고 있는 것입니다.

모객(募客), 응대, 상담(진단 및 치료계획의 프리젠테이션), 진료, 유지 및 관리 등 한 사람이 치과에 발을 들여놓은 이후 진행되는 일련의 과정들은 부모가 자식을 키워내는 과정 또는 감독이 유망주를 챔피언에 등극시키는 과정만큼이나 긴 기간과 많은 요인들을 수반합니다. 풀어서 이야기하자면 차별화·브랜딩·마케팅을 기반으로 한 모객, 혁신·소통·리더십을 활용한 직원 교육과 그 결과물인 응대, 의학적 지식뿐만 아니라 심리학 및 행동경제학까지 활용한 상담 등 치과를 중심으로 이루어지는 활동은 극도로 종합적이고 복합적입니다. 이들과 관련된 구체적인 내용 및 방법론은 뒤에 이어지는 지면들을 통해 이야기될 예정입니다.

이렇게 고객생애가치가 큰 치과산업에서 성공하기 위한 두 가지 핵심 요소는 '실력'과 '진정성'입니다. 여기서 실력이란 환자의 주관적인 증상(symptom) 해소에 멈추는 것이 아니라 동종업계 종사자들, 전문가들의 인정을 이끌어낼 수 있는 수준의 학식과 기술을 의미합니다. 진정성이란 환자를 진심으로 걱정하고 배려하는 마음입니다. '환자를 진심으로 걱정하고 배려하지 않는 의사가 어디 있어?'라고 생각하는 독자들이 있을지도 모르겠습니다. 세상에는 당신처럼 착한 의사만 존재하지 않습니다. 환자들을 돈으로, 주변 동료 치의들을 핫바지[6]로 보고 초저가(超低價) 임플란트를 모내기하듯 심은 다음 개원 3~4년 만에 세금폭탄을 피해서 타 지역으로 도망가듯 자리를 옮기는 치의들이 당신이 이 글을 읽는 현 시점에도 우리와 같은 나라에서 같은 순간에 숨을 쉬며 살아가고 있습니다. '치과계는 이미 레드오션(red ocean)이야! 먼저 과실(果實)을 획득하는 자가 승자야! 동료애? 반려견이나 주라고 해!'라는 의식수준이 엿보이는 치의들이 분명히 존재하는 것이 현실입니다. 안타까운 현실. 실력과 진정성을 겸비한 치과의 고객들은 해당 치과의 원장 또는 직원들이 굳이 부탁하지 않아도 자발적으로 치과의 홍보채널 역할을 수행합니다. 누구나 자신이 누리는 최상의 제품 또는 서비스를 자랑 또는 홍보하고자 하는 심리는 인간의 본성이기 때문입니다. 이는 실력과 진정성을 갖춘 치과가 아무리 성공을 멀리하고자 발버둥을 치더라도 성공으로부터 멀어질 수 없는 이유입니다.

6) 고쟁이의 함경남도 방언.

함께하면 좋은 자료

- 2019 한국의 직업정보(2019 KNOW 연구보고서), 최기성·이은수, 한국고용정보원, 2019.
- ≪병원이 경영을 만나다≫, 최명기, 허원미디어, 2010.
- <서울대치과병원, ‘노쇼’ 막는 예약 서비스 도입>, http://dailydental.co.kr/news/article.html?no=116379
- ≪변하는 것과 변하지 않는 것≫, 강민호, 턴어라운드, 2018.
- ≪스마트한 병원경영 성공병원의 비밀노트≫, 김동석 · 송호용, 글로메디스, 2020.

<성공의 밑거름>

대학생들을 위한 워렌 버핏의 조언

자신의 미래 수익의 10%를 투자해야 한다면 투자하고 싶은 사람을 주위에서 골라 보십시오. 가장 잘생긴 사람이나 운동을 잘하는 학생, 키가 큰 학생, 가장 날쌘 학생, 가장 돈이 많은 학생, 머리가 좋은 학생? 대부분의 사람들은 이런 학생을 고르진 않습니다. 당신이 고르는 대상은 그들 가운데 가장 인격이 뛰어난 사람 일 것입니다. 누가 가장 많은 수익을 올릴지 모든 사람은 본능적으로 알기 때문입니다.

거꾸로 당신이 가장 투자하고 싶지 않은 사람, 다시 말해 가장 수익이 떨어질 것으로 보이는 사람을 골라 보십시오. 이번에도 가장 성적이 떨어지거나 운동시합이 있을 때마다 후보신세를 벗어나지 못하고 만년 벤치를 지키고 있는 학생이나, 나아가 지능이 가장 떨어지는 학생이 아닐 가능성이 큽니다.

당신이 고르는 대상은 잔머리를 굴리고 거짓말을 하고 남의 공로를 가로채는 신뢰할 수 없고 이기적이고 오만하며 독선적이고 신용이 없는 사람일 것입니다. 이 두 부류 사람들의 차이는 인생에서의 성공과 실패를 가르는 것입니다.

인격은 당신의 말, 행동, 옷차림, 당신이 쓴 글, 심지어 당신의 생김새에서까지 모든 면에서 들어납니다. 결코 숨길수도 위조할 수도 없습니다. 숨길 수 없지만 고쳐질 수 없는 것도 아니니 희망을 잃지 마십시오. 인격 또한 하나의 습관이기 때문입니다.

당신이 닮고 싶은 사람의 인격의 특징을 종이 한 장에다가 써 보십시오. 반대로 당신이 닮고 싶지 않은 사람의 인격의 특징을 써 보십시오. 그리고 둘 사이의 차이를 비교 해 보십시오. 그것은 결코 큰 차이가 아닐 것입니다. 야구공을 100미터 넘게 던지느냐 못 던지느냐, 역기를 100킬로그램 넘게 드느냐 마느냐의 차이가 아닐 것입니다.

거짓말을 하느냐, 안하느냐. 자기마음대로 말을 내뱉느냐, 한 번 더 생각을 하느냐. 남을 배려하는 말투인가, 남을 무시하는 말투인가. 조금 더 신경 써서 일하느냐, 조금 더 게으르게 행동하느냐. 잘못을 저질렀을 때 정직한가, 아니면 둘러대며 남 탓 하는가.

이와 같이 결코 큰 차이가 아닌 작은 차이가 나중엔 엄청난 차이를 만들어냅니다. 여러분이 아직 젊다면 여러분이 닮고 싶은 인격을 조금만 신경 써 연습한다면, 머지않아 당신의 인격으로 만들 수 있을 것입니다. 인격 또한 습관이기 때문입니다. 습관은 처음엔 깃털 같아 결코 느낄 수 없지만, 나중엔 무거운 쇳덩이 같아 결코 바꿀 수 없습니다.

내 나이 때 습관을 고치는 것은 거의 불가능에 가깝습니다. 여러분은 젊습니다. 아직 충분히 기회가 있습니다. 그러니 정직 하십시오. 어떠한 경우에도 거짓말하지 마세요. 변호사가 뭐라 하든 신경 쓰지 마세요. 그저 자기가 보는 그대로 풀어놓으십시오.

저의 성공에는 우리 '버크셔 해서웨이'의 평판 덕이 큽니다. 저는 저의 사람들에게 법의 테두리보다 훨씬 더 안쪽의 경계선에서 행동하며, 우리에게 비판적이고 또한 영리한 기자가 우리의 행동을 신문에 대서특필 할 수 있을 정도로 행동하길 바랐습니다. 저는 저의 회사들의 지사장들에게 2년에 한번 이와 같은 메시지를 줍니다.

'여러분은 돈을 잃어도 상관없습니다. 많은 돈이어도 괜찮습니다. 하지만 평판을 잃지 마십시오. 인격을 잃지는 마십시오. 우리에겐 돈을 잃은 여유는 충분히 있으나 평판을 잃는 여유는 조금도 없습니다.'

여러분들은 아직 젊습니다. 지금의 모습보다 훨씬 나아질 가능성이 충분합니다. 결코 돈 때문에 직장 선택하거나 사람을 사귀지 마십시오. 여러분이 좋아하는 직업을 갖고 좋아하고 존경할 만한 사람만을 사귀십시오.

저는 아무리 큰돈을 벌어준다고 해도 도덕적으로 믿을 수 없고 신용이 가지 않은 사람과는 함께 사업을 하지 않습니다. 그것은 언젠가는 '뱉어내야' 한다는 걸 알고 있기 때문입니다. 저는 1년 내내 제가 좋아하는 일을 제가 좋아하는 사람들과만 함께 합니다. 제 속을 뒤집어 놓는 사람과는 상종도 안하죠. 결국 가장 중요한 것은 이것이라고 생각합니다. 이것이 제 원칙입니다. 금전적으로 성공하는 것은 두 번째의 일입니다. 전 가난했던 젊은 시절에도 저는 충분히 행복했고 지금처럼 제 일을 사랑했습니다. 가난했던 때와 조금은 부유해진 지금과 바뀐 것은 저에겐 별로 없습니다.

여러분들이 좋아하는 일을 즐겁게 하고 성실히, 그리고 정직하게 생활한다면, 거기다 유머 또한 잃지 않고 하루를 유쾌히 감사한다면, 여러분은 성공을 결코 피할 수 없을 겁니다.

원문)
Warren Buffett's advice for college students: Chase the job you'd want if you had no need for money

II _ 브랜딩

01 브랜드란 무엇인가?

추천곡 Remember The Name - Fort Minor

영감을 주는 한마디

"가장 가능성 있는 비즈니스를 형성하는데 집중하라.
만약 당신이 대단하다면 사람들은 알아차릴 것이고
기회는 나타날 것이다."

- 마크 큐반(Mark Cuban)[1)]

---

* brain storming with hashtags

#브랜드 #brand #미국마케팅협회 #AMA #심볼 #symbol #로고 #logo #트레이드마크 #trademark #엠블럼 #emblem #문장 #紋章 #브랜딩 #branding #브랜드구축 #플라톤 #plato #이데아 #idea #마티뉴마이어 #MartyNeumeier #CEO #NeutronLLC #브랜드갭 #TheBrandGap #본능적인감정 #gutfeeling #그들이말하는그무엇 #마음속에존재하는차이

브랜드란 판매자 개인이나 단체가 재화와 서비스를 특정 짓고, 이것들을 경쟁자의 재화와 서비스로부터 차별화시킬 목적으로 만들어진 이름, 어구, 표시, 심벌이나 디자인, 또는 이들의 조합(a name, term, sign, symbol or design or a combination of them, intended to identify the goods and service of one seller or group of sellers and to differentiate them from those of competition)을 의미한다.

– 미국 마케팅협회(AMA, American Marketing Association)

1) 미국의 기업인이자 미국프로농구(NBA) 댈러스 매버릭스의 구단주. 2020년 기준 자산 43억 달러(한화로 5조 원)

브랜드의 어원

브랜드(brand)의 어원은 노르웨이의 고어(古語) 'brandr'입니다. brandr의 본래 뜻은 '태우다(burn)'입니다. 인두를 불에 달궈 당시 살림밑천이었던 가축(소, 말 등)에 낙인을 찍어 자신의 소유물임을 표기한 것에서 유래됐다는 것이 정설입니다. 이러한 낙인을 찍는 관습은 가축에서 시작해 와이너리(winery) 등으로 확산되었습니다. 이와 같은 화인(火印)은 원산지, 제조원 등 제품의 출처를 입증하는 방법으로 널리 쓰이게 되었고 특정(현대 개념의 브랜드 또는 메이커) 제품을 구매하려는 이들에게 중요한 정보로 작용했습니다.

브랜드가 아닌 것들

'브랜드? 그거 우리가 한 때 메이커라고 불렀던 것들 아닌가?'라고 생각하는 독자들도 있을 수 있겠습니다. 각 시대 젊은이들의 마음을 사로잡았던 청바지를 생각해보면 1980년대의 조다쉬(JORDACHE)와 써지오 바란테(Sergio Valante), 1990년대의 리바이스(Levi's)와 게스(GUESS) 등이 브랜드의 한 예라고 할 수 있겠습니다. 물론 그 회사들의 청바지 자체가 브랜드를 의미하는 것은 아닙니다. 앞서 언급했던 브랜드의 정의(定義)에서 확인할 수 있듯이 브랜드는 유형과 무형의 요소들의 총체(總體)이기 때문입니다.

'브랜드가 아닌 것들'을 명확히 함으로써 이 글을 읽는 이들이 취할 수 있는 이득은 크게 두 가지입니다. 첫째, 브랜드라는 추상적인 개념에 대해 뚜렷한 감(感)을 잡을 수 있게 됩니다. 둘째, 향후 브랜드에 대해 쓴 다른 책 또는 글을 접했을 때 옥석(玉石)을 가리는 기준을 갖게 됩니다. 남자들은 팔씨름을 하기 위해 상대와 손을 맞잡는 순간에 이미 승패를 어느 정도 예감할 수 있습니다. 손을 움켜쥐는 악력(握力)을 통해 본인보다 강한 상대인지 약한 상대인지 파악이 가능하기 때문입니다. 브랜드의 실체를 제대로 파악하지 못하고 브랜드를 이야기하는 이는 노자(老子)의 진의(眞意)를 제대로 파악하지 못한 채 도덕경(道德經)에 대한 글을 쓰고 강연을 하다 ≪노자를 웃긴 남자≫라는 책의 주인공이 되어버린 이와 진배없기 때문입니다.

브랜드가 아닌 것들을 본격적으로 살펴보겠습니다.

첫째, 브랜드는 심볼(symbol)이 아닙니다. 여기서 말하는 심볼은 로고(logo), 트레이드마크, CI(corporate identity), 엠블럼, 모노그램 등을 포함하는 개념입니다. 이것들은 브랜드가 아니며 단지 브랜드를 상징할 뿐입니다. 심볼은 사람들로 하여금 그것을 접했을 때 특정 브랜드를 연상할 수 있는 사고(思考)의 단초(端初), 생각의 씨앗을 제공하는 역할을 수행합니다. 나이키의 스우시(Swoosh), 애플의 사과가 그 예입니다.

둘째, 브랜드는 제품 또는 상품이 아닙니다. 제품 또는 상품은 특정 브랜드의 제조활동 또는 기업 활동의 결과물이지 브랜드 자체라고 할 수 없습니다. 특히 마케팅에 종사하는 이들이 이야기하는 브랜드는 품질관리, 유통, 판매 등을 지칭합니다. 이들 마케터들이 하는 브랜드 관리는 대부분 무형의 것들을 컨트롤하는 작업입니다. 이를 통해 확인할 수 있는 것처럼 브랜드는 상품 또는 제품이 아닙니다.

브랜드가 아닌 것들을 한 문장으로 기억할 수 있는 묘책이 있습니다. 2020년에 출간되어 많은 브랜딩 실무자들의 호응을 얻으며 베스트셀러에 등극한 ≪어느 날 대표님이 우리도 브랜딩 좀 해보자고 말했다≫라는 책에서 저자가 던졌던 메시지를 기억하는 것이 바로 그 방책입니다.

로고 만들고 굿즈(goods)[2)]를 뽑아낸다고 해서 브랜딩(branding, 브랜드 구축)을 하는 것이 아니다!

플라톤의 이데아와 브랜드

이데아(idea)는 플라톤 철학의 핵심 개념입니다. 이데아는 시공(時空)을 초월하고 인간의 인식과 무관하게 존재하는 것입니다. 그려진 삼각형은 지우면 없어지지만 삼각형이란 것은 없어지지 않는 것처럼.

사람들은 나무를 보면 나무라고 인식합니다. 조망의 객체가 대나무이든 참나무이든 소나무이든 그 종류와 무관하게, 그것이 건강하든 시들었든 죽어있든 그 상태와 무관하게 나무라고 인식합니다. 그렇다면 이 여러 종류의 나무들을 나무로 만들어 주고, 우리가 그것으로 나무라고 인식하게끔 해주는 그런 무언가가 있을 것입니다. 그것이 바로 나무의 이데아인 것이다.

플라톤은 말(馬)을 또 다른 예로 들었습니다. 우리는 '말'이라는 단어를 들으면 매끈한 털, 근육질의 긴 네 다리, 찰랑거리는 꼬리, 갈기 등의 특징들과 더불어 등에 사람을 태우고 평원을 질주하는 피조물을 떠올립니다. 개체로서의 말들은 각기 다른 존재지만 우리는 공통적이고 일반적인 '말'

2) 특정 브랜드나 연예인 등이 출시하는 기획 상품, 드라마, 애니메이션, 팬클럽 등과 관련된 상품을 지칭합니다. 규범 표기는 아직까지 확정되지 않았습니다.

을 인식할 수 있습니다. 이렇게 인식되는 말은 차별성이 충분하여 소, 양, 염소 등과 확연히 구별되어 언제, 어디서든, 누구에게나 말로 생각됩니다.

플라톤이 활용했던 '나무' 또는 '말'의 예 또는 전형(platonic ideal)처럼 이처럼 브랜드란 특정의 것들을 분별하기 위해 집단 내에서 공유하는 개념입니다. 사람들의 마음속에서 경쟁기업들 또는 타 기업들과 다르게 인식되는 차별성을 갖춘 애플, 테슬라, 나이키, 스타벅스, 구글, 페이스북(메타) 등은 자신만의 확실한 브랜드를 갖고 있다고 말할 수 있습니다.

디자이너 출신의 통합 마케팅 전문가 마티 뉴마이어(Marty Neumeier)는 저서 ≪브랜드 갭(The Brand Gap)≫을 통해 브랜드에 대한 직관적인 통찰을 제공합니다.

- 브랜드란 제품이나 서비스, 혹은 기업에 대하여 개인이 가슴속 깊이 느끼는 '본능적인 감정(gut feeling)'이다.
- 보다 많은 이들이 한 회사에 대해 같은 '감정'을 느낀다면 그 회사는 브랜드를 갖게 되었다고 할 수 있다. 다시 말하면, 브랜드란 당신이 말하는 '그 무엇'이 아니고 그들이 말하는 '그 무엇'이다.
- 한 브랜드를 경쟁자와 비교하려면 차이를 만드는 요소들만 알면 된다. 그 차이는 서류 속 데이터로 존재하는 것이 아니라 사람의 마음속에 존재한다. 그러므로 브랜드 관리란 사람들의 마음속에 존재하는 '차이'를 관리하는 것이다.

브랜드란 본능적인 감정, 그들이 말하는 그 무엇, 마음속에 존재하는 차이입니다.

02 브랜드가 왜 필요한가? - 그 당위성에 대하여

추천곡 Born This Way - Lady Gaga

영감을 주는 한마디

"브랜드는 놀이공원이다.
상품은 놀다가 사 가는 기념품이다."

- 제프 굿비(Jeff Goodby)

* brain storming with hashtags

#브랜드 #필요성 #당위성 #디마 #드리트리우스 #Demetrious #제품수준 #핵심 #기본 #기대 #확장 #잠재 #소구 #appeal #가성비 #샤오미 #Xiaomi #성능 #질레트 #Gillette #아우라 #aura #에르메스 #Hermès #샤넬 #Chanel #브랜드의역할 #브랜드의필요성

냉정과 열정 사이 당위성과 자발성 사이

저는 학창 시절 중 일부를 미국에서 보냈습니다. 명정[1)](酩酊, 알코올에 의한 마취작용이 발휘된 상태)이라는 악조건 속에 국비지원 장학인재 선발시험에 응시했음에도 불구하고 기적적으로 합격한 아버지 덕분이었습니다. 미시간대학교(University of Michigan)가 위치한 미국 앤아버(Ann

1) 합격자 발표 이후 아버지는 어머니께 고백하셨습니다. "시험장에서 시험문제를 푸는 것보다 밀려올라오는 구토를 참는 것이 더 어려웠다"라고.

Arbor)의 클레이그중학교(Clague Middle School)에서 1995년부터 1996년까지 7학년과 8학년 시절을 보냈습니다.

학년이 바뀌며 새로운 교장 선생님이 부임했습니다. 그의 이름은 마이클 핍킨(Michael Pipken)이었습니다. 185cm, 100kg을 족히 넘을 것 같은 우람한 체구의 흑인이었던 그는 학교에 부임하자마자 대강당에 6,7,8학년 전교생을 불러 모으고는 본인의 교육철학, 앞으로의 포부 등을 밝히는 자리를 마련했습니다. "최고의 명강(名講)은 휴강(休講)이다."라는 격언이 있습니다. 정규수업 대신 대강당에서 시간을 때울 수 있게 된 학생들은 모두들 신이 났습니다. 저는 단짝이었던 금발, 푸른눈, 흰 피부를 가진 장난꾸러기 디마(Dema, 본명은 Demetrious)와 함께 착석했습니다. 교장선생님은 학생들과의 대담(對談) 말미에 질의응답 시간을 별도로 가졌습니다. 가볍고 무거운 여러 질문들이 웃음과 함께 오갔습니다. 갑자기 제 옆에 있던 디마가 손을 번쩍 들며 발언권을 요구했습니다.

"미스터 핍킨! 저 질문 있어요!"

"그래. 해봐."

"도대체 공부를 왜 해야 하나요?"

"공부가 성공으로 가는 도중(道中)에 여러 기회들을 제공해주기 때문에 우리는 공부를 해야 한단다. 공부를 잘할수록 더 많은 기회와 혜택이 주어지는 법이지."

"피부에 와 닿지 않아요!"

"네가 공부를 잘할수록 더 예쁜 여자들, 더 많은 여자들과 잘 수 있다고! 이 녀석아!"

"아하! 당장 도서관으로 가서 공부에 매진하겠습니다! 선생님!"

디마는 그 즉시 자리에서 일어나더니 대강당 문을 박차고 나갔습니다. 그 모습을 본 학생들과 선생님들은 모두 크게 웃었습니다.

그로부터 수개월 후, 대수학(代數學, algebra) 수업시간에 함께 수강하던 디마의 얼굴이 보이지 않았습니다. 갑자기 사라진 단짝의 행방이 궁금했던 저는 담당 선생님께 물었습니다.

"미스터 할라스(Hollys, 본인의 발음을 그대로 가져 옴,커피전문점 사장 아들 아님-저자 주), 디마는 어디 갔어요?"

"시험 통과해서 월반(越班)했어. 디마는 오늘부터 근처에 있는 휴런고등학교(Huron High School)에서 고등학생들과 함께 기하학(幾何學, geometry) 수업을 듣게 되었단다."

평소 디마를 단짝이자 라이벌로 생각했던 저는 큰 충격을 받았습니다. '디마 이 녀석, 학구열(學

究熱)과 성욕(性慾)이 장난이 아니구나!'라고 생각했습니다. 디마를 따라가고픈 마음에 전보다 더 열심히 수학을 공부했지만 저는 한국으로 돌아오기 전까지 월반하지 못했습니다.

디마의 에피소드를 통해 우리는 당위성을 인식한 이의 자발성이 얼마나 강력한 힘을 발휘하는지 확인할 수 있습니다. 동일한 맥락에서 이 글을 접하는 독자들이 '브랜드가 왜 필요한가?'라는 질문에 대한 적절한, 즉 납득할만한 해답을 얻는다면 디마보다 강한 학구열을 가지게 되리라 확신합니다.

제품과 현재 의료시장 그리고 브랜드

마케팅의 아버지 필립 코틀러[2)](Philip Kotler)에 따르면, '제품(product)이란 필요(needs)와 욕구(wants)를 충족시키기 위해 주의, 획득, 사용, 소비를 목적으로 시장에 제공될 수 있는 모든 것'을 말합니다. 따라서 광의(廣義)의 제품이란 물리적인 제품(자동차, 컴퓨터, 휴대전화 등), 서비스(의료, 금융, 운송 등), 리테일(백화점, 대리점, 편의점 등), 장소(도시, 나라 등), 개인(연예인, 운동선수, 정치인 등), 조직(NGO, 동호회, 팬클럽 등), 아이디어(사회적 또는 정치적 명분 등) 등을 포괄하는 개념입니다.

코틀러와 하버드대학교의 교수인 시어도어 레빗(Theodore Levitt)은 제품수준을 다음과 같이 5단계로 나누어 정의했습니다.[1, 2]

---

2) 마케팅의 대가이자 세계적인 경영사상가. 노스웨스턴 대학교(Northwestern University) 켈로그 경영대학원(Kellogg School of Management, The Kellogg School) 석좌교수.
모든 학문의 태동기가 그러하듯 마케팅학 역시 발생 초기에 수많은 경영학자들로부터 '마케팅이 무슨 학문이냐? 마케팅은 경영의 도구이자 일부분일 뿐이다.'라는 논조의 조롱과 멸시를 받았습니다. 이러한 반발에도 불구하고 마케팅의 본질(本質), 정수(精髓), 작동원리 등을 정리하여 학문의 경지로 끌어올린 이가 바로 필립 코틀러입니다. 2001년 <파이낸셜타임스>가 선정한 비즈니스 구루(guru) 목록에 잭 웰치, 피터 드러커, 빌 게이츠에 이어 4위에 랭크되었습니다. 2003년 <하버드비즈니스리뷰>가 뽑은 '가장 영향력 있는 비즈니스 거장 50'에 선정되었습니다. 시카고 대학과 MIT에서 각각 경제학 석사와 박사 학위를 받았으며, 박사 과정 이후에도 하버드 대학에서 수학을 공부하고 시카고 대학에서 행동과학을 연구했습니다. 세계 유수의 12개 대학에서 명예 박사학위를 받은 사실로 유명합니다. <하버드비즈니스리뷰>를 비롯한 주요 저널에 100편이 넘는 논문을 기고했습니다.
IBM, GE, AT&T, 뱅크오브아메리카 등 글로벌 기업에서 컨설턴트로 활동하며 마케팅, 전략, 혁신, 유통 등 다양한 영역의 연구에 매진 중입니다. 코틀러가 서른여섯 살에 펴낸 ≪마케팅 관리론≫은 모두 13차례 개정판이 나오며 지금도 많은 대학에서 경영학 교과서로 사용되고 있습니다. ≪필립 코틀러 전략 3.0≫은 40년 이상 대학에서 학생들을 가르치고 저서만 50권에 이르는 그의 경영 철학을 한 권으로 압축해 위기가 일상화된 시대, 혼돈에 대응하는 전략을 내포하고 있습니다.
혹자는 코틀러의 엄청난 연구 성과와 수많은 저서들을 보며 "인세만으로 람보르기니 차량 수십 대를 살 수 있는 분"이라는 칭송을 보내기도 합니다. 그의 람보르기니 구입비용에 저 역시 일정 부분 기여한 바가 있습니다. 코틀러의 책을 꽤나 많이 구입했습니다.

1. 핵심적 편익수준: 소비자가 제품이나 서비스를 소비함으로써 근원적인 욕구와 차별적인 욕구를 충족시킬 수 있는 제품의 핵심 편익입니다.
2. 기본적 제품수준: 차별화된 제품의 특징 요소가 아닌, 제품이 기본적으로 기능을 발휘하기 위한 필수적인 기능과 기능적 속성과 특성을 포함한 개념입니다. 기본적인 제품은 제품이 기본적인 기능을 수행하기 위하여 아무 것도 장식되어 있지 않은 제품 본연의 형태를 의미합니다. 시제품(試製品, prototype)과 유사한 수준입니다.
3. 기대되는 제품수준: 구매자들이 제품을 구매할 때 그 제품에 대하여 정상적으로 기대하고 합의하는 제품의 속성과 특성이 하나로 결합된 상태를 의미합니다.
4. 확장된 제품수준: 자사의 제품을 경쟁사들과 "차별화"시키기 위하여 제품에 부가적으로 포함되는 속성들과 편익, 또는 제품과 관련된 서비스를 지칭합니다.
5. 잠재적 제품수준: 하나의 제품에 궁극적으로 적용되는 미래의 변화요소들과 확장 요소들을 모두 포함한 개념입니다.

[표2-1] 에어컨의 제품수준

제품수준	에어컨
1. 핵심적 편익수준	냉각 및 편리함.
2. 기본적 제품수준	충분한 냉각 능력, 만족할 만한 에너지 효율, 적절한 공기 유입 및 유출.
3. 기대되는 제품수준	미국의 <Consumer Reports>에 따르면, 소비자들은 전형적인 크기의 에어컨에는 최소한 두 개의 냉각 변속장치, 확장 가능한 측면 패널, 조정 가능한 통풍창, 교체 가능한 에어필터, 오래된 공기 배출구, 최소한 60인치 길이의 전력코드, R-22 HCFC 냉각제(다른 유형의 냉각제보다 지구 오존층에 덜 해로움), 1년간의 부품 및 수리보증, 그리고 냉각 시스템에 대한 5년간의 부품 및 수리보증이 수반되는 것을 기대함.[3]
4. 확장된 제품수준	선택 기능에는 전자식 터치패드 컨트롤, 실내외 온도와 자동 온도 조절장치를 보여주는 화면(디스플레이), 자동 온도 조절장치와 실내온도에 따라 팬 속도를 조정하는 자동모드 포함, 무료 소비자 상담전화 등이 포함되어 있음.
5. 잠재적 제품수준	무소음 작동, 실내 전체를 균일하고 완벽하게 냉방, 에너지 자급자족.

[표2-1]에는 앞서 다루었던 제품수준을 에어컨에 적용한 내용이 제시되고 있습니다. 이를 치과계에 대입해보면 다음과 같은 표를 만들어볼 수 있습니다.

[표2-2] 사랑니 발치의 제품수준

제품수준	사랑니 발치
1. 핵심적 편익수준	사랑니의 제거.
2. 기본적 제품수준	충분한 마취, 환자가 만족할 만한 발치 기술, 적절한 지혈 및 술후 처리.
3. 기대되는 제품수준	절개를 비롯한 모든 기구 조작 시 환자가 통증을 느끼지 않을 정도의 충분한 마취, 부드럽고 능숙한 의사의 손놀림, 과격하지 않은 어시스턴트의 견인(retraction)과 흡인(suction), 환자를 혼내거나 다그치지 않는 의료진의 매너.
4. 확장된 제품수준	무통마취기구의 사용을 통한 통증의 최소화, 입술의 열상을 방지하는 보호제(Vaseline) 도포, 능숙한 마취기술, 마취 횟수의 최소화, 짧은 진료시간, 혀에 거슬리거나 느슨해지지 않는 깔끔한 봉합.
5. 잠재적 제품수준	최소 침습(minimal invasive) 테크닉을 활용하여 술 후 통증 등 부작용을 최소화하는 발치.

코틀러는 대부분의 시장 안에서의 경쟁은 본질적으로 4단계인 "확장된 제품수준"에서 일어날 수밖에 없다고 이야기합니다. 그는 이러한 현상이 발생하는 원인이 대부분의 공급자(기업)들에게 3단계인 "기대되는 제품수준" 단계의, 즉 소비자들의 기대에 부응할만한 제품들을 만들어 낼 능력이 있기 때문이라고 말합니다. 즉, 3단계가 시장에서 기업들이 생존하기 위한 최소 요건이자 수준이라는 뜻입니다.

시어도어 레빗 역시 코틀러의 의견에 동의합니다. 그는 "새로운 경쟁은 기업들이 공장에서 찍어내는 제품들 사이의 경쟁이 아니라, 소비자들이 가치 있다고 여기는 포장, 서비스, 광고, 소비자 상담, 재무, 배송제도, 보관 등의 형태로 공장에서 바로 나온 생산품에 기업들이 추가시키는 요소들 간의 경쟁이다"라고 주장합니다.[4] 여기서 우리가 주목해야할 부분은 "기업들이 추가시키는 요소들 간의 경쟁"이라는 표현입니다.

유사한 커리큘럼을 통해 대동소이(大同小異)한 내용의 지식과 기술을 습득한 졸업생들을 배출하는 국내 11개 치대(치전원)의 교육시스템,[3] 코로나 시대를 맞이하여 더욱 더 발전한 온라인 교육, 네비게이션(가이드) 임플란트 시스템을 필두로 날로 발전하는 디지털 치의학, 핸드파일만을 사용하던 옛 시절과 비교할 수 없을 만큼 진일보한 근관치료 기자재들 등 소프트웨어와 하드웨어의 동반 발전은 대한민국 치과 진료의 수준을 상향 평준화시켰습니다. 이러한 변화는 현재 진행형입니다. 그 결과 오늘날 이 땅의 치의들은 다소의 시간, 노력, 비용을 자기계발에 투자한다면 일정 수준 이상의 진료를 수행할 수 있게 되었습니다. 우리는 치과계의 핵심제품인 의료서비스의 품질이 상향평준화된 상황에서 소비자인 환자들의 선택을 받기 위해서는 타 병의원들 또는 타 의사들과 "차별화"되는 요소들을 추가하지 않으면 생존을 장담할 수 없는 시대를 살아가고 있습니다. 다시 말해, 치의라면 임플란트 잘 심고 사랑니 잘 빼고 근관치료 잘 하는 라이벌들이 넘쳐나는 세상에서 의료소비자들의 간택을 받기 위해서는 코틀러와 레빗이 이야기했던 4단계 "확장된 제품수준"에서 경쟁자들과 차별화되는 무엇인가를 본인 또는 본인의 클리닉에 첨가해야만 살아남을 수 있습니다.

브랜드의 소구방식 구애방식

현 시대의 브랜드들이 소비자들에게 소구(訴求, appeal)하는 방식, 구애하는 방식은 크게 3가지로 분류할 수 있습니다.

첫째, 탁월한 가성비. '대륙의 실수'라는 별명으로 유명한 샤오미(Xiami)는 탁월한 가성비로 소비자들의 선택을 이끌어내고 있습니다. 싼 가격과 그에 필적하는 형편없는 성능으로는 고객들의 지갑을 열 수 없다는 사실을 기업들은 너무나도 잘 알고 있습니다. 샤오미는 동종업계 경쟁자들에 비해 저렴한 가격, 평균 이상의 성능, 심플한 디자인을 무기로 거침없는 성장을 이어가고 있습니다. 심지어 2021년 인도 스마트폰 시장에서 출하량과 점유율 두 부문 모두에서 1위를 차지하는 기염을 토하기도 했습니다. 시장조사업체 카날리스(Canalys)에 따르면 샤오미는 2021년 한 해 동안 인도에 4,050만 대의 스마트폰을 출하해 25%의 점유율을 기록했습니다. 참고로 같은 해 인도 시장에서 삼성은 출하량 3,010만 대, 점유율 19%를 기록하며 2위를 차지했습니다. 2021년 한 해 동안 인

3) 대한민국 11개 치대 또는 치전원에서는 매년 일정 수의 졸업생들을 배출합니다. 학교마다 커리큘럼 또는 지식의 전달방식에서 다소간의 차이는 존재합니다. 그러나 많은 부분에서 비슷한 것이 사실입니다. 왜냐하면 서울대의 뒤를 이어 경희대, 연세대, 조선대, 경북대 등이 치대(치의예과 및 치의학과)를 유치·설립하는 과정에서 국내 치대의 시조(始祖)이자 큰 형님이라고 할 수 있는 서울치대의 교육과정을 상당부분 차용(借用)했기 때문입니다. 일부 학교에서 시행중인 문제기반학습(PBL, Problem Based Learning)의 경우 기존의 치대 수업과 지식전달방식 또는 습득방식에서 차이를 보일뿐 그 본질 또는 내용의 측면에서는 유사합니다. 다만, 입학성적·교육인프라·연구실적 등 여러 기준을 종합적으로 고려했을 때 국내 최고의 치대가 서울치대임은 재론의 여지가 없습니다. The undisputed champion, Seoul National University Dental School!

도 스마트폰 시장의 전체 출하량은 1억 6,200만 대로 전년 대비 12% 증가했습니다.

둘째, 우수한 성능. 살인적인 면도날 가격으로 인해 전 세계 남성들의 애증의 대상인 질레트(Gillette)가 그 예입니다. 질레트 제품의 라이벌은 또 다른 질레트 제품이라는 말이 있을 정도로 이 브랜드는 습식 면도기 시장에서 압도적인 성능과 시장점유율을 자랑합니다. 질레트는 끊임없는 연구 개발(R&D, research and development)을 통해 트랙투(2중 면도날), 아트라(조절 가능 2중 면도날), 센서(충격 흡수 면도날), 마하쓰리(3중 면도날), 퓨전(5중 면도날), 프로글라이드(위아래로 움직이는 피벗 기능에 좌우로 최대 24도 움직이는 플렉스볼 테크놀로지를 더해 곡면 면도에 탁월한 면도날), 프로쉴드(2중 윤활밴드를 장착한 면도날) 등의 제품들을 연이어 히트시켰습니다. 그 결과 한 때 미국을 비롯한 전 세계 동종업계 시장점유율 70%를 넘기는 괴력을 발휘하기도 했습니다. 매달 단돈 1 달러로 면도기와 면도날 4개를 정기적으로 배송하는 면도기 구독 제공업체 달러 쉐이브 클럽(Dollar Shave Club)의 약진으로 인해 그나마 감소한 질레트의 미국 내 시장점유율이 50%를 넘을 정도입니다. 우수한 성능이 너무나도 매력적이기에 소비자들은 볼멘소리를 하면서도 질레트의 제품들을 구입할 수밖에 없는 것입니다.

셋째, 가격 및 성능과 관련 없는 아우라(aura)[4]와 같은 그 무엇. 명품 브랜드들은 타깃 고객들의 욕구, 구매동기 등을 분석하여 자기 브랜드에 어울리는 이미지를 인위적으로 창출하는 과정을 통해 동종 업계에서 선도적인 지위를 차지하게 되었습니다. 에르메스(Hermès)와 샤넬(Chanel)의 가방이라고 해서 총알을 막아준다거나 사람을 태우고 고속도로를 질주하는 기능을 갖고 있지는 않습니다. 다만 에르메스와 샤넬은 대중들의 뇌리에 차별화된 이미지를 심는데 성공함으로써 강력한 팬덤과 높은 인지도를 갖게 되었습니다.

4) 예술 작품에서 느껴지는 고상하고 독특한 분위기. 또는 독특한 품위나 품격을 의미합니다. 규범 표기는 '오라'입니다. 2013년 3월 8일, 국립국어원 말다듬기위원회는 회의를 통해 '아우라'를 '기품'으로 순화했습니다. 문화체육관광부 고시 제2013-9호에 따르면 '아우라' 대신 될 수 있으면 순화한 용어 '기품'의 사용이 권고됩니다. 다만, 용어가 정착될 때까지 병용 또는 병기할 수 있다고 되어 있습니다.

브랜드의 역할

[표2-3] 브랜드의 역할[5]

소비자	기업
제품 출처의 확인	제품 취급이나 관리를 간편하게 하는 확인 수단
제품 생산자에 대한 책임 부여	제품 고유의 특징을 법적으로 보호하는 수단
제품 선택의 위험 감소	소비자를 만족시키는 품질 수준 표시
탐색비용 절감	제품에 독특한 연상을 부여하는 수단
제품 생산자와의 약속, 보증, 계약	경쟁우위의 원천
상징적 도구	재무적 이익의 원천
품질 표시	

[표2-3]은 브랜드가 소비자와 기업에게 제공하는 각기 다른 역할들을 개략적으로 정리한 것입니다.

마케팅을 연구하는 이들은 제품을 그 장점 및 속성에 따라 탐색재(search goods), 경험재(experience goods), 신용재(credence goods)로 분류합니다.[6] 시각적인 탐색 과정에 의해 평가 가능한 제품들은 탐색재로 분류됩니다(견고함, 색상, 무게, 크기, 스타일, 제품 구성성분 등). 경험재의 경우 탐색에 의해 쉽게 평가될 수 없기에 실제로 제품을 사용 및 경험하는 것이 중요합니다(서비스의 질, 안정성, 내구성, 취급 및 사용 용이성 등). 신용재의 경우 특별한 상황이 도래하기 전에는 소비자 입장에서 그 제품 속성을 탐지하기 어려운 것이 사실입니다(보험 혜택 등). 경험재와 신용재에 속하는 제품들의 경우, 속성 및 이점을 형식적인 외부 탐색만으로 평가 및 해석하는 것이 어렵기 때문에 브랜드는 경험재와 신용재의 품질 및 특성을 대변해주는 아주 중요한 단서가 될 수 있는 것입니다.[7]

이러한 지식을 치과 의료 서비스에 대입하면 다음과 같은 추론과정 및 결론을 얻을 수 있습니다. 치과 의료 서비스는 경험재에 속합니다. 의료 소비자들이 치과의 외관(입지 및 간판)과 내관(인테리어), 홈페이지, SNS계정 등을 탐색하는 것만으로 제품의 질(質, quality), 강점 등을 파악하기 어렵습니다. 치과 의료 서비스의 공급자인 의사 및 직원들이 탁월한 실력과 서비스를 통해 자기 치과만의 브랜드를 구축한다면 이는 소비자들의 뇌리에 고품질의 서비스를 제공하는 치과로 인식되는 결정적 단초(端初)로 작동할 것입니다. 치과 브랜딩은 성공 개원으로 가는 지름길입니다.

브랜드의 필요성

소비자와 공급자는 각기 다른 이유에서 브랜드를 필요로 합니다. 브랜드의 필요성은 앞서 다루었던 브랜드의 역할과 긴밀한 관계가 있습니다.

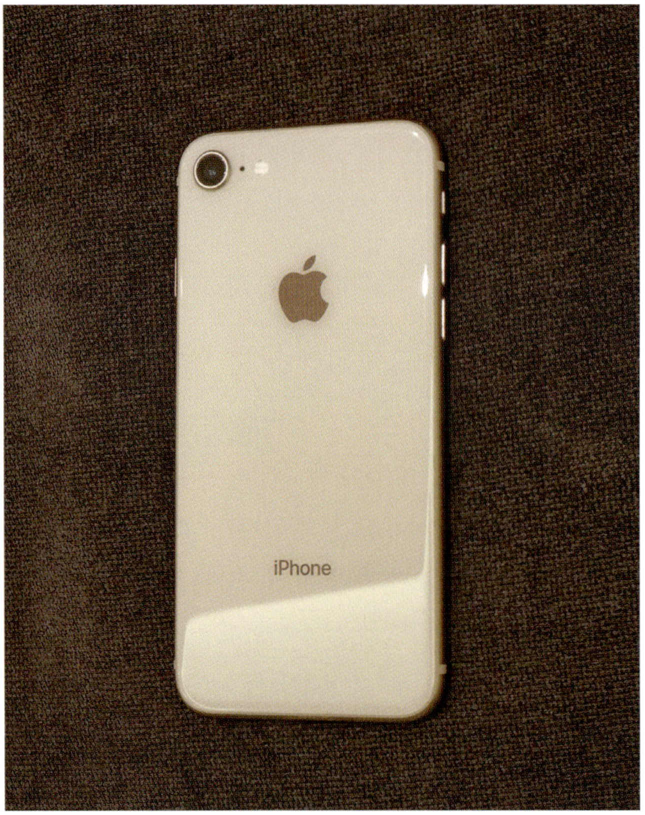

① 소비자 입장에서 브랜드의 필요성

소비자 입장에서 브랜드가 필요한 이유는 다음과 같습니다.

첫째, 브랜드는 소비자의 구매의사 결정과정(제품의 선택)을 단순화 시켜줌으로써 시간, 노력, 비용을 절감시켜줍니다. 애플의 아이폰에 충성도(loyalty)를 나타내는 소비자는 성능저하 또는 고장으로 인해 휴대전화를 교체해야할 때 별다른 고민 과정을 거치지 않고 아이폰 시리즈 중 하나를 구입합니다. 독일 자동차 브랜드들에 대한 선호도가 높은 소비자는 차량 구입시점이 도래했을 때 벤츠, 아우디, BMW 등 소수로 후보군을 압축시킬 수 있습니다. 이처럼 브랜드는 소비자의 관점에서 바라봤을 때 의사결정과정과 그에 따른 스트레스를 함께 줄여줍니다.

둘째, 브랜드는 제품의 구매결정 시 발생 가능한 위험(risk)을 감소시켜줍니다. 소비자들이 제품을 구매 및 소비 시 경험할 수 있는 여러 가지 종류의 위험들은 다음과 같습니다.[8]

- 기능적 위험(functional risk): 제품의 성능이 기대했던 것만큼 좋지 않다.
- 신체적 위험(physical risk): 제품이 사용자 또는 타인들의 건강, 신체적 안정 또는 안전에 위협이 된다.
- 재무적 위험(financial risk): 제품이 지불된 비용(가격)만큼의 가치가 없다.
- 시간적 위험(time risk): 제품 결정에 따른 실패는 또 다른 만족스러운 제품을 찾는데 소요되는 시간적 기회비용을 유발 가능하다.
- 심리적 위험(psychological risk): 제품이 사용자의 정신 건강에 악영향을 준다.
- 사회적 위험(social risk): 제품이 다른 사람들을 당혹스럽게 만들 수 있다.

셋째, 브랜드는 소비자들이 본인의 자아를 표출하게 해주는 상징적 수단으로서 역할 수행합니다. 현대 소비 환경에서 각각의 브랜드들은 그리스로마 신화에 등장하는 올림푸스(Olympus)의 신들과 유사한 지위를 누리고 있습니다. 브랜드는 제우스, 하데스, 포세이돈 등과 같이 각자의 신전(브랜드 매장)을 가지고 있습니다. 신전에는 신을 떠받드는 수행자들(직원들)이 상주하면서 신도들(브랜드 팬)을 응대합니다. 자율주행으로 대변되는 테슬라의 자동차를 타는 소비자들은 자신들이 최신 기술의 신봉자임을 은연중에 드러냅니다. 프라이탁[5)]의 가방을 메는 소비자들은 소비활동을 통해 자원절약과 환경보호를 실천합니다.

5) 프라이탁(FREITAG)은 스위스의 마커스 프라이탁, 다니엘 프라이탁 형제가 1993년 설립한 가방 제조 회사입니다. 당초에 그 형제들에게 가방을 만들어서 팔아야겠다는 상업적 의도는 없었다고 합니다. 그들은 비가 오더라도 본인들의 그림(스케치)이 젖지 않을 방수(防水) 가능한 가방을 만들어야겠다는 의도에서 제작활동을 시작했다고 합니다. 가방의 원자재는 타폴린이라는 방수천, 자동차의 안전벨트, 폐자전거의 고무 튜브 등 재활용소재에서 얻습니다. 프라이탁은 반드시 일정기간 이상 사용한 재료만을 원료로 이용한다는 사내 원칙을 가지고 있습니다. 가방제작과정에서 1년에 트럭 천막 200t, 자전거 튜브 7만5000개, 차량용 안전벨트가 2만5000개 가량 사용됩니다. 모든 제품이 수작업으로 만들어지며 모든 제품은 개별적 디자인을 가진다. 국내 소비자가격은 20만~70만 원으로 다소 높은 편이며. 세계 350개 매장에서 한화 500억 원 이상의 매출을 기록하고 있습니다.

② 기업 입장에서 브랜드의 필요성

기업 입장에서 브랜드가 필요한 이유는 다음과 같습니다.

첫째, 브랜드는 기업이 제품을 취급 및 관리하는 과정을 표준화(standardization)하는데 기여합니다.

둘째, 브랜드는 기업운영 차원에서 재고와 회계기록을 체계화하는데 도움을 줍니다.

셋째, 브랜드는 제품의 이름, 제작공정, 특징, 외관 등을 법의 테두리 안에서 보호받을 수 있는 환경을 제공해줍니다.

넷째, 브랜드는 제품이 타 제품과 차별화될 수 있는 고유의 연상과 의미를 제공해줍니다.

다섯째, 브랜드는 제품의 품질을 외부에 드러내줍니다. 이는 소비자의 손쉬운 선택을 유도하여 제품의 소비 사이클을 빠르게 회전시키는 결과를 야기합니다.

여섯째, 브랜드를 중심으로 형성된 충성도는 자사에게는 비교우위를 제공하고 타사에게는 진입장벽으로 기능합니다.

일곱째, 브랜드는 그 자체로 엄청난 가치를 지닌 지적재산권입니다. 미국의 담배 제조회사인 필립 모리스(Philip Morris)는 필라델피아 크림치즈로 유명한 크래프트(Kraft)를 129억 달러에 인수했습니다. 이 금액은 유형 자산(tangible equity)의 회계장부 가치의 다섯 배에 가까운 금액이었습니다. 크래프트가 가진 영업권의 가치는 116억 달러로 추산되었습니다.[9] 크래프트 인수 후 필립 모리스의 무형 자산(intangible equity)은 증가한 것으로 평가되었습니다. 이 사례에서 볼 수 있듯이 기업에 지불된 가격 프리미엄은 아무 것도 없는 상태에서 이와 유사한 브랜드를 만드는데 발생하는 무수한 어려움과 비용을 포함합니다. 치과 양수도 과정에서 매출이 높고 기존 환자 수가 많은 경우 높은 권리금(영업권 가치)을 주장할 수 있는 것 또한 이 같은 맥락에서 이해할 수 있습니다.

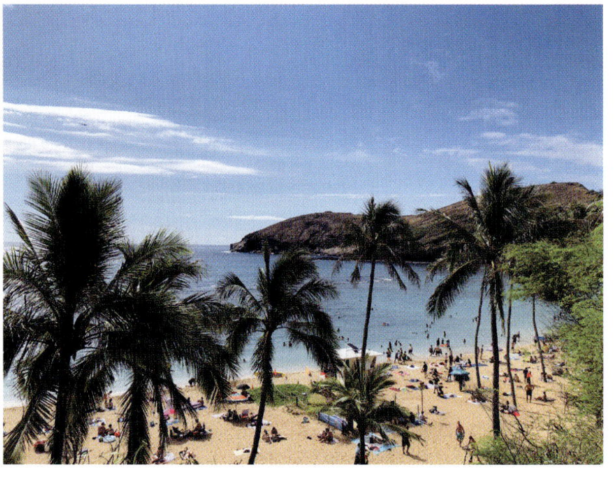

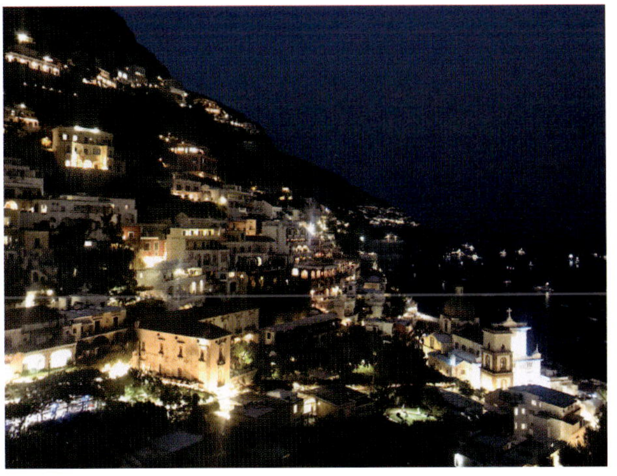

참고문헌

1. Philip Kotler, "Marketing Success Through Differentiation of Anything", Harvard Business Review(January-February 1980):83~91.
2. Theodore Levitt, "Marketing Myopia", Harvard Business Review(July-August 1960).
3. <Consumer Reports 9(6)>, June 1994:400~403.
4. Theodore Levitt, "Marketing Myopia", Harvard Business Review(July-August 1960).
5. Kevin Lane Keller, Strategic Brand Management; Building, Measuring, and Managing Brand Equity(2nd edition), 2003.
6. Philip Nelson, "Information and Consumer Behavior," Journal of Political Economy 78 (1970): 311~329; Michael R Darby and Edi Karni, "Free Competition and the Optimal Amount of Fraud," Journal of Law and Economics 16 (April 1974): 67~88.
7. Allan D. Shocker and Richard Chay, "How Marketing Researchers Can Harness the Power of Brand Equity"(presented in New Zealand Marketing Research Society, August 1992)
8. Ted Roselius, "Consumer Ranking of Risk Reduction Methods," Journal of Marketing 35 (January 1971): 56~61.
9. Peter Farquhar, Julia Y. Han, and Yuju Ljiri, "Recognizing and Measuring Brand Assets," MSI Report 91~119 (Cambridge, MA: Marketing Science Institute, 1991).

03

사랑과 우정 사이, 브랜딩과 마케팅 사이

추천곡 You're Beautiful - James Blunt

영감을 주는 한마디

"배움은 우연히 얻어지는 것이 아니라 열성을 다해 갈구하고 부지런히 집중해야 얻을 수 있는 것이다(*Learning is not attained by chance, it must be sought for with ardor and attended to with diligence*)."

- 애비게일 애덤스(Abigail Adams)

*** brain storming with hashtags**

#인문대학 #국문과 #사범대학 #국어교육과 #고등학교 #친구 #절친 #불알친구 #김성선 #영업 #sales #selling #마케팅 #marketing #미국마케팅협회 #AMA #브랜딩 #branding #브랜드컨셉관리 #실체화 #컨셉잡기 #concepting #체험시키기 #experiencing #교집합 #차별화 #differentiation

---

국문과와 국어교육과

1998년 순천고등학교 1학년 7반에 함께 배정된 이후 지금까지도 끈적끈적한 우정을 유지하고 있는 친구가 있습니다. 그 주인공은 김성선. 가나다 순으로 배정받은 번호마저 각각 5번과 6번으로 딱 붙어있었기에 서로에게 더욱 더 애착을 느꼈는지도 모르겠습니다. 제 절친 성선이는 대학에서 '국어교육학'을 전공했습니다. 하지만 적지 않는 이들이 그의 전공을 '국문학'으로 오인하곤 했습니다. 심지어 그의 모친인 강순화 여사님마저도.

"순화 언니, 언니 둘째 아들 전공이 뭐랬지?"

"우리 선이? 국문학과!"

이런 웃지 못 할 상황들이 성선이가 졸업한 이후에도 꽤나 자주 벌어졌습니다.

영업, 마케팅 그리고 브랜딩

브랜드와 브랜딩이 세상에 모습을 드러내기 전에는 마케팅이 위와 유사한 착오를 자주 겪었습니다. 영업(sales)과 동일한 것이라는.

영업은 '물건을 파는 것'입니다. 영업은 광고, PR(public relation), 판촉, 할인, 비용, 상표 관리, 디자인, 가격 정책, 조사 등과 함께 마케팅을 구성하는 여러 요소들 중 하나입니다. 즉, 영업은 마케팅의 한 부분입니다.

마케팅은 '개인과 조직의 목표를 만족시키는 교환을 창출하기 위해 제품·서비스의 가격, 촉진 및 유통을 계획하고 실행하는 과정'[1]입니다. 마케팅에 관해서는 이후 3부에서 별도로 자세히 살펴보겠습니다.

브랜드란 '상품이나 서비스를 경쟁자의 그것과 구별하기 위해 붙인 이름, 심벌, 디자인 혹은 이들의 조합'[2]입니다. 한양대학교 경영대학 홍성태 명예교수는 저서 ≪브랜드로 남는다는 것≫을 통해 브랜딩을 '브랜드 컨셉(concept)을 관리하는 과정'이라고 정의했습니다. 다시 말해 브랜딩은 브랜드가 가진 막연한 이미지를 실체화(實體化)하는 과정입니다. 조금 더 자세히 살펴보자면 브랜딩은 '컨셉 잡기(concepting)'와 '체험시키기(experiencing)'로 이루어진 과정입니다.

영업에서 출발해서 마케팅, 브랜딩으로 갈수록 추상성이 강합니다. 아울러 영업에서 마케팅, 브랜딩으로 갈수록 많은 시간이 소요됩니다. 이러한 차이와는 별개로 마케팅과 브랜딩 사이에는 중첩되는 부분(교집합)이 존재합니다. 차별화(differentiation)가 가장 대표적인 예입니다. 차별화는 마케팅과 브랜딩 모두에서 필수 요소이자 중요 요소로 꼽힙니다.

---

1) 미국마케팅협회(AMA)가 1985년에 승인한 마케팅의 정의입니다. 마케팅에 관한 여러 정의들 중에서 이 정의가 간단, 명료하면서 측정의 방향과 방법을 명확하게 규정하고 있기에 가장 널리 활용됩니다.
AMA는 시간의 흐름과 시대의 변화에 따라 마케팅을 새롭게 정의하고 있습니다. AMA가 공표한 각 시기 별 마케팅의 정의는 다음과 같습니다.
1960년: '제품과 서비스를 생산자로부터 소비자 또는 사용자에게 흐르도록 하는 기업 활동의 수행.'
1985년: 상동
2004년: '조직 및 이해 당사자들에게 이득을 주도록, 고객가치를 창조하고, 알리고, 전달하며 고객 관계 관리를 수행하기 위한 조직체의 기능이면서 일련의 과정.'
2007년: '고객과 의뢰인, 파트너, 그리고 사회에 가치 있는 제공물을 창출하고 알리며 제공하고 교환하기 위한 일련의 행동이며, 제도이고 과정.'

2) 이 역시 AMA에 의한 정의입니다.

04 치과 브랜딩 1 – 컨셉 잡기

추천곡 What You Do - Chrisette Michele featuring Ne-Yo

영감을 주는 한마디

"창의력의 비결은 어디서 모방했는지 숨기는 방법을 아는 데 있다(*The secret to creativity is knowing how to hide your sources*)."

- 알버트 아인슈타인(Albert Einstein)

*** brain storming with hashtags**

#김경일 #인지심리학 #아더마크맨 #지식 #아는 것 #모르는 것 #브랜드 #추상성 #말장난 #브랜드컨셉 #네임 #심벌 #슬로건 #미션 #비전 #핵심가치 #정수 #에센스 #이미지 #아이덴티티 #마티뉴마이어 #치의신보 #가장흔한치과이름 #회장님 #주화입마 #왕관과다리 #물의관점 #비전제시 #케네디 #우리는달에가기로했습니다 #업의본질 #하버드 #테오도어레빗 #마케팅근시안 #HBR #최장순 #본질의발견

---

1) 아는 것과 모르는 것

tvN의 프리미엄 <어쩌다 어른>에서 사람들의 심리를 관통하는 매력적인 강의로 스타덤에 오른 아주대학교 심리학과 김경일 교수가 자주 언급하는 지론이 있습니다.

"나의 스승인 텍사스주립대 심리학과 아더 마크맨(Arthur B. Markman) 교수 아래서 5년 동안 공부하며 가장 인상 깊었던 가르침이 하나 있다. 세상에는 두 가지 종류의 지식이 있다는 사실! 첫 번째는 알고 있다는 느낌은 있지만 상대방에게 설명할 수 없는 지식, 두 번째는 알고 있다는 느낌과 더불어 상대방에게 설명까지 할 수 있는 지식. 두 번째만이 진정한 지식이라는 가르침이 바로 그것이다."

애초부터 실체가 없는 것이기 때문에 브랜드가 더욱 더 어렵게 느껴지는 건지도 모르겠습니다. 브랜드와 관련하여 네임(이름), 심벌, 슬로건, 미션, 비전, 핵심가치, 정수(에센스), 이미지, 아이덴티티 등 많은 요소들에 대해 중언부언(重言復言), 횡설수설(橫說竪說), 부적절한 비유들을 나열하는 책들과 동영상들은 우리들의 두통을 심화시킵니다. 이번 시간을 통해 뒤죽박죽 실타래처럼 얽히고설킨 개념들을 정리함과 동시에 브랜드 컨셉을 잡는 과정을 명확히 하도록 하겠습니다.

2) 브랜드 컨셉의 기본 다지기

브랜드 컨셉이란?

에르메스 = 명품의 끝판왕

애플 = 혁신

나이키 = 온라인과 오프라인을 넘나드는 세계 1위 스포츠 브랜드

삼성 = 관리(management)

현대차 = 국내 시장의 지배자, 세계 시장의 신성(新星, rising star)

어떤 브랜드를 언급했을 때 그 즉시 머릿속에 떠오르는 이미지들이 있습니다. 이러한 이미지들의 총합이 바로 그 브랜드의 컨셉입니다. 브랜딩이란 브랜드의 컨셉을 관리하는 과정입니다.

브랜드를 구성하는 요소들과 브랜딩의 시작점

치과 브랜딩을 위해 가장 먼저 고려해야할 요소는 브랜드 네임입니다. 김춘수 시인의 <꽃> 중 "내가 그의 이름을 불러 주기 전에는 그는 다만 하나의 몸짓에 지나지 않았다. 내가 그의 이름을 불러 주었을 때 그는 나에게로 와서 꽃이 되었다."라는 구절처럼 이름은 이미지 형성, 즉 브랜딩의 시작점이 됩니다. 브랜딩 자체가 무(無)에서 유(有)를 창조하는 과정이기 때문입니다.

3) 치과 브랜드 컨셉 잡는 방법(how to)

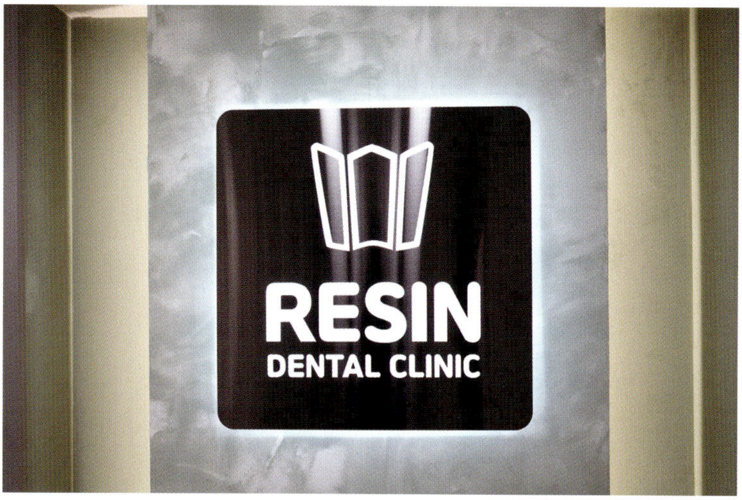

① 브랜드 네이밍(치과 이름 정하기)

브랜드 이름은 중요합니다. 치과 입장에서도 이름은 자리(입지)에 비견될 정도로 중요합니다.

'브랜드 협동' 전문 컨설팅 그룹 뉴트론 유한책임회사(Neutron LLC)의 대표 마티 뉴마이어는 저서 ≪브랜드 갭(Brand Gap)≫, ≪브랜드 반란을 꿈꾸다≫를 통해 두 차례나 좋은 브랜드 이름을 짓기 위한 7계명을 강조했습니다. 차별성, 간결성, 적절성, 철자와 발음의 용이성, 호감성, 확용성, 보호성이 바로 7가지 기준들입니다. 이 기준들을 치과 이름을 정하는 과정에서 고려해본다면 다음과 같습니다.

i) 차별성: 주변 치과들 또는 경쟁 치과들의 명칭과 뚜렷하게 구분이 되는가?

- 열 개 또는 스무 개 이상의 치과들이 운집한 도심의 중심상권에서도 타 치과들과 확연히 구별되는 이름인지 고려해야 합니다.

- 레진치과, 숲을보는치과, 원대탑치과 등은 전국에서 유일한 이름을 가진 치과들입니다. 이 치과들로 환자를 소개할 경우 그 환자가 샛길로 빠지는(유사명칭으로 인해 다른 치과로 잘못 내원하는) 불상사는 발생하지 않습니다. 이들 중 특히 레진치과는 온몸으로 자신의 아이덴티티를 강력하게 드러내는 이름입니다. 이름은 이렇게 큰 목소리를 낼 수 있는 힘이 있습니다.

- 동일한 행정구역(시 또는 구) 안에 유사한 이름이 존재하지 않는지 반드시 확인할 필요가 있습

니다. 예를 들어 교정치과의 명칭으로 흔히 볼 수 있는 '바른이치과', '올바른치과', '이바른치과' 등이 한 행정구역 안에 개원한 경우 혼란을 야기할 소지가 다분합니다. 이는 소개를 받은 환자들이 엉뚱한 치과로 내원하게 되는 불상사로 이어질 수 있습니다.

- "더(The)"로 시작하는 치과 이름을 생각하고 계십니까? 다음의 실제 대화를 확인 후 심사숙고 바랍니다.

"형, 오랜만이야. 더나은치과 직원들도 잘 지내지?"

"더편한치과거든!"

"아, 미안해. 더나은, 더맑은, 더밝은, 더편한 등 이런 이름들은 다 헷갈려. 마치 신디 크로포드 입술 위의 점처럼 '더'만 생각나고 그 뒤의 단어는 잘 기억이 안 나. 솔직히!"

ii) 간결성: 간결하여 쉽게 기억될 수 있는가?

- 브랜드 이름은 4 음절 이하로 짧아야 합니다. 치과 이름 역시 마찬가지입니다. '치과' 또는 '치과의원'을 뒤에 붙일 것을 가정하면 5 음절 이상의 이름은 발음하는 것 자체가 노동입니다. 전문의 제도 정착 이후 고유명사와 치과의원 사이에 전공과를 표방하는 경우 자칫 엄청나게 길고 지루한 이름이 탄생할 수도 있으니 유의해야 합니다.

iii) 적절성: 치과 의료업과 잘 맞는가?

- 치과뿐만 아니라 다른 산업에도 잘 적용되거나 또는 더 잘 들어맞는다면 다른 이름을 찾는 것이 좋습니다.

iv) 발음과 철자의 용이성

- 1993년부터 1995년 사이 미시건대학교 미식축구 팀에서 활약했던 러닝백의 이름은 "Tshimanga Biakabutuka"입니다. 철자가 너무 기괴해서 미국 거주 당시 옆에 있던 친구에게 어떻게 발음하냐고 물어봤습니다. 그 친구는 "쉬망가 비아까바뚜까"라고 답했습니다. T는 묵음이었습니다. 바프(HBAF)의 H가 그러하듯이.

- M7[1]이라고 불리는 세계 7대 경영대학원(MBA)과 어깨를 나란히 하는 곳이 있습니다. 그곳은 바로 자타가 공인하는 유럽 최고의 경영대학원 인시아드(INSEAD)입니다. 인시아드에서 리더십

1) Magic 7 또는 Magnificient 7의 줄임말로 하버드대의 Harvard Business School, 펜실베이니아대의 Wharton, 시카고대의 Booth, 노스웨스턴대의 Kellogg, 컬럼비아대 대학교 Columbia Business School, MIT의 Sloan, 스탠퍼드대의 GSB을 일컫습니다.

개발 분야의 교수로 명성이 높은 맨프레드 케츠 드 브리스(Manfred F. R. Kets de Vries)의 이름이 마이클 샌델(Michael Sandel)이나 잭 웰치(Jack Welch)의 이름처럼 간단하고 기억하기 쉬웠더라면 그의 저서 ≪리더는 어떻게 성장하는가≫는 지금보다 곱절 이상은 더 많이 팔렸을 것입니다.

- 한글, 영어 이외의 언어는 치과 이름으로는 적절하지 않습니다. 독일어요? 프랑스어요? 마음속에만 간직하는 게 좋을 것으로 생각됩니다.

v) 호감성

- 발음하거나 기록할 때 좋은 느낌을 주는 이름, 지적인 자극을 주는 이름이 좋습니다.
- 부정적인 단어 또는 그와 유사한 발음의 단어는 반드시 피해야 합니다.

vi) 활용성

- 특징 설명: 충남 부여군 "일층치과"는 이름대로 일층에 위치해 노인들 또는 거동이 불편한 이들이 내원하기에 용이합니다.
- 위치 설명: 울산의 "로타리치과"는 공업탑 로타리에 위치하고 있습니다. 포항의 "죽파치과"는 죽도파출소 앞에 위치하고 있습니다. 이들 치과에 "그 치과 어디 있어요?", "어떻게 가면 돼요?"라는 문의전화는 걸려오지 않습니다. 이것만으로도 데스크 담당 직원의 직무 피로도는 현저히 감소합니다.

vii) 보호성: 상표 등록이 가능한 이름인가? 인터넷 도메인·SNS 계정 확보가 가능한 이름인가?

- 타 치과 · 기업·단체가 이미 상표 또는 특허 등록한 이름은 사용할 수 없습니다.
- 인터넷과 소셜미디어를 활용한 온라인 마케팅은 이제 기본인 시대입니다. 도메인과 계정 확보가 가능한 이름인지도 반드시 사전에 고려되어야 합니다.

---

2) 최상관, "치과 상호명 갈수록 길어진다." 「치의신보」 2022년 6월 13일

꼬리에 꼬리를 무는 이야기

치과 상호명 갈수록 길어진다

글자 수 60년대 6.2개, 2020년대 8.3개로 늘어

출신학교명 사용 '서울치과' 95개 가장 많아

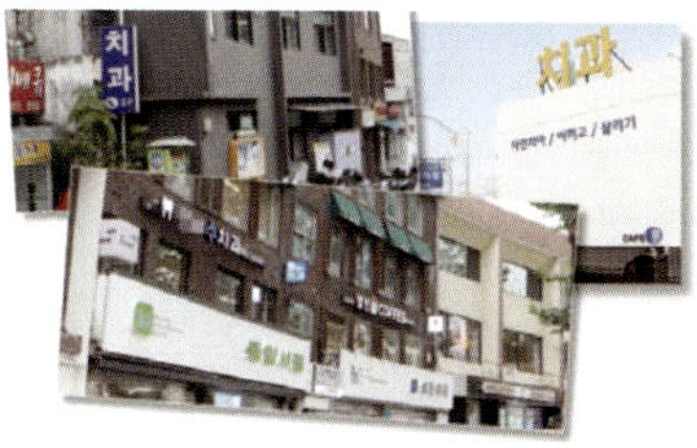

길을 걷다 보면 치과 수만큼이나 다양한 치과 이름을 마주친다. 특히 치과 원장은 상호명을 통해 병원의 이미지를 형성하고, 치과의사로서의 가치관, 정체성을 전달하기에 '작명'에 신중을 기한다. 이러한 치과 상호명에도 과연 시대마다 유행이 있을까?

본지가 전국 치과의원 상호명을 두루 살펴본 결과, 과거에서 현재로 올수록 상호명이 독특해지는 것은 물론 글자 수도 길어지는 등 흥미로운 양상이 관측됐다. 특히 연도별로 선호하는 상호명도 달라, 시대적 흐름이 반영된 것을 알 수 있다. 이번 결과는 1961년부터 2022년 4월까지 등록된 전국 치과의원 1만8686곳의 상호명을 키워드 분석한 결과다.

분석 결과에서 주목을 끌었던 것은 우선 치과의원 상호명의 글자 수였다. 치열한 개원 경쟁 속에서 '장수'하기를 바라는 원장의 바람이 담긴 까닭일까. 과거에서 현재로 올수록 긴 이름으로 작명하는 유행이 대세를 탔다.

1960년대 치과 상호명은 평균 글자 수 6.2개에 불과했으나, 1970년대 6.5개, 1980년대 6.6개, 1990년대 6.7개, 2000년대 7.5개, 2010년대 7.9개, 2020~2022년에는 8.3개로 점차 늘어나는 흥미로운 양상을 띠었다. 이는 치과에 대한 딱딱한 이미지를 상쇄하고 차별성을 부여함과 동시에 환자에게 주목받으려는 치과 원장의 고민이 반영된 것으로 풀이된다.

가장 많이 쓰이고 있는 상호명은 무엇일까? 과거부터 현재까지 등록된 전체 치과 상호명 중에는 '서울치과의원'이 95개로 가장 많이 사용되고 있었다. 이어 '연세치과의원' 85개, '우리치과의원' 78개, '이사랑치과의원' 72개, '현대치과의원' 68개, '굿모닝치과의원' 65개, '이편한치과의원' 62개, '미소치과의원' 58개 등이 있었다.

시대마다 선호하는 상호명도 제각각 달랐는데, 과거에는 치과 원장의 이름과 출신 대학명을 딴 상호가 대세였다. 가령 1960~1980년대에는 박치과의원(15개), 정치과의원(14개) 등의 상호명이 많았고, 1990년대 들어서는 연세치과의원(43개)과 서울치과의원(38개) 등 상호가 많았다. 반면, 2000년대에는 '굿모닝치과의원(40개)', '이편한치과의원(35개)', '미소치과의원(31개)', '이사랑치과의원(28개)' 등 사람들이 기억하기 쉽고 따뜻한 이미지를 줄 수 있는 단어를 사용한 경우가 많았다.

2010년대에는 치과 개원가 경쟁이 반영된 씁쓸한 통계를 마주한다. 특히 네트워크 치과 확대로 '유디치과의원(40개)' 상호명이 급격히 증가해 1위를 기록했다. 최상관 기자

2022년 발표된 치의신보 기사[2)]에 따르면, 과거부터 현재까지 등록된 전체 치과 상호명 중에는 '서울치과의원'이 95개로 가장 많이 사용되고 있었습니다. 이어 '연세치과의원' 85개, '우리치과의원' 78개, '이사랑치과의원' 72개, '현대치과의원' 68개, '굿모닝치과의원' 65개, '이편한치과의원' 62개, '미소치과의원' 58개 등이 있었습니다.

새로 개원할 치과 이름으로 위의 명칭들 중 하나를 염두하고 있었다면 원점에서 다시 생각하기를 권유합니다. 왜냐하면 위의 이름들 중 하나를 끝끝내 고집하는 것은 새로 태어난 아기에게 동시대에 가장 유행하는 이름을 붙이는 것과 다름없기 때문입니다.

② 미션과 비전

i) 미션

미션(mission)은 우리말로 사명(使命)입니다. 그 사전적 의미는 '맡겨진 임무'입니다. 비즈니스 관점에서 기업의 미션은 '존재 이유'이자 '궁극적인 목적'입니다. '당신의 기업(회사)이 사회에 어떤 공헌 또는 기여를 하기 위해 존재하느냐?'는 근원적 물음에 대한 답변이 바로 미션입니다.

우리 치과의 미션을 어떻게 정해야할지 막막 하시다고요? 피터 드러커는 "올바른 사명은 기회, 역량, 헌신이 조화를 이루어야 한다"고 조언했습니다. 우리 치과 또는 나의 치과 없는 세상을 먼저 상상해보세요. 그런 다음 '당신의 치과는 이 사회에 어떤 일을 하기 위해 존재합니까?'라는 질문에 스스로 답해보세요. 그 답이 바로 당신 치과의 미션입니다.

〈각 기업의 미션〉

현대자동차: "우리는 인류를 위해 옳은 일을 하고자 존재합니다."
GS: "지속 가능한 미래를 위해 GS그룹이 변화를 이끌어갑니다."
현대중공업: "시대를 이끄는 혁신과 끊임없는 도전으로 인류의 미래를 개척한다."
CJ: "ONLYONE 제품과 서비스로 최고의 가치를 창출하여 국가사회에 기여한다."

ii) 비전

비전은 추상적인 미션을 달성하기 위한 과업들을 구체화시킨 것입니다. 구체적인 액션플랜이라고 이해할 수 있습니다. 비전은 통상 서너 개의 문장으로 정리됩니다. 미션이 최종목적지라면 비전은 중간기착지입니다. 미션이 전략이라면 비전은 전술입니다.

비전은 다음의 세 가지 요건을 충족시켜야 합니다. 첫째, 초점이 명확해야 합니다. 둘째, 원대해야 합니다. 이와 관련하여 짐 콜린스(Jim Collins)가 ≪성공하는 기업들의 8가지 습관(Bulit to Last)≫이라는 책을 통해 제시한 'BHAG(비헤그)'[3]라는 개념이 아주 유용합니다. 셋째, 사명과 동일한 방향성을 가져야 합니다.

3) Big Hairy Audicious Goal의 약자로 말 그대로 '크고 머리카락이 쭈뼛 설 정도로 대담한 목표'

〈각 기업의 비전〉

LG: "일등LG는 LG의 궁극적인 지향점으로 시장에서 인정받으며 시장을 리드하는 선도기업이 되는 것을 의미합니다. 고객들이 신뢰하는 LG, 투자자들에게 매력적인 LG, 인재들이 선망하는 LG, 경쟁사들이 두려워하면서 배우고 싶어 하는 LG."

POSCO: "With POSCO"

GS: "줄이고 개선하여 혁신합니다."

현대중공업: "바다의 무한한 잠재력 실현, 지속 가능한 미래 에너지 생태계 구현, 시공간적 한계를 초월하는 산업 솔루션 제공"

KT: "KT는 고객의 삶의 변화와 다른 산업의 혁신을 리딩하여 대한민국 발전에 기여합니다."

CJ: "건강, 즐거움, 편리를 창조하는 글로벌 생활문화기업"

미래에셋: "우리는 글로벌 투자전문그룹으로서 고객의 성공적 자산운용과 평안한 노후를 위해 기여한다."

iii) 미션·비전의 역할과 주화입마(走火入魔)

미션과 비전은 크게 대내외적으로 큰 역할을 수행합니다. 첫째, 대내적으로 결속의 구심점이 됨과 동시에 내부 브랜딩 시 직원들을 일체화시키는 훌륭한 도구로 작동합니다. 둘째, 대외적으로 기업(조직)이 추구하는 바를 명확하게 보여줍니다.

그러나 이상과 현실, 이론과 실제 사이의 간극 또는 괴리는 늘 존재하는 법입니다. 재계 서열[4)]1위부터 10위까지의 기업들 중 '미션, 비전, 핵심가치'를 일목요연하게 정리하여 홈페이지를 통해 공표하고 있는 재벌은 롯데와 현대중공업 뿐입니다. 나머지 회사들은 셋 중 일부를 누락하거나 기존의 정의 또는 형식에 맞지 않는 내용들을 게시하고 있습니다. 미션, 비전, 핵심가치, 경영이념, 경영철학 등을 제대로 구분하지 않고 마치 잡탕밥이나 부대찌개처럼 한 데 섞어놓은 회사들도 있습니다. 이는 필시 "우리도 미션이나 비전 이런 것들 좀 멋들어지게 만들어볼까? 다른 기업들 보니까 폼 나는 말들로 잘 지어 놨드만!"이라는 회장님의 지시 아래 관련 업무가 혈액의 응고연속단계(coagulation cascade)처럼 조직의 말단까지 내려왔기 때문일 것입니다. 마치 교수가 시킨 영어 논문 번역이 전임의(펠로우), 전공의(레지던트)를 거쳐 학생에게까지 도달하면서 최종적으로는 '왕관과 다리(crown and bridge)', '물의 관점(Waters view)' 등의 엉뚱한 해석으로 재탄생되는 것처럼 말입니다.

4) 2022년 자산 총액 기준

대기업들조차 미션과 비전을 제대로 갖추지 현실 속에서 치과 원장으로서 미션과 비전을 마련하지 못했다고 해서 스트레스를 받거나 좌절할 필요는 하등 존재하지 않습니다. 미션과 비전에 대한 고민으로 죄책감을 갖거나 주화입마[5]에 빠질 이유가 전혀 없다는 뜻입니다. 미션과 비전이 미처 준비되지 않았다고 개원을 미룰 수 있을까요? 결코 그럴 수는 없습니다. 대부분의 치의들에게는 개원 빚과 마이너스 통장이 있기 때문입니다. 또한 미션과 비전을 미처 갖추지 못한 채 개원을 했음에도 불구하고 순항 중인 치과들이 결코 적지 않습니다. 이러한 현 상황들을 종합했을 때 우리 치의들은 치과의 미션과 비전에 대한 입장을 다음과 같이 정리할 수 있습니다.

〈미션과 비전을 대하는 치의들의 자세〉

첫째, 개원 전에 치과의 미션과 비전을 정립하는 것이 좋다. 이는 특히 내부 브랜딩에 있어서 큰 이점이 있다.

둘째, 미션과 비전을 정하지 못했다면 아쉽더라도 낙담할 필요까지는 없다. 개원 후라도 여유 시간을 통해 충분한 생각을 거쳐 만들면 된다.

〈비전 제시의 전형 - JFK와 달 탐사〉

훌륭한 비전 제시의 예로 존 F. 케네디 대통령(이하 JFK)의 "우리는 달에 가기로 했습니다(We choose to go to the moon)" 연설이 자주 거론 되곤 합니다. 제2차 세계 대전 이후 미국과 소련은 줄곧 경쟁했습니다. 가장 경쟁이 치열했던 분야는 당연히 군사 부문이었습니다. 어느 나라가 ICBM(대륙간탄도미사일)을 개발하느냐가 초미의 관심사였습니다. 대양 너머의 다른 대륙을 미사일로 공략하기 위해서는 지구궤도에 로켓을 쏘아 올리는 기술이 반드시 필요했습니다. 그러던 중 1957년 소련이 인류 최초로 무인위성 스푸트니크 호를 우주로 발사하는데 성공합니다. 그리고 4년 후 소련이 보스토크 1호에 유리 가가린을 태워 보낸 후 귀환에 성공하면서 세계 최초의 유인우주선 제작국이라는 타이틀까지 얻게 되었습니다. 두 번이나 연달아 소련과의 우주 전쟁에서 패배한 미국은 엄청난 충격을 받았습니다.

---

5) 주화입마(走火入魔)란 주로 무협지에 등장하는 개념으로 운기조식(運氣調息:기공에서 호흡을 통해 기를 생성하고 흐름을 조절하는 행위-저자 주) 도중에 외부에서 충격을 받거나, 심마 같은 마음에 큰 동요가 있을 때, 혹은 감당할 수 없을 만큼 너무 과하게 영약을 복용했을 때 몸 안에 도는 기를 통제하지 못하여 내공이 역류하거나 폭주하는 현상을 말합니다.

1962년 9월 12일 텍사스를 방문한 JFK는 좌절에 빠져있던 미국 국민들의 가슴에 뜨거운 불덩이를 안겨주었습니다. 바로 앞서 언급한 그 연설을 통해서! JFK는 BHAG의 훌륭한 실제 사례로 꼽힐 법한 '1960년대가 가기 전에 달에 사람을 보내겠다'는 뚜렷한 비전을 제시했습니다. 그리고 그 원대한 꿈은 1969년 7월 21일 닐 암스트롱(Neil Alden Armstrong)이 달에 발을 내딛으며 마침내 현실이 되었습니다.

We choose to go to the Moon,

우리는 달에 가기로 했습니다.

not because they are easy, but because they are hard;

쉽기 때문이 아니라 어렵기 때문입니다.

because that goal will serve to organize the best of our energies and skills,

그 목표는 우리가 가진 최고의 기술로 최선을 다하도록 만들 것이기 때문입니다.

because that challenge is one that we are willing to accept, one we are unwilling to postpone, and one we intend to win, and the others, too.

그 도전은 우리가 기꺼이 받아들여 결코 미루고 싶지 않은 것이며, 우리는 이번뿐 아니라 다른 도전에서도 승리하고자 하기 때문입니다.

③ 업(業)의 본질(本質)

i) 하버드 대표 교수의 조언

"People don't want to buy a quarter-inch drill, they want a quarter-inch hole."

– Theodore Levitt

<마케팅 근시안(Marketing Myopia)>[6]은 미국 하버드대에서 마케팅을 가르쳤던 테오도어 레빗이 1960년에 하버드 비즈니스 리뷰(Harvard Business Review, 이하 'HBR')라는 논문집에 기고한 14쪽짜리 논문입니다. 흔히 알다시피 근시안(近視眼)의 사전적 의미는 '시력이 약하여 가까운 데 있는 것은 잘 보아도 먼 데 있는 것은 잘 보지 못하는 눈'입니다. 이 논문에서 그가 가장 강조한 포인트는 위기에 봉착한 기업들이 자신들의 업(사업)의 정의를 잘못 내리고 있다는 점입니다.

6) 한 해 동안 HBR을 통해 발표된 논문들 중에서 가장 우수한 논문에게 수여되는 'HBR 맥켄지 상(HBR McKinsey Award)'를 1960년에 수상했습니다. 마케팅 학계에서 자주 회자되는 역사적인 수작으로 마케팅과 브랜드 관련 국내외 석학들(데이비드 아커, 케빈 레인 켈러, 필립 코틀러, 홍성태 등)에 의해 수차례 인용되었습니다.

그는 당시 성장이 둔화되거나 침체에 빠져 사양화되고 있던 사업으로서 식품점, 철도, 전력 등을 예로 들면서 이들 산업이 침체하고 있는 원인은 바로 마케팅에 있어 근시안적 사고를 갖고 고객지향주의를 채택하지 않은 데 있다고 주장했습니다. 즉, 고객 중심이 아니라 제품 중심으로 생각했기 때문에 위기를 자초했다는 것입니다. 다시 말해, 고객이 필요로 하고 원하는 제품과 서비스를 공급하지 않고 생산자 입장에서 자의적으로 또는 본인들에게 가장 익숙하고 편한 방식으로만 사업을 정의한 것이 성장 둔화와 사양화의 근본적인 원인이라는 이야기입니다. 이는 전략 시뮬레이션 게임인 <스타크래프트>에서 지도(map)의 특성과 상대방의 전략을 고려하지 않고 오로지 단 하나의 전략과 빌드 오더(build order:게임 상 건물을 짓는 순서-필자 주)만을 고집하는 것과 같습니다. 이런 방식과 태도를 취하면서 승리하길 바라는 것은 감나무 아래에서 감이 저절로 떨어지길 바라는 것과 다름없습니다. 사업을 정의할 때는 '기업과 제품' 차원에서뿐만 아니라 반드시 '시장과 고객' 차원에서 바라보는 지혜가 필요합니다.

레빗이 논문을 작성할 시점에 철도회사가 위기에 당면하고 있는 것은 그 사업을 '고객에게 빠르고 편리함을 제공하는 운송사업'으로 생각한 것이 아니라 단순히 '철길을 깔고 기차를 운영하는 철도사업'으로 생각해 버렸기 때문이라고 진단했습니다. 그 결과 운동 서비스의 잠재 고객들을 다른 대체 수단(특히 새로이 부상한 항공 산업)에 빼앗겨 버린 것이라고 그는 주장합니다. 승객들의 편의를 고려한다면 이용하기 편한 곳 또는 다른 교통수단과 연계가 편한 곳에 역을 건설해야 하지만 철도회사는 경쟁자이자 대체재인 항공 산업을 피하는데 급급해 공항에서 멀찌감치 떨어진 곳을 골라 신규 역을 건설했습니다. 그 결과 철도는 낙동강 오리알(또는 미시시피강 오리알)이 되었습니다.

이 논문이 발표된 이후 각 기업들은 사업의 본질을 검토하고 사업을 넓게 정의하게 되었으며, 오늘날 마케팅의 근간이자 주요개념이 된 '고객지향주의(customer orientation)'를 사실상 최초로 제시하고 있다는데 큰 의의가 있습니다. 다만 사업의 본질을 넓게 정의하는 것과 고객지향주의를 채택하는 것이 만병통치약은 아닙니다. 위 논문을 통한 레빗의 주장은 기본적인 마케팅 원리의 선언이기 때문에 앞서 언급한 사례에서 철도회사가 자사를 '고객에게 빠르고 편리함을 제공하는 운송회사'로 넓게 정의하는 행위만으로 성공을 장담할 수는 없습니다.

레빗은 기업인들의 네 가지 착오(착각)들로 인해 정상산업이 쇠퇴한다고 결론 내렸습니다. 첫째, 반드시 성장한다. 둘째, 대체품은 출현하지 않는다, 셋째, 대량생산은 절대적이다, 넷째, 생산원가는 반드시 낮아진다. 이는 우리 치의들에게도 시사하는 바가 결코 작지 않습니다. 초반의 작은 성공에 취해 무리한 확장을 감행하다 꼬꾸라지는 우(愚)를 범하지 않기를 진심으로 바랍니다.

ii) 우리 치과 컨셉 잡기

A. 본질의 발견

국내외 브랜드 전문가들이 브랜딩을 시작할 때 대부분 '업의 본질을 정의'하는 것을 그 출발점으로 삼습니다. 이는 앞서 언급한 테오도어 레빗의 영향입니다.

치과 브랜딩을 시작하면서 컨셉을 잡는 과정에서 최장순[7] 대표가 ≪본질의 발견≫에서 제안하는 두 가지 핵심질문이 아주 유용한 도구로 활용될 수 있습니다.

- 우리는 무엇을 하는 사람들인가?
- 우리의 고객은 어떤 사람들인가?

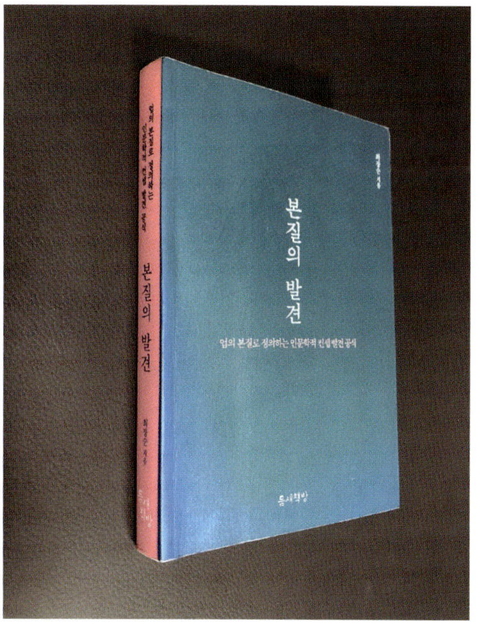

위 두 질문에 대한 답을 찾는 과정을 통해 "치과 의료업"의 본질을 정의할 수 있습니다. '치과 의료업의 본질을 정의해서 어디에 써먹을 수 있는데?'라는 의구심이 들 수 있습니다. 두 가지 핵심 질문을 던지고 이에 대한 해답을 찾는 과정을 통해 돋보기로 햇빛을 모으듯(손오공이 원기옥을 만들 듯) 핵심 역량을 목표 고객들에게만 집중할 수 있게 됩니다.

7) 최장순 대표는 현재 대한민국에서 가장 주목받는 브랜더(brander)이자 크리에이티브 디렉터입니다. 그는 브랜드 좀 한다는 또는 안다는 이들의 커뮤니티 비마이비(Be My B)에서 최근 발표한 주목할 만한 브랜드 관련 작가 12인 목록에 이름을 올렸습니다. 지금까지 출간된 그의 ≪본질의 발견≫, ≪기획자의 습관≫, ≪의미의 발견≫은 모두 베스트셀러 반열에 올랐습니다. 그는 지금까지 국내외 유명 기업들의 브랜드 전략 및 네이밍·디자인·스토리·인테리어·마케팅 업무를 성공적으로 이끌었습니다. 해당 기업들은 삼성전자, 현대자동차, LG전자, CJ, 구찌(GUCCI) 등입니다. 엘레멘트컴퍼니(LMNT COMPANY)를 창업하기 전에 브랜드앤컴퍼니에서 총괄 이사로 근무했습니다. 브랜드앤컴퍼니의 CEO는 이상민 대표입니다. 이 대표는 데이비드 아커(David A. Aaker), 케빈 레인 켈러(Kevin Lane Keller)의 대표작들을 우리말로 옮기며 브랜드를 우리나라에 처음으로 소개했습니다. 최장순 대표는 또 다른 베스트셀러 작가이자 스탠더드프로젝트(브랜드 컨설팅 전문회사)의 수장인 임태수 대표의 사수(브랜드앤컴퍼니 재직 시절)이기도 합니다.

B. 우리는 무엇을 하는 사람들인가?

통상 치과병의원 개설 전에 사업자등록증 발급 받는 것이 이제는 대세이자 트렌드다. 사업자등록 시 업태는 '의료업', 종목은 '치과'로 기재하여야 합니다.

'치과의사'의 사전적 정의는 '일정한 자격을 갖추고 이와 구강의 병을 전문적으로 치료하는 사람'입니다.

저는 '우리는 무엇을 하는 사람들인가?'라는 질문에 '굳건한 관계를 기반으로 환자에게 입, 턱, 얼굴 영역의 의료서비스를 제공하는 직군'이라 답하고자 합니다. 이는 학생 시절부터 선배들로부터 귀에 딱지가 앉을 정도로 들었던 '치과의사는 치아가 아니라 사람을 치료하는 직업이다'라는 말과 일맥상통(一脈相通)합니다. '굳건한 관계'의 의미와 영향력은 '우리의 고객은 어떤 사람들인가?'란 질문에 대한 답을 찾는 과정을 통해 더욱 더 쉽게 체감할 수 있습니다.

C. 우리의 고객은 어떤 사람들인가?

동양화의 화법 중 홍운탁월(烘雲托月)이라는 것이 있습니다. 화톳불 또는 횃불 홍(烘)이라는 글자를 사용합니다. 구름을 그리면 저절로 달이 드러난다는 의미입니다. 이 기법을 사용하면 달을 표현하기 위해 달을 인위적으로 그려 넣을 필요가 사라집니다. 같은 원리로 우리의 고객이 아닌 이들을 확정하면 우리의 고객들이 더욱 뚜렷하게 보입니다.

여기 어떠한 것을 소비하든지 가장 낮은 가격만을 고집하는 '최저가'라는 이름의 환자가 있습니다. 그는 최근에 현 시점에서 가장 낮은 진료비를 제안한 X치과에서 임플란트 수술을 받았습니다. 향후 다른 치아가 손상될 경우 그는 또 다시 X치과로 내원할까요? 답은 'NO'일 가능성이 높습니다. '최저가' 환자의 다음 임플란트 행선지는 수술 시점에서 최저가를 제시하는 치과일 것입니다. X치과가 아닌 또 다른 Y치과 또는 Z치과가 될 가능성이 농후합니다.

'가장 낮은 가격에만' 집착하는 환자들은 우리의 고객이 아닙니다. 이들은 더 예쁜 여자가 나타나면 지금의 여자친구를 갈아치우는 남자 혹은 돈이 더 많은 남자가 나타나면 지금의 남자친구를 갈아치우는 여자와 같습니다. 이들은 '가장 낮은 가격', '최저가'라는 목표만을 보고 맹목적으로 질주하는 경주마들과 진배없습니다. 본 지면을 통해 '의료서비스'와 공장에서 찍어대는 '공산품'의 차이를 설명하기에는 저자의 시간과 노력이 아까워 생략하겠습니다. 그 차이가 궁금한 독자들에게는 구글링을 권합니다. 이미 작성된 논리 정연한 글들을 확인할 수 있을 것입니다.

브랜드학의 아버지인 데이비드 아커에 따르면 브랜드 에쿼티(brand equity)는 브랜드 인지도(brand awareness), 브랜드 충성도(brand loyalty), 고객이 인식하는 제품의 질(perceived quality), 브랜드의 연상 이미지(associations), 특허와 등록상표 및 유통관계 등과 같은 독점적 브랜드 자산(앞서 말한 brand equity의 구성요소이자 하부항목이므로 반드시 구별 필요-저자 주) 등으로 구성되어 있습니다. 브랜드의 생명력을 유지함에 있어서 충성도는 핵심적인 요소이입니다. 충성도가 결여된 고객은 목표 고객, 유효 고객이 아니며 미래를 함께 할 고객이 될 수 없습니다.

우리의 고객은 '치과의료업의 가치를 인정하고 그에 합당한 대가를 지불할 의사가 있는 이들'입니다.

D. 결론: 치과의료업의 본질

위와 같은 과정을 통해 '치과의료업'의 본질을 '치과의료업의 가치를 인정하고 그에 합당한 대가를 지불할 의사가 있는 이들에게 굳건한 관계를 기반으로 입, 턱, 얼굴 영역의 의료서비스를 제공하는 산업'으로 규정할 수 있습니다.

각각의 치과만을 위한 차별화 방법, 마케팅 기법 등은 뒤에서 자세히 다룰 예정입니다.

05 치과 브랜딩 2 - 체험시키기

추천곡 Everglow - Coldplay

영감을 주는 한마디

"저희가 내린 결론은 '모든 사람을 만족시키려면 아무도 만족할 수 없고, 단 한 사람을 만족시키면 모두가 만족한다'입니다. 모두에게 맞추려고 하는 순간, 누구도 만족시킬 수 없을 거예요."

- 김봉진('배달의민족' 의장)

*** brain storming with hashtags**

#진실의순간 #MOT #MomentOftheTruth #스칸디나비아항공 #SAS #얀칼슨 #JanCarlzon #결정적순간15초 #하드웨어 #hardware #소프트웨어 #software #휴먼웨어 #humanware #고객여정지도 #customer #journey #map #환자경험 #PX #patient #experience #퍼스넬리티 #personality #내적성격 #페르소나 #persona #외적성격 #방탄소년단 #BTS #빌보드메인앨범차트 #빌보드200 #1위 #브랜딩 #branding #페르소나매니지먼트 #personamangament #현대카드 #CEO #정태영 #싱크로나이제이션 #synchronization #동기화

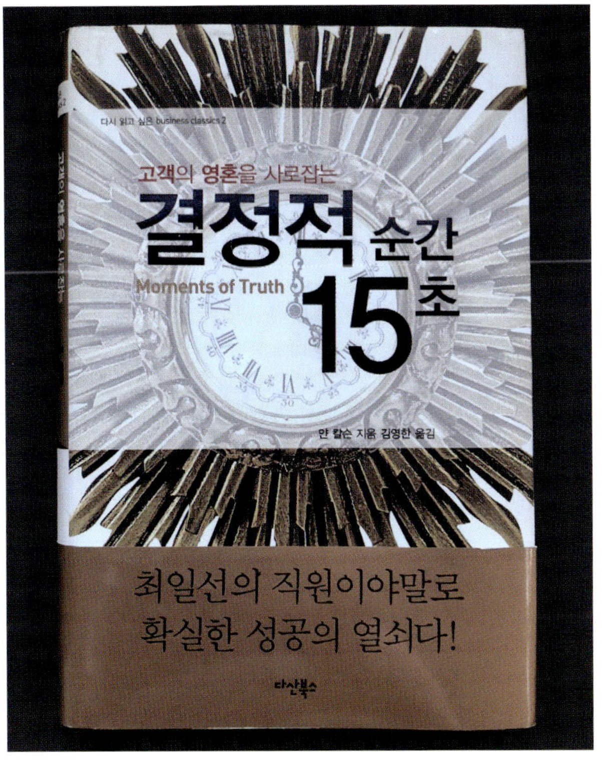

《결정적 순간 15초》, 다산북스, 2006
사진: 김병국

1) 진실의 순간

위기의 스칸디나비아항공

산업이 고도화됨에 따라 경쟁은 치열해지기 마련입니다. 1970년대 유럽 항공업계도 마찬가지였습니다. 1970년대 말의 스칸디나비아항공(SAS) 역시 치열한 경쟁 속에서 2년 동안 누적적자 3,000천만 달러를 기록하며 경영 악화를 경험하고 있었습니다. 이 때 구원투수로 등장한 이가 당시 39세의 지방 항공사 사장이던 얀 칼슨(Jan Carlzon)이었습니다. 칼슨이 사장이 되어 스칸디나비아항공의 체질을 개선시킨 지 불과 1년 만에 경영지표는 8,000천만 달러 흑자로 변모했습니다. 칼슨은 여러 인터뷰를 통해 절체절명의 회사를 구원한 비결을 '진실의 순간(MOT:Moments of Truth)'이라고 밝혔습니다. 그는 동명의 책[1]을 출간하기도 했습니다.

본래 'MOT'란 투우사가 소의 급소를 찌르는 순간을 의미합니다. 에스파냐(스페인)의 투우

1) 원제의 제목은 《Moments of Truth》, 한국어판의 제목은 《결정적 순간 15초》

용어인 '모멘트 드 라 베르다드(Moment De La Verdad)'를 영문으로 옮긴 모멘트 오브 트루스(Moment of Truth)의 머리글자를 모은 말입니다.

얀 칼슨은 스칸디나비아항공의 문제점을 파악하는 과정에서 항공기의 기종 및 상태, 정비시설, 사무실, 업무 수행 절차보다 고객들이 직접 대면하는 직원들을 통해 어떤 경험을 했는지가 기업의 이미지와 운명을 결정하는 결정적 요인이라는 사실을 깨닫습니다. 그렇기 때문에 고객에게 서비스를 제공하는 최전선에 근무하는 직원들이 응대의 짧은 순간에 최선을 다해 서비스를 받는 이들로 하여금 온 정성을 쏟았다는 기분이 들도록 해야 한다고 칼슨은 주장합니다. 즉, 그는 단 한 번의 불만족스러움으로 결국 전체 서비스에 대한 만족도를 0으로 만들어버린다는 '곱셈의 법칙(한 번의 잘못은 100-1=99가 아니고 100×0=0)'에 따라 고객과의 접점(touch point)에서 최상의 서비스를 제공할 것을 강조합니다.

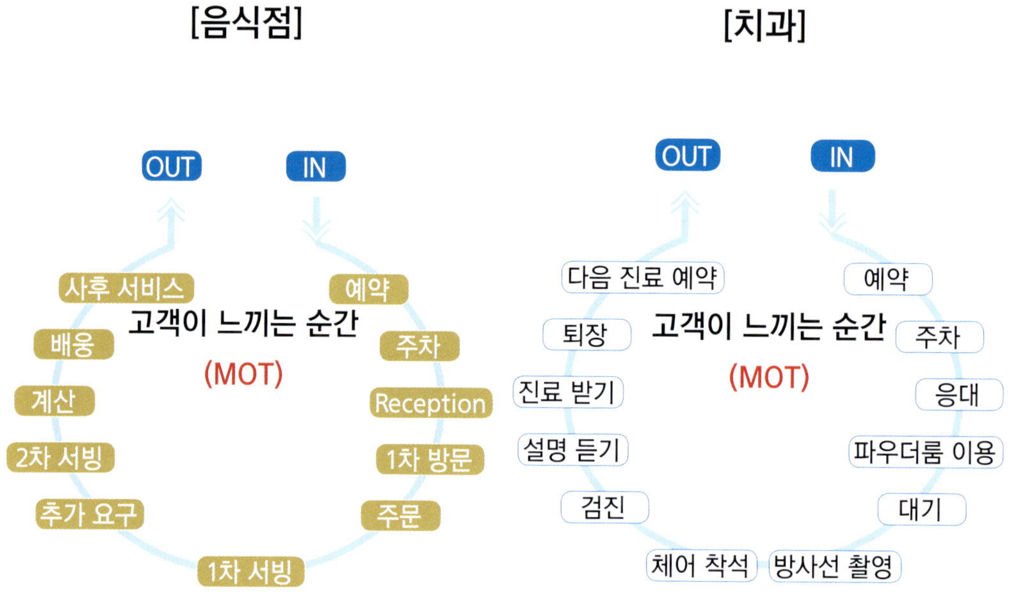

MOT의 3요소

MOT는 크게 하드웨어(hardware), 소프트웨어(software), 휴먼웨어(humanware)로 구성됩니다.

하드웨어에는 치과 접근 가능한 교통편, 주차시설, 건물과 치과의 청결도, 화장실 등 부대시설, 심미보철 등 진료의 결과물 등이 포함됩니다.

소프트웨어에는 치과 예약 및 접수 절차, 응대 순서, 불만 고객 처리 등의 절차와 시스템이 해당됩니다.

휴먼웨어는 고객이 느끼는 직원의 고객지향도를 의미합니다. 친절도, 용모, 표정, 억양, 자세, 태도, 의사소통의 원활함 등을 이야기합니다.

MOT의 설계·관리 원칙

MOT 사이클을 설계하고 관리함에 있어서 반드시 지켜야 하는 두 가지 원칙이 있습니다. '고객의 관점'과 '촘촘함'이 바로 그것들입니다.

첫째, 고객의 관점에 행해야 한다. 고객에게 서비스를 제공하는 과정은 며느리 입장에서 시어머님께 집안 살림을 검사받는 것이나 다름없습니다. 기업(생산자) 입장이 아니라 고객(소비자) 입장에서 눈높이를 높고 엄격하게 설정하고 MOT 사이클을 설계·관리해야 합니다. '내 눈에는 우리 집 냉장고가 깨끗하고 음식들도 잘 정리되어 있는데 시어머님은 왜 자꾸 뭐라고 하실까?'라고 생각할 수도 있습니다. 하지만 어차피 시어머님은 관 속에 들어가시기 전까지는 꾸준히 아들 집을 방문하실 것입니다. '고객은 논쟁할 상대가 아니다. 나는 아직까지 고객과 싸워서 이겨본 적이 없다. 이긴 것을 본 적도 없다.'는 서비스업계의 금언(金言)을 되새겨야 합니다. 시어머님만큼이나 날카로운 시선을 항시 유지하는 고객들의 관점에서 MOT 사이클을 설계하고 관리해야만 합니다.

둘째, 촘촘하게 해야 한다. 그야말로 물샐틈없이 꼼꼼하고 촘촘하게 MOT 사이클을 짜야합니다. 앞서 언급했듯이 요즘의 치과 고객들은 깐깐한 시어머님과 다름없습니다. 예약 시 전화응대가 늦다? 땡! 네이버톡톡 상담을 걸었는데 대답이 늦다? 땡! 주차시설이 없다? 땡! 주차관리인이 불친절하다? 땡! 데스크직원이 미소 짓지 않는다? 땡! 파우더룸의 페이퍼타월 디스펜서 위에 먼지가 수북하다? 땡! 호명 시 이름이 틀렸다? 땡! 땡땡땡! 고객은 마치 국내가수 슈프림 팀(Supreme Team)의 대표곡 <땡땡땡>처럼 여차하면 땡을 칠 준비를 하고 있는 엄격한 심사위원과도 같습니다. MOT

사이클의 처음부터 끝까지 '고객의 호감'이라는 물고기가 절대로 빠져나갈 수 없는 촘촘한 그물망을 짜야 합니다.

2) 고객여정지도

치의로서 환자가 불편감을 호소하는 치아를 면밀하게 검사하는 과정에서 파노라마, 치근단사진, CT, 전기치수검사기(EPT), 정량광형광기 등 다양한 도구를 활용합니다. 한 도수에서 미처 확인하지 못했던 문제점을 다른 도구를 통해 확인할 수 있는 경우가 있기 때문입니다. 이와 마찬가지로 앞서 살펴보았던 MOT 사이클 외에 고객여정지도를 환자 경험과 브랜드 체험을 설계·점검하는 도구로 활용할 수 있습니다.

고객여정지도(customer journey map)는 고객 입장에서 제품 또는 서비스를 이용 시 경험하게 되는 요소들을 시간 순서에 따라 나열하여 만드는 시각적인 도구입니다. 치의는 이 도구를 활용하여 의료소비자 입장에서 환자 경험(PX:patient experience)을 시뮬레이션해보고 수정·보완할 점들을 사전에 체크할 수 있습니다.

고객여정지도의 형식, 내용은 정해진 바가 없습니다. 그림, 활자(text), 조형물 등 각자가 편한 도구를 활용하여 단계 및 방식에 구애받지 않고 그릴 수 있습니다.

<치과 고객여정지도>

접점	준비		입장		의료 서비스				퇴장		반추
	생활장소	이동	들어감	접수·대기	방사선 촬영	검진	설명	진료	짐싸기	나오기	이동
사전 기대			향기 좋음	접수 직원 친절함			방사선 사진과 구강카메라 사진 보여주면서 설명해서 이해 잘 되었음	주사마취 전에 표면마취 해줘서 좋았음			서비스와 진료는 만족
또는					촬영시간 짧아서 좋음	바람불기 전 미리 이야기 해줘서 좋았음			파티션마다 옷걸이 있어 서 편안함	말하지 않아도 주차권 미리 챙겨줌	
사후 만족			인테리어 깔끔	소파 편안함				무통마취 주사기 사용해줘서 좋았음			직원들 상냥하고 예쁨
사전 염려	어느 치과 갈까?	주차장 여유 있을까?	음악 소리가 크고 내 취향이 아님	대기 환자 많아서 약속시간보다 늦게 진료 시작함			비싸지 않을까? 아프지 않을까?			기계식 주차라서 차 나올 때 까지 한참 기다림	원장 말투 로보트 같음
또는					납 방어복 안 입혀줌	치과의사 말투 딱딱함		주사마취 전에 미리 말하지 않고 찔러서 놀랐음	침 닦은 휴지 버릴 곳 한참 찾음		
사후 실망	예약은 잘 되나?	사람이 많지 않을까?		문진표 기입할 내용 많아서 번거로움							진료비 다소 비싼 편

3) 브랜드 페르소나 - 어떻게 보일 것인가?

호랑이 선생님과 멀티 페르소나

초·중·고교 시절을 돌이켜보면 어느 학교에나 소위 '호랑이 선생님'은 존재했습니다. 제가 고3이던 2000년 당시 순천고등학교 최고의 호랑이는 수학 담당 선종헌 선생님이었습니다. 당시 그 선생님의 유행어는 "그 실력 갖고 대학 갈 수 있을까?"였습니다. 그는 "수능 실패=입시학원 직행"이라는 등식을 강조하며 학생들의 공포심을 자극하여 공부를 하지 않을 수 없게끔 만드는 전형적인 카리스마형 교사였습니다. 그런 그를 고교 졸업 2년 후 순천의 명소인 죽도봉공원에서 만났습니다. 오랜만에 만나 뵌 선 선생님은 혼자가 아니었습니다. 사모님과 함께 산책을 나온 모습이었습니다. 교단의 호랑이는 온 데 간 데 없고 세상 다정한 사랑꾼이었습니다. '뭐지? 다른 사람인가? 아니면 다중인격자인가?'라고 당시의 저는 생각했습니다. 그 당시에는 퍼스낼리티와 페르소나라는 개념을 알지 못했으니까요.

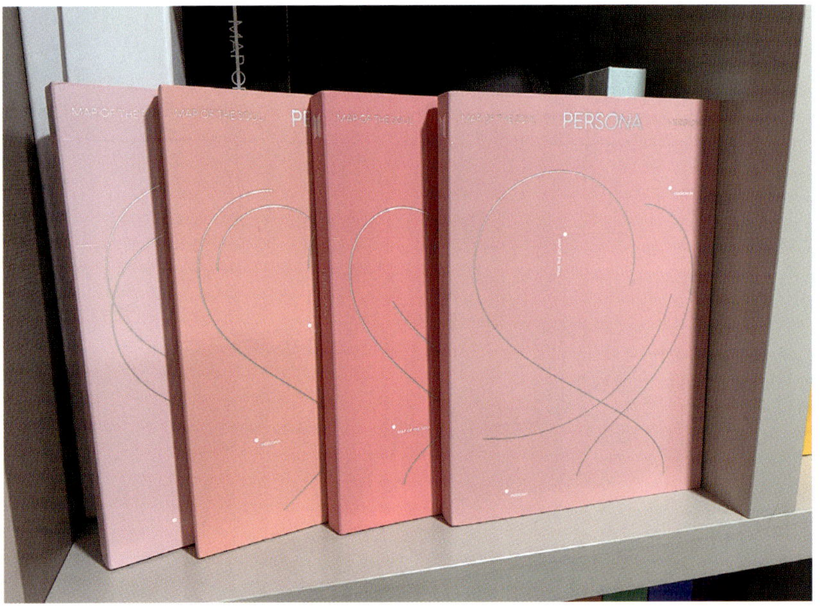

<방탄소년단(BTS)의 앨범, '맵 오브 더 솔: 페르소나(Map of the soul: Persona)'>
사진제공: 윤근화 님

퍼스넬리티와 페르소나

한국이 낳은 세계적 스타 그룹 '방탄소년단(이하 'BTS')'이 2019년 4월 미국 빌보드 메인 앨범 차트인 '빌보드200'에서 1위를 차지했습니다. BTS에게 통산 세 번째 차트 1위의 영애를 안긴 앨범의 제목은 바로 '맵 오브 더 솔: 페르소나(Map of the soul: Persona)'입니다.

퍼스넬리티(personality)란 개인이 가진 원래의 성격을 말합니다. 심리학에서는 이를 '내적 성격'이라고 합니다. 이에 반해 페르소나(persona)란 겉으로 표현되는 혹은 남들에게 보여 지는 모습을 말합니다. 심리학에서는 이를 '외적 성격'이라고 합니다.

페르소나는 본디 고대 그리스 가면극에서 배우들이 썼다가 벗었다가 하는 가면을 지칭합니다. 당시 사람들은 관객들의 이해를 돕기 위해 가면에 등장인물의 감정을 그려 넣었다고 합니다. 이후 페르소나라는 단어가 라틴어에 편입되면서 사람(person), 인격, 성격의 어원이 되었습니다. 바야흐로 "소셜 미디어 시대(social media era)"인 요즘에는 페르소나가 "이미지 관리를 위해 쓰는 가면"의 뜻으로 쓰입니다. 인스타그램 또는 페이스북 등을 통해 우리가 접하는 모습이 해당 계정(ID) 주인들의 페르소나입니다.

MBC 예능프로 <놀면 뭐하니?>를 통해 결성되었던 프로젝트 그룹 싹쓰리(SSAK3)가 페르소나의 전형적인 예입니다. '유두래곤'이 유재석, '린다G'가 이효리, '비룡'이 비(정지훈)임을 모르는 대한민국 국민은 없습니다. 다만 부(副) 캐릭터(소위 '부캐')를 활용한 역할놀이(role play)에 함께 어울려 장단을 맞춰주는 것뿐이죠. 대중들의 성원에 힘입어 싹쓰리는 2020년 가요차트를 싹쓸이했습니다.

브랜딩 = 페르소나 매니지먼트

자타가 공인하는 브랜딩 전문가인 현대카드 CEO 정태영 부회장2)은 유튜브 채널 '현대카드 DIVE'의 '오버 더 레코드(Over The Record)'라는 코너를 통해 "브랜딩이란 페르소나 매니지먼트다."라고 정의했습니다. 브랜드와 브랜딩이 추상적 개념인 탓에 그 정의가 전문가들마다 제 각각입니다. 이러한 현실을 고려했을 때 듣자마자 무릎을 탁 칠만큼 명쾌한 정 부회장의 브랜딩 정의를 통해 그의 통찰력(insight)을 엿볼 수 있습니다.

치과대학 재학 시절 한 여자 동기와 다른 남자 학우의 이미지에 대한 대화를 나눈 적이 있다.

"여자 동기들 사이에서 (홍)길동이 이미지 어때?"

"길동이? 전형적인 매너남이지. 말과 행동을 예쁘게 하잖아."

저는 속으로 크게 웃고 말았습니다. 길동이는 겉으로 드러나는 이미지와는 달리 남자들만 있는 자리에서는 입에 욕을 달고 살았습니다. 더 정확히 이야기하자면 입에서 나오는 말의 절반 이상이 욕이었습니다. 여자 동기의 말을 들으면서 '길동이가 평소에 이미지 관리를 참 잘 했구나'라는 생각을 했습니다. 브랜드와 브랜딩의 개념이 생경하던 시절에 우리가 말하던 '이미지 관리'가 결국 지

---

2) 국내 8개 카드회사 중 '만년 꼴찌'로 치부되던 현대카드를 3위까지 끌어올린 인물입니다. 2022년 누적 이용 금액 기준 개인 신용카드 점유율은 신한카드(19.6%), 삼성카드(17.8%), 현대카드(16.0%), KB국민카드(15.4%), 롯데카드(9.0%) 순입니다.
종로학원 설립자인 정경진 씨의 장남으로 태어나 현대자동차그룹 정몽구 회장의 차녀와 혼인했습니다. 이후 종로학원이 아닌 현대종합상사, 현대정공, 현대모비스, 기아차, 현대캐피탈, 현대카드 등 현대가(家)에서 커리어를 쌓았습니다. 지난 2022년 12월 30일에는 서울 중구 명동성당에서 여자골프 세계 1위이자 뉴질랜드 교포인 리디아 고를 며느리로 맞이하며 '리디아 고의 시아버지'라는 타이틀을 추가했습니다.
정태영 부회장이 CEO로 부임한 이후 현대카드는 "21세기 대표 밴드", "현존 최고 밴드"라는 수식어를 가진 콜드플레이(Coldplay)뿐 아니라 폴 메카트니(Paul McCartney)의 첫 내한공연 등 여러 문화행사들을 성사시키며 '카드회사 같지 않은 카드회사, 카드회사 위의 카드회사'로 소비자들의 뇌리에 자리(positioning) 잡았습니다. 현재 대한민국의 카드회사는 현대카드와 기타 등등으로 분류된다고 해도 과언이 아닙니다.
현대카드의 탁월한 브랜딩 능력은 PLCC(private label credit card, 상업자 표시 신용카드)와 관련하여 그 진가를 발휘합니다. 현재 가장 적극적으로 PLCC를 발급을 하고 있는 카드사는 현대카드입니다. 2015년 '이마트'를 시작으로 '쏘카', '배달의민족', '스타벅스', '대한항공', '기아차', 'GS칼텍스', 'SSG.COM', '코스트코', '현대차', '이베이 스마일카드', '네이버페이', '무신사' 등과 손을 잡고 PLCC를 발급하고 있습니다.
현대카드는 최근에 코스트코, 아메리칸 익스프레스(아멕스)에 이어 애플(애플페이)과의 협업까지 성사시키며 다시금 카드업계의 블루칩으로 떠올랐습니다. 정태영 부회장과 현대카드의 이러한 행보는 성장 한계에 도달한 카드업계에 큰 파장을 일으킬 것으로 예견되고 있습니다. 카드업계 한 관계자는 "카드업계 내에서는 타 회사를 인수‧합병(M&A, mergers and acquisitions)하지 않는 한 시장점유율 변화가 없을 것이라는 믿음이 있다. 하지만 현재 현대카드가 보이는 광폭행보라면 시장점유율 변동을 유발할수도 있을 것 같다. 이런 상황에서 현대카드가 꺼낸 애플페이라는 회심의 카드가 어떻게 작용할지 업계 전체가 주목하고 있다"고 말했습니다.

금의 '페르소나 매니지먼트'와 동의어임을 이제야 깨닫습니다. 즉, '브랜딩 = 페르소나 매니지먼트 = 이미지 관리'라는 등식이 성립합니다.

"오직 어리적인 사람들이 겉모습으로 판단하지 말라고 한다. 이 세상의 진정한 신비함은 안 보이는 것이 아니라 보이는 것에 있다."라는 명언이 있습니다. 제 뇌에서 나온 말이 아닙니다. 유명 작가 오스카 와일드(Oscar Wilde)가 남긴 말입니다.

자동차 산업만 들여다보더라도 페르소나 매니지먼트의 중요성을 실감할 수 있습니다. 볼보로부터 '안전(safety)'이라는 페르소나를 강탈해갈 수 있는 브랜드는 존재하지 않습니다. 동일한 맥락으로 일본의 렉서스가 독일의 벤츠보다 고급스러운 브랜드로 인식될 여지는 거의 없습니다.[3)] 이는 볼보와 벤츠가 긴 세월 동안 꾸준히 브랜딩, 즉 페르소나 매니지먼트를 잘 해 온 결과입니다.

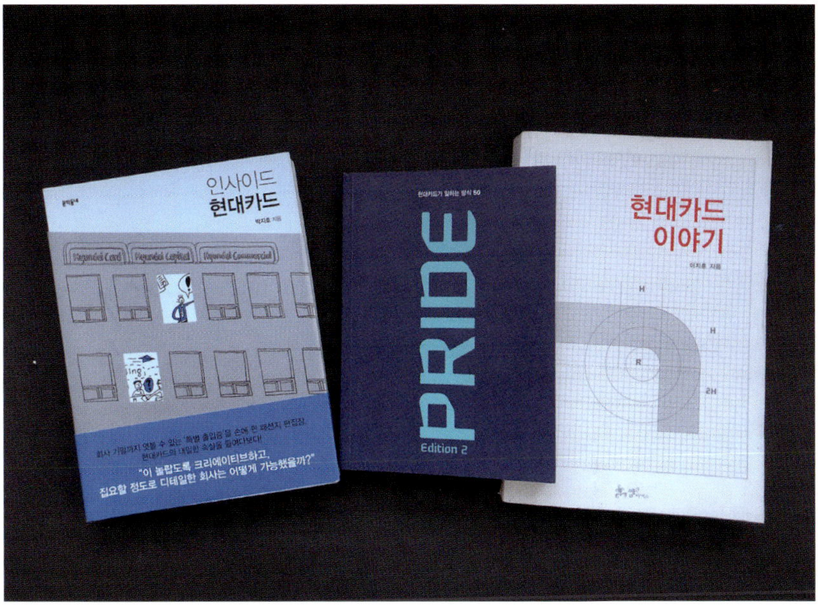

<현대카드 관련 서적들>
사진: 김병국

3) 이는 저자의 사견이 아닙니다. 한 자동차 전문가는 "렉서스가 벤츠에 비해 성능 측면에서 뒤쳐진다고 생각하지 않는다. 두 브랜드가 차이를 보이는 영역은 성능이 아니라 소비자의 인식이다. 벤츠가 품격, 럭셔리, 우아함, 명품이라는 이미지를 가진 반면 렉서스는 그러한 이미지들을 갖지 못하고 단지 '성능 좋은 일본차'로만 인식되고 있다. 이는 수 십 년에 걸친 브랜딩의 결과이며 이 차이가 좁혀질 가능성은 높지 않다."라고 자신의 견해를 밝혔습니다.

» 현대카드가 알려주는 브랜딩 잘하는 비법 – 싱크로나이제이션 (synchronization)

synchronization

1 동시에 하기, 시계를 맞추기.

2 (영화의) 화면과 음향의 일치, 동시 녹음, 동기화(同期化).

만약 당신이 아이폰 사용라면 '동기화'라는 단어가 익숙할 겁니다. 오래된 아이폰을 새로 출시된 아이폰으로 교체하는 경우, 아이튠즈(iTunes)라는 프로그램을 활용하면 환경설정과 정보들을 동일하게 설정할 수 있습니다. 이러한 과정이 바로 '동기화(synchronization)'입니다.

앞서 언급한 유튜브 영상을 통해 정태영 부회장은 다음과 같이 말했습니다(이는 '브랜딩을 잘하는 비법'이므로 반드시 기억하기 바랍니다).

"바깥에서 저 보고 '현대카드는 왜 이렇게 브랜딩을 잘해? 너희들은 좀 창의적인가 봐?' 그런 얘기를 할 때 제가 '우리는 한국에서 제일 창의적인 게 아니라 한국에서 아마 싱크로나이제이션이 제일 센 회사일거야'라고 얘기를 합니다."

미션, 비전, 네이밍, BI(brand identity), 로고, 컬러, 심벌, 슬로건, 글자체(폰트) 등 '브랜드와 관련된 모든 요소들을 일관성 있게 관리하는 것'이 바로 정 부회장이 말하는 '싱크로나이제이션'입니다. 돋보기로 햇빛을 모아 종이에 불을 붙이는 장면처럼 앞서 나열한 요소들이 하나로 응집될 때 비로소 완성도 높은 브랜딩이 가능합니다.

"최첨단 의료"를 표방하면서 수 십 년 전부터 사용되던 술식과 재료를 사용하는 치과, "최고급 명품 치과"라고 홍보하면서 실제로는 가격과 품질이 낮은 재료들만 골라 쓰는 치과, "전에 없던 새로운 치과 문화"를 선전하면서 "전부터 있던 그저 그런 치과 문화"를 답습하는 치과 등의 브랜딩이 잘 될 리 만무합니다.

치과 브랜딩을 잘 하고 싶다면 반드시 기억하세요! Synchronization!

06 친환경 범죄자와 차별화

추천곡 The Impossible Dream - Andy Williams

영감을 주는 한마디

"경쟁사보다 더 잘 만드는 걸로는 충분하지 않다. 다르게 만들 궁리를 하라*(Better is not enough. Try to be different).*"

- 스티브 잡스(Steve Jobs)

***brain storming with hashtags**

#토요타 #toyota #프리우스 #prius #하이브리드 #단일방식 #hybrid #only #쓰리데이즈 #TheNextThreeDays #차별화 #differentiation #포지셔닝 #positioning #빅3법칙 #TheRuleOfThree #잭디시세스 #JagdishSheth #라젠드라시소디어 #RajendraSisodia #제너럴리스트 #generalists #스페셜리스트 #specialists #실패자 #패배자 #losers #하이데거 #Heidegger #언어는존재의집이다 #리비히 #Liebig #최소량의법칙 #차별화의양면 #실질적 #substantial #명불허전 #名不虛傳 #인식적 #관념적 #perceptual #망한차별화 #뉴코크 #NewCoke #차별화를위한핵심포인트 #핵심기능 #개선 #improvement #불편해소 #새로만듦 #에이드리언슬라이워츠키 #AdrianSlywotzky #디맨드 #Demand #헤슬 #hassle

---

친환경 범죄자와 차별화

토요타(Toyota) 프리우스(Prius) 자동차가 우리의 눈앞을 지나가고 있다고 함께 상상해봅시다. 이 프리우스의 연료는 휘발유(가솔린)일까요? 경유(디젤)일까요? 아니면 하이브리드(hybrid)일까요? 정답은 명확합니다. 하이브리드 입니다. 토요타는 프리우스 모델을 하이브리드 타입으로만(단일 방식만) 양산합니다. 우리 눈앞에 보이는 프리우스는 모두 휘발유와 전기를 함께 연료로 하는 하이브리드 방식으로 구동됩니다. 즉, 세상을 돌아다니는 프리우스는 모두 하이브리드 타입인 것 입니다. 프리우스를 세상에 선보이던 그 순간, 토요타는 하이브리드에 진심이었습니다. 환언하자면 토요타는 프리우스를 '하이브리드 차량의 대명사'로 만들고자 하는 강한 열망을 가지고 있었고 그 꿈은 현실이 되었습니다. 한국에서 2010년 개봉한 영화 <쓰리 데이즈(The Next Three Days)>에서 주인공 '존(러셀 크로우)'이 프리우스를 타고 도주하는 장면을 CCTV로 목격한 한 경찰이 뱉은 한 마디가 아직도 제 뇌에 또렷하게 새겨져 있습니다.

"프리우스? 뭐야? 친환경 범죄자야?"

프리우스가 '하이브리드 단일 타입 제작'이라는 '차별화(differentiation)'를 통해 '친환경 자동차'로 소비자들의 뇌리에 '포지셔닝(positioning)'했음을 극명하게 보여주는 대목입니다.

빅3법칙

비단 치과뿐만 아니라 모든 산업 영역은 진화함에 따라 소속 기업들이 세 그룹으로 재편되는 양상을 보입니다. 1998년 당시 SK텔레콤(011), KTF(016), 신세기통신(017), 한솔텔레콤(018), LG텔레콤(019) 등 여러 경쟁 업체들이 난립하던 이동통신시장의 경우 현재는 SK텔레콤, KT(KTF의 후신), LG텔레콤이라는 빅3가 겨루는 형국으로 교통 정리되었습니다. 잭디시 세스(Jagdish N. Sheth)와 라젠드라 시소디어(Rajendra Sisodia)는 그들이 공저한 책 ≪빅3 법칙(The Rule of Three)≫을 통해 '시장이 고도화됨에 따라 그 안의 기업들은 셋으로 나뉜다'는 견해를 피력했습니다. 미국 자동차 시장의 빅3는 제너럴모터스(GM), 포드, 크라이슬러입니다. 미국 방송업계의 빅3는 NBC, ABC, CBS입니다. 글로벌 스포츠 브랜드 빅3는 나이키, 아디다스 언더아머입니다. 한국으로 눈을 돌려도 빅3의 예는 무수히 많습니다. 한국 방송국 빅3는 KBS, MBC, SBS입니다. 한국 명문대 빅3는 서울대, 연세대, 고려대입니다. 한국 햄버거 시장의 빅3는 롯데리아, 맥도날드, 버거킹입니다. 참고로 한국은 맥도날드가 시장 점유율 1위를 차지하지 못한 유이(唯二)한 시장입니다. 세계 햄버거 시장의 절대강자 맥도날드가 한국에서는 롯데리아, 필리핀에서는 졸리비(Jollibee)에 밀려 체면을 구기고 있습니다.

거의 모든 영역에서 무한 경쟁이 일상화됨에 따라 기업가(CEO)에게 차별화는 이제 '선택이 아닌 필수' 과업이 되었습니다. 치과 원장 역시 이러한 책무로부터 자유롭지 못합니다. 앞서 언급했던 스페셜리스트는 전문의가 아니라 '경쟁자들로부터 확연히 구별되는 무기를 가진 사람 또는 기업'으로 해석하는 편이 옳습니다.

차별화라는 용어로부터 발생하는 아쉬움

독일의 철학자 마르틴 하이데거(Martin Heidegger)는 "언어는 존재의 집이다"라는 말을 남겼다. 그의 명언처럼 언어는 사고의 틀 입니다. 이런 측면을 고려했을 때 '차별화(差別化)'라는 단어는 볼 때마다 아쉬운 뒷맛을 남깁니다. 경영학에 몸담고 있는 이들은 'differentiation'를 국내에 도입하는 과정에서 '차별화'라고 명명함으로써 '차별(discrimination, 差別)'을 연상시킴과 동시에 차별화의 본래 의미 파악을 방해하는 과오(過誤)를 저질렀습니다.

차별화의 본래 의미는 다음과 같습니다. 차별화는 '경쟁자들과 확연히 구별되는 차이를 만드는 것' 입니다. 다시 말해 차별화는 'be different' 또는 'make a difference'로 이해하는 편이 옳습니다.

차별화의 출발점

식물의 정상적인 성장을 위해서는 탄소, 수소, 아연, 칼슘, 칼륨, 질소, 인, 황, 철분, 마그네슘 등 10여 가지 원소가 반드시 필요합니다. 만약 하나라도 부족하거나 결핍된다면 다른 원소들이 아무리 충분히 공급되더라도 식물이 제대로 성장할 수 없습니다. 즉, 식물의 성장은 결핍된 원소의 양에 달려 있습니다. 이것이 바로 독일의 식물학자 유스투스 폰 리비히(Justus von Liebig)가 주장한 '최소량의 법칙(Liebig's Law of Minimum)' 입니다. 리비히는 이 법칙을 길쭉한 나무판자를 붙여서 만든 물통에 빗대어 설명했습니다. 통에 물을 채울 때 아무리 다른 판자들의 높이가 정상적이더라도 판자 하나(또는 일부)의 높이가 비정상적으로 낮다면 그곳으로 물이 유출되고 맙니다. 해당 식물의 정상적인 성장은 영양소의 총량이 아니라 최소량 요소에 의하여 결정됩니다.

대학 응시 과정을 생각해보면 '최소량의 법칙'이 더욱 더 피부에 와 닿습니다. 서울대학교 의과대학 의예과에 지원을 희망하는 이요원이라는 학생이 있다고 합시다. 이 학생의 수능 성적이 학교 측에서 제시하는 최저학력기준에 미치지 못한다면 합격은커녕 원서를 내는 일조차 허락되지 않습니다. 이 학생이 재수를 원치 않는다면 본인의 수능성적과 그에 걸맞은 최저학력기준을 제시한 학교 및 학과에 응시하는 수밖에 없습니다.

치과라는 의료 서비스 역시 마찬가지입니다. 환자의 불만이 발생할 가능성이 가장 높은 영역은 치과 병의원의 업무 수행 능력이 가장 떨어지는 영역과 일치합니다. 치의는 이러한 부분을 보완하기 위해 끊임없이 노력해야 합니다[1].

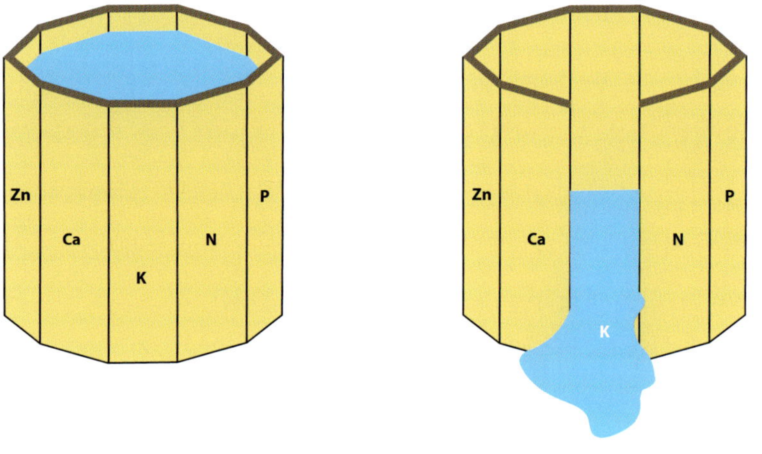

<리비히의 최소량의 법칙>

차별화의 양면(兩面)

차별화에는 양면이 존재합니다. 실질적(substantial) 측면과 인식적·관념적(perceptual) 측면이 바로 그것들입니다.

실질적 차별화는 재화 및 서비스 차원에서 경쟁자들에 비해 우위를 점하는 것입니다. 자동차 브랜드 중 안전의 대명사인 볼보의 차량들은 실제 '스몰 오버랩 충돌 테스트(Small overlap test)'에서 굉장히 우수한 결과를 보여줍니다. 안전을 위한 볼보의 노력은 어제 오늘의 일이 아닙니다. 볼

1) 하악 총의치(전체틀니)와 같이 어떤 치의가 수행하더라도 환자의 만족을 이끌어내기 어려운 과업(assignment)의 경우 임플란트 오버덴쳐, IARPD(implant aided removable partial denture) 등 유리한 형태로 변용하거나 과감히 상급의료기관으로 의뢰하기를 추천한다. 늘 강조하지만 '선택과 집중'은 중요하고 유용한 경영전략입니다.

보는 1959년에 3점식 안전벨트를 세계 최소로 고안하여 특허를 등록했습니다. 이후 볼보는 전 인류의 안전을 위해 모든 자동차 브랜드들에게 특허를 개방했습니다. 1978년 내장형 어린이 안전쿠션, 1991년 측면 보호 시스템과 2002년 전복방지 시스템 등 요즘 일반적이면서도 대표적인 안전장치들은 모두 볼보의 발명품들입니다. 최근에 개발된 사각지대 정보시스템(2004년), 시티 세이프티(2009년), 보행자 추돌 방지 시스템(2010년), 보행자 에어백(2012년) 역시 세계 최초로 볼보자동차가 개발한 안전시스템입니다. 명성이나 명예는 헛되어 전해지는 것이 아니라 그만한 까닭이 있어서 전해지기 마련입니다(名不虛傳). 치과 영역에서의 실질적 차별화 역시 동일한 맥락에서 이해할 수 있습니다. 다른 치의, 다른 치과에 비해 특정 분야에서 우수한 실력을 갖추는 것이 실질적 차별화의 전제 조건이자 시발점(始發點)입니다. 기본도 갖추지 못하면서 단순히 대대적인 광고, PR(홍보), 선전 등을 통해 인식적·관념적 차별화를 노리는 것은 중심도 잡지 못하면서 자전거 대회에서 우승할 욕심을 부리는 것이나 마찬가지입니다.

인식적·관념적 차별화는 고객들의 인식 속에 '다름'을 인식시키는 것입니다. 차별화의 최종 목표는 포지셔닝이다. 고객의 인식 속에서 특정 카테고리의 1등, 절대강자, 첫 번째 선택으로 자리매김하는 것이다. 뒤집어 이야기하자면 포지셔닝을 위한 결정적 수단이자 무기가 바로 차별화입니다.

인식적·관념적 차별화를 위해 반드시 유념해야할 것들은 다음과 같습니다.

첫째, 한 가지만 강조해야 합니다. 성공하고픈 열망이 큰 기업가 또는 원장일수록 조급한 마음 탓에 이것저것 여러 가지를 잘한다고 광고, 홍보하는 실수를 저지르기 십상입니다. 이는 명백히 잘못된 전략으로 밝혀진지 오래 되었습니다. 고객들은 절대로 한 기업 또는 치과와 두 개의 키워드를 연결 짓지 못합니다. 즉, 고객들은 한 가지밖에 기억하지 못합니다. 이런 상황에서 두 개 이상의 특성을 광고, 홍보하는 것은 아무것도 하지 않는 것과 같은 결과를 초래합니다.

둘째, 지속적으로 꾸준히 알린다. 고객들의 인식 속에 자리 잡기 위해서는 적지 않는 시간과 노력이 필요합니다. 동해물과 백두산이 마르고 닳도록 알리고 또 알려야 합니다.

셋째, 성공한 인식적·관념적 차별화의 방향을 함부로 바꿔서는 안 됩니다. 인식적·관념적 차별화에 성공하여 고객들의 뇌리에 연착륙(=포지셔닝 성공)한 다음 얼마 지나지 않아 다른 키워드 또는 카테고리로 차별화를 시도하는 실수를 범하는 기업 또는 치과들이 적지 않습니다. 이는 절대로 해서는 안 될 일입니다. 왕좌 또는 미녀의 옆자리의 경우 이를 호시탐탐 노리는 경쟁자들이 상시 존재합니다. 실제로 미국 광고계에는 이런 우스갯소리가 있습니다. "광고회사에서 실제로 광고의 제작 및 송출에 기여하는 인력은 10%에 불과하다. 나머지 90%는 성공한 광고를 바꾸려는 광고주를 말리는 작업에 투입된다."

꼬리에 꼬리를 무는 이야기

» 망한 차별화의 대명사 뉴 코크

1985년에 잠깐 세상에 나타났다가 재빠르게 사라져버린 '뉴 코크(New Coke)'는 망한 차별화의 대표적인 예시입니다. 뉴 코크는 코카콜라가 자사의 최고 인기 제품인 '코카콜라'를 새로운 제조법으로 만들어서 출시한 제품입니다.

사실 뉴 코크는 비공식 명칭입니다. 코카콜라 측은 1990년에 구별을 용이하게 하기 위해 뉴 코크를 공식적으로 '코크 II'로 명명할 것으로 공표했다. 뉴 코크 출시 전 상황을 잠시 살펴봅시다. 제2차 세계 대전 이후 코카콜라는 승승장구했습니다. 미국 콜라 시장의 60% 이상을 점유했습니다. 하지만 이후 펩시의 무서운 추격으로 인해 1983년 시장점유율이 24%까지 추락하는 수모를 겪게 됩니다. 이를 극복하기 위해 코카콜라는 신제품 개발에 착수합니다. 이름하여 '프로젝트 캔자스(Project Kansas)'. 신제품 개발팀은 블라인드 테스트, 설문(survey) 조사, 포커스 그룹 연구(focus group study) 등을 통해 기존의 코카콜라와 펩시보다 더 달콤한 콜라가 고객들에게 선호된다는 결과를 얻게 됩니다.

1985년 4월 23일, 코카콜라의 명운(命運)을 건 신제품이 출시됩니다. 출시되자마자 반응은 가히 폭발적이었습니다. 안 좋은 쪽으로! 분노와 불만을 제기하는 4만 건의 전화와 편지가 회사로 쇄도했습니다. 결국 뉴 코크 출시 79일 만에 코카콜라 회사는 백기를 들었다. 1985년 7월 11일, 코카콜라 측은 다시 기존 방식(original formula)에 따라 콜라를 만들 것을 발표하기에 이르렀습니다.

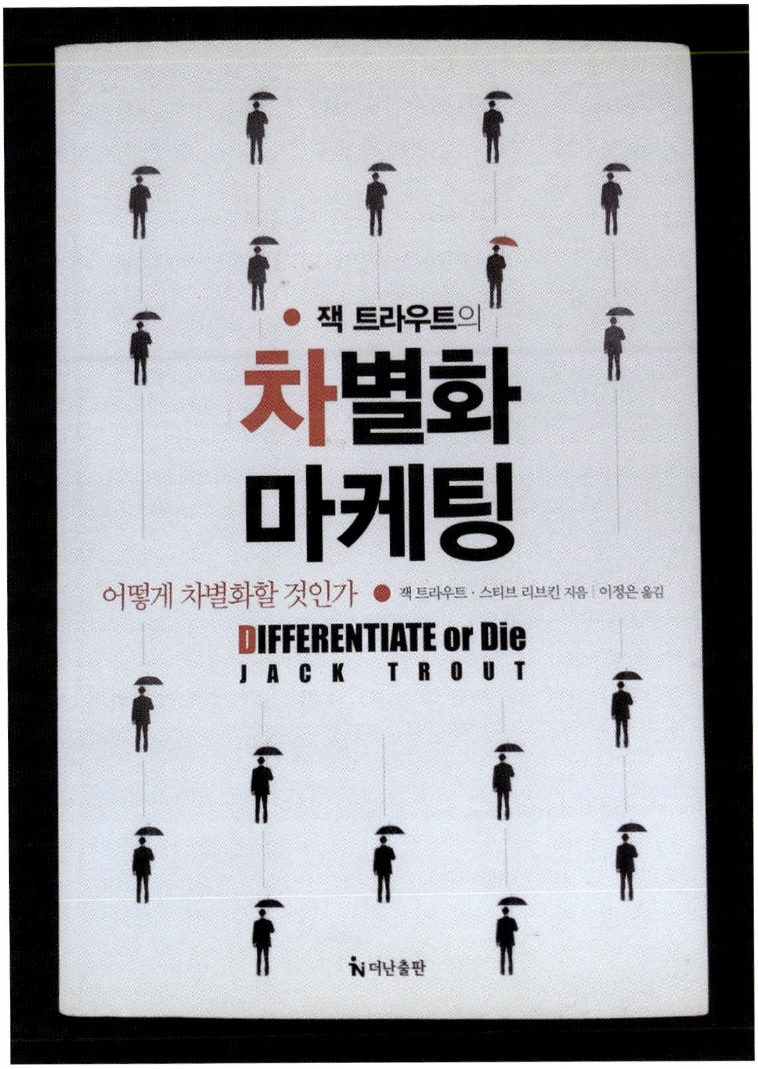

<잭 트라우트와 스티브 리브킨은 ≪Differentiate or Die≫라는 살벌한 제목을 통해 대중들에게 차별화의 중요성을 강조합니다.>

차별화를 위한 핵심 포인트

차별화를 위한 핵심 포인트 세 가지는 다음과 같습니다.

첫째, 차별화는 제품(재화 또는 서비스)의 핵심기능과 연관된 것이어야 합니다. 몇 해 전 한 기업이 힘을 주면 휘는 휴대전화를 출시한 적이 있습니다. 시장의 반응은 싸늘했습니다. 휴대전화의 핵심기능과 동떨어진 차별화 또는 업그레이드였기 때문입니다. 치과 역시 마찬가지 입니다. 치과 대기실에 수천만 원짜리 그림을 전시하는 것, 원장이 산타클로스 복장을 하고 진료하는 것 등은 잘못된 차별화의 전형적인 예 입니다. 치과의 핵심기능과 동떨어진 차별화는 차별화가 아닙니다. 마케팅학에서 성공을 위해 강조되는 통제 가능한 전술(tactic)인 '마케팅 믹스(marketing mix)'는 차별화 포인트를 찾는 실마리를 제공합니다. 4P(product · price · place · promotion) 또는 7P(4P+people · process · physical evidence)로 대변되는 마케팅 믹스의 구성요소 하나하나 속에 차별화할 수 있는 부분들이 존재합니다. 치과의 제품(product)인 치과 의료 서비스만 보더라도 현존하는 8개 분과로 세분하여 치의 각자에게 가장 유리한 차별화 포인트를 찾아낼 수 있습니다. 예를 들어 '사랑니 발치'의 경우 도포마취, 무통마취(전용 기계 활용), 주사마취를 순차적으로 적용함으로써 환자에게 소구(訴求, appeal)할 수 있습니다.

둘째, 차별화는 개선(improvement)의 과정이어야만 합니다. 개원을 앞두고 "나는 가격으로 차별화할거야. 임플란트 수가를 1개당 1천만으로 설정할거야. 그럼 가격 차별화가 되겠지?"라고 말하는 치의를 보았습니다. '차별화에 대해 무지하게 무지(無知)하다'는 인상을 받았습니다. 소비자 입장(관점)에서 효용(utility), 편익(benefit)을 감소시키는 것은 절대 차별화가 아닙니다. 반대로 소비자 입장에서 효용, 편익을 증대시켜주는 것이 차별화입니다. 준거가격(reference price)보다 현저히 비싼 제품은 외면받기 마련이며 빠른 속도로 시장에서 사라질 것입니다. 예를 들어 '욕쟁이 치과의사', '반바지를 입고 진료하는 치과의사' 역시 차별화 사례가 될 수 없음은 당연지사(當然之事) 입니다.

셋째, 차별화는 불편을 해소하거나 없던 것을 새로 만드는 방식으로도 가능합니다. 소비자들은 제품(재화 또는 서비스)을 소비하는 과정 중에 불편함, 복잡함, 불안감 등을 종종 경험하게 됩니다. 에이드리언 슬라이워츠키(Adrian Slywotzky)는 본인의 저서인 ≪디맨드(Demand)≫에서 이러한 성가신 것들 또는 귀찮은 것들을 '헤슬(hassle)'이라고 칭했습니다. 그의 견해에 따르면 생산자들이 이런 헤슬들을 찾아 해소하려고 노력하는 과정 중에서 소비자들이 갈망하는 기능을 발견할 수 있으며 이는 차별화로 연결됩니다. 예를 들어 치과공포증(dental phobia)을 가진 환자에게 진정요법

(sedation)을 병용한 진료를 제공하는 것은 훌륭한 차별화 사례입니다. 바깥쪽(협측)에서 교정 장치가 훤히 보이는 치료만이 시행되던 시기에 설측 교정, 투명 교정을 국내에 도입한 치의들은 차별화의 선구자들입니다.

경영의 구루(guru) 피터 드러커(Peter Drucker), 마케팅의 아버지 필립 코틀러(Philip Kotler), 브랜드학의 창시자 데이비드 아커(David A. Aaker) 등이 입을 모아 강조하는 성공의 필수요소가 있습니다. 차별화가 바로 그것입니다. 차별화가 중요한 이유는 이를 통해 고객들의 뇌리에 강력하게 자리 잡을 수 있기 때문입니다. 다시 말해 차별화는 포지셔닝을 위한 가장 강력한 도구이자 수단입니다. 지금 이 순간 당신은 소비자들에게 어떤 방식으로 차별화하고 있습니까?

07 인터널 브랜딩과 치과

추천곡 Boogie Woogie - CRAVITY

영감을 주는 한마디

"내가 원하지 않는 바를 남에게 행하지 말라."

- 공자(孔子)

* brain storming with hashtags

#내부 #internal #외부 #external #인터널브랜딩 #목적 #goal #업의본질 #체화 #내재화 #아이덴티티 #identity #팬 #fan #홍보대사 #ambassador #마케팅채널 #marketingchannel #공자 #孔子 #논어 #論語 #기소불욕물시어인 #己所不欲勿施於人 #도구 #tool #보상 #reward #의의 #지향점

1) 인터널 브랜딩이란?

앞서 우리는 '브랜딩'이 '브랜드 컨셉(concept)을 관리하는 과정' 또는 '페르소나 매니지먼트'라는 것을 함께 공부했습니다. 앞에 아무런 수식어가 없는 브랜딩은 모두 '외부 브랜딩(external branding)'이라고 봐도 무방합니다. 외부 브랜딩은 브랜드의 외부에 존재하는 고객들을 대상으로 하는 활동입니다. 이에 반해 최근에 세인(世人)들의 많은 관심을 받고 있는 '내부 브랜딩(internal branding)'은 브랜드의 내부에 존재하는 조직 구성원들을 대상으로 하는 활동입니다.

2) 인터널 브랜딩의 목적[1] (目的, goal)

인터널 브랜딩의 목적은 크게 두 가지입니다.

첫째, 업의 본질을 구성원들에게 체화 또는 내재화시키는 것입니다. 이 과정을 통해 조직과 구성원 모두가 함께 추구해야할 목적(사명)를 뚜렷하게 한 다음 이를 달성하기 위해 전력을 다하는 시내 분위기를 조성할 수 있습니다. 이 때 브랜드가 지향하는 바, 브랜드 스스로가 추구하는 모습을 '브랜드 아이덴티티(brand identity)'라고 합니다.

둘째, 구성원들을 브랜드의 팬으로 만드는 것입니다. 이렇게만 된다면 여러 가지 반사이익이 발생합니다. 일단 더 좋은 결과물(재화 또는 서비스)을 생산하기 위해 조직이나 CEO가 시키지 않더라도 자발적으로 노력하는 선순환 구조가 마련됩니다. 또한 각 구성원이 브랜드의 홍보대사(ambassador) 또는 살아있는(스스로 열심히 활동하는) 마케팅 채널로 기능하게 됩니다. 구성원들이 브랜드의 팬이 되기 위해서는 다음의 전제조건이 충족되어야 합니다. 그것은 바로 '브랜드 또는 브랜드가 생산하는 재화 또는 서비스가 질적으로 우수해야 한다'는 것입니다. 이는 원장의 임상실력이 뛰어나지 않은 치과에 근무하는 직원들이 본인의 가족, 친구, 지인 등을 절대로 해당 치과로 인도하지 않는 것[2]과 일맥상통(一脈相通)합니다. 공자(孔子:BC 552~BC 479)의 가르침을 전하는 《논어(論語)의 〈위령공편(衛靈公篇)〉에 "기소불욕물시어인(己所不欲勿施於人)"이라는 구절이 있습니다. "자신이 하기 싫은 일은 다른 사람도 마땅히 하기 싫어할 것이기 때문에 내가 원하지 않는 일을 남에게 강요해서는 안 된다"는 말입니다. 내가 사랑하지 않는 또는 인정하지 않는 브랜드를 남에게 권유 또는 추천할 수는 없는 노릇입니다.

3) 효과적인 인터널 브랜딩을 위한 도구

인터널 브랜딩을 위한 도구에는 만족스런 급여, 복지, 보너스, 인센티브, 선물, 포상휴가 등의 물질적 보상(reward)과 인정, 칭찬, 격려 등의 정서적 보상이 있습니다.

1) 목적(目的, goal)은 실현하려는 일 또는 상태, 목표(目標, objective)는 어떤 목적을 실현하기 위한 정량적 지표를 뜻합니다. 목적이 더 추상적이고 큰 의미를 가진 단어입니다.

2) 비단 치의뿐만 아니라 의사, 한의사 등 대부분의 의사들은 '자신의 의술(醫術)이 최고'라고 믿는 경향이 농후합니다. 하지만 현실은 그렇지 않은 경우가 대부분입니다. 입사한 지 1년이 경과한 시점에서 어떤 직원이 단 한 명의 지인도 본인이 근무하는 치과로 데려오지 않는다면 해당 병원의 의사(들)은 본인(들)의 임상실력을 객관적이고 냉철하게 돌아봐야만 합니다. 왜냐하면 치과의 직원이 본인의 가족, 친구, 지인 등을 타 치과로 의뢰하는 일이 우리들의 일상 속에서 꽤나 빈번하게 벌어지기 때문입니다.

세미나, 심포지엄 등에서 여러 치의들을 만나 대화를 나누다 보면 물질적 보상의 의미(역할 또는 기능)는 무시한 채 정서적 보상만을 강조하는 견해를 듣게 됩니다. 일견 짠돌이 또는 구두쇠로 보이기도 합니다. 실제로 이들 중에는 영화 <링컨차를 타는 변호사>의 제목과 유사하게 페라리를 타는 짠돌이 또는 포르쉐를 타는 구두쇠도 종종 있습니다. 칭찬이 허기를 채워줄 수는 없는 노릇입니다. 격려와 인정이 밥, 빵, 고기 등을 대체할 수는 없습니다. "산은 산이고 물은 물이다."라는 성철스님의 명언처럼 "칭찬은 칭찬이고 돈은 돈"입니다.

이들과 정반대의 부류도 존재합니다. 높은 급여와 만족스런 복지 등 물질적 보상만 충분하면 직원들이 만족하고 절대로 퇴사하지 않는다고 믿는 원장들이 바로 그들입니다. 이러한 태도 역시 옳지 않습니다. 자기 계발 욕구, 조직에 대한 자부심 등 정서적 동인이 충족되지 않는 직원은 물질적 배경만 보고 사랑하지 않는 상대와 결혼한 이와 다름없습니다.

새가 하나의 날개만으로는 날 수 없듯이 효과적인 인터널 브랜딩을 위해서는 양자(兩者)가 균형감 있게 구성원들에게 제공되어야 합니다. 이는 세계적인 행동경제학자 댄 애리얼리(Dan Ariely)[3] 역시 여러 저서들과 강연들을 통해 이 같은 견해를 주장합니다.

---

3) 만 18세의 나이에 몸의 70%에 3도 화상(표피, 진피를 넘어 피하지방층까지 손상이 파급된 형태로 전층화상이라고도 함)을 입고 3년 동안 병원 신세를 져야하는 상황에 처한다면 도대체 어떤 생각이 들까요?
저라면 '올해 수능시험은 물 건너갔네. 자동으로 재수생이 되는 건가?', '다시 농구할 수 있을까?', '일주일 중 7일을 만나던 친구들은 잘 지내고 있을까?' 등등 갖가지 상념들이 머릿속을 맴돌 것만 같습니다. 그리고 볼썽사나운 몰골과 마르지 않는 진물로 인해 자존감이 바닥으로 추락했을 것입니다.
앞서 이야기한 악몽 같은 상황을 실제로 경험하고도 이를 극복하고 행동경제학과 심리학의 세계적 권위자로 우뚝 선 이가 바로 댄 애리얼리(Dan Ariely)입니다.
그는 만 18세의 나이에 몸의 70%에 3도 화상(표피, 진피를 넘어 피하 지방층까지 손상이 파급된 형태로 전층화상이라고도 함)을 입고 3년 동안 병원 신세를 져야하는 절망을 극복하고 행동경제학의 세계적 권위자로 우뚝 섰습니다.
그는 현재 듀크 대학교 심리학 및 행동경제학 교수로 비즈니스스쿨, 의학부, 경제학부, 인지신경센터 등 다양한 기관에서 강의하고 있습니다. 실제로 그는 화상으로 인해 입원했던 기간 동안 다양한 인간의 행동양식, 반응, 관계, 갈등 등을 자세히 관찰했던 경험이 계기가 되어 현재 본인의 전공을 선택하게 되었노라 회고합니다.
그는 2020년 06월 22일(한국시간 기준) 출간된 책 ≪마음이 움직이는 순간들≫을 통해 인터널 브랜딩에 적극 활용 가능한 동기(motivation) 유발에 관하여 이야기합니다. 사실 동기 유발은 치과 병의원을 경영하는 CEO인 원장에게 주어진 숙제입니다. 그것도 해결하기 아주아주 어려운 숙제! 메리엄-웹스터 사전에 따르면 '동기 유발'이란 '누군가에게 무언가를 할 이유를 주는 행위 또는 과정이며, 행동이나 일을 하려는 열망을 가진 상태'를 말합니다.
매일 아침 무거운 몸을 간신히 일으켜 겨우겨우 출근을 해서 비슷해 보이는 일들을 반복하는 직원들이 어떻게 하면 소속감와 열의를 가질 수 있을까? 돈, 성취감, 행복, 목적, 자기계발, 안정된 노후, 이타심, 명예, 자긍심 등 동기를 부여하는 많은 요소들이 어떻게 서로 영향을 주고받고 또 어떤 방식으로 결합해 하나의 거대한 동기를 유발하는지 저자는 몹시 궁금했습니다. 치의들뿐만 아니라 관리자 위치에 있는 많은 이들이 동일한 의구심을 갖고 있으리라 믿습니다.
동기의 가장 큰 힘이자 매력은 우리에게 어렵고 까다로우며 고통스럽기까지 한 일을 해낼 힘을 제공해준다는 사실이다. 아이언맨(Iron Man)의 아크 원자로(arc reactor)보다 강력한 '동기'의 비밀이 궁금한 치의에게 위 책을 일독(一讀)하길 권합니다.
그는 앞서 소개한 책 외에도 행동경제학의 새로운 열풍을 불러일으킨 세계적 베스트셀러 《상식 밖의 경제학(Predictably Irrational), 《거짓말하는 착한 사람들(Irrationally Yours), 《댄 애리얼리 부의 감각(Dollars and Sense), ≪만화로 보는 댄 애리얼리 최고의 선택(Amazing Decisions)≫ 등을 집필했습니다.

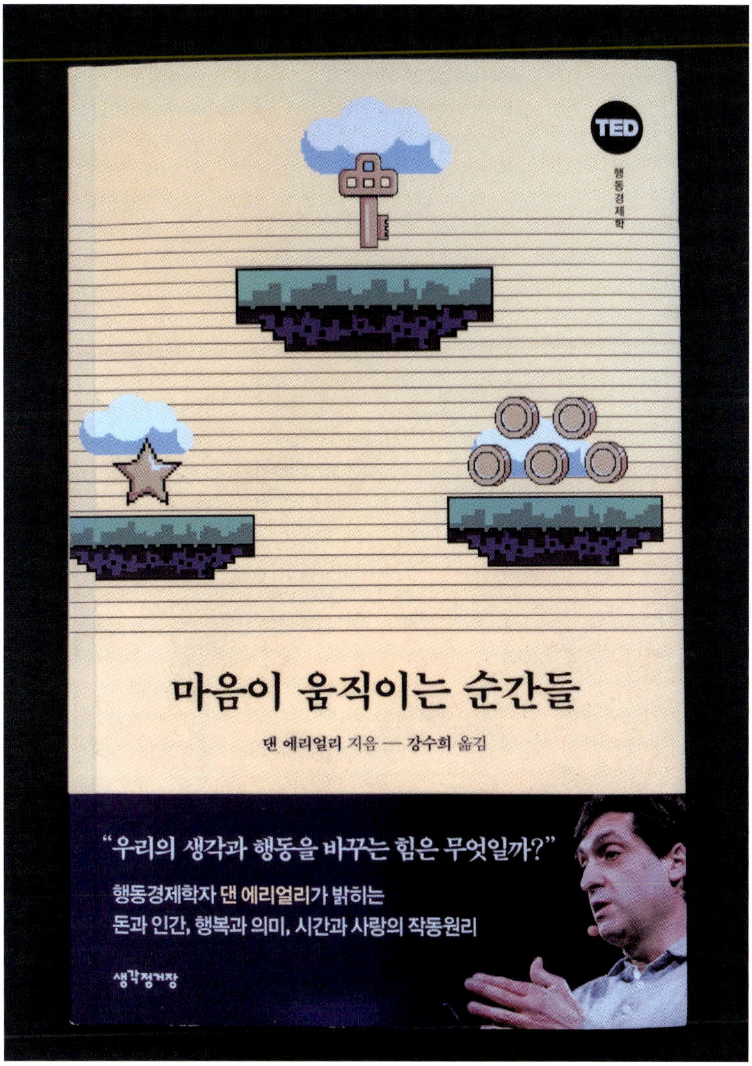

<댄 애리얼리의 저서>
사진: 김병국

꼬리에 꼬리를 무는 이야기

» 댄 애리얼리가 제안하는 동기 유발 방법

안중근 의사(義士)의 일대기를 그린 뮤지컬 영화 <영웅>이 2022년 12월 21일 개봉 이후 300만 명이 넘는 관객을 동원하며 인기몰이를 했습니다. 국가와 민족을 위해 기꺼이 목숨을 바친다? 여러분이라면 가능 하시겠습니까? 솔직히 저라면 쉽지 않을 것 같습니다.

동기(動機, motive)의 사전적 정의는 '행동을 일으키게 하는 내적인 직접요인의 총칭'입니다. 동기의 가장 큰 매력은 힘들고 어려우면서 때로는 고통스러운 일들을 해낼 힘을 준다는 것입니다. 동기의 힘이 아니었다면 아문센(Amundsen)의 '인류 최초 남극점 도달'이라는 업적은 달성될 수 없었을 것입니다. '동기 유발'이란 '누군가에게 무언가를 할 이유를 주는 행위 또는 과정이며, 행동이나 일을 하려는 열망을 가진 상태'를 뜻합니다.

다년간 직원들의 업무 몰입도에 대한 데이터를 수집해 온 <갤럽>에 따르면 정말 많은 미국인이 자기 일에 의욕을 느끼지 못한다고 합니다. 심지어 <갤럽>이 주제를 조사한 2000년부터 의욕 없는 미국 직장인의 비율은 매년 꾸준히 약 2%가량 증가하는 추세에 있습니다. 2014년 조사에 따르면 일에 몰입하지 않는 직원은 50%를 상회하는 반면 '적극적으로 몰입'하는 직원은 17%에 불과 했습니다[4].

현대인들은 시시포스(Sisyphus)[5]처럼 지루하고 보람 없는 일을 계속 반복하며 살아갑니다. 치과 식구들 역시 마찬가지입니다. 솔직히 직원들에 비해 우리 치의(원장)들의 입장은 그나마 나은 편입니다. 치과의 재무제표 상 손익분기점을 상회하는 금액은 이윤으로 편입됩니다. 이는 고된 일상을 버티는 버팀목으로 작동합니다. 하지만 매달 정해진 금액을 급여로 수령하는 직원들 입장에서는 어떤 것들을 동기 또는 원동력 삼아 일에 대한 열정을 유지할 수 있을까요?

여러 연구를 통해 댄 애리얼리가 동기에 관해 내린 결론은 다음과 같습니다.

첫째, 동기 유발에 있어서 돈은 우리가 생각하는 것만큼 중요하지 않습니다. 실제 직원들을 대상으로 한 실험 결과 동기 유발 효과에서 있어서 현금, 피자(쿠폰), 칭찬, 대조군(아무것도 제공하지 않음)의 네 가지 중 동기 유발 효과가 가장 적은 것은 현금이었습니다.

둘째, 인간은 의미와 연대감을 느낄 때 동기를 갖게 됩니다. 의미와 연대감은 인정(진심을 담은 따뜻한 눈빛과 격려의 말, 마음이 담긴 선물 등)을 기반으로 생성됩니다. 의미와 연대감은 CEO가 들인 피와 땀(노력과 정성), 시간의 양만큼 만들어집니다.

'주 36시간을 넘어 32시간 또는 30시간 근무, 타 치과보다 높은 급여, 기숙사 제공, 근로기준법에 규정된 연차에 추가(extra) 연차 지급' 등 파격적인 조건들을 앞세우고도 직원 구인이 하늘의 별따기인 현재의 치과 실정을 고려했을 때 '우리 치의들이 놓치고 있는 부분이 있지는 않은가?'하는 자문(自問)이 필요하다고 생각합니다.

4) 치과 인터널 브랜딩의 실제 사례

① 죽파치과 인터널 브랜딩의 목적과 달성

첫째, 업의 본질("우리의 가치를 인정해주는 고객들에게 탄탄한 관계를 기반으로 최상의 치과 의료서비스를 제공한다.")을 죽파치과 직원들에게 체화 또는 내재화시키기 위해 부단히 노력합니다. 원장인 제가 끊임없이 강조하는 내용들은 다음과 같습니다.

A. 우리(죽파치과의 구성원들)는 젊고 유능[6]한 전문 직업인(profession)이다.

B. 죽파치과는 구성원들에게 최상의 급여, 복지, 자기계발비용 등을 제공한다. 구성원들은 죽파치과의 고객들에게 최상의 업무수행능력과 친절로 화답한다.

C. 죽파치과와 그 구성원들의 지식, 의술, 시설은 최상을 추구하며 최고 수준을 유지한다.

D. 무리한 요구를 하는 이들과 무례한 이들은 우리의 고객이 될 수 없다.

E. 환자 및 보호자에서 치료계획을 프리젠테이션할 때는 자신 있게 설명하고 쿨(cool)하게 일어나라(무리하게 YES를 유도하거나 구걸하지 말라).

둘째, 구성원들을 브랜드의 팬으로 만들기 위해 지식과 의술의 연마를 게을리 하지 않습니다.

---

4) Amy Adkins, "Majority of U.S. Employees Not Engaged Despite Gains in 2014,"<Gallup>, January 28, 2015, hppt://www.gallup.com/poll/181289/majority-employees-not-engaged-despite-gains-2014.aspx.

5) 그리스신화에 등장하는 코린토스의 왕으로 교활하고 못된 지혜가 많기로 명성이 자자했던 인물입니다. 시지푸스, 시지프스, 시지프(Sisyphe) 등으로 불리기도 합니다. 시시포스는 제우스의 분노를 사 저승에 가게 되자 저승의 신 하데스를 속이고 장수를 누렸습니다. 하지만 추후 그러한 꼼수가 발각되어 신들을 기만한 죄로 산 아래에서부터 정상까지 바위를 밀어 올리는 형벌을 받게 됩니다. 바위는 정상에 도달하면 다시 아래로 굴러 떨어지기 때문에 이 형벌은 영원히 반복되는 노동입니다.

6) 죽파치과의 역할 모델(role model)은 1995년 NBA 동부 컨퍼런스 우승팀 올랜도 매직(Orlando Magic)입니다. 플레이오프 당시(1995년 상반기) 만 23세에 불과했던 샤킬 오닐(1972년 3월 6일 생)과 앤퍼니 하더웨이(1971년 7월 18일 생)를 주축으로 농구황제 마이클 조던이 컴백했던 시카고 불스를 토너먼트 2회전에서 눌렀습니다. 그런 다음 동부 컨퍼런스 결승에서 레지 밀러의 인디애나 페이서스마저 제압하며 동부 우승을 차지했습니다. 비록 NBA 결승(NBA Final)에서 하킴 올라주원과 클라이드 드렉슬러의 휴스턴 로케츠에게 아쉽게 패배했지만 젊은 선수들이 똘똘 뭉쳐 NBA 우승에 도전했던 올랜도 매직의 NBA 결승전 응원 문구는 "Why not us? Why not now?(왜 우리가 우승하면 안 돼? 왜 지금 우승하면 안 돼?)"이었습니다. 젊은 능력자들의 자신감 넘치는 캐치프레이즈였습니다.

② 효과적인 인터널 브랜딩을 위한 도구의 활용

죽파치과의 구성원들에게 제공되는 급여, 복지, 보너스, 인센티브, 선물, 포상휴가 등의 물질적 보상과 인정, 칭찬, 격려 등의 정서적 보상을 아끼지 않습니다. 물질적 보상에 관하여 치과계의 삼성으로 인식되기 위해 최선을 다합니다. 정서적 보상에 관하여 죽파치과의 직원들이 충분히 자신들의 가치를 인정받는 동시에 현 직장을 통해 하루하루 발전한다는 인식을 가질 수 있도록 배려하고 있습니다.

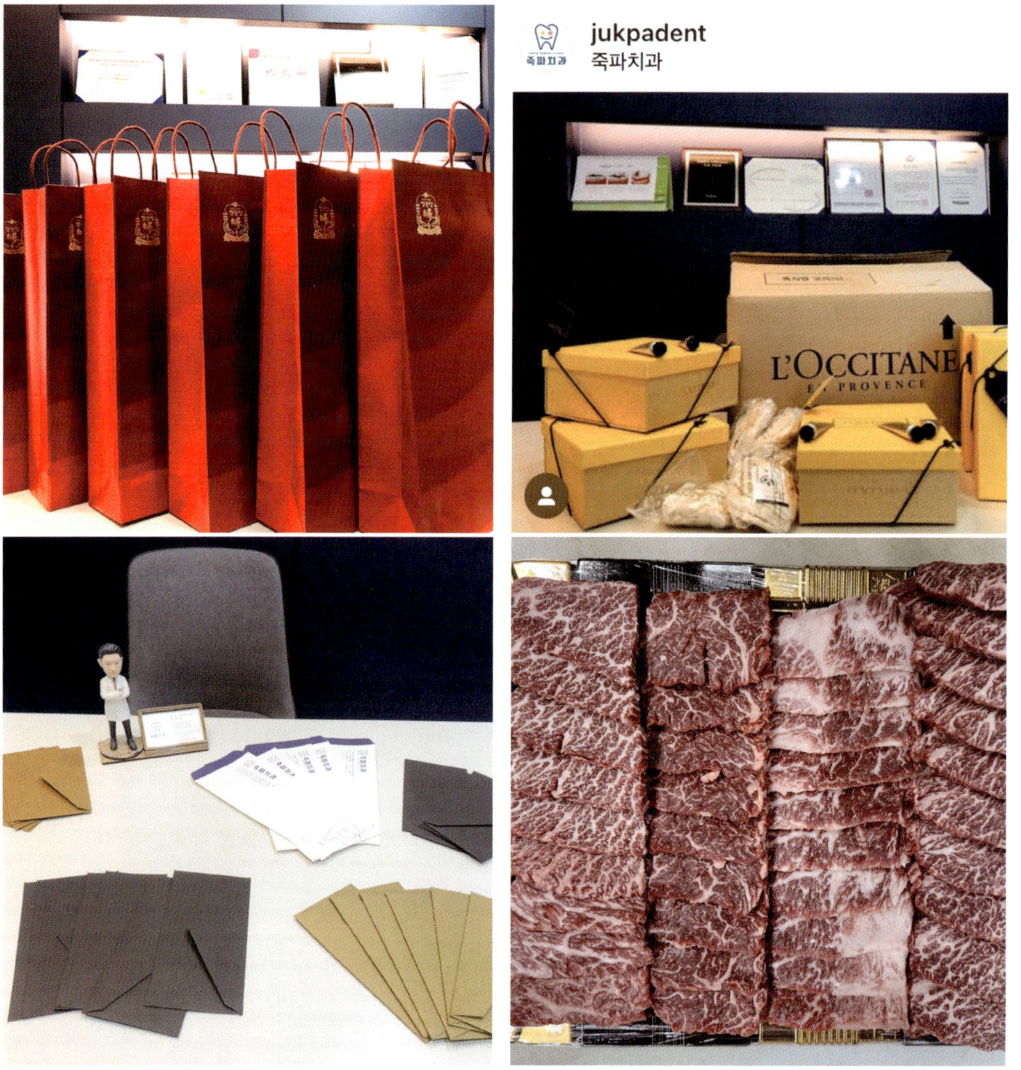

<죽파치과 직원들을 위한 선물들>
사진: 김병국

5) 인터널 브랜딩의 의의(意義)

내부 브랜딩의 목적은 구성원 개개인이 브랜드가 지향하는 바를 공감하고 이를 각자 업무에 반영해 강력한 전체의 합을 만들어내기 위함입니다.

가장 이상적인 내부 브랜딩의 결과물은 구성원들이 동일한 지향점을 바라보며 자발적으로 브랜드에 대한 긍정적인 에너지를 외부로 전파(표출, 분출, 폭발)하는 상태입니다.

위 두 가지를 반드시 마음에 새기고 본인 치과의 인터널 브랜딩을 시작하길 바랍니다.

여기서 잠깐

>> 회식과 약속 최소한 이것만은

조직 내부 구성원들과 한 작은 약속조차 지키지 못하는 기업이 고객과의 약속을 지킬 것이라고 기대하는 이는 없습니다. 치과 직원들과 한 작은 약속조차 지키지 못하는 원장이 환자 및 보호자들과의 약속을 지킬 것이라고 기대하는 이 역시 없습니다. 원장님들! 제발 회식자리에서 술과 기분에 취해 지키지 못할 약속을 남발하지 않기를 바랍니다!

마음쉼터 | 캠벨 수프 CEO의 비법

치과 직원들이 자발적으로 가족, 친구, 지인 등을 내원시킵니다. 환자가 있을 때는 최선을 다해 최상의 노동력을 제공하고, 환자가 없을 때는 치과 환경을 정비하거나 자기 계발에 힘을 쏟습니다. 모든 치과 원장들이 꿈꾸는 직원들의 모습입니다. 어떻게 하면 직원들이 조직(회사)을 위해 기꺼이 움직이는 분위기를 조성할 수 있을까요?

세계적인 팝아트의 거장 앤디 워홀에게 유명세를 선물한 소재로 알려진 캠벨 수프(Campbell Soup)는 1869년 회사 설립 이후 미국 수프 시장 부동의 1위 기업입니다. 한 때 미국 시장 점유율이 85%에 육박한 시점도 있었다고 하니 우리나라의 신라면을 압도하는 브랜드 파워에 혀를 내두르지 않을 수 없습니다. 캠벨 수프 컴퍼니의 전 CEO 더글라스 코넌트(Douglas R. Conant)는 직원들이 조직을 위해 기꺼이 움직이는 분위기를 조성하는 가장 확실한 방법을 알고 이를 적극 활용했던 인물입니다. 그는 어떤 직원이 솔선수범하는 모습을 직접 목격하거나 이에 관한 제보를 받은 경우, 그 직원에게 감사하다는 손편지를 써서 보냈습니다. 코넌트가 대표직에서 물러날 때까지 쓴 손편지는 3만 통이 넘었다고 합니다[7].

이는 직원들뿐만 아니라 치과에 소개환자를 보내준 고마운 분들께도 활용 가능한 훌륭한 전략입니다. 진심이 담겨있다면 전화, 문자도 손편지와 동일한 파급력을 발휘할 수 있습니다.

7) Douglas R. Conant, "Secrets of Positive Feedback," <Harvard Business Review>, February 16, 2011, http://hbr.org/2011/02/secrets-of-positive-feedback/.

08 퍼스널 브랜딩과 치과의사

추천곡 Thriller - Michael Jackson

영감을 주는 한마디

"지성이란 그것을 갖고 있지 않는 사람에게는 보이지 않는다."

- 쇼펜하우어(Schopenhauer)

***brain storming with hashtags**

#브랜딩 #branding #페르소나관리 #PersonaManagement #도구 #tool #컨셉잡기 #concepting #체험시키기 #experiencing #퍼스널브랜딩 #PersonalBranding #포브스 #Forbes #10GoldenRulesOfPersonalBranding

---

1) 퍼스널 브랜딩이란?

브랜딩이란 외적 인격인 페르소나를 관리하는 작업입니다(Branding is persona management). 브랜딩을 하는 도구는 크게 두 가지입니다. 그것들은 바로 '컨셉 잡기(concepting)'와 '체험시키기(experiencing)'입니다. 최근까지만 해도 '브랜딩의 주체=기업'이라는 등식이 사람들의 인식을 지배하고 있었습니다. 하지만 브랜드와 브랜딩의 대유행 속에서 개인을 브랜딩하려는 움직임들이 나타나고 있습니다. 즉, '개인의 페르소나를 관리하는 일련의 작업과 과정'이 바로 퍼스널 브랜딩(personal branding)입니다.

퍼스널 브랜딩이 각광 받는 시점에 미국 유명 경제 잡지 <포브스(Forbes)>가 퍼스널 브랜딩을 시작하는 이들에게 도움이 될 만한 가이드라인을 제안했습니다.

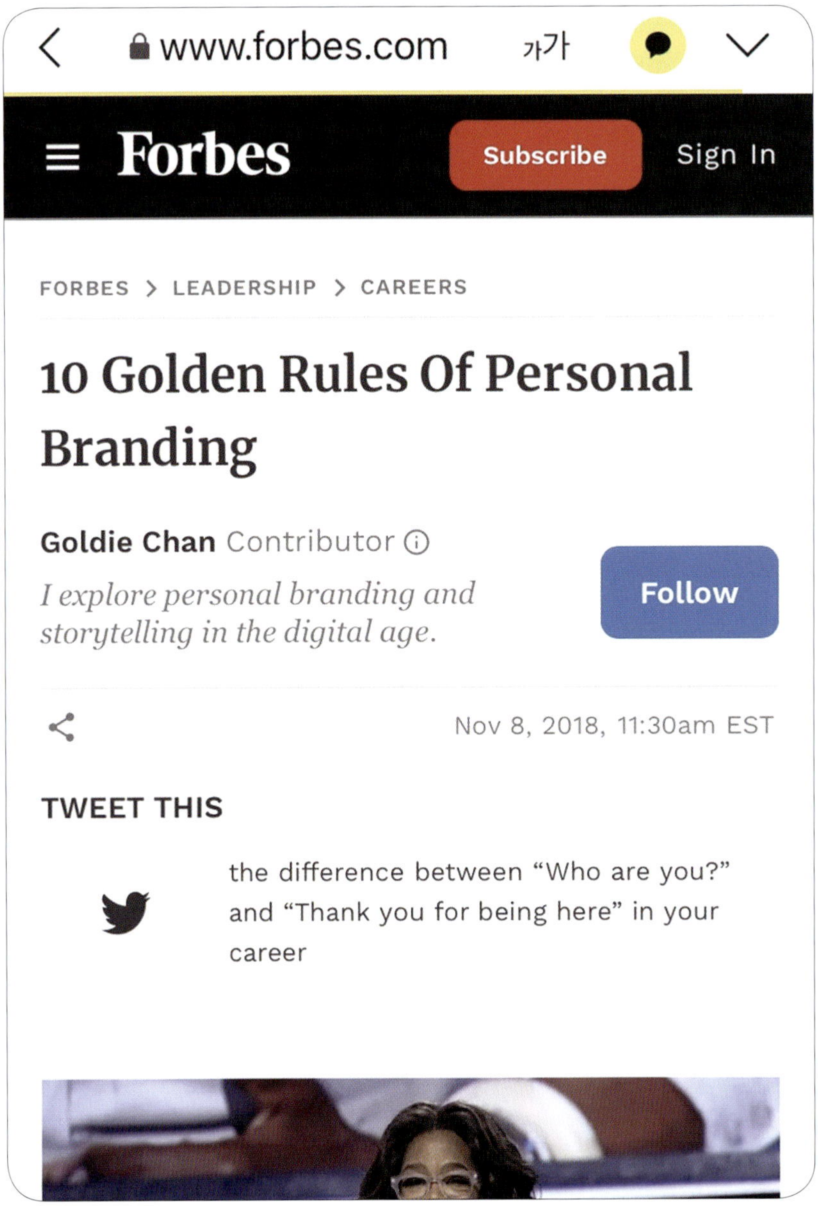

<포브스가 제안한 퍼스널 브랜딩을 위한 10가지 황금률>

〈10 Golden Rules Of Personal Branding by Forbes〉

① Have a focus.
② Be genuine.
③ Tell a story.
④ Be consistent.
⑤ Be ready to fail.
⑥ Create a positive impact.
⑦ Follow a successful example.
⑧ Live your brand.
⑨ Let other people tell your story.
⑩ Leave a legacy.

포브스가 세워준 뼈대에 저자가 살을 붙였습니다. 그 내용은 이하와 같습니다.

① Have a focus. 집중하라.

현대카드 CEO 정태영 부회장은 브랜딩을 처음 시작하는 이들에게 이런 조언을 남겼습니다.

"첫 술에 배부르랴? 처음부터 브랜딩의 범위를 크게 잡지 말고 좁게 잡아라. 틈새시장(niche market)을 공략하라. 그곳에서 승리·성공한 다음 전선(戰線)을 확장하라. 그래도 늦지 않다."

퍼스널 브랜딩 역시 기업 브랜딩과 크게 다르지 않습니다. 개인을 특화시킬 수 있는 좁고 매력적인 틈새시장을 공략해야만 승산이 있습니다. 여러 마리 토끼를 좇다보면 한 마리도 잡지 못하게 됩니다. 영역을 좁혀 집중하는 자세가 요구됩니다.

치과의사의 퍼스널 브랜딩 역시 마찬가지입니다. 하나의 키워드 또는 시그니쳐(signature)로 대변될 수 있도록 자신만의 특징을 예리하게 가다듬어야 합니다. 모든 것들을 욕심내다간 어정쩡한 상태로 중간에 끼어서(stuck in the middle) 오도 가도 못하는 신세가 되고 맙니다.

한 가지에 집중하십시오.

② Be genuine. 진짜가 되어라.

공략하는 분야의 실력자 또는 전문가가 되십시오, 그런 다음 브랜딩을 시작하길 추천합니다. 실력과 소셜미디어가 결합되면 시너지 효과가 발생합니다. 반면에 실력이 없는 상태에서는 성공 궤도에 오르는 것과 그 궤도를 유지하는 것 모두 어렵습니다. 실력 없는 이가 행운의 도움으로 잠시 얻은 명성은 그야말로 사상누각(砂上樓閣)입니다. 이는 금시에 무너지고 맙니다.

치과의사로서 본인의 흥미와 재능이 맞닿는 진료 영역을 찾아 꾸준히 정진하면 진짜 실력자가 될 수 있습니다.

③ Tell a story. 이야기를 전하라.

이야기는 브랜딩과 마케팅에 있어서 인지도와 호감을 증가시키는 좋은 도구입니다. 이야기는 어떻게 만들어질까요? 이야기는 선행(善行)이라는 수원지에서 솟아나는 샘물과도 같습니다. 선행으로 인한 미담이 시간을 따라 누적되는 모습은 적립식 펀드에서 잔액이 쌓이는 모습과도 같습니다.

치과의사로서 직원들, 환자들, 보호자들, 협력 업체 사람들을 배려함과 동시에 사회의 구성원으로서 주변 사람들을 따뜻하게 대하다 보면 어느 새 '미담의 아이콘', '치과계의 강하늘'이 되어 있을 것입니다.

④ Be consistent. 꾸준하라.

수적천석(水滴穿石)이라 했습니다. 물방울이 계속 떨어지면 돌을 뚫는 법입니다. 최근 일본인 페르소나 '다나카'로 유명해진 개그맨 김경욱은 2022년 12월 7일 수요일 MBC 예능 프로그램 <라디오스타>에 출연하여 다음과 같은 소회를 밝혔습니다.

"사람들이 제가 하루아침에 스타가 된 줄 알더라고요. 하지만 다나카라는 캐릭터를 설정해서 유튜브 영상을 내보내기 시작한 시점이 2018년이에요. 초기 조회 수는 형편없었습니다. 하지만 꾸준히 하니까 결국에는 좋아해 주시더라고요."

꾸준함은 성공하기 위해 반드시 필요한 조건들 중 하나입니다.

⑤ Be ready to fail. 실패를 두려워하지 말고 기꺼이 받아들여라.

우리는 실패로부터 많은 것을 배웁니다. 실행 후 결과를 받아들이는 과정을 통해 우리는 한 번 더 배움의 기회를 얻습니다. 최고의 브랜드는 도전과 실패의 반복을 통해 완성됩니다.

도전과 실패, 그리고 사업 방향 전환(pivoting)과 관련하여 다음의 두 가지 개념을 참고할 필요가 있습니다. 린 스타트 업과 애자일이 바로 그 개념들입니다. 린 스타트 업(lean start-up)[1]이란 아

1) 실리콘밸리의 벤처기업가 에릭 리스(Eric Ries)가 주장한 전략

이디어를 최소 기능 제품(MVP:minimum viable product) 수준으로 빠르게 만든 다음 고객들과 시장의 피드백을 통해 학습함으로써 빠른 수정과 방향 전환을 통해 상품의 완성도를 높이는 전략을 말합니다. 애자일(agile)은 '민첩한', '생각이 재빠른, 기민한' 이라는 사전적인 의미를 갖고 있습니다. 애자일 개발(agile development) 역시 이와 크게 다르지 않습니다. 애자일 개발은 변화에 신속하고 유연하게 대응하는 개발 방법론을 가리키는 말입니다.

"노력을 멈추지 않으면 결코 실패하지 않는다(You never fail until you stop trying)."라고 했던 아인슈타인의 명언을 명심하시기 바랍니다.

⑥ Create a positive impact. 긍정적인 임팩트를 만들어라.

당신은 존재 자체로 하나의 브랜드입니다. 당신이라는 브랜드가 항상 다른 이들에게 영향을 끼칠 수 있다는 사실을 잊어서는 안 됩니다. 그리고 그 영향적인 긍정적인 것이어야만 합니다. 타인들을 돕고 그들에게 선한 영향력을 행사하다보면 퍼스널 브랜딩은 결코 성공을 피할 수 없을 것입니다.

⑦ Follow a successful example. 성공 사례를 따르라.

다른 사람의 성공 방식에 나만의 색깔을 입히기 바랍니다.

⑧ Live your brand. 당신만의 브랜드를 따라 살아라.

각자가 추구하는 퍼스널 브랜드의 아이덴티티와 실제 삶을 일치시켜야 합니다. 너무나도 당연한 말입니다. 본인의 실제 모습과 동 떨어진 페르소나는 인위적으로 유지되기 어렵습니다. 본인에게 맞지 않는 옷이나 신발을 착용하고 오랜 시간을 견딜 수 있는 사람은 없습니다.

⑨ Let other people tell your story.
다른 사람들에 의해 나의 브랜드가 입소문 나도록 하라.

퍼스널 브랜딩은 당신이 없는 자리에서 다른 사람들이 나누는 당신에 대한 이야기입니다. 이 이야기가 뒷담화가 아닌 미담이 되기 위해서는 당신의 탁월함, 이타심, 선행, 배려, 나눔이 필요합니다.

⑩ Leave a legacy. 유산을 남겨라.

퍼스널 브랜딩은 벼락치기 시험공부가 아니라 평생에 걸쳐 고민하고 진화시켜야 하는 장기 프로젝트임을 잊지 마십시오.

09 브랜드 팬과 리브랜딩의 모범답안 – 할리데이비슨

추천곡 Bring Me Love - John Legend

영감을 주는 한마디

> "우리는 모두 브랜딩이라는 우주 속에서 살고 있다.
> 그 우주 속에서 미아가 될지, 우주의 주인이 될지는
> 오롯이 자신의 선택에 달려 있다."
>
> \- 노희영

*** brain storming with hashtags**

#브랜드 #충성고객 #customer #loyalty #팬슈머 #fan #consumer #fansumer #CX #customer #experience #돈쭐 #팬덤 #HarleyDavidson #할리데이비슨 #HOG #찐팬 #애착관계 #브랜드경험 #방탄소년단 #BTS #팬클럽 #아미 #army

---

1) 삼국지연의(三國志演義)에 등장하는 명마(名馬). 여기서 주목할 만한 사실 하나는 바로 적토마의 '토'자(字)가 흙 토(土)가 아니라 토끼 토(兎)라는 사실입니다. 당시 중국인들은 토끼를 최고로 빠른 동물로 인식하고 있었습니다. 따라서 위와 같은 이름을 붙인 것으로 생각됩니다.
적토마는 한혈마(汗血馬:'피 같은 붉은 땀을 흘리는 말'이라는 뜻) 중 한 개체였던 것으로 추정됩니다. 한혈마는 본디 투르크메니스탄 기원의 품종으로 투르크멘어로는 아할 테케(Ahal-Teke)라고 합니다. 해당 품종은 아라비아 말과 더불어 세계적인 명마로 꼽힙니다. 한혈마 또는 아할 테케는 눈부신 황금빛 털, 높은 어깨(사람이 탑승하는 높이가 150~163cm로 말 중에서 굉장히 높은 편) 등 웅장한 외모와 더불어 최고수준의 지구력을 자랑합니다. 적토마뿐만 아니라 조조의 애마였던 절영(絶影:끊을 '절'에 그림자 '영'이라는 이름에서 유추할 수 있듯이 그림자가 단절될 정도로, 그림자가 미처 쫓지 못할 정도로 빨리 달리는 말이라는 뜻)과 조황비전(爪黃飛電:발굽이 노랗고 번개처럼 빠르게 달리는 말이라는 뜻), 유비의 적로(的盧) 등 삼국지연의에 등장하는 명마들이 대부분 이 품종일 것으로 추측됩니다.

현대판 적토마(赤兎馬)[1] 할리데이비슨

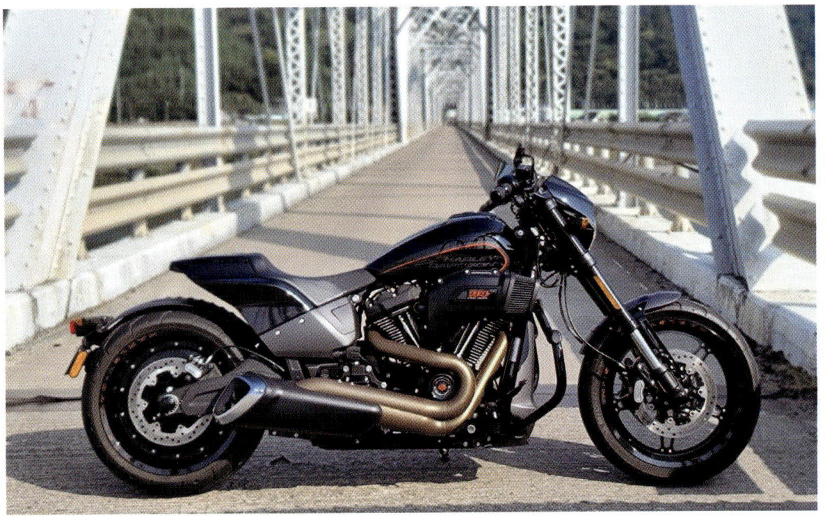

<사진제공: 네이버카페 바튜매 신애리님>

타라. 아이들은 영웅을 필요로 하니까.
RIDE. BECAUSE CHILDREN NEED HEROES. - **한 시대를 풍미했던 할리의 광고 카피**

터미네이터(배우 아놀드 슈왈제네거, Arnold Schwarzenegger), 강풍호(배우 차인표), 캡틴 아메리카(배우 크리스 에반스, Chris Evans)의 공통점은? 정답은 셋 다 극중에서 할리데이비슨의 오토바이를 탔다는 것입니다. 1991년 제임스 카메룬 감독이 연출한 영화 <터미네이터2 Terminator 2: Judgment Day>, 1994년 '자고 일어나니 스타가 되어있더라.'는 차인표의 인터뷰가 인상적이었던 MBC 드라마 <사랑을 그대 품안에>, 2011년 <퍼스트 어벤져 Captain America: The First Avenger>를 비롯해 그 이후 제작된 MCU(Marvel Cinematic Universe) 영화들 속에서 할리데이비슨은 관객들의 눈을 사로잡았습니다.

도대체 이 바이크(bike)가 얼마나 대단하기에 동서양을 막론하고 여러 영화와 드라마들[2] 속에서 주인공의 애마로 간택을 받은 것일까요? 결론부터 이야기하자면 할리데이비슨은 여러 오토바이 브랜드들 중 하나가 아닙니다. 가장 강력한 팬덤(fandom)을 가진 아이코닉(iconic) 브랜드이자 모든 브랜드들이 꿈꾸는 브랜드의 이상향(理想鄕)입니다.

2) 미국 영화 <이지 라이더 Easy Rider>; 미국 드라마 <레니게이드 Renegade>, <선즈 오브 아나키 Sons Of Anarchy>; 국내 드라마 <모래시계>; 국내 영화 <비트 Beat>

역사는 차고에서 시작 된다

1900년대 초반, 엔진관련기술의 발달과 더불어 많은 자전거 제조업체들이 모터사이클(motor-cycle) 기업으로의 전환을 꾀했습니다. motor와 cycle의 합성어에서 유추할 수 있듯이 자전거에 엔진을 장착하면서 모터사이클이라는 새로운 업종이 탄생한 것입니다.

1903년 밀워키의 한 허름한 차고(車庫, garage)에서 할리데이비슨은 태어났습니다. 윌리엄 할리William Harley와 아서 데이비슨Arthur Davidson은 현대 모터사이클의 시초라 할 수 있는 동력 자전거를 만들었습니다. 여기에 본인들의 성(姓)을 합쳐 할리데이비슨Harley-Davidson이라는 이름을 붙였습니다.

시작은 나쁘지 않았습니다. 할리데이비슨을 비롯한 미국의 모터사이클 업체들은 자동차에 비해 부담 없는 가격을 앞세워 1929년 대공황[3] 전까지 호황을 누렸습니다. 미국 내에서 모터사이클을 생산하는 회사만 해도 150여개에 이르렀습니다. 전 세계를 휩쓴 대공황의 여파로 미국의 모터사이클 기업들은 줄줄이 도산했습니다. 할리데이비슨과 그의 라이벌인 인디언(Indian)만이 그 명맥을 겨우 이어가고 있었습니다. 할리데이비슨의 선의의 경쟁자였던 인디언마저 제2차 세계대전 직후 모터사이클 생산을 중단했습니다. 이러한 상황에서 유추할 수 있듯이 1930~1940년대는 모터사이클의 수요가 급감한 침체기였습니다.

세계 경제가 회복세를 보이며 1950년대 및 1960년대에 미국 모터사이클 시장은 되살아났습니다. 1960년대 초 40만대에 불과하던 모터사이클 등록대수는 1964년 96만대를 기록한 후 1971년에는 400만대를 돌파했습니다. 영국 트라이엄프(Triumph)[4], 독일 BMW, 이탈리아 아에르마찌(Aermacchi) 등 유럽 모터사이클 기업들이 속속 미국 시장에 진출했습니다. 그럼에도 불구하고 할리데이비슨은 자국 시장 내에서 시장점유율 70% 이상을 유지하며 해당 업계에서 절대적 지위를 유지하고 있었습니다.

할리데이비슨의 불황과 불행은 일본 기업의 미국 진출과 함께 시작되었습니다. 한국전쟁(6.25 전쟁)에 군수물자를 납품하며 자본을 축적한 일본의 혼다, 가와사키, 스즈키, 야마하 등은 1960

3) 1929년의 대공황(Depression of 1929) 또는 1929년의 슬럼프(Slump of 1929)라고도 합니다. 1929년 10월 24일 뉴욕 월가(街)의 '뉴욕주식거래소'에서 주가가 대폭락한 데서 발단된 공황은 가장 전형적인 세계공황으로서 1933년 말까지 거의 모든 자본주의 국가들이 여기에 말려들었으며, 여파는 1939년까지 이어졌습니다.

4) 1953년 영화 <위험한 질주 The Wild One>에서 주연배우인 말론 브란도가 탔던 바이크 브랜드입니다. 해당 영화는 캘리포니아의 작은 도시 홀리스터를 위협했던 모터사이클 갱들의 실제 이야기를 소재로 제작되었습니다. 할리데이비슨 회사 측에서는 이 영화의 주인공에게 자신들의 모터사이클을 태울 기회를 놓친 것을 두고두고 후회했다는 후문이 있습니다. 단역 및 엑스트라 배우들 중 일부가 할리데이비슨의 제품에 탑승하고 영화를 촬영했다는 점이 그나마 할리데이비슨 측에 약간의 위안을 제공합니다.

년대에서 1970년대에 걸쳐 미국에 들어와 모터사이클을 판매하기 시작합니다. 할리데이비슨은 이들을 위협(threat)으로 인식하지 않았습니다. 전국적인 판매망의 부재(不在), 소형에 국한된 제품군, 기능적 한계 등으로 인해 일본 모터사이클들의 미국 시장 진출 초기 성적표가 신통치 않았던 탓입니다. 낭중지추(囊中之錐)라 했던가요? 일본 기업들의 저력이 드러나는데 오랜 시간이 필요하지 않았습니다. 예열(豫熱)을 마친 일본 기업들은 전국적인 판매망 확충, 소형에서 대형까지 다양한 제품군, 합리적인 가격, 탁월한 기술력 등을 앞세워 1970년대 미국 시장을 점령했습니다. 한 때 일본 기업들이 아니라 혼다 단일 기업만의 미국 모터사이클 시장 점유율이 65%까지 치솟기도 했습니다.

브랜드 팬 13인, 위기의 할리 데이비슨을 구하다

1981년 미국기계산업(American Machine and Foundry:AMF)[5]은 할리데이비슨모터컴퍼니를 당시 할리데이비슨의 CEO이자 진정한 팬인 본 빌스(Vaughn Beals)[6]와 창업자의 손자인 윌리 데이비슨(Willie Davidson)[7] 등 13명의 투자자에게 8천만 달러를 받고 처분했습니다. 미국기계산업은 할리데이비슨을 소유하는 동안 경영진의 자구책 또는 회생방안에 대해 미온적인 태도로 일관했습니다. 그렇기 때문에 이 상황을 모터사이클 산업에 대한 애정과 이해도가 낮은 모기업으로부터 13인의 브랜드 팬이 망가져 가는 할리데이비슨을 떠안았다고 표현하는 편이 더 적절하겠습니다.

할리의 새 경영진이 파악한 문제들은 크게 5가지였습니다. 열악한 품질, 재고 과잉, 저급한 이미지, 자금 부족, 경기 불황이 바로 그것들이었습니다. 이는 경영 위기를 직면한 대부분의 기업들 또는 병의원들이 가지고 있는 문제들이기도 하기에 CEO들 및 원장들에게 시사하는 바가 매우 큽니다.

할리데이비슨의 새 경영진은 경기 불황은 SWOT분석[8]에 따르면 T(threat)에 해당되는 외부 환

5) 테니스 라켓, 자전거, 근력운동기구, 스키, 골프채, 스쿠버 장비, 보트, 스노우모빌 등 잡다한 스포츠 레저용품을 포함하여 여러 종류의 운송 기계를 생산하던 회사입니다. 모터사이클 업계 호황기인 1969년 할리데이비슨을 인수·합병했으나 해당 산업에 대한 이해도 부족으로 부진과 도태를 자초했다는 평가를 받았습니다. 1981년 경영권을 매각했습니다.

6) 엔지니어 출신의 CEO로 위기의 할리데이비슨을 이끌었던 입지전지적 인물입니다. 할리가 가장 힘들었던 시기인 1980년대 초, "할리데이비슨이 파는 건 바이크가 아니다. 우리는 체험을 판다."라는 카리스마와 자신감 넘치는 유명한 말을 남겼습니다.

7) Willie G. Davidson, 할리데이비슨의 수석디자이너이자 창업자의 손자입니다. 1963년에 입사한 이후 49년간 할리데이비슨 바이크의 디자인을 담당했습니다. 1971년 발표된 '슈퍼 글라이드'를 비롯해 수많은 할리의 명품들이 대부분 그의 손을 거쳤습니다. 1981년, 본 빌스를 비롯한 다른 11인과 함께 도산 직전의 할리데이비슨을 인수 후 회생시키는데 결정적 역할을 수행했습니다.

8) 가장 대표적인 기업 및 시장 분석방법으로 기업의 강점(strength), 기업의 약점(weakness), 시장의 기회(opportunity), 시장의 위협(threat)을 평가합니다. S(강점)와 W(약점)는 기업 내부 요소에 대한 분석인 반면, O(기회)와 T(위협)는 기업 외부 환경에 대한 분석입니다.

경 요인으로 단일 기업이 손쓸 수 있는 부분이 아니라고 판단했습니다. 나머지 4가지 중 경영진이 파악한 최우선 과제는 품질 문제였습니다. 재고 과잉, 저급한 이미지, 자금 부족의 근본적인 원인이 바로 열악한 품질에 있었기 때문입니다. 품질이 개선되면 매출이 오르면서 현금이 들어오고, 수익성이 개선되면서 장기적으로 재정 상태가 안정화되는 선순환(善循環, virtuous circle) 구조를 만들 수 있다고 새 경영진은 판단했습니다. 품질 개선은 다른 기업 또는 영역의 문제 해결에도 적용될 수 있는 가장 기본적이면서 근본적인 해결책(solution)입니다.

경쟁자의 방심과 역전의 발판

품질 개선은 현장의 문제를 제대로 파악했을 때 이루어질 수 있습니다. 당시 생산된 바이크의 최종 불량률을 비교했을 때 혼자는 5%에 불과한 반면 할리데이비슨은 60%에 육박했습니다. 양 사(社)의 생산 공정의 차이점을 파악해 문제를 해결하고자 했던 할리데이비슨의 경영진은 자존심을 내려놓고 최대 라이벌인 혼다 측에 공장견학을 요청합니다. 이를 혼다는 흔쾌히 받아들이고 할리데이비슨의 경영진은 1981년 오하이오(Ohio) 주(州) 메리스빌(Marysville)에 위치한 혼다 공장을 실제로 둘러보는 기회를 얻게 됩니다. 동종업계의 경쟁자에게 기업의 핵심정보를 노출하지 않는 것이 상식인 현재의 비즈니스 불문율(不文律)을 고려했을 때 미스터리한 일이 아닐 수 없습니다. 시장 점유율이 3%까지 추락한 왕년의 명가(名家)에게 혼다 측이 지나친 선의(善意)를 베풀었다는 것이 전문가들의 중론(衆論)입니다. 혼다의 과도한 오지랖은 할리데이비스에게는 기업 체질 개선을 위한 극적인 계기로 작용했습니다. 그 한 번의 공장견학은 슬럼프에 빠진 수험생에게 일타강사가 선사한 특강과도 같았습니다.

혼다의 공장을 견학한 후 할리데이비슨 제품의 질은 생산성 3요소의 변화를 통해 극적으로 개선되었습니다. 생산성 3요소의 변화는 다음과 같습니다. 첫째, 직원참여. 직급과 무관하게 모든 직원들이 문제를 찾아내고 해결책을 제시하도록 격려합니다. 둘째, 실시간 재고관리. 필요할 때마다 소량의 부품을 공급하여 재고가 대량으로 산적되는 상황을 미연에 방지합니다. 셋째, 통계적 공정관리. '허용 범위 내'와 같은 느슨한 기준을 버리고 공정 관련 수치들을 지속적으로 모니터링하며 완벽을 추구합니다.

하늘은 스스로 돕는 자를 돕는다

할리데이비슨은 품질 개선이라는 내부를 향한 노력만 한 것이 아니었습니다. 외부 환경 개선을 위한 노력도 게을리 하지 않았습니다. 당시 '보호무역주의'를 표방하던 레이건 행정부에게 모든 수단과 방법을 동원하여 전 방위 로비를 펼쳤습니다. 그 결과 1982년 미국 국제무역위원회는 일제 모터사이클(특히 중량급)에 대해 45%의 관세를 부가하는 법안을 통과시키게 됩니다. 법안 통과 전 일본 바이크 제조 기업들이 지불하던 관세는 4.4%에 불과했습니다. 기본 세율에 45%가 더해지며 일본 기업들은 49.5%라는 살인적인 관세를 감내해야 했습니다. 신나게 질주하던 육상선수의 다리에 모래주머니를 채운 격이었습니다.

일본 기업에 대한 관세 부가는 저절로 떨어진 감이 아니었습니다. 할리데이비슨이 스스로 각고의 노력을 기울인 끝에 외부 환경을 본인들에게 유리한 방향으로 바꾼 것입니다.

애국심 마케팅

관세의 엄청난 상승이라는 부정적 변화에 대응하여 일본 기업들은 관세 대상 규정보다 작게 엔진 사이즈를 조정하여 바이크를 생산하기 시작했습니다. 뿐만 아니라 일부 업체들은 할리의 클래식 스타일 디자인을 모방하기 시작했다. 할리데이비슨은 이를 역이용했습니다. 자신의 기업이 현존하는 미국 유일의 모터사이클 브랜드이며 두 번의 세계대전을 함께 했다는 점을 적극 홍보했습니다. 여기에 강인하고 모험을 즐기는 클래식한 100% '미국산(Made in America)' 브랜드임을 여러 차례 강조했습니다. 애국심을 브랜드 체험과 홍보 전략의 핵심으로 활용한 것입니다. 실제로 1980년대 할리데이비슨 광고의 핵심 주제는 '미국산'이었습니다.

호그(H.O.G.) 전설의 시작

품질과 가격경쟁력이 동반 상승하면서 할리데이비슨의 시장점유율도 반등하기 시작했습니다. 부활을 위한 처절한 노력은 여기서 멈추지 않았습니다. 할리데이비슨은 제품을 구입한 고객들을 위한 특별한 모임을 기획했습니다. 바이커(biker)들은 혼자 주행을 하는 것보다 동료 바이커들과 함께하는 라이드(ride)를 즐기는 경향이 있습니다. 할리데이비슨은 재미와 모험 체험을 주요 콘셉트로 한 클럽을 조직하기로 계획했습니다.

할리데이비슨 측은 브레인스토밍을 통해 멤버들에게 제공할 혜택을 다음과 같이 결정했습니다.

- 안전
- 비상시 응급 서비스
- 재미
- 라이드를 하는 동기부여
- 마음에 맞는 사람들과 함께 하는 소속감
- 정기적 정보 제공

1983년, 회사의 주도적인 노력에 의해 호그(Harley-Davidson Owners Group)가 출범했습니다. 할리데이비슨의 바이크를 구매한 사람에게 호그에서 1년 동안 활동 가능한 자격을 부여했습니다. 첫 해 이후부터는 연회비를 납부해야 합니다. 호그는 할리데이비슨의 상승세에 강력한 추진력을 더해주었습니다. 라이더들의 반응은 폭발적이었고 딜러들은 행복한 비명을 질렀습니다. 호그 회원 가입 절차를 통해 수집된 정보를 통해 라이더 데이터베이스를 구축함으로써 할리데이비슨은 본 잡지보다 더 가치 있는 별책부록을 받은 것과 같은 부가 이익을 얻을 수 있었습니다.

1983년 창립된 호그는 4년 만에 10만 회원 수를 돌파했습니다. 1991년에는 미국 본토 이외의 장소인 유럽, 즉 영국 첼튼햄(Cheltenham)에서 공식 호그 랠리 행사를 개최했습니다. 2008년 밀워키에서는 할리 105주년 행사가 성대히 열렸습니다. 이 때 호그의 25주년 기념행사도 함께 거행되었습니다. 현재 호그 멤버는 1백만 명 이상이며 전 세계에 걸쳐 1천 4백 개의 지부가 있습니다.

할리데이비슨은 호그의 설립과 운영을 통해 'hog[9)]'라는 별칭으로 대표되는 브랜드의 부정적인 이미지를 긍정적인 것으로 전환시켰습니다. 이는 금전으로 환산할 수 없는 큰 가치를 지닙니다.

대부분의 할리 소유자는 차후 바이크 구입 시 다른 브랜드는 고려하지 않습니다. 오직 할리뿐. 호그의 경우 그러한 성향은 더욱 더 강하게 나타납니다. 호그 멤버들의 브랜드 충성도는 타의 추종을 불허합니다. 브랜드 전문가들은 할리데이비슨과 같은 브랜드를 만드는 것을 평생의 꿈으로 살아갑니다.

9) '돼지'라는 사전적 의미 외에 과거에는 '둔하고 거대한 할리데이비슨 바이크' 또는 '할리데이비슨 바이크를 타는 뚱뚱한 라이더'를 비하하는 용도로 사용되기도 했습니다.

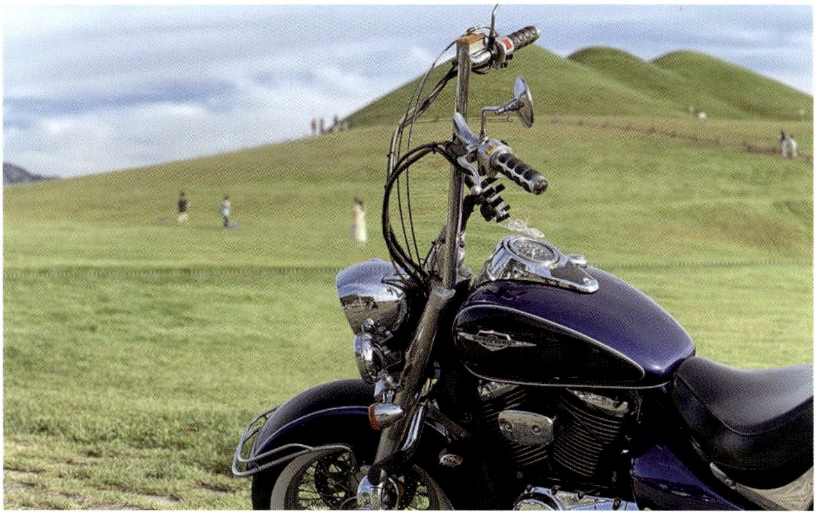

<사진제공: 네이버카페 바튜매 신애리님>

할리데이비슨이 주는 교훈

회사가 한 때 시장의 절대적 지배자였다가 시장점유율이 3%로 추락하며 도산 직전까지 추락한다면 그 회사의 CEO와 경영진은 도대체 어떤 마음을 먹게 될까요? 십중팔구 포기하고픈 마음이 굴뚝처럼 솟구칠 거라 예상합니다. 바둑 경기였다면 돌을, 권투 경기였다면 수건을 필시 던졌을 겁니다. 하지만 할리를 진심으로 사랑했던 본 빌스, 윌리 데이비슨 등은 회사를 결코 포기하지 않았습니다. 그들은 불굴의 의지로 아사(餓死) 직전의 회사를 부활시켰습니다. 그들이 활용했던 극약처방에서 최고의 브랜드를 만듦과 동시에 충성고객을 넘어 브랜드 팬, 진정한 팬, 찐팬을 확보하는 비법을 배울 수 있습니다.

첫째, 우수한 품질 확보. 브랜드 런칭(launching)에 앞서 상품 또는 서비스의 질을 일정 수준 이상으로 확보하는 과정은 필수적입니다. 치과에서 의료서비스의 핵심요소는 치의의 지식(knowlege)과 술기(skill, technique)입니다. 개업만큼이나 폐업이 흔한 작금의 치과계 현실을 고려했을 때 충분한 임상실력이 확보되지 않을 상태라면 개원은 시기상조(時機尙早), 어불성설(語不成說)입니다. 한 번의 폐업은 치의에게 수억 원의 빚을 선사함과 동시에 5년 내외의 시간을 앗아갑니다. 치의라면 개원 여부와 무관하게 수련, 연구회 참여, 세미나 참석, 관련서적 및 자료 탐독 등 치의로서 지식과 술기를 향상시키기 위해 노력해야 합니다. 전문직(profession)이라면 응당 자기 분야에서의 역량 강화를 위해 평생 동안 배움을 멈춰서는 안 됩니다.

둘째, 외부환경변화 활용. 할리데이비슨은 수입 바이크에 대한 관세가 가중되는 시점을 놓치지 않고 경쟁자였던 일본 기업들에게 역습을 가했습니다. 65세 이상 2개까지 적용되는 임플란트 건강보험을 4개로 확대, 60세~64세 임플란트 2개 추가 신설, 무치악의 경우도 위 연령에 준해 신규 적용 등을 포함한 치과 관련 정책들의 현실화 가능성이 정계(政界)로부터 흘러나오고 있습니다. 진료항목의 급여화는 그 시기마다 치과계에 작지 않은 파도를 몰고 온 것이 사실입니다. 2009년의 치아 홈메우기(실란트), 2013년의 스케일링, 2014년의 임플란트가 각각 그러했습니다. 아무리 큰 변화가 다가오더라도 미리 대비한다면 그 충격파를 최소화하며 치과 병의원 경영 효율성 제고(提高)의 계기로 삼을 수 있다고 생각합니다. 지금 이 순간이 바로 임플란트 관련 핵심 역량 강화 및 전문가로서의 이미지 형성이 필요한 시점입니다. 첨언하자면 일반 국민들뿐만 아니라 국민구강건강 증진을 위해 불철주야(不撤晝夜) 노력하는 치의들을 위한 정책들 또한 추진될 수 있기를 희망해봅니다. 이를 위해서는 치의집단 및 대한치과의사협회의 정치적 영향력 강화라는 선결과제가 우리들의 눈앞에 있는 것 또한 부인할 수 없는 사실입니다.

셋째, 긍정적 브랜드 이미지 형성. 할리데이비슨은 호그라는 클럽을 발족한 후 안전하고 재미있는 라이딩, 활발한 기부활동 등을 통해 브랜드 이미지를 변화시켰습니다. '돼지', '거북스러울 정도로 큰 바이크', '돼지처럼 뚱뚱한 할리 라이더' 등으로 대변되던 기존의 브랜드 이미지를 호그라는 클럽을 통해 180도 변모시킨 것입니다. 할리데이비슨은 직원들, 딜러들, 호그 멤버들과 함께 루게릭병 등 근육병증으로 고통 받는 환자들을 위한 활동과 연구를 지원하는 근육병협회 기금마련을 위한 대규모행사를 개최하여 무려 8천만 달러를 모으기도 했습니다. SNS(social network service)가 일상화된 현시대에 우리들은 모두 밀실이 아닌 사방이 공개된 광장 위에서 하루하루를 살아가고 있습니다. 밝은 브랜드 이미지는 미담(美談)과 함께 SNS를 타고 빛의 속도로 전파됩니다. 치과 역시 고객, 직원, 지역사회 구성원 및 단체들을 대상으로 한 지속적인 선행(善行)을 통해 자기만의 긍정적 브랜드 이미지를 형성해야 합니다.

넷째, 고객들과 강력한 유대(특별한 관계) 형성. 아미(ARMY) 없는 방탄소년단(BTS), 호그 없는 할리데이비슨은 상상할 수도, 존재할 수도 없습니다. 치과 또는 치의의 입장에서 아미나 호그와 같은 거대한 팬클럽이나 팬덤은 반드시 필요한 것은 아닙니다. 진료 또는 의료서비스를 제공하는 과정을 통해 의사와 환자 사이에는 부지불식간에 유대가 형성됩니다. 일종의 약한 유대(weak ties) 관계입니다. 이를 강한 유대(strong ties)로 변모시킴과 동시에 환자 및 보호자를 치과 또는 치의의 팬으로 만들기 위해서는 작은 노력이 수반되어야 합니다. 환자 및 보호자들은 주치의에게 큰 것을 바라지 않습니다. 값비싼 생일선물, 거액의 축의금 또는 조의금, 90도 인사 등을 바라지 않습니다. 그들이 주치의에게 바라는 것은 아주 작은 관심와 애정입니다. 환자가 많지 않은 시간대에 환자가 치과 현관문을 나설 때 엘리베이터 앞까지 배웅을 해보신 적이 있나요? 환자의 밝은 미소와 함께 황송함이라는 감정이 느껴질 겁니다. 환자가 학령기 자제(학생 자녀)와 함께 치과에 내원 때 애정 어린 조언과 격려를 해보신 적이 있나요? "넌 키가 크고 얼굴이 잘 생겼으니 앞으로 두 가지만 열심히 하면 반드시 성공한 삶을 살게 될 거야. 첫째, 부모님 말씀 잘 듣기. 둘째, 공부 열심히 하기. 공부를 잘 하는 이에게는 남들보다 많은 기회가 주어져. 더 많은 급여를 받을 가능성도 높아져. 외모가 준수한 네가 공부까지 잘하면 조인성, 박재범 부럽지 않은 삶을 살 수 있을 거야."라고 아들에게 격려하는 주치의를 바라보는 환자의 눈에서는 감사와 존중이 넘쳐흐릅니다. 어찌나 사랑과 고마움이 넘치는지 치과 바닥에 뚝뚝 떨어질 지경입니다. 의사의 작은 호의는 환자의 마음에 큰 태풍을 만들어 내는 나비효과를 일으킵니다. 애정의 태풍. 바로 내일부터 실천해보세요. 작은 차이가 명품을 만듭니다.

꼬리에 꼬리를 무는 이야기

» SWOT분석

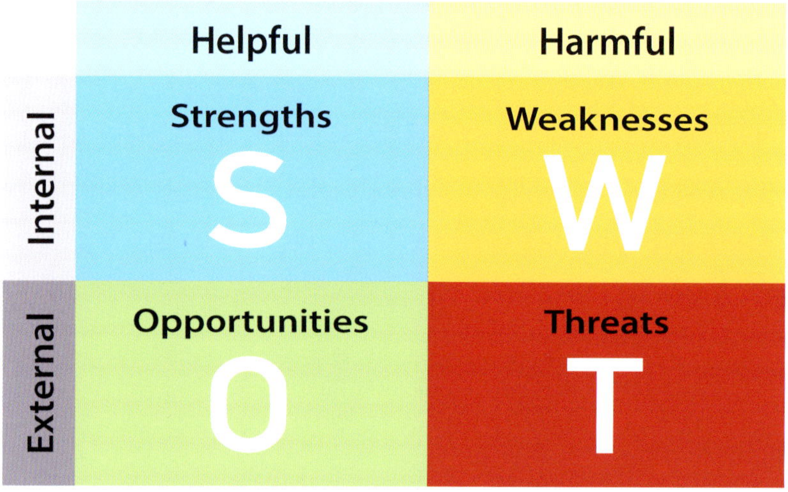

개원을 앞둔 치의들 중 적지 않은 이들이 본인 병의원의 맞춤 마케팅 전략을 수립하기 위해 SWOT분석을 활용합니다. 이는 가장 대표적인 기업 및 시장 분석방법으로 기업의 강점(strength), 기업의 약점(weakness), 시장의 기회(opportunity), 시장의 위협(threat)을 평가합니다. S(강점)와 W(약점)는 기업 내부 요소에 대한 분석인 반면, O(기회)와 T(위협)는 기업 외부 환경에 대한 분석입니다. 즉, 통제가능성을 기준으로 통제 가능한 것들은 기업 내부 요소인 S 또는 W에 해당되며 경기, 물가, 금리, 의료정책 등 통제 불가능한 것들은 기업 외부 요소인 O 또는 T에 해당됩니다. 이들 4가지 요인들을 정리한 후 각각을 조합하여 이하의 4가지 전략을 수립합니다.

SO전략(강점-기회전략): 기회를 활용하고 강점을 부각시키는 전략
ST전략(강점-위협전략): 위협을 회피하고 강점을 부각시키는 전략
WO전략(약점-기회전략): 약점을 극복하고 기회를 활용하는 전략
WT전략(약점-위협전략): 위협을 회피하고 약점을 최소화하는 전략

SWOT분석 활용 시 반드시 기억해야할 점이 한 가지 있습니다. SWOT분석이 도깨비 방망이가 아니라는 점이 바로 그것입니다. 즉, SWOT분석이 모든 문제들을 해결해주지 못합니다. 전술했듯이 O와 T는 어차피 태생적으로 통제 불가능한 요인들입니다. 따라서 SO전략만을 최대한 활용하는데 집중하고 나머지 전략들은 치과 병의원을 운영하는데 있어서 참고사항 정도로만 활용하시길 권유 드립니다[10). SO전략을 최대한 활용하는 것 자체가 차별화(differentiation) 과정의 일환입니다. 이러한 트레이드오프 과정을 통해 치과의 생존가능성, 매출, 수익 등은 상승하게 됩니다.

10) '애써서 분석하고 전략을 세웠는데 SO전략 빼고 다 버리라고? 투자한 시간과 노력이 아까울 뿐더러 불안한데…….'라는 의구심을 갖는 독자들이 더러 존재하리라 생각합니다. SO전략 다음으로 중요한 전략은 WT입니다. '위협을 회피하고 약점을 최소화하는 전략'은 원장님들의 스트레스를 줄여주고 생명을 연장해줍니다.

10 서울대, 연세대, 조선대와 브랜드 인지도

추천곡 My name - 보아(BoA)

영감을 주는 한마디

"가격 이외의 것으로 붙잡은 고객은 좀처럼 떠나지 않는다."

- 쵸구 히로미츠(쵸신전기 회장)

*** brain storming with hashtags**

#주목 #인지도 #돈 #주목경제 #무플보다악플이낫다 #어그로 #서울대 #서울치대 #샤 #연세대 #연세치대 #연희 #세브란스 #루이스헨리세브란스 #세계치대순위 #조선대 #조선치대 #치대하면조대 #브랜드인지도 #brand #name #awareness #bk브랜드인지피라미드 #지배 #dominance #최초상기 #top #of #mind #비보조상기 #unaided #recall #보조인지 #aided #recognition #무인지 #모름 #unawareness #의미 #브랜드인지도를끌어올리는방법 #한계 #시사점

---

1) 주목과 인지도 = 돈

"나도 다 때려치우고 유튜버나 할까?"

유명 유튜브 크리에이터의 수익이 수 십 억을 상회한다는 기사를 접할 때마다 현대인들이 흔히들 내뱉는 말입니다. 근래에 들어서는 "로또 맞으면 뭐부터 사지?"라는 말을 후순위로 밀어낼 정도로 통용되고 있습니다. 하지만 현실은 결코 녹록치 않습니다. 유튜브에 게시물을 올려 큰 수익은 고사하고 일용직 노동자의 임금에 준하는 돈을 버는 것조차 결코 쉬운 일이 아닙니다. 얼마 전에 개봉하여 많은 인기를 얻었던 영화 <공조2: 인터내셔날>에서 주인공 유해진 배우의 처제로 그룹 '소녀시대' 출신의 임윤아 배우가 출연했습니다. 임윤아 배우는 극 중에서 유튜브 뷰티 크리에이터로 활동하며 동영상 촬영 과정 말미에는 "구독과 좋아요는 사랑입니다"라고 말하는 것을 절대 잊지 않습니다. 그런 그를 한심하게 생각한 가족들이 유튜브에서 파생되는 수입을 묻자 임윤아 배우는 "3만 6천원(1년에)"라고 대답합니다. 이에 형부 역할을 맡은 유해진 배우는 "일당 백(하루에 백 원)"이라며 놀려댑니다. 이 장면은 과장이나 공상이 아니라 현실입니다.

2022년 초부터 양은 냄비 안의 물처럼 빠른 속도로 끓어올랐다가 더 빠른 속도로 싸늘하게 식어버린 인물이 하나 있습니다. 뷰티 크리에이터 프리지아(본명 송지아)가 그 주인공입니다. 유튜브에서의 인기와 인지도를 등에 업고 넷플릭스 '리얼리티 쇼(제작사측의 주장-저자 주)' <솔로지옥 시즌 1>에 출연하며 대중들의 뜨거운 관심을 한 몸에 받았던 프리지아 송지아는 돌연 '가품논란[1]'에 휩싸였습니다. 논란 직후 프리지아 송지아는 사과문 공표와 함께 공식적인 활동을 잠시 중단하다 활동중단 기간이 6개월이 되기 직전에 복귀했습니다.

이는 많은 대중들이 '유튜브 6개월 복귀 법칙[2]'에 근거하여 예견했던바 대로였습니다.

앞서 이야기한 현상들을 촉발시킨 원인이 '주목경제'에 있다고 마이클 골드하버(Michael Goldhaber)는 말합니다. 과거 '기호경제' 시대에 사람들의 주목과 관심은 상품을 판매하기 위한 보조재, 즉 수단에 불과했습니다. 그러나 정보가 쓰나미(Tsunami)처럼 밀려드는 현 시대에 주목과 인지도는 그 자체로 돈이 됩니다. 이것이 바로 주목경제의 핵심입니다.

주목경제가 성립하게 된 배경을 조금 더 깊이 들여다보면 다음과 같습니다.

> **대전제:** 시간은 인간이 가진 가장 소중한 자원이다.
>
> **소전제:** 현 시대에는 접근 가능한 정보들이 무한에 가깝게(한 개인이 감당하지 못할 정도로) 쏟아진다.
>
> **결 론:** 사람들은 시간, 주목, 관심은 희소한 자원이며 이것들을 주고받는 것은 경제행위다.

1) 프리지아 송지아가 유튜브, 인스타그램 등 소셜미디어와 방송 등에서 착용했던 많은 의류 및 액세서리 등이 가품(진짜를 흉내 낸 불법복제품)임이 밝혀진 사건

2) 물의를 일으켜 사회적으로 지탄을 받은 유튜브 크리에이터들이, 반성과 자숙을 한답시고 활동을 중단한 후 마치 약속이라도 한 듯 6개월이 넘기 전에는 반드시 복귀하는 현상을 가리킵니다. 이는 "채널이 6개월 이상 비활성 상태이거나 커뮤니티 게시물이 업로드 또는 게시되지 않은 경우 재량에 따라 채널의 수익 창출 자격을 박탈할 권리를 보유한다"는 유튜브 규정을 피하기 위한 행태입니다.

왜냐하면 경제학의 핵심 문제는 '희소한 자원을 어떻게 배분할 것인가?'이기 때문입니다.

2) 무플보다 악플이 낫다

인터넷상에서 특정인을 지목해 지속적으로 공격하는 일, 선정적 또는 폭력적인 사진과 글로 사람들의 이목을 끄는 일, 게시판의 성격과 무관한 정치적 혹은 종교적 이슈를 던져 분란을 조장하는 일 등 수단과 방법을 가리지 않고 사람들의 관심을 끄는 행위를 우리나라에서는 '분탕질', '어그로[3]', '낚시' 등이라 합니다. 동일한 행위를 외국에서는 '트롤링(trolling)'이라고 합니다. 이러한 행위를 하는 사람을 트롤(troll)이라고 칭하며 해당 용어는 본래 북유럽 신화의 도깨비를 의미합니다. 영미권에서는 이미 1980년대부터 통용된 용어입니다.

동종업계에서 트롤을 자처하며 트롤링을 생계 수단으로 삼는 이들이 있습니다. 방송인 장성규와 김민아가 바로 그 주인공들입니다. 장성규는 JTBC 공채 1기 아나운서 시절부터 방송의 허용수준을 외줄타기하며 인기를 끌었던 인물입니다. 오죽하면 시청자들은 그에게 '선넘규'라는 별명을 선물했을까요? 김민아 역시 장성규의 행보를 그대로 답습하며 인기를 끈 인물입니다. 다른 점이 두 가지 있다면 성별과 수위(水位)입니다. '장성규가 선을 넘는다면 김민아에겐 넘을 선조차 없다'는 네티즌들의 평가는 결코 과장이 아닙니다. 남자 중학생과의 영상통화 도중 성희롱 성 발언을 거듭한 김민아는 네티즌들의 뭇매를 맞고 인스타그램에 공개 사과문을 게시하기에 이르렀습니다. 거듭된 사과에도 불구하고 한 번 불붙은 네티즌들의 분노는 쉽사리 가라앉지 않았습니다. 김민아가 예전의 인기를 누리는 일은 요원해 보입니다.

일부 정치인들이 정의(justice), 정치적 옳음(political right)과 상당한 거리가 있는 행보를 보이면서도 국회, 청문회, 국정감사 등의 자리에서 소리를 꽥꽥 질러대거나 뱅갈고양이를 데리고 참석하는 이유도 다 어그로를 끌기 위함입니다. 어떤 방식으로는 대중들의 관심을 끌면 인지도는 자연히 동반 상승하며 이는 후일 있을 선거에서 '표'로 환원되기 때문입니다. 유권자들은 TV, 라디오, 인터넷 등의 매체를 통해 자주 접한 정치인, 연예인들에게 내적 친밀감을 느끼는 경향이 있습니다. 아줌마, 아저씨, 할머니, 할아버지들이 정치인, 연예인을 실제로 조우하면 마치 자식을 대하듯 친근하게 대하는 현상이 이를 뒷받침 합니다. 다른 조건들이 동일하다고 가정했을 때 유권자들은 여러 후보

3) 이 단어는 온라인 게임 중 몬스터가 자신에게 가장 많은 데미지를 입힌 플레이어를 타겟으로 공격하는 시스템을 비디오 게임 사용자들 사이에서 '어그로(aggro)', 혹은 '어그레시브(aggressive)'라고 부른 것에서 유래되었습니다.

들 중 익숙한 후보에게 표를 던진다는 것은 이미 여러 사회과학적 실험을 통해 입증되었습니다. 우리는 지금 '무플보다 악플이 낫다'는 명제가 참인 시대를 살아가고 있습니다.

3) 서울대, 연세대, 그리고 조선대

전국 11개 치과대학(학제와 무관하게 이하 '치대'로 지칭하겠음-저자 주) 중에서 특히 높은 브랜드 인지도(brand awareness)를 자랑하는 3개 학교의 사례를 먼저 살펴본 다음 브랜드 인지도에 대해 함께 알아보겠습니다. 치대와 치과병원은 바늘과 실, 조던과 피펜, 배트맨과 로빈처럼 불가분의 관계입니다. 그러므로 치대 위주로 기술하더라도(치과병원을 별도로 언급하지 않더라도) 양자(兩者)를 동일한 수준에 있는 것으로 이해 바랍니다.

<전국 치대 설립연도 및 모집정원[4)]>

대학	설립연도	모집정원(치대·치전원 총합)
서울대	**1959**	**90**
경희대	1967	80
연세대	**1968**	**60**
경북대	1974	60
조선대	**1974**	**80**
부산대	1979	80
원광대	1979	80
전남대	1979	70
전북대	1979	40
단국대	1980	70
강릉원주대	1993	40
합계		**750**

4) 설립연도 순을 기본으로 하여 동일한 해에 설립된 경우 가나다 순으로 정열하였음

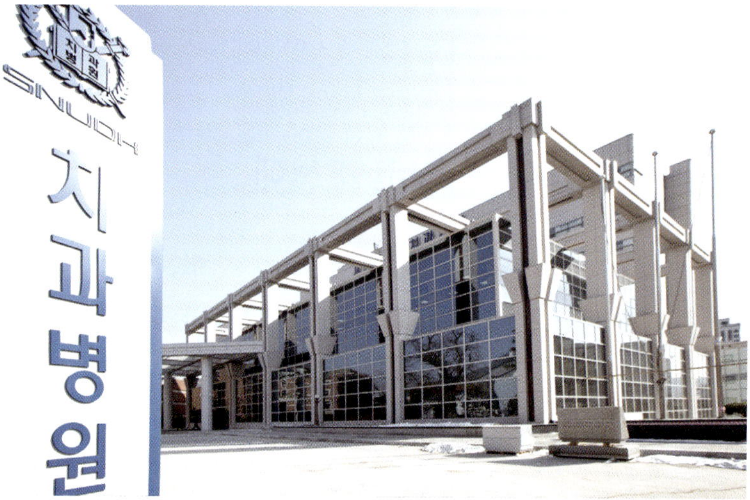

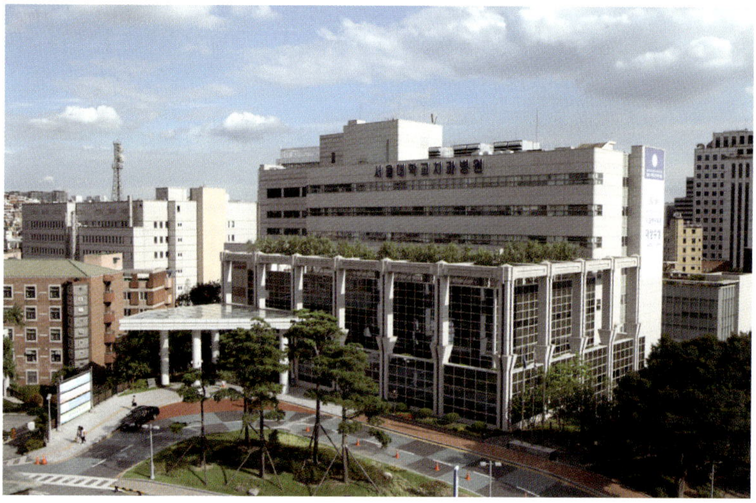

<서울대학교치과병원 전경>
<사진제공: 서울대학교치과병원 구강악안면외과 한정준 교수님>

① 서울치대

i) 현실

서울치대는 명실상부한 국내 부동의 1위이자 최고(最高), 최고(最古)의 학교입니다. 정원마저 90명으로 전국 11개 치대 중 가장 많습니다. 치과병원 역시 늘 최고의 실력, 명성, 시설을 유지·자랑합니다. 아시아 치대 순위에서도 늘 TOP 5 밖으로 벗어난 적이 없으며 세계 치대 순위도 매년 꾸준히 상승 중입니다.

졸업 후 진출 가능한 길 역시 타 대학과 비교할 수 없을 정도로 넓습니다. 공식적인 위탁운영 협약(보라매병원, 국립암센터, 국립제주대병원 등)뿐만 아니라 비공식적인 인적 네트워크로 연계된 병원들(성모병원, 아산병원, 삼성병원, 백병원 등)의 수과 질이 타의 추종을 불허합니다. 한 해 동안 배출되는 서울치대 졸업생 90명 전원이 수련을 희망하더라도 모두 다 전공의의 길을 갈 수 있을 정도로 유무형의 인프라가 충분히 갖추어져 있습니다.

ii) 사람들의 인식

치재상들 사이에는 불과 몇 년 전까지만 하더라도 '실력과 무관하게 서울치대를 졸업한 원장은 망하지 않는다'는 도그마(dogma)가 존재했습니다. 고령의 소비자들 중에는 '서울치대 출신 치과의사'만 고집하는 이들도 있습니다. 일반인들에게 '서울치대'는 '최고'와 동의어입니다.

iii) 누가 '샤'의 브랜드 인지도를 활용하는가?

거대한 '샤'모양의 정문은 서울대학교를 가장 상징적으로 나타내는 조형물입니다. 1975년, 서울대학교 종합캠퍼스가 관악구 현 위치에 자리 잡으면서, 학교 상징의 기초를 토대로 만들어진 정문은 서울대학교의 상징이 되었습니다. 국립서울대학교의 머릿글자인 'ㄱ', 'ㅅ', 'ㄷ'의 형상을 본뜬 디자인은 열쇠의 모습을 하고 있는데, 이는 서울대의 교훈인 '진리는 나의 빛'에서 이야기하는 진리를 찾기 위한 열쇠를 상징합니다. 정문의 모습을 품은 서울대의 트레이드마크는 '샤'마크 또는 '샤'로고로 불립니다.

현재 치과 개원가에서는 환자 유치 전쟁이 벌어지고 있습니다. 이런 전쟁 통에 서울대를 대변하는 '샤'마크를 무기로 활용하는 이들은 다음과 같습니다.

- 서울치대를 졸업 (타대 대학원 졸업하거나 타 병원 수련 받는 이 포함)
- 서울치대와 대학원 졸업
- 서울치대와 대학원을 졸업 + 서울대치과병원 수련
- 타 치대 졸업 후 서울대 대학원 졸업하거나 서울대치과병원 수련
- 치의학과가 아닌 서울대 타 과(일반과) 졸업 후 타 종합대학 치전원 졸업

② 연세치대

i) 현실

경희치대에 비해 한 해 늦게 설립되었음에도 불구하고 연세대학교 자체의 높은 위상 덕분에 개

교와 동시에 국내 2위, 아시아 TOP 10 치대에 등극했습니다. 서울치대가 선구자(first mover)라면 연세치대는 그 뒤를 바짝 좇는 추격자(fast follower)입니다.

연세대가 서울대보다 더 우수한 성과를 거둔 분야도 있습니다. 2022년 10월 타임스 고등교육(THE, Times Higher Education)이 발표한 '세계대학순위(World University Ranking) 2023'중 임상 및 보건의료 분야(clinical and health)에서 국내 대학 중 가장 높은 순위인 32위에 올랐습니다[1]. 전 세계 대표 1,001개 대학을 대상으로 실시한 이번 조사에서 1위는 영국 옥스퍼드, 2위는 캠브리지, 3위는 미국 하버드 대학이 차지했습니다. 임상 및 보건의료 분야는 의학과 치의학 및 보건의료 분야를 선도하는 대학을 논문 피인용도, 산업분야 소득, 국제화, 연구 활동 및 교육 환경 등의 평가 항목으로 구성되어 있다. 이번 평가항목에서 상위 100위권에 국내 대학은 32위인 연세대학교를 포함, 각각 41위와 82위를 차지한 서울대학교와 성균관대학교가 포함됐습니다.

연세대는 높은 인지도에 미션스쿨(기독교 학교)이라는 특성이 더해 진 결과 국내 대학 중 자매결연을 맺은 해외 대학 수가 가장 많습니다. 이러한 관계를 기반으로 연세치대 학생들은 재학 중에 교환학생 신분으로 해외대학을 방문하거나 연세대치과병원 전공의 또는 전임의들은 수련기간 중에 해외 대학병원으로 파견되는 혜택을 누릴 수 있습니다.

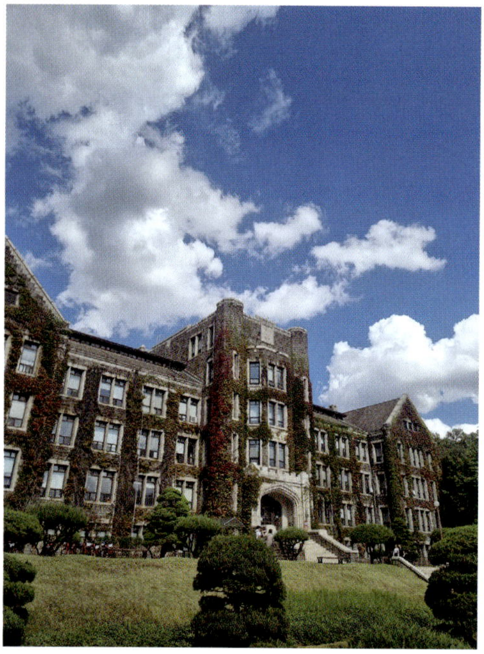

<연세대학교 본관 전경>
<사진제공: 연세더편한치과 김태윤 원장님>

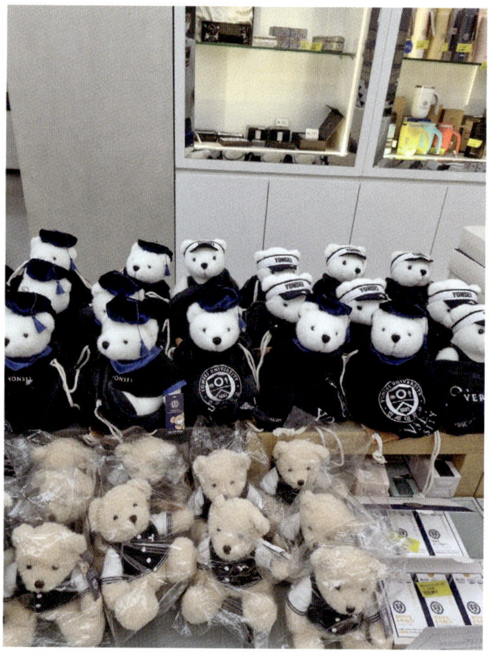

<연세대학교 기념품 샵(YONSEI COOP)>

ii) 사람들의 인식 - '세브란스'라는 또 하나의 무기

연세대학교의 역사는 1885년 4월 10일, 한국 최초의 근대식 병원이었던 '광혜원'에서 시작되었습니다. 광혜원은 설립된 지 2주 만에 고종황제가 직접 만들어 하사한 이름인 '제중원'으로 명칭을 변경하였습니다. 광혜원을 설립한 이는 의료선교사 알렌이었습니다. 선교사인 언더우드는 개원 직전에 내한하여, 제중원의 의료사업을 도우면서 교육사업과 전도사업을 시작하였습니다. 제중원을 터전으로 한 알렌과 언더우드의 의료와 교육 사업이 오늘날 연세의 근간이 되었습니다.

1899년미국에있는루이스헨리세브란스(LouisHenrySeverance)로부터받은기부금으로1904년에 병원을 신축하고 교육기관을 확장하여 의학교로서의 체제를 갖추게 되었습니다. 이후 의료 분야는 기부자의 공로를 기리기 위해 그의 성(姓)을 따서 세브란스의학전문학교와 세브란스병원, 세브란스의과대학으로 발전하였으며, 교육 분야는 언더우드학당과 경신학교를 거쳐 연희전문학교, 연희대학교로 발전하였습니다. 1957년에 연희와 세브란스는 연세대학교라는 이름으로 통합되었습니다. 양교(兩校)가 통합되었음에도 연세재단은 의료 분야에서 세브란스라는 브랜드를 폐기하지 않았습니다. 이것이 '신의 한 수'였습니다. 오늘날 세브란스라는 브랜드는 연세의 또 다른 이름이자 의료 분야의 KS마크로 소비자들에게 인식됩니다. 가톨릭의대와 성모병원, 울산의대와 아산병원, 성균관의대와 삼성병원, 한림의대와 성심병원 등이 유사한 사례로 제시될 수 있겠으나 인지도, 명성, 역사, 유산(heritage) 등의 측면에서 아직까지는 연세의대와 세브란스병원보다 부족한 것이 사실입니다.

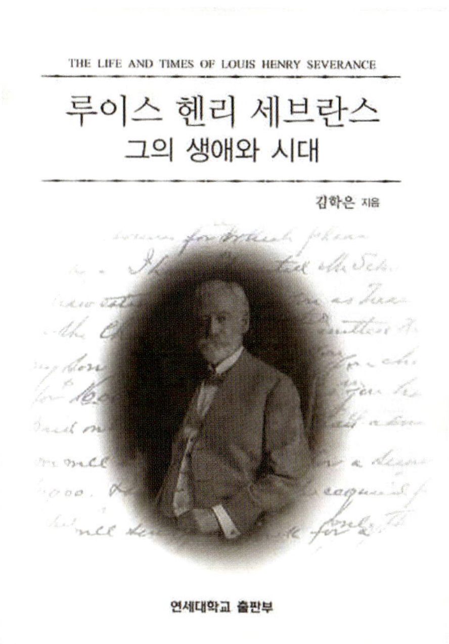

루이스 헨리 세브란스를 기리기 위해 연세대학교 출판부에서 발간한 그의 전기
<사진제공: 교보문고 누리집>

브랜드 인지도에 대한 굉장히 흥미로운 연구 결과가 있습니다. 두 종류의 땅콩버터 샘플을 가지고 피험자들의 선택을 조사한 것입니다.[2] 첫 번째 샘플은 맛 테스트에서 70%의 선호도를 기록한 땅콩버터에 상표를 붙이지 않은 것이고, 두 번째 샘플은 맛 테스트에서 선호도가 가장 낮은 땅콩버터에 피험자들이 전에 사용했거나 구매한 경험이 있는 땅콩버터의 브랜드를 부착하였습니다. 그러자 놀랍게도 피험자들 중 73%가 브랜드가 부착 된, 맛이 없는 땅콩버터를 더 우수한 제품으로 꼽았습니다. 이 실험은 브랜드 인지도가 땅콩버터의 맛에 까지도 영향을 줄 수 있다는 것을 보여줍니다.

이 시점에서 우리가 함께 유추할 수 있는 결론은 다음과 같습니다.

첫째, 연세 또는 세브란스라는 브랜드를 가진 치과에서 진료 받은 환자들이 느끼는 주관적인 만족도가 실제의(객관적인) 만족도(진료의 결과물 또는 질)보다 높을 수 있다는 것.

둘째, 연세치대 또는 연세대치과병원 출신의 치의들은 의료 소비자들의 인식을 공략할 무기를 두 개('연세'와 '세브란스'라는 브랜드)나 가지고 있다는 것. 실제로 적지 않은 개원의들이 세브란스의 줄임말인 '세란'이라는 명칭을 상호명에 활용하고 사실이 그 방증입니다.

연세와 세브란스를 브랜드적 관점에서 바라보자면 100년이 넘는 긴 시간 동안 정성스레 차곡차곡 쌓아올린 브랜드 인지도의 힘과 무서움을 느낄 수 있습니다. 자칫 국민들의 인식이 '서울치대와 나머지 치대(The best one and the others)'가 아니라 '서울치대, 연세치대, 그리고 나머지 치대(The top two and the others)'로 자리매김한 것은 연세치대의 실력과 노력의 산물이라고 생각합니다.

<세계 속의 서울치대와 연세치대>

순위	대학	국가
1	카롤린스카대	스웨덴
2	임스테르딤대	네덜린드
2	홍콩대	홍콩
4	예테보리대	스웨덴
5	미시간대	미국
6	도쿄의과치과대	일본
7	베른대	스위스
8	취리히대	스위스
9	킹스칼리지런던	영국
9	캘리포니아대	미국
31	**서울치대**	**한국**
40	**연세치대**	**한국**

영국의 세계 대학 평가기관인 큐에스(Quacquarelli Symonds)가 최근 발표한 '2022 QS 세계 대학 학과별 순위(QS World University Rankings By Subject 2022)'에 따르면, 스웨덴 카롤린스카대는 종합점수 87.1점을 받아 전 세계 치과대학 중 1위를 차지했다. 우리나라 치과대학 중에서는 서울대 치의학대학원(이하 '서울치대')이 31위, 연세대 치과대학(이하 '연세치대')이 40위를 기록해 지난해와 비교했을 때 눈에 띄는 순위 상승을 보였습니다.
이어 탑텐(top 10)에는 2위 암스테르담대(네덜란드)·홍콩대(홍콩), 4위 예테보리대(스웨덴), 5위 미시간대(미국), 6위 도쿄의과치과대(일본), 7위 베른대(스위스), 8위 취리히대(스위스), 9위 킹스칼리지런던(영국)·캘리포니아대(미국)가 이름을 올렸습니다.
이번 순위는 ▲H-인덱스 ▲논문당 피인용도 ▲학계(연구) 평판 ▲졸업생 평판 등 네 가지 지표로 평가한 결과입니다.

'학계 평판'은 전 세계 학자 9만5000여 명에게 우수하다고 생각하는 기관을 10개까지 선정받아 산출했습니다. '졸업생 평판'에서는 인사 담당자 4만5000여 명에게 우수한 성과를 낸 인력의 출신 대학을 조사했습니다. '논문당 피인용도'는 논문 당 인용횟수, 'H-인덱스'는 연구자당 논문 인용 빈도를 통해 산출했습니다.
이번 결과에서는 특히나 국내 치과대학의 퀀텀 점프가 인상적입니다. 2021년에 37위를 기록했던 서울대 치의학대학원은 올해에는 종합점수 68.9점을 획득하며 여섯 계단 상승한 31위를 기록했다. 또 2021년에 51~60위를 차지했던 연세대 치과대학은 종합점수 66.9점으로 40위를 기록해 약진하는 모습을 보였습니다. 서울대와 연세대는 각각 아시아 4위와 아시아 7위에 해당합니다.

세계 치대 순위 '카롤린스카대' 1위 차지

서울대 31위, 연세대 40위 기록 약진 주목

'2022 QS 세계 대학 학과별 순위' 결과 발표

스웨덴 카롤린스카대가 전 세계 치과대학 평가에서 1위에 올랐다. 우리나라 치과대학 중에서는 서울대 치의학대학원이 31위, 연세대 치과대학이 40위를 기록해 지난해 대비 순위가 크게 올랐다.

영국의 세계 대학 평가기관인 큐에스(Quacquarelli Symonds)가 최근 발표한 '2022 QS 세계 대학 학과별 순위(QS World University Rankings By Subject 2022)'에 따르면, 스웨덴 카롤린스카대는 종합점수 87.1점을 받아 전 세계 치과대학 중 1위를 차지했다.

이어 2위 암스테르담대(네덜란드)·홍콩대(홍콩), 4위 예태보리대(스웨덴), 5위 미시간대(미국), 6위 도쿄의과치과대(일본), 7위 베른대(스위스), 8위 취리히대(스위스), 9위 킹스칼리지런던(영국)·캘리포니아대(미국) 순이었다.

특히 이번 결과에서는 국내 치과대학의 약진이 두드러진다. 지난해 37위를 기록했던 서울대 치의학대학원은 올해에는 종합점수 68.9점을 받아 여섯 계단 오른 31위를 기록했다. 또 지난해 51~60위를 차지했던 연세대 치과대학은 종합점수 66.9점으로 40위를 기록해 비약적인 순위 상승을 보였다. 아시아 지역으로 한정하면 서울대와 연세대는 각각 4위와 7위에 해당한다.

지역별로 살펴보면 유럽이 19개 치과대학을 50위권 내에 올려 가장 많았다. 이어 북아메리카는 16개 대학, 아시아는 9개 대학, 남아메리카는 3개 대학, 오세아니아는 3개 대학을 50위권 내에 올렸다.

이번 순위는 ▲H-인덱스 ▲논문당 피인용도 ▲학계(연구) 평판 ▲졸업생 평판 등 네 가지 지표로 평가한 결과다.

'학계 평판'은 전 세계 학자 9만5000여 명에게 우수하다고 생각하는 기관을 10개까지 선정 받아 산출했다. '졸업생 평판'에서는 인사 담당자 4만5000여 명에게 우수한 성과를 낸 인력의 출신 대학을 조사했다. '논문당 피인용도'는 논문 당 인용횟수, 'H-인덱스'는 연구자당 논문 인용 빈도를 통해 산출했다.

지난해 평가에서는 스웨덴 예태보리대가 1위를 차지했으며 미시간대가 2위, 암스테르담대·홍콩대가 3위를 차지한 바 있다.

최상관 기자 skchoi@dailydental.co.kr

<관련기사 "세계 치대 순위 '카롤린스카대' 1위 차지", 『치의신보』, 2022.5.9. : p26.>

꼬리에 꼬리를 무는 이야기

» 브랜드와 장기적인 표석

<2023학년 수능 지원가능점수_의대>

대학	표준점수	백분위	대학	표준점수	백분위
서울대	417	299	경상국립대	405	294
연세대	417	299	단국대(천안)	405	294
가톨릭대	415	298	대구가톨릭대	405	294
성균관대	415	298	동아대	405	294
울산대	415	298	연세대(미래)	405	294
고려대	414	298	을지대	405	294
경희대	412	297	전남대	405	294
가천대	411	297	조선대	405	294
한양대	411	297	충남대	405	294
중앙대	410	297	충북대	405	294
아주대	410	296	계명대	404	293
인하대	410	296	동국대(WISE)	404	293
순천향대	408	296	영남대	404	293
한림대	408	296	전북대	404	293
부산대	408	295	가톨릭관동대	403	293
이화여대	408	295	건양대	403	293
인제대	408	295	고신대	403	293
경북대	407	295	원광대	403	293
강원대	405	294	제주대	403	293
건국대(글로벌)	405	294			

<자료출처: 대성학원, 국수탐 기준>

꼬리에 꼬리를 무는 이야기

온 국민을 하나로 뭉치게 만들었던 2002년 한일 월드컵의 공식명칭과 결승전 개최지를 결정함에 있어서 우리나라가 공식 명칭 상 우선표기를, 일본이 결승전을 나눠 갖기로 한 일화는 축구팬이라면 한 번쯤 들어봤을 것입니다. 앞서 언급한 협의의 결과로 전 세계 어디에서는 앞서 언급한 대회는 "2002 FIFA World Cup Korea/Japan™"으로 표기하는 것이 옳습니다. 살다보면 우리나라가 했던 것처럼 브랜드를 최우선으로 선택하게 되는 순간들이 종종 발생하곤 합니다.

연세대는 국내에서 유일하게 의과대학을 2개 보유한 종합대학입니다. 신촌캠퍼스와 미래(강원도 원주시 일산로 20)캠퍼스에 각각 의과대학을 가지고 있습니다. 대성학원이 제공한 '2023학년 수능 지원가능점수표(의대)'에 따르면 연세대학교 원주의과대학은 강원대, 건국대(글로컬), 경상국립대, 단국대(천안), 대구가톨릭대, 동아대, 을지대, 전남대, 조선대, 충남대, 충북대와 동일 선상에 위치해 있습니다. 지역거점국립(이하 '지거국') 의대들과 어깨를 나란히 하는 원주의과대학의 저력이 돋보입니다. 아울러 '연세의 후광이 없었더라면(다른 종합대학 산하 의과대학이었더라면) 수도권으로부터 꽤 먼 곳에 위치한 원주 소재 의대로서 현 지위를 누릴 수 있을까'하는 의구심도 듭니다.

원주의과대학에 진학한 고교 동기들 또는 선후배들을 보며 어린 시절에는 '가까운 명문 전남의대 두고 왜 굳이 원주까지 가는 걸까?'라는 의구심을 갖기도 했습니다. 그러나 브랜드학을 공부하며 원주의과대학에 진학한 이들의 선택이 더 높은 브랜드 인지도를 누리기 위한 장기적인 포석일수도 있겠다는 생각을 합니다. 개원 후 연세, 세브란스 등의 명칭을 자유롭게 사용함으로써 발생하는 이익을 고려한다면 젊은 시절의 몇 년을 투자하는 것은 그리 밑지는 투자 같지는 않아 보입니다.

관련자료

https://www.veritas-a.com/news/articleView.html?idxno=440151

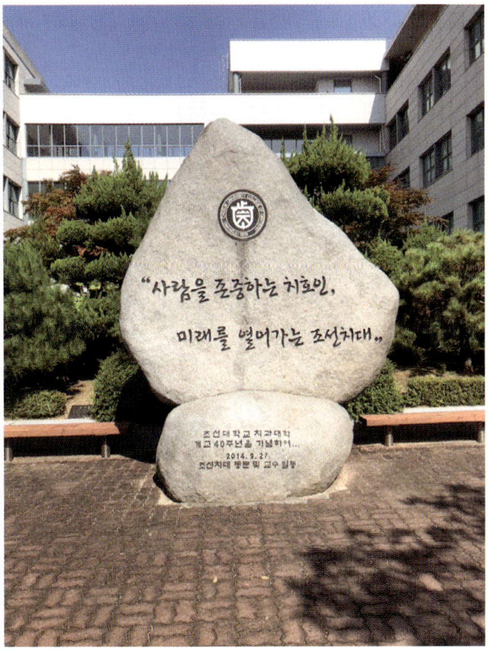
"사람을 존중하는 치료인,
미래를 열어가는 조선치대."

조선대학교 치과대학 개교 40주년 기념비
<사진제공: 레오치과 서성훈 원장님>

③ 조선치대

i) 현실

조선대는 1974년, 경북대와 더불어 지방 최초로 치대를 설립했습니다. 5년 후, 같은 도시(광주광역시)를 기반으로 전남치대가 개교한 이후 두 학교는 광주·전남 지역 내에서 선의의 경쟁을 펼치고 있습니다. 객관적인 입장에서 봤을 때 역사, 학교 내 입지, 정원 등에서 조선치대가 더 유리한 위치를 차지하고 있는 것으로 보입니다. 두 학교의 지역 라이벌 구도(rivalry)에서 조선치대에게 가장 유리하게 작용하는 요소는 앞서 이야기한 것들이 아니라 사람들(지역민들)의 인식을 선점했다는 점입니다.

ii) 사람들의 인식 – "치대 하면 조대지!"

A. 인식을 지배하는 한 마디

경영학 또는 마케팅을 전공하는 학생들뿐만 아니라 일반인들에게까지 알려진 명저 ≪마케팅 불변의 법칙(The Immuatable Laws of Marketing)≫은 알 리스(Al Ries)와 잭 트라우트(Jack Trout)가 심혈을 기울여서 정리한 22가지 법칙으로 이루어져 있습니다. 그 중 네 번째 장(chapter)

의 제목은 '인식의 법칙'입니다. 제목 옆에는 '마케팅은 제품의 싸움이 아니라 인식의 싸움이다'라는 격언이 쓰여 있습니다. 이러한 견해는 브랜드학의 아버지 데이비드 아커의 견해와도 일치합니다. 아커는 브랜드 자산의 주요 요소들 중 하나로 '지각된 품질(perceived quality)'를 꼽았습니다. 아커는 그냥 품질이 아닌 '지각된 품질'(not just quality but perceived quality)을 강조합니다. 즉, 실제로 품질이 우수하다는 사실보다 중요한 것은 고객들 또는 소비자들의 인식 속에서 품질이 우수하다고 인식(지각)되는 것입니다.

조선치대 동창회는 상(賞, prize)을 준비해야 합니다. 지은이가 조선치대 출신 치의인지 일반인인지 알려지지 않은 다음의 한 문장이 광주전남 지역에서 개원중인 조선치대 출신 원장들을 먹여 살리고 있기 때문입니다.

"치대 하면 조대지!(치대 하믄 조대제!-광주전남 지역 사투리, 저자 주)"

광주에서 태어나 전남 순천에서 줄곧 자란 저자 역시 살면서 수십 번 이상 들었던 유명한 말입니다. 이 말 한마디가 구전(口傳)되면서 광주전남 지역민들의 호감이 조선치대 쪽으로 머리를 돌리게 되었습니다.

실제로 위의 표현을 환자로부터 직접 들었던 경험도 있습니다. 때는 바야흐로 2014년의 어느 봄날 이었습니다. 전대병원 3동 4층에 위치한 구강악안면외과 외래 3번 체어에 다가가자 머리숱이 많지 않던 60대 남자 환자는 저를 보고 대뜸 "치대하믄 조댄디(치대 하면 조선대인데)!"를 인사말로 건냈습니다. 당시 4명의 원내생들에게 둘러싸야 있던 전공의 2년차 김병국은 당황한 마음을 들키지 않으려고 최대한 노력하면서 "아닙니다. 치대하면 서울대입니다. 조선대치과병원이 도보로 1,000m가 채 안 되는 거리에 있습니다. 어쩌다가 전남대의 영역으로 오셔서 흰소리부터 하시는지요? 각설하고 어디가 불편하세요?"라고 응수했습니다. 여기서 핵심은 "치대 하면 조대지!"라는 말이 마치 서동요(薯童謠)가 구전되었던 방식으로 지역민들의 입에서 입으로 계속 전해진다는 사실입니다. 잘 지어진 문장 하나가 지역민들의 인식을 지배하고 있는 형국입니다.

B. 미처 생각지 못했던 점이 강점이 될 수도 있다

자녀들의 교육, 풍부한 인프라, 출신지역(고향) 등의 이유로 서울 또는 경기도에 개원한 조선치대 출신 치의들의 수가 적지 않습니다. 수도권 개원의 입장에서 서울 소재 3개 대학(서울, 연세, 경희)을 졸업하지 않았다면 지거국 명칭을 갖지 않은 모교가 강점(또는 불리함을 상쇄시켜주는 요소)으로 작용할 수도 있습니다. 이는 경북대, 부산대, 전남대, 전북대 등과 조선대가 차이를 보이는 지점입니다.

2021년 1월 25일 방송된 SBS <동상이몽2-너는 내 운명>에서는 방송 덕분에 연락이 닿은 생모를 만나는 전진의 모습이 전파를 탔습니다.

2006년 토리노 동계올림픽 프리스타일 스키 모글 종목에서 동메달을 획득했던 토비 도슨(Toby Dawson, 한국명 김봉석)은 언론을 통해 친부모를 찾으려는 노력을 기울이기도 했습니다.

앞서 조선치대의 브랜드 인지도를 높게 평가한 글을 보고 '아따, 병국이(형) 왜 저렇게 글을 썼지?'라고 서운한 마음을 가졌을지도 모르는 선후배님들을 따로 몇 자 적습니다.

인문계 출신은 제게 교차지원의 기회를 부여하여 젊은 시절의 추억과 치의면허를 제공해준 원광치대가 낳아 준 엄마라면 수련 기회와 전문의면허, 그리고 수많은 전남치대 선후배님들을 선물해준 전남치대는 키워 준 엄마라고 생각합니다.

"안녕하세요? 원광대가 낳고 전남대가 키운 김병국 입니다. 강연을 시작하겠습니다."

제가 공식적인 석상에서 강연을 시작할 때마다 잊지 않고 전하는 첫인사말입니다. 제가 갖고 있는 전남치대에 대한 큰 애정과는 별개로 조선치대의 높은 브랜드 인지도는 그 가치를 인정받아 마땅하다고 생각합니다. 조선치대라는 라이벌의 존재와 "치대 하면 조대지!"라는 긍정적인 자극이 전남치대와 그 구성원들의 발전에 밑거름이 되어왔음을 믿어 의심치 않습니다.

전략 시뮬레이션 게임 <스타크래프트>에서 프로토스 종족을 선택하여 질럿을 소환하면 다음과 같이 외칩니다.

"My life for Aiur(내 생명을 아이어 별을 위해)!"

치의로서 커리어를 마치는 날까지 저를 낳아주고 키워 준 원광치대와 전남치대의 명예에 누가 되지 않도록 혼신의 힘을 다할 생각입니다.

4) 브랜드 인지도

① 의의(意義)

브랜드 인지도(brand name awareness)란 '고객들의 마음속에 존재하는 특정 브랜드에 대한 태도의 강도'를 의미합니다.[3] 만약에 고객들의 마음 전체를 50평형 아파트라고 가정한다면 각각의 브랜드가 차지하는 영역(방)의 크기가 해당 브랜드의 인지도인 것입니다.

② 브랜드 인지도의 단계

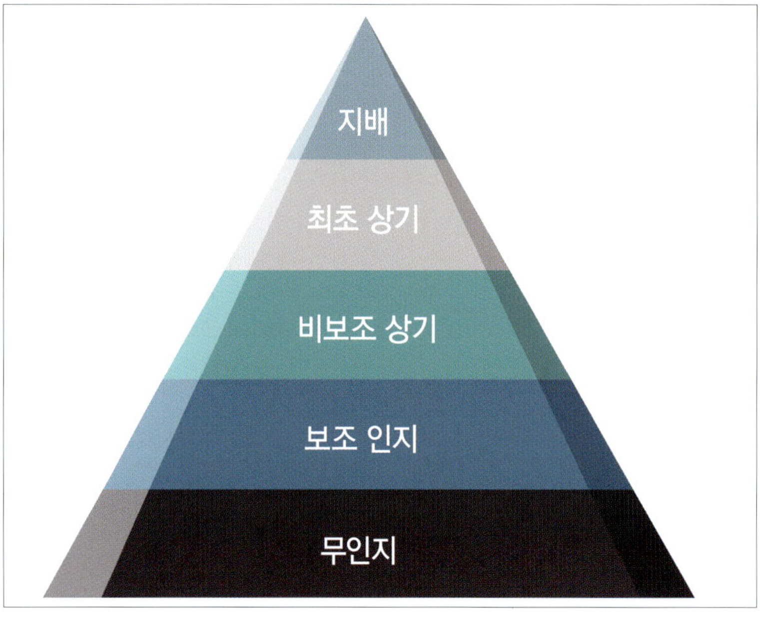

BK 브랜드 인지 피라미드[5)]

i) 지배(dominance)

한 카테고리에서 대다수의 고객들이 단 한 가지 특정 브랜드만을 떠올리는 수준의 인지도 단계입니다. 당신은 갑 티슈[6)] 카테고리에서 크리넥스(Kleenex®) 외에 다른 브랜드를 떠올리거나 호명

5) 데이비드 아커의 '브랜드 인지 피라미드'를 수정·보완 함.

6) '곽'은 '물건을 담는 작은 상자'인 '갑'을 잘못 표기한 것입니다. 또 '각'을 사전에 찾으면 '각'이라는 단어들 중, 문의하신 경우에 적절하게 사용할 만한 단어가 없다고 판단됩니다. 따라서 굳이 이 말을 쓴다면 '곽 티슈'가 아닌 '갑 티슈'라고 써야할 것입니다. 그리고 '티슈'는 순화하여 '화장지'로 쓸 것을 권하고 있습니다(출처: 국립국어원 온라인가나다).

할 수 있습니까? 당신은 테이프 카테고리에서 스카치 테이프(Scotch tape®) 외에 다른 브랜드를 떠올리거나 호명할 수 있습니까? 아마도 어려울 것입니다. 시장 지배적 브랜드(dominant brand)들은 이러한 절정의 인지도를 소유하고 있습니다. 지배적 브랜드가 되는 것은 모든 브랜드들의 꿈입니다. 그렇지만 서글픈 현실은 그 꿈을 이루는 것이 불가능에 가깝다[7] 는 점입니다. 마치 일본만화 ≪총몽(銃夢)≫ 중 '고철마을'에서 '자렘'으로 올라가는 것만큼이나.

ii) 최초 상기(top of mind)

응답자에게 특정 제품군에서 생각나는 브랜드 네임을 말해 보라고 하는 테스트를 시행했을 때 제일 먼저 튀어나오는 브랜드의 인지도 단계입니다. 소비자의 마음속에는 다른 브랜드들도 존재합니다. 하지만 머릿속에서 가장 먼저 떠오른 최초 상기 브랜드가 해당 소비자의 마음속에서 특별한 위치(지위)를 차지하고 있는 것은 자명한 사실입니다.

iii) 비보조 상기(unaided recall)

불과 몇 줄 앞에서 브랜드 인지도를 확인할 목적으로 시행하는 '응답자에게 특정 제품군에서 생각나는 브랜드 네임을 말해 보라고 하는 테스트'가 있다는 것은 당신은 확인했습니다. 이 테스트의 이름이 바로 '비보조 상기 테스트'입니다. 영문명을 보면 더욱 더 확실히 그 뜻을 파악할 수 있습니다. 아무런 예시나 배경지식을 주지 않은 상태에서 '주관식'으로 응답자에게 답을 구하는 테스트를 통해 특정 브랜드가 해당 영역에서 차지하는 위치를 확인할 수 있습니다. 즉, '비보조 상기'란 '비보조 상기 테스트를 통해 확인 가능한 브랜드의 인지도 단계'입니다.

iv) 보조 인지(aided recognition)

일종의 OX 또는 YES or NO 퀴즈 형태의 질문인 '전에 이 브랜드를 들어 본 적이 있는가?'라는 질문을 통해 여러 개의 브랜드를 대입해서 일일이 답을 구하는 테스트를 통해 확인하는 브랜드 인지도의 단계입니다.

v) 무인지(unawareness,모름)

브랜드 인지도 자체가 아예 존재하지 않는 수준입니다.

---

7) 글로벌 브랜드 컨설팅 그룹 '인터브랜드'가 발표한 2022년 베스트 글로벌 브랜드 TOP 10(애플, 마이크로소프트, 아마존, 구글, 삼성, 토요타, 코카콜라, 메르세데스 벤츠, 디즈니, 나이키) 중에서 지배적 브랜드는 단 하나도 없다는 사실이 이를 뒷받침 합니다.

[예시]

부산에서 나고 자란 응답자에게 '당신이 알고 있는 우리나라 치과대학은?'이라고 물었을 때 응답자가 '서울치대, 연세치대, 부산치대'라고 답했습니다. 뒤이어 '경북치대 들어봤습니까?', '전남치대 들어봤습니까?', '원광치대 들어봤습니까?' 등의 질문을 던져서 각각의 답을 구했습니다.

최소 상기 → 서울치대
비보조 상기 → 서울치대, 연세치대, 부산치대
보조 인지 → 두 번째 질문에서 YES라는 답을 받은 치대
무인지 → 두 번째 질문에서 NO라는 답을 받은 치대

③ 브랜드 인지도가 갖는 의미

인도의 계급제도인 '카스트'처럼 브랜드 인지도는 각 단계별로 의미와 파급력을 가지고 있습니다. 특히나 무인지와 보조 인지의 차이는 실로 어마어마하다 할 수 있습니다.

이미 공인된 다수의 심리학 연구에 따르면, 인식은 그 대상(인간·언어·음악·브랜드 등)을 불문하고 인식한다는 그 자체만으로 특정 대상에 대한 호감을 불러일으킨다고 합니다. 백종원 대표, 오은영 박사를 앞세운 브랜드들이 승승장구하는 현상이 이를 뒷받침 합니다. 소비자심리학에 따르면 예전에 단 한 번이라도 접했던 대상에 대해서는 본능적으로 호의적인 태도를 보인다고 합니다. 그래서 구매를 결정하는 순간에 익숙한 브랜드가 낯선 브랜드에 앞서 고려되는 것입니다. 이러한 결과들을 종합했을 때 동일한 조건 하에서 무인지 브랜드에 비해 보조 인지 브랜드가 선택될 가능성을 훨씬 더 높습니다. 즉, 소비자들에게 단 한 차례라도 인지(인식)되는 것이 구매 고려군(consideration set)에 들어가는 급행열차 티켓이 될 수 있습니다.

보조 인지와 비보조 상기 사이에도 엄청난 차이가 존재합니다. 보조 인지는 '알고 있음', '친근함'과 연결되는 반면 비보조 상기는 '유명함', '우선 고려 대상', '호감'과 연결됩니다. 그렇기 때문에 보조 인지 브랜드에 비해 비보조 상기 브랜드가 선택될 가능성이 현저히 높습니다.

[예시]

임플란트, 교정 등의 고가 의료 서비스 구매 계약을 체결하기 전에 어느 치과를 갈지 고민하는 홍길동 환자가 있습니다. 평소 홍길동이 사는 도시(율도시)에서 '잘한다고 소문난 A 치과'가 문득 떠올랐습니다. 이 때 A치과는 최초 인지 브랜드이자 비보조 상기 브랜드입니다. 그래도 치과 한 곳만 방문하고 중대한 결정을 내리기에는 불안감이 사라지지 않았던 홍길동은 '율도시 잘하는 치과'라는 키워드로 네이버를 통한 검색을 시도했습니다. 치과 수십 곳의 목록이 화면에 나타났습니다. 목록 중 일부는 오가다 직접 보거나 지인들로부터 그 명칭을 들었던 곳이었습니다. 이 치과들은 보조 인지 브랜드입니다. 평소 듣지도 보지도 못했던 나머지 치과들은 죄다 무인지 브랜드에 해당됩니다. 홍길동은 A치과와 네이버 검색을 통해 알게 된 치과 두 곳을 모두 방문한 다음 최종 결정을 해야겠다고 마음먹었습니다.

④ 브랜드 인지도 향상법(how to)

브랜드 인지도를 끌어올리는 방법은 크게 두 가지로 나눌 수 있습니다. 그리고 각각의 방법을 통해 인지도가 올라갈 수 있는 한계 역시 명확합니다.

첫째, 정량(定量)적 방법. 치의는 개원일을 전후로 간판, 현수막, 전단지, 대중교통수단(버스, 택시, 지하철 등), TV, 라디오, 신문, 잡지, 소셜 미디어 등을 활용한 광고(advertisement)와 홍보(public relation)에 열을 올립니다. 이러한 수단들을 통해 치과명칭과 개원날짜를 대대적으로 알릴 수 있습니다. 즉, 이러한 정량적 방법을 통해 지역민들의 인식 속에서 각 치과의 브랜드 인지도를 무인지 단계에서 보조 인지 단계로 끌어올릴 수 있습니다. 다만 정량적 방법을 통해 소비자들을 치과로 인도하기에는 2% 부족합니다. '아! 나 그 치과 들어봤어(알아)!'라는 수준의 인지도만으로 해당 치과를 내원하는 고객은 드물기 때문입니다.

둘째, 정성(定性)적 방법. 정량적 방법을 통해 보조 인지 단계까지 끌어올린 인지도를 비보조 상기를 넘어 최초 상기 또는 지배 단계까지 업그레이드하기 위해서는 장기간에 걸쳐 각 치과가 보유한 의료서비스의 우수한 품질을 고객들에게 강하게 인식시킴과 동시에 차별화를 통해 입소문 마케팅(바이럴 마케팅)을 펼치는 정성적 방법이 동원되어야 합니다.[8)]

8) 차별화는 브랜드학과 마케팅학, 양 학문 모두에서 기업의 성공을 위해 언급되는 요소로 2부 브랜드의 6장 '우리 치과 차별화하기'에서 자세히 이야기했습니다. 입소문 마케팅 역시 실제로 마케팅학계에서도 그 실체와 효과를 인정받고 있는 실정입니다. 입소문 마케팅은 3부에서 별도의 장(chapter)을 할애하여 자세히 살펴보겠습니다.

⑤ 브랜드 인지도의 한계와 시사점

경쟁 시장에서 높은 브랜드 인지도를 가진 기업 또는 치과가 유리한 것은 분명합니다. 하지만 인지도가 밥을 먹여주지는 않습니다. 즉, 이름이 널리 알려져 있다고 해서 그 즉시 소비자의 구매행동(매출과 수익)을 창출할 수는 없다는 뜻입니다.

브랜드 인지도뿐만 아니라 다른 브랜드 요소(자산)들을 함께 상승(강화)시키고 관리하는 노력이 필요합니다.

참고문헌

1) https://www.dentalarirang.com/news/articleView.html?idxno=36567

2) Wayne D. Hoyer and Steven P. Brown, "Effect of Brand Awereness on Choice for a common, Repeat Purchase Product," Journal of Consumer Research, September, 1990, pp. 141-148

3) ≪데이비드 아커의 브랜드 경영(Builiding Strong Brands)≫, 데이비드 아커, 비즈니스북스

11 브랜드 컬러

추천곡 Shut down - Black Pink

영감을 주는 한마디

"당신의 영역에서 수준급에 속하고 싶다면 최고 수준으로 준비해야만 한다*(If you want to perform at the high level, then you have to prepare at the highest level).*"

- 톰 브래디(Tom Brady)

*** brain storming with hashtags**

#브랜딩 #오감 #五感 #시각 #視覺 #색 #色 #브랜드컬러 #brandcolor #빨간색 #red #주황색 #orange #노란색 #yellow #초록색 #green #파란색 #blue #보라색 #violet

1) 들어가는 말

브랜딩을 오감(五感)의 차원에서 고려했을 때 가장 효과적이면서 우선시되는 감각은 시각(視覺)입니다. 시각적 요소들 중 가장 중요하면서 직관적으로 받아들여지는 요소는 색(色)입니다. 그렇기 때문에 브랜드 컬러의 중요성은 아무리 강조해도 지나치지 않습니다.

치의 및 치과와 잘 어울리는 브랜드 컬러는 정장을 입은 차승원 만큼이나 멋집니다. 반면에 치의 및 치과와 어울리지 않는 브랜드 컬러는 미니스커트를 입은 마동석 만큼이나 우스꽝스러우면서 보는 이들에게 불편함을 유발합니다. 컬러 별 속성과 브랜드 컬러로서의 역할과 의미를 확인하고 본인에게 걸 맞는 브랜드 컬러를 선택하길 바랍니다.

2) 브랜드 컬러

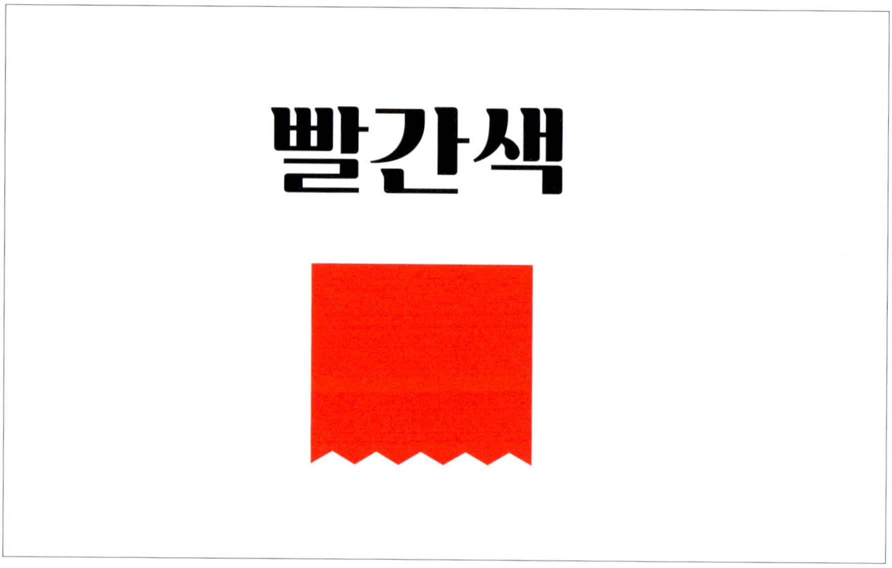

① 빨간색

기본 속성: 열정 고조, 식욕 유발, 강렬한 감정

브랜드 컬러로서의 역할과 의미: 긴장감, 심박수 증가, 충동 구매

주요 브랜드: 코카콜라, 유튜브, 레고, H&M, 조광덴탈, 바텍, SIC임플란트

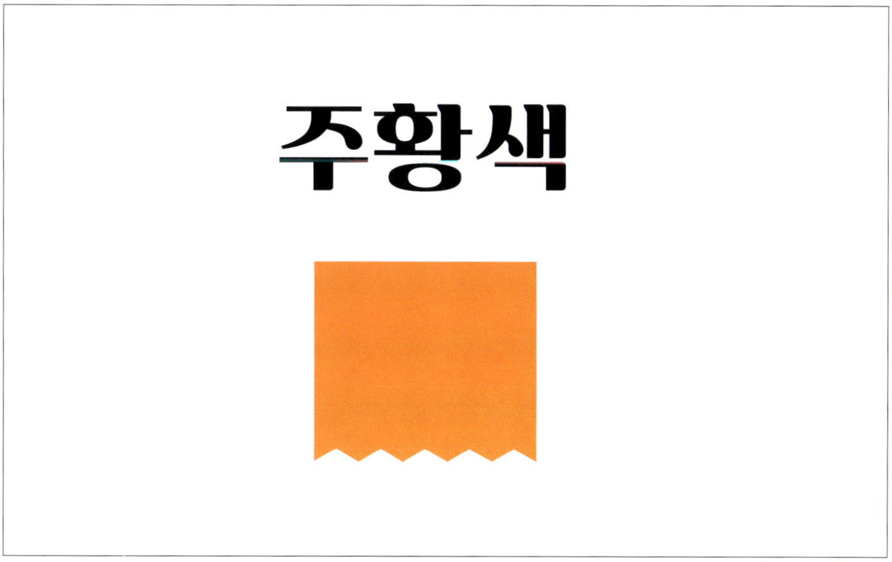

② 주황색

기본 속성: 흥분과 열정, 따뜻함, 섬세하고 아늑함

브랜드 컬러로서의 역할과 의미: 명랑하고 친근함, 충동적 결정

주요 브랜드: 오스템임플란트, 환타, 던킨, 제주항공, 티몬

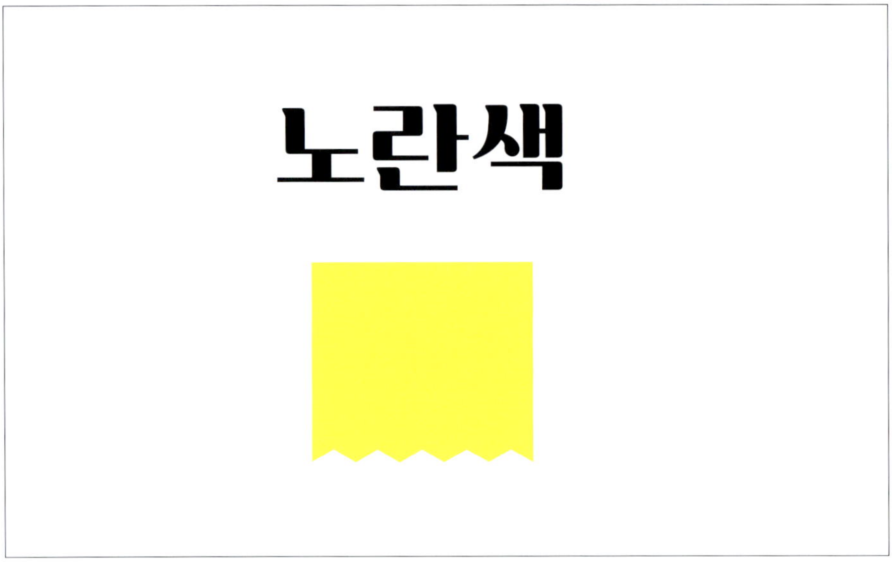

③ 노란색

기본 속성: 따뜻함, 행복, 창의성, 뇌 기능 자극

브랜드 컬러로서의 역할과 의미: 주의 집중, 긍정적 감정 유발, 유쾌함, 행동 유도

주요 브랜드: 맥도날드, 이케아, 카카오, 맥심

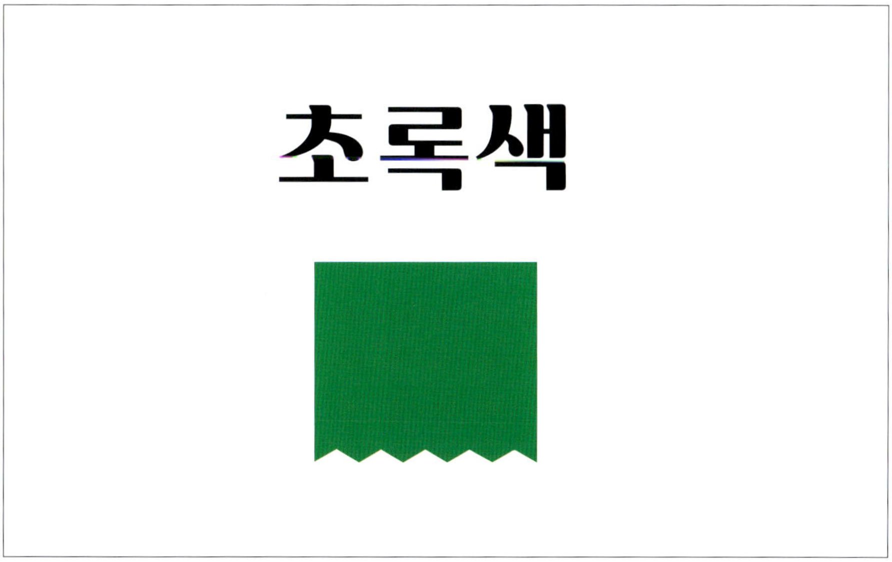

④ 초록색

기본 속성: 자연, 환경, 건강, 평온

브랜드 컬러로서의 역할과 의미: 휴식, 건강한 라이프 스타일, 스포츠, 부

주요 브랜드: 스타벅스, 네이버, 라코스테, 덴티움, 스트라우만

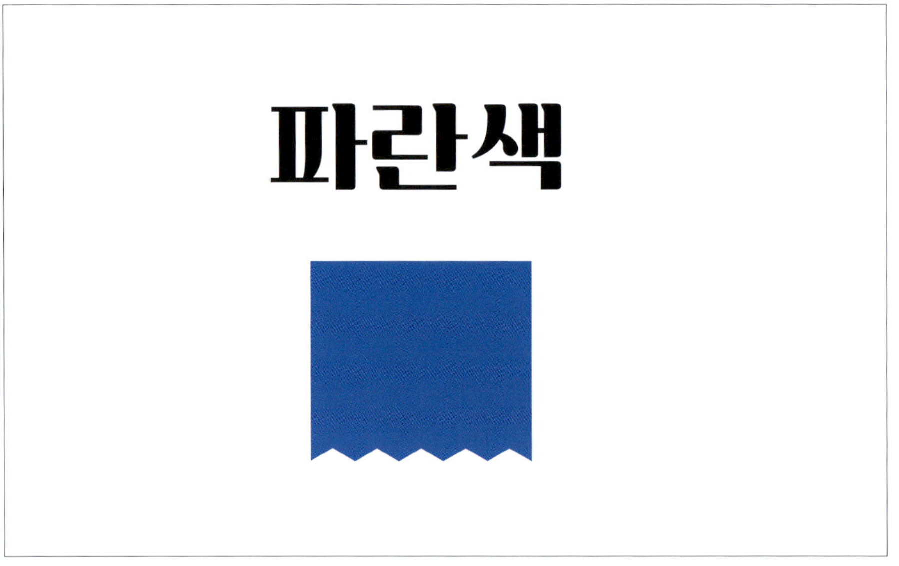

⑤ 파랑색

기본 속성: 성공, 신뢰, 고요함, 평화, 진중함, 식욕억제

브랜드 컬러로서의 역할과 의미: 신뢰 유발, 충성심, 안정감

주요 브랜드: 페이스북, 트위터, 포드, 메가젠, 죽파치과

보라색

⑥ 보라색

기본 속성: 고귀함, 럭셔리, 지혜, 부, 자신감

브랜드 컬러로서의 역할과 의미: 고급스러움, 특별함, 안정감

주요 브랜드: 마켓컬리, CU, 푸르고(Purgo)

III _마케팅

01 마케팅 담당 우영우 변호사 - 마케팅을 위한 변(辯)

추천곡 Unstoppable - Sia

영감을 주는 한마디

“작은 일도 무시하지 않고 최선을 다해야 한다. 작은 일에도 최선을 다하면 정성스럽게 된다. 정성스럽게 되면 겉에 배어 나오고, 겉으로 드러나면 이내 밝아지고, 밝아지면 남을 감동시키고, 남을 감동시키면 이내 변하게 되고, 변하면 생육된다. 그러니 오직 세상에서 지극히 정성을 다하는 사람만이 나와 세상을 변하게 할 수 있는 것이다.”

- 중용(中庸) 23장

*** brain storming with hashtags**

#마케팅 #marketing #오해 #misunderstanding #영업 #sales #selling #광고 #ad #advertising #레이먼드루비캄 #RaymondRubicam #데이비드오길비 #DavidOgilvy #박웅현 #TWBA #ATL #TV #라디오 #신문 #잡지 #BTL #기타등등 #유튜버 #youtuber #인플루언서 #influencer #PR #PublicRelation #대중관계 #홍보 #선전 #propaganda #나치 #선전장관 #히틀러의오른팔 #파울요제프괴벨스 #PaulJosephGoebbels #에드워드버네이스 #EdwardBernays #치과의사과잉의시대 #유행시점 #기업역량

들어가는 말

저는 철이 든 이후로 저에 관한 오해에 대해 굳이 해명하지 않는 편입니다. 왜냐하면 원광치대 건물 1층에 멋진 붓글씨로 걸려 있던 "거짓은 순식간에 무너지지만 진실은 태산처럼 견고하다."라는 문구처럼 안개가 걷히고 나면 실체는 저절로 드러날 수밖에 없다고 믿기 때문입니다. 하지만 마케팅에 관한 이야기를 시작하는 마당에 긴 세월 동안 많은 사람들, 특히나 치의들이 갖고 있는 오해들에 대하여 마케팅을 위한 변론(辯論)을 자처할 수밖에 없는 상황에 이르렀습니다.

마케팅에 대한 치의들의 대표적인 오해들은 다음과 같습니다.

첫째, 마케팅은 물건을 파는 것이다.

둘째, 의사는 마케팅을 해서는 안 된다.

셋째, 마케팅과 브랜딩은 동일한 것이다. 또는, 마케팅은 브랜딩을 포함한다(브랜딩은 마케팅의 일부분이다).

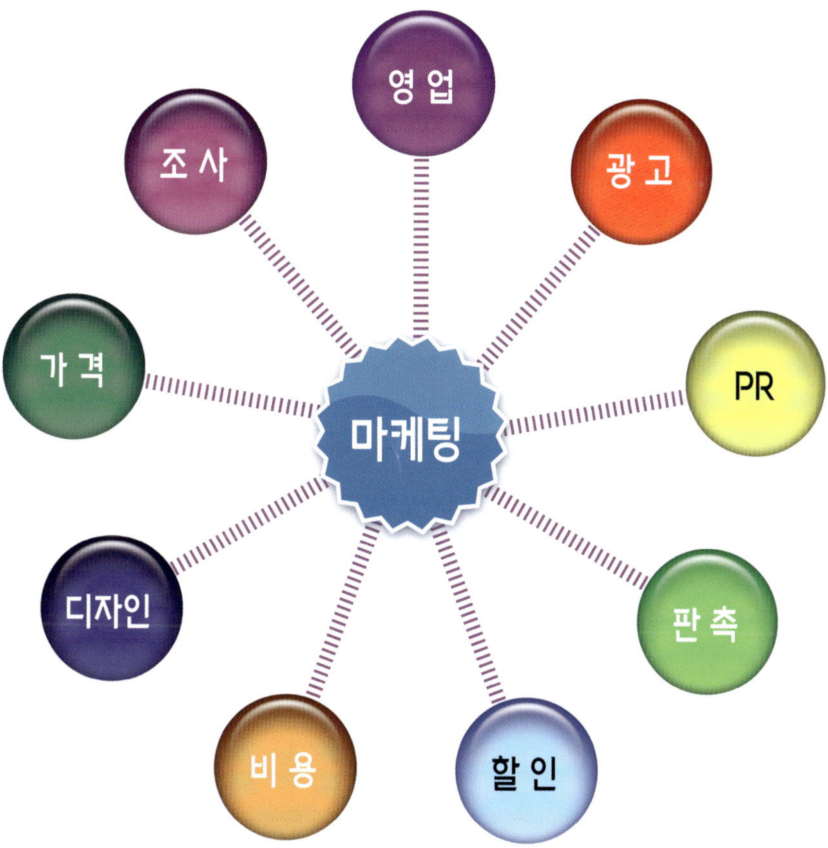

<마케팅의 부분집합(branches)>

첫 번째 오해, 마케팅은 물건을 파는 것이다.

적지 않은 이들이 마케팅을 '물건을 파는 것', 즉 '영업'과 혼동합니다. 영업은 영어로는 'sale' 또는 'selling'으로 '판매'를 의미하며 마케팅의 여러 부분 집합 중 하나입니다. 다시 말해 마케팅과 영업은 같지 않으며 마케팅이 더 큰 범주의 것입니다. 마케팅의 정의(definition)에 관해서는 향후 '2장 손오공과 크리링 - 마케팅의 기본과 의의'에서 자세히 다룰 예정입니다.

영업뿐만 아니라 광고, PR, 판촉 등도 마케팅과 혼동되는 경우가 종종 있습니다. 이번 기회에 교통정리를 해 봅시다.

'광고'란 '상품이나 서비스에 대한 정보를 여러 가지 매체를 통하여 소비자에게 널리 알리는 의도적인 활동'을 의미합니다. 유명한 광고인으로는 레이먼드 루비캄(Raymond Rubicam), 데이비드 오길비(David Ogilvy), 박웅현 등이 있습니다. 관련 업계에서는 광고를 ATL(Above The Line)과 BTL(Below The Line)으로 세분화합니다. ATL은 4대 매체인 'TV, 라디오, 신문, 잡지'를 통한 광고를 의미합니다. BTL은 ATL을 제외한 나머지 매체를 통한 모든 광고를 의미합니다. 가상의 선(The Line)을 상정하고 윗동네(major league)와 아랫동네(minor league)로 나누는 식입니다. ATL의 영향력(impact)이 과거의 그것만 못하다는 것이 관련 업체의 중론입니다. 그도 그럴 것이 스마트 폰과 인터넷, 소셜 미디어의 대중화에 힘입어 한 개인이 누릴 수 있는 미디어 채널의 수와 정보의 양이 10년, 20년 전에 비해 비교가 되지 않을 정도로 증가했습니다. 요즘 미용실만 가보더라도 격세지감을 피부로 느낄 수 있습니다. 잡지를 보고 있는 중년 여성을 거의 찾을 수 없습니다. 스마트 폰을 보거나 수다를 떨거나 둘 중 하나인 경우가 태반입니다. 어설픈 ATL 보다 똘똘한 BTL이 효과 면에서 더 나을 수도 있습니다. 왜냐하면 지금은 유명 유튜버(youtuber) 또는 인플루언서(influencer)들이 연예인을 능가하는 유명세와 수입을 자랑하는 시대이기 때문입니다.

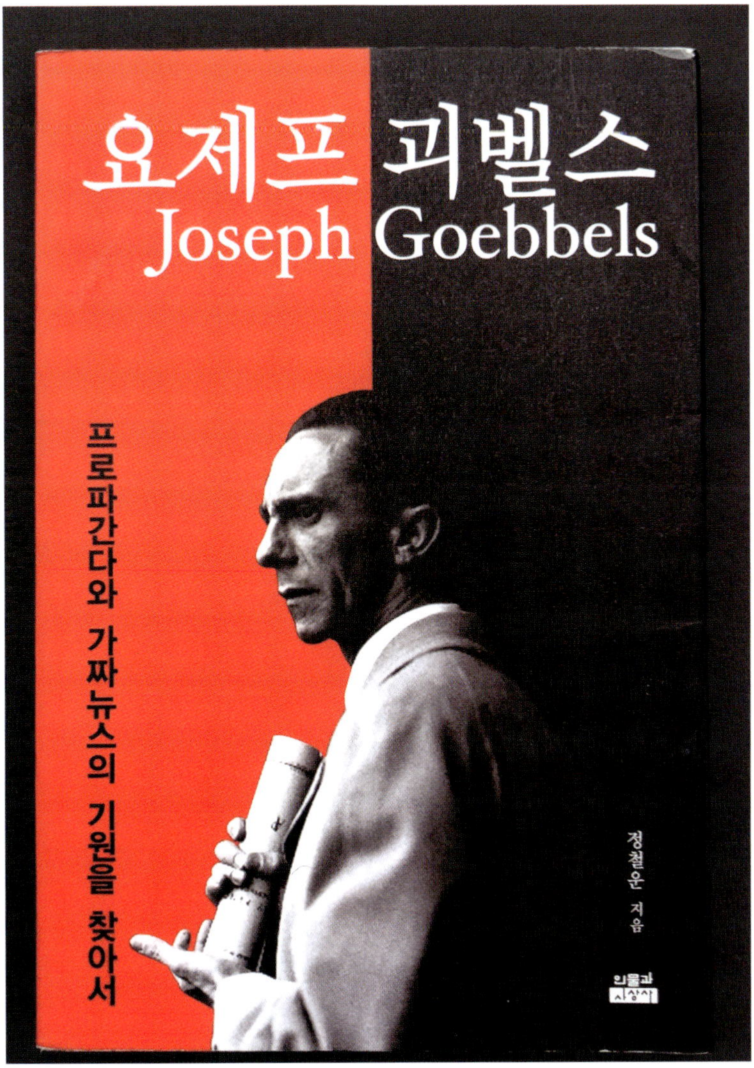

<괴벨스의 일대기와 선전술을 다룬 책>
사진: 김병국

다음 자세히 살펴볼 대상은 'PR'입니다. PR은 'public relation(s)'의 약자로 '홍보'의 다른 표현입니다. Public relation을 우리말로 바꾸면 '대중관계'입니다. 이러한 대중 관계를 개선 또는 향상시키기 위해 하는 활동을 선전(propaganda)라고 합니다. '선전'이라는 단어를 접하자마자 부정적 느낌을 받았다면 해당 독자는 아마도 나치의 선전장관 파울 요제프 괴벨스(Paul Joseph Goebbels)[1]를 알고 있는 사람일 것입니다. 괴벨스만큼이나 유명한 이는 그의 스승인 에드워드 버네이스(Edward Bernays)입니다. 'PR의 아버지'라는 별명을 가진 버네이스는 1923년 세계 최초의 PR 전문서 ≪여론 정제(Crystallizing Public Opinion)≫를 출간합니다. 5년 후에는 그의 대표작 ≪프로파간다≫를 출간하며 전성기를 구가하게 됩니다. 괴벨스는 버네이스를 진심으로 존경했고 그의 저서들을 탐독했다고 전해집니다.

버네이스는 ≪프로파간다≫를 통해 자신을 '새로운 선전가'라 칭했습니다. 그리고 기존의 광고 종사자들을 '구시대적 선전가'로 낮추어 불렀습니다. 그의 주장에 따르면 구시대적 선전가는 제품 자체를 알리는 일에만 열중합니다. 반면 새로운 선전가는 제품이 팔릴 수밖에 없는 환경을 만드는 일에 힘을 쏟습니다[2]. 현재 대한민국 교육계에 팽배한 "선행(선수)학습을 하지 않으면 뒤쳐진다."는 선입견은 학원으로 대표되는 사교육 업계의 선전의 결과물입니다. 부모들의 불안 심리를 적극 활용

---

1) '우월감'과 '증오'라는 감정을 활용한 선전술을 통해 독일인(아리아인)들의 정신을 조종한 히틀러의 오른팔입니다. 괴벨스는 자국민들에게 강력한 동기를 부여함으로써 어린 소년병이 압도적인 세력을 가진 적군에 주눅 들지 않고 일회용 대전차포를 들고 자발적으로 목숨을 던지는 분위기를 조성했습니다. 이는 흡사 태평양 전쟁 말기에 일제가 사용했던 카미카제 전술(소년병 파일럿을 활용한 비행기 자폭 테러)을 연상시킵니다.
독일이 비록 제2차 세계대전에서 패배하긴 했으나 세계 각국은 괴벨스의 선전술과 그 효과를 인정하지 않을 수 없었습니다. 심지어 대표적인 승전국인 미국 내에서도 괴벨스의 선전술에 대한 관심이 뜨거웠습니다. 특히 미국 OSS(CIA의 전신)의 초대 국장이었던 윌리엄 도노반(William Donovan)은 선전술 도입을 강력하게 주장했습니다.
제2차 세계대전 직후, 각국의 국방부 또는 군대보다 더 괴벨스의 선전술에 큰 관심을 보인 주체는 바로 기업들이었습니다. 괴벨스와 독일군을 통해 선전의 중요성을 인지한 기업들은 괴벨스의 선전술을 앞 다투어 활용하기 시작했습니다. 대표적인 기술(skill)들은 다음과 같습니다.
첫째, 불편함·괴로움·고통의 원인을 '간단·명료'하게 정리한 다음 '반복'하여 전달합니다. 괴벨스는 제1차 세계대전에서 패배한 독일이 겪고 있던 모든 정치·경제·사회·문화의 원인을 유대인으로 지목했습니다. 괴벨스로부터 교훈을 얻은 기업들은 현재는 선전을 통해 단 하나의 강력한 메시지를 소비자들에게 전하고자 노력합니다.
둘째, 핵심 메시지를 더욱 더 뚜렷하게 부각시키는 사실(fact)들만을 선별하여 근거로 제시합니다. 괴벨스는 "유가증권을 최초로 만든 건 유대인이다. 독일의 주식·채권은 대부분 유대인 소유다. 베를린 주식시장은 유대인이 만들었다. 독일 백화점의 80%는 유대인 소유다. 독일 은행의 50%는 유대인 소유다. 독일 신문사의 50%는 유대인 소유다. 칼 마르크스는 유대인이다. 독일 공산당은 자신들의 목적을 달성하기 위해 폭력을 서슴지 않는다."는 사실들을 근거로 제시하며 "모두 유대인 때문이다."라는 메시지를 강화했습니다.
셋째, 영향력과 공신력이 강한 메신저를 활용하여 메시지의 효과를 배가 시킵니다. 괴벨스는 전쟁 중 적국이 학살을 자행한 현장에 독일이 아닌 중립국 의사들로만 구성된 다국적 조사단을 파견했습니다. 이를 통해 자국민들에게 나치가 정의로운 전쟁을 수행한다는 프레임을 강화하였고, 타 국민들에게는 독일 나치 군대가 대의명분 위에서 전쟁을 벌인다는 인상을 각인시켰습니다. 나이키가 조던을 후원함으로써 대중들에게 본사의 제품들이 경기력 향상을 도와준다는 점을 적극적으로 선전하는 것과 같은 맥락입니다.

한 공포 마케팅의 일환으로도 볼 수 있습니다.

상술(商術)의 사전적 의미는 '장사하는 재주나 꾀'입니다. 보통은 앞에 '얄팍한'이라는 수식어가 붙는 경우가 대부분입니다. 심스탁(shimstock)[3]이 빠진다는 핑계로 멀쩡한 크라운을 교체하라고 강권하는 행위가 바로 상술의 대표적인 예입니다. 이와 유사한 행위를 하는 이들은 그렇게 부정하게 번 돈을 아내, 딸들에게 갖다 바치는 게 과연 옳은 행위인지 자문하고 반성해야 합니다.

두 번째 오해, 의사는 마케팅을 해서는 안 된다.

뚜렷한 근거 없이 도그마(dogma)로 굳어진 채 오래 전부터 구전(口傳)되는 말들이 있습니다. "고교 1학년 진학 후 치르는 첫 수능 모의고사 점수가 너희 학생들의 최종 대학수학능력점수이다.", "의사가 평생 보는 환자 수는 정해져 있다[4]." 등이 대표적인 예입니다. "의사는 마케팅을 해서는 안 된다."는 신조(信條) 역시 마찬가지입니다. 마케팅의 참뜻, 본질을 제대로 이해하지 못한 의료계의 옛 선배들 혹은 교수님들 중 누군가가 한 발언을 마치 신주(神主) 모시듯 하는 것은 온당치 않습니다.

70년대 또는 80년대에 졸업한 선배들이 치과를 운영하던 시대와 지금은 천지 차이입니다. 치의가 치과를 개원하기만 하면 환자들이 줄을 서서 기다리던 시대는 한참 전에 지나갔습니다. "상악 대구치 근관장은 묻지도 따지지도 않고 18 mm" 또는 "상악 7번은 묻지도 따지지도 않고 토미(pulpotomy)"라는 농담은 이제 전설이 되었습니다.

개원에 관한 조언을 치과대학(치전원)에 소속된 교수님들(특히나 개원 경험이 전혀 없는)에게 구하는 것은 현명치 못한 행동입니다. 중국 요리가 특기(specialty)인 이연복 셰프에게 프랑스 요리의

2) 버네이스는 그의 저서에서 피아노가 팔릴 수밖에 없는 분위기와 환경을 조성하는 방법을 예로 듭니다. 먼저 이름난 인테리어 디자이너와 협력하여 '뮤직 룸 페어' 행사를 개최하고 시대별 가정 음악실을 전시합니다. 가정 음악실은 적절한 소품과 장식들로 고급스럽게 연출합니다. 다음 단계로 영향력 있는 저명인사들을 대거 초청함과 동시에 유명 음악가들을 섭외하여 가정 음악실에서 연주회를 개최합니다. 이러한 캠페인을 지속하다 보면 대중들의 뇌리에는 전에는 존재하지 않던 '가정 음악실'이라는 개념이 생겨납니다. 최신 유행(fad)에 예민하게 반응하는 인테리어 디자이너들은 고객들에게 가정 음악실을 설치할 것을 제안하기 시작합니다. 가정 음악실은 점차 업계 표준으로 자리 잡게 되고 이후에는 피아노를 광고할 필요가 없어집니다. 대중들이 가정 음악실에 설치할 피아노를 구입하기 위해 저절로 상점을 방문하기 때문입니다. 이것이 버네이스가 ≪프로파간다≫를 통해 새로이 주장하는 선전법입니다.

3) 치아에 보철물을 장착하고 교합상태를 체크하기 위해 사용되는 0.008 mm 두께의 얇은 종이.

4) 함께 졸업한 동기들끼리만 비교해보더라도 해당 명제가 옳지 않다는 것을 확인할 수 있습니다. 또한 한 의사 개인의 커리어의 시작부터 끝까지를 놓고 보더라도 환자 유치를 위해 노력할 때와 노력하지 않을 때 볼 수 있는 환자들의 수는 그 차이가 현저합니다.

레시피(recipe)를 구하는 것과 다름없는 행위입니다.

“어디 의사가 점잖게 있지 못하고 함부로 마케팅(영업)을 해?”라고 후배들에게 호통 치는 선배 의사가 있다면 이렇게 반문하고 싶습니다. “어느 별에서 오셨어요? 어느 시대에서 타임머신을 타고 오셨어요?”라고. 마케팅 하는 의사, 영업 하는 의사를 “쪽 팔린다.”며 폄훼하는 이들은 무한경쟁시대에 점잖 빼고 앉아만 있다가 폐업을 하는 것이야말로 정말로 쪽 팔리는 일이라는 것을 깨닫지 못한 사람들입니다. 개원한 의사 입장에서 경영난으로 인해 폐업을 한다는 것은 시간, 비용, 자존감을 한꺼번에 상실하고 다시 누군가의 아랫사람으로 들어가야만 하는 대참사(disaster)를 의미합니다. 요즘 같은 고이율 시대에 또 다시 개원하기 위해서는 평균 5년 또는 그 이상의 시간을 와신상담(臥薪嘗膽) 해야만 합니다.

마케팅의 목표는 영업을 불필요하게 만드는 것입니다. 이것은 제 뇌에서 나온 말이 아니라 마케팅의 아버지 필립 코틀러가 한 말입니다. 원래 문장은 “마케팅은 영업이 아니며 마케팅의 목표는 영업을 불필요하게 만드는 것이다”입니다. 즉, 마케팅의 최종 목표는 고객들에게 그 가치를 인정받아 그들이 기꺼이 해당 기업의 재화 또는 서비스를 소비하는 상황을 만드는 것입니다.

세 번째 오해, 마케팅과 브랜딩은 동일한 것이다. 또는, 마케팅은 브랜딩을 포함한다(브랜딩은 마케팅의 일부분이다).

위 오해가 발생한 원인은 크게 ‘유행 시점’과 ‘기업 역량(capacity)’, 두 가지 측면에서 파악할 수 있습니다.

먼저 유행 시점의 측면. 브랜딩이 기업들과 대중들의 관심을 받기 시작한 것은 2000년을 전후로 한 시점입니다. 마케팅은 이미 그 전부터 인식되고 주목을 받았습니다. 마케팅이 먼저 유행했기 때문에 일반인들은 브랜딩을 ‘마케팅과 같은 것’ 또는 ‘마케팅의 일부’로 인식하는 경향이 있습니다. 하지만 이는 사실이 아닙니다. 브랜딩을 잘하는 것으로 정평이 난 현대카드의 CEO 정태영 부회장은 브랜딩과 마케팅에 관하여 “브랜딩을 마케팅의 일부로 보는 것은 흔한 오류인데요, 마치 기계공학과에다가 '물리학도 해줘' 하는 것이죠.”[1]라고 말했습니다. ‘차별화’와 같이 브랜딩과 마케팅 양측에서 중시하는 중복 영역이 존재하기는 하지만 브랜딩과 마케팅은 엄연히 다른 것입니다. 브랜딩이

1. 현대카드 유튜브 채널 “DIVE” 중 <오버더레코드(Over The Record)> 제1강 브랜딩이란 무엇인가(Sales vs Marketing vs Branding)

마케팅에 비해 추상적이면서 더욱 더 긴 호흡(시간)을 필요로 합니다. 이에 반해 마케팅은 브랜딩에 비해 구체적이면서 기계적으로 접근할 수 있는 여지가 많습니다. 특히나 요즘 많은 주목을 받는 '퍼포먼스(performance) 마케팅'의 경우 브랜딩에 비해 짧은 시간을 투자하여 일정 수준 이상의 성과를 거둘 수 있습니다.

다음 기업 역량의 측면. 인력, 자본, 시간 등 기업이 가지고 있는 역량은 유한하며 제한적입니다. 대한민국에는 대기업과 중소기업을 막론하고 마케팅부(팀)와 영업부(팀)를 둘 다 운용치 못하는 기업들이 허다합니다. 이런 상황에서 회사의 CEO 또는 중역(executive)이 "요즘 브랜딩이 대세(화두)라는데 우리도 브랜딩 한 번 해볼까?"라고 한 마디를 뱉으면 해당 업무는 마케팅부 또는 영업부의 막내 직원에게 할당되기 마련입니다. 이렇게 되면 졸지에 하나도 모르는 브랜딩 업무를 떠안은 말단 직원은 기존 업무를 하면서 브랜딩을 추진해야하는 상황을 마주하게 됩니다. 이렇게 되면 삼성, 현대차, SK, LG 등 재벌이 아닌 비교적 작은 회사의 경우에는 사내 브랜딩 담당 인력이 실질적으로는 0.5 명 또는 0.3 명에 불과한 웃픈(웃기면서 슬픈) 상황이 발생하고 마는 것입니다.

02 손오공과 크리링 - 마케팅의 기본과 의의

추천곡 At My Worst - Pink Sweat$ (featuring Kehlani)

영감을 주는 한마디

"마케팅은 너무나 기본적인 것이기 때문에 기업 활동 중 단지 하나라고 볼 수는 없다."

- 피터 드러커(Peter Drucker)

*** brain storming with hashtags**

#기본 #basics #fundamentals #드래곤볼 #DragonBall #토리야마아키라 #ToriyamaAkira #손오공 #크리링 #무천도사 #천하제일무도회 #기본기 #마케팅 #marketing #정의 #definition #전문가 #황부영 #브랜다임 #대표 #필립코틀러 #PhilipKotler #마케팅의아버지 #마케팅프로세스5단계 #marketingprocess #R #STP #MM #I #C #research #segmentation #targeting #positioning #marketingmix #4P #product #price #place #promotion #implementation #control #조사 #STP #마케팅믹스 #실행 #관리

---

1) 들어가는 말

'치과 마케팅 잘 하는 법이나 빨리 알려주지 무슨 손오공과 크리링 타령이야?'라고 생각하는 독자들이 있을지도 모르겠습니다. 전설적인 만화가 토리야마 아키라(Toriyama Akira)의 대표작 ≪드래곤볼(Dragon Ball)≫의 초반에 주인공 손오공과 크리링이 무천도사의 제자가 되어 천하제일무도회(무술대회)를 준비하는 과정이 나옵니다. 무거운 거북이 등껍질을 등에 짊어지고 무천도사의 지시대로 혹독한 수련을 견딘 두 제자는 마침내 대회 직전에 거북이 등껍질로부터 해방됩니다. 그리고는 본인들이 수련 받기 이전보다 더 빠르고 더 강해졌음을 실감합니다. 치과대학(치전원)에서 공부하던 시절, 치과대학병원에서 트레이닝을 받았던 시절처럼 발전과 향상을 위해 기본을 연마하는 시간은 필요악(必要惡)입니다. 유소년 농구클럽이나 엘리트 농구부에 가입한 학생 선수가 처음 배우는 것은 기본 중의 기본인 체스트 패스입니다. NBA 선수들의 화려한 플레이에 현혹되어 농구부에 가입한 학생 선수가 들어가자마자 렉스루(leg through: 다리 사이로 공을 통과시키는) 드리블이나 노룩(no look: 상대 선수를 속일 목적으로 같은 편을 보지 않고) 패스를 시도했다가는 코치님으로부터 호된 꾸지람을 들을 것이 명약관화(明若觀火)입니다.

농구 선수가 기본기를 착실히 익혀야 마이클 조던, 허재와 같은 훌륭한 농구 선수가 될 수 있는 것처럼 마케팅을 공부하는 이라면 그와 관련된 기본 용어와 개념들을 숙지해야만 뒤 이어 전개될 세부적인 전략과 전술들을 이해하고 활용할 수 있습니다.

2) 마케팅의 정의(definition)

미국마케팅협회(이하 'AMA')가 2007년에 공표, 2013년과 2017년에 각각 재승한 정의에 따르면 마케팅이란 '마케팅이란 고객, 클라이언트, 파트너 그리고 넓게는 사회 전반에 가치가 있는 제품을 창조하고, 커뮤니케이션하고, 전달하고, 교환하기 위한 활동이자 제도의 집합이자 프로세스'입니다.

필립 코틀러는 마케팅에 대해 AMA와 조금은 다른 정의를 내리고 있습니다. 그는 마케팅을 '교환 과정을 통해서 사람들의 필요와 욕구를 충족시키는 활동'으로 정의합니다.

저명한 마케터이자 브랜드 전문가인 ㈜브랜다임앤파트너즈 황부영[1)]대표의 견해에 따르면 1985년 AMA가 내린 마케팅의 정의가 간단명료하면서 가장 많이 활용된다고 합니다. 즉, 이는 마케팅이란 '개인과 조직의 목표를 만족시키는 교환을 창출하기 위해 제품·서비스의 가격, 촉진 및 유통을 계획하고 실행하는 과정'이라는 정의가 가장 적절하다고 보는 관점입니다.

1) 마케팅·브랜드 업계의 '황소(황희찬 보다 더)' 또는 '불도저'라고 생각되는 인물입니다. 그의 저서들을 읽다보면 '개싸움', '구라', '후달리다', '머저리' 등의 표현들을 확인할 수 있습니다. 거칠지만 직설적인 표현이 피부와 와 닿기에 저자 개인적으로 그에게 호감을 가지고 있습니다. 점잔 빼면서 해야 할 말을 하지 못하고 변죽만 울리는 이들보다 훨씬 더 멋있다고 생각합니다.
고려대학교에서 심리학을, 동 대학 언론대학원에서 광고를 전공했습니다. 1991년 제일기획에서 마케팅·브랜드 분야 업무를 시작한 이래 제일기획 마케팅연구소 브랜드컨설팅 팀장, 넷밸류코리아 한국지사장 등을 거쳐 현재 ㈜브랜다임앤파트너즈 대표직을 맡고 있습니다. 회사의 대표 컨설턴트로 근무하면서 한국생산성본부 마케팅 전문교수·한신대학교 외래교수·국가미래연구원(IFS) 전문위원이며 문화관광체육부 등 정부기관의 브랜드·커뮤니케이션 자문위원도 역임 중입니다. 17대 대선에서는 캠페인 플래너를 맡았으며 대통령 개인 브랜드 전략 컨설팅을 수행하기도 했습니다. 주요 컨설팅 수행실적으로는 대우인터내셔널, 경상북도, 테바한독, KDB대우증권, 롯데카드, VIPS, 힐스테이트, 래미안, 베이직하우스, KT&G, 삼성전자 등이 있습니다. 이와 더불어 삼성, SK, KT, 코오롱, 생산성본부, 휴넷 등 기업 강의도 진행하고 있다.
저서로는 ≪마케터의 생각법(舊,레인메이커)≫, ≪뷰마케팅≫(공저), ≪유니크 브랜딩≫(역서) 등이 있습니다. 저서들을 통해 "브랜드는 아이덴티티와 커뮤니케이션 모두에 진정성이 있어야 상업적으로도 성공한다"는 신념을 수차례 강조합니다. 브랜딩 관점으로 인생관을 정립하는 '라이프 브랜딩(Life Branding)'에 관심을 가지고 있는 그는 "언제 들어도 옳은 얘기를, 맞지 않는 맥락에서 떠드는 전문가가 오히려 해로운 존재일 수 있다'고 생각한다. 심오한 진실을 담고 있는 것처럼 보이는 모호한 헛소리(Deepity)를 해대는 사기꾼도 혐오한다."는 견해를 당당히 드러내고 있습니다.

<한 눈에 보는 마케팅 프로세스>

R 시장 조사(환경 분석):

- 3C
  - Customer
  - Competitor 경쟁사
  - Company
- SWOT
  - Strength 강점
  - Weakness 약점
  - Opportunity 기회
  - Threat 위협
- STEEP
  - Social 사회적 환경
  - Technological 기술적 환경
  - Economic 경제적 환경
  - Ecological 생태적 환경
  - Political 정치적 환경

(3C, SWOT: 미시 환경 분석 / STEEP: 거시 환경 분석)

STP 전략 수립:

- STP
  - Segmentation 시장 세분화
  - Targeting 표적 시장 선정
  - Positioning 포지셔닝

MM 전술 개발:

- 4P
  - Product 제품
  - Price 가격
  - Place 유통(장소 · 입지)
  - Promotion 판촉

I 실행 (Implementation)

C 관리 (Control)

3) 필립 코틀러의 마케팅 프로세스 5단계

R - STP - MM - I - C

① 조사(research)

고객과 시장에 존재하는 기회에 대해 조사(분석, analysis)합니다. 고객의 불만이나 문제를 발견하고 이상적인 제품이나 서비스를 구상해서 마케팅에 반영하는 단계입니다.

조사는 크게 미시 조사와 거시 조사로 나눕니다. 미시적 방법으로는 3C, SWOT이 있으며, 거시적 방법으로는 STEEP가 대표적입니다.

3C 분석

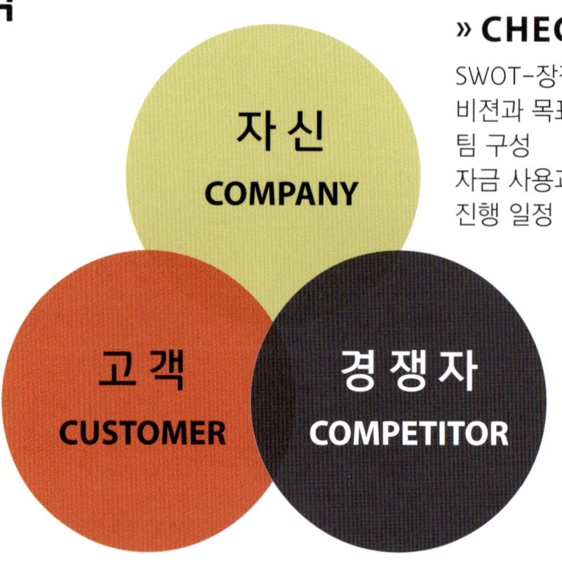

» CHECK POINT
SWOT-장점, 단점, 기회, 위협
비젼과 목표
팀 구성
자금 사용과 조달 계획
진행 일정

» CHECK POINT
자사가 팔기에 시장(고객)은 충분한가?
시장(고객)은 앞으로도 성장할 것인가?
나라면 사겠는가? ==> 페르소나

» CHECK POINT
경쟁자는 누구인가?
경쟁자의 핵심 경쟁력은 무엇인가?
신규 경쟁자에 대한 진입장벽은 무엇인가?

<3C 분석>

i) 3C란?

3C는 customer(고객), competitor(경쟁사), company(자사)의 앞 글자를 딴 용어입니다. 요즘에는 치과 개원 전에 적지 않은 치의들이 3C 조사(분석)을 시행합니다. 이 때 유의할 점은 다음과 같습니다.

첫째, 자사(자신)에 대한 평가는 냉정하고 보수적으로 해야 합니다. 심리학과 행동경제학에서 인간의 특성으로 지목한 '자기과신의 오류(워비곤 호수 효과, Lake Wobegon Effect)'에 빠지지 않도록 필사적으로 노력해야 합니다. 이를 등한시 할 경우 자칫 본인의 능력에 비해 경쟁이 과도한 자리에 개원하게 되고 이는 자칫 실패(폐업)로 귀결될 수 있습니다.

둘째, 영업사원이 제공하는 경쟁자들에 대한 정보를 맹신하지 않아야 합니다. 치과 업계에 종사하는 영업사원의 지상과제는 이 글 읽는 독자들 또는 여타 개원을 준비하는 치의들의 성공이 아닙니다. 영업사원들의 지상과제는 '한 명의 치의라도 더 개원시켜서 이로 인해 파생되는 수익을 쟁취하는 것'입니다. 그렇기 때문에 개원예정지 주변 경쟁자들이 과소평가(underestimate)된 자료(data)와 정보(information)를 제공할 가능성이 있습니다.

	Strength 강점	**Weakness** 약점
Opportunity 기회	**SO 전략** 기회 활용을 위해 강점 사용 공격전략	**WO 전략** 약점에서 기회를 발견 만회전략
Threat 위협	우회전략 **ST 전략** 약점에서 기회를 발견	생존전략 **WT 전략** 약점에서 기회를 발견

<SWOT 분석>

ii) SWOT이란?

SWOT은 strength(강점), weakness(약점), opportunity(기회), threat(위협)의 약자입니다. 이들 중 S와 W는 통제(보완) 가능한 내부 요인이며, O와 T는 통제(조절) 불가능한 외부 외인입니다.

SWOT과 관련해서 치과 원장 입장에서 반드시 유념해야할 핵심 포인트들은 다음과 같습니다.

첫째, 약점(W)을 보완하기 위해 노력하기보다는 강점(S)을 극대화시키기 위해 역량을 집중시키는 것이 훨씬 더 효율적이라는 점입니다. 입, 턱, 얼굴 영역의 수술을 대한민국에서 가장 잘하는 Dr.K라는 치의가 있다고 가정해봅시다. 이 인물이 본인의 약점인 엔도(근관치료), 보철(특히 틀니), 턱관절 파트의 지식과 술기를 보완하기 위해 노력하는 것보다 본인의 강점인 수술을 특화시키는 편이 생존과 성공의 측면에서 훨씬 더 유리합니다. 수술의 대가로 유명한 오상윤 원장님이 수술에 매진하지 않고 근관치료 실력을 높이기 위해 시간, 노력, 비용을 투자하는 상황을 함께 상상해봅시다. 몹시 비효율적인 자원 관리가 아닐 수 없습니다.

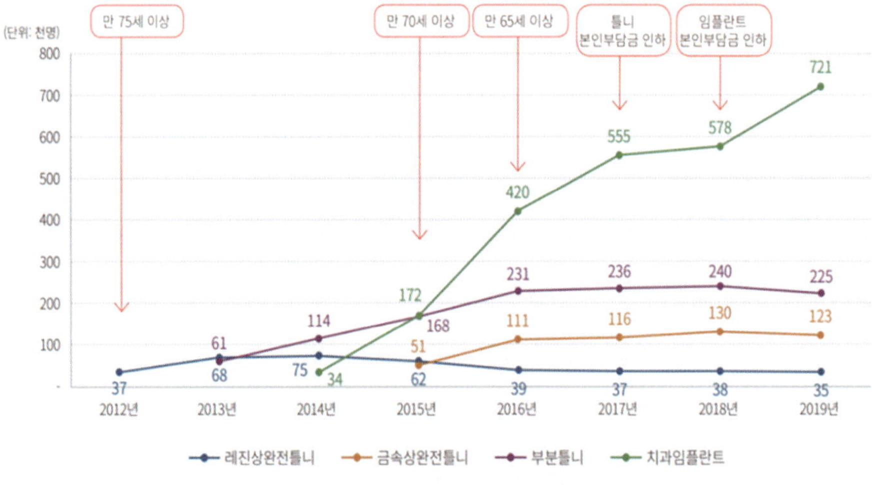

<2012~2019년 노인 틀니 및 임플란트 진료인원>
출처: '최근 10년간 건강보험 치과진료 현황'(건강보험심사평가원 빅데이터지원부 신서희, 2020)

둘째, 미리 준비된 자만이 기회(O)를 활용할 수 있다는 점입니다. 2012년, 2015년, 2016년, 2017년, 2018년에 각각 대한민국 치과 원장들 입장에서 큰 호재이자 대변혁이 발생했음을 위 그림에서 확인할 수 있습니다. 크고 타기 좋은 파도가 몰려오더라도 준비된 서퍼만이 이를 제대로 탈 수 있습니다. 큰 기회의 문이 열렸던 각 시점에 '미리 개원'해 있으면서 다수의 환자들과 '좋은 관계'를 맺고 있던 치의들만이 열매를 취득했습니다. 치과 진료를 길바닥에 돗자리 깔고 할 수는 없는 노릇이기에 큰 기회이자 변화가 발생한 시점보다 최소 6개월에서 1년 전에는 개원을 해야 급여 틀니 및 임플란트 수혜자들이 폭발적으로 증가한 상황 속에서 매출 증대를 도모할 수 있습니다. 의료뿐만 아니라 숙박, 운송 등의 영역에서 일정한 서비스를 누릴 수 있는 바우처(voucher)가 주어졌을 때 국민들은 가장 크고 인지도가 높은 기관을 선호하는 경향이 있습니다. '위·대장 내시경 1회 이용권'이 국민들에게 주어졌다고 가정했을 때 소위 '대한민국 빅5 병원[2)]'으로의 쏠림 현상은 불 보듯 뻔한 일입니다. 모든 조건들이 동일한 제로 베이스(0 base)에서 선택권을 주었을 때 급여 틀니 및 임플란트 환자들이 거주지 인근의 대형 치과를 선호하는 것 역시 자연스런 현상입니다. 대한민국 국민들의 이러한 성향을 고려했을 때 큰 기회가 주어지는 시점이 도래하기 전에 미리미리 준비를 해야만 그 기회를 매출 증대로 연결시킬 수 있습니다. 직설적으로 표현하자면 급여 임플란트의 연령 기준이 만 65세로 낮아진 2016년에 딱 맞춰서 개원한 이들은 정작 그 기회를 제대로 활용치 못했을 가능성이 농후합니다.

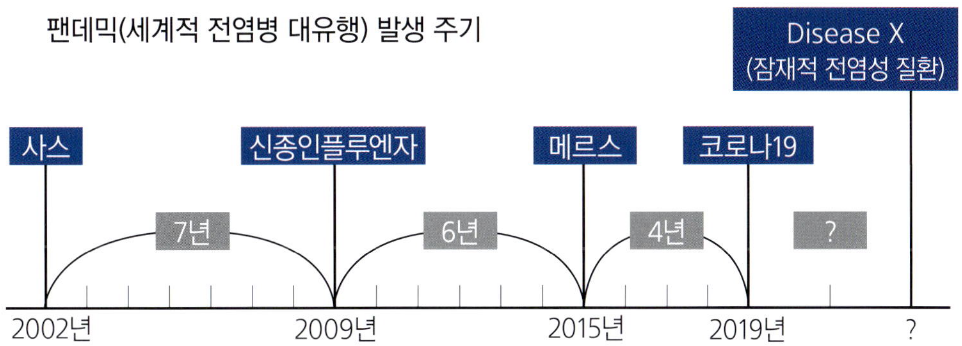

<팬데믹 발생 주기>

2) 서울대병원, 연세대(세브란스)병원, 가톨릭대(성모)병원, 서울아산병원, 삼성서울병원

셋째, 위협(T)에 대한 대응은 최대한 빠르게 해야 한다는 점입니다. 팬데믹(pandemic) 발병 주기가 점차 짧아지고 있습니다. 대규모 전염병인 사스(SARS·중증급성호흡기증후군)는 2002년 발생했고 그 다음 펜데믹인 신종인플루엔자는 7년 뒤인 2009년에 발발했습니다. 이후 중동호흡기증후군(MERS, 메르스)과 코로나19가 유행하는 데까지 걸린 기간은 각각 6년과 4년에 불과합니다. 개구(입 벌림)가 전제되는 치과 진료 특성 상 팬데믹 발병 시 내원 환자 수가 급격히 감소하는 것을 우리는 지난 수차례의 경험을 통해 학습했습니다. 팬데믹 자체에 대한 대응은 물론 국가의 몫입니다. 하지만 치과 내원 환자들의 감염을 막고 그에 대한 공포를 줄이는 것에 대한 책임은 원장의 몫입니다. 지식의 보급과 검색 기술의 발달로 의료 서비스 고객들의 지적 수준은 과거 그 어느 때보다 높습니다. 팬데믹과 같은 위협이 발생했을 때, 감염 관리(infection control)에 신속하게 반응하는 모습을 보이는 치과가 그렇지 않은 치과에 비해 고객들의 선택을 받을 가능성이 현저히 높습니다.

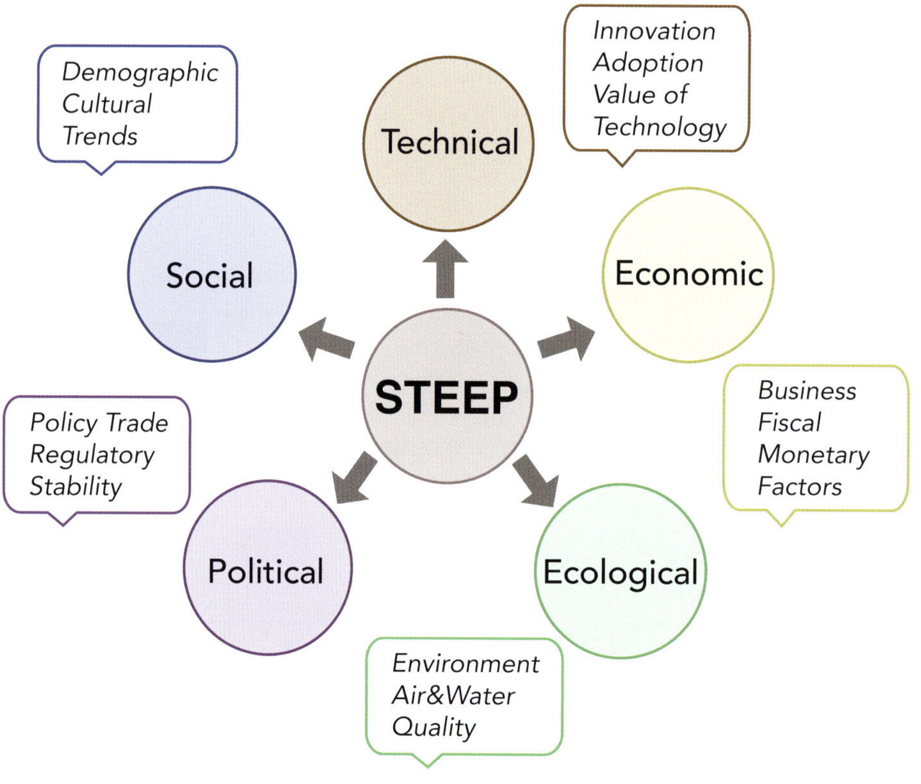

<STEEP>

iii) STEEP란?

STEEP란 거시 환경 조사(분석)의 대상이 되는 다섯 가지 분야(social, technological, economic, ecological, political)의 머리글자를 딴 용어입니다. 치과를 둘러싼 거시 환경은 치의 개인 또는 집단이 쉽사리 변화시키거나 통제할 수 없는 커다란 사회 흐름입니다. 인간은 사회 속에서 살아가기에 치의와 치과 병의원 역시 거시 환경의 영향을 피할 수 없습니다.

가. 사회적(social) 환경

생활 방식, 인구 통계 및 구조 등의 변화를 조사·분석합니다. 예를 들어 인구 고령화는 각 환자들의 기대여명(치과 수진 기간)을 점차 연장시키고 있으며, 저출산 경향은 소아치과 환자 수의 지속적인 감소를 유발하고 있습니다.

나. 기술적(technological) 환경

신(新)기술의 개발과 활용 등을 조사·분석합니다.

치과 의료 서비스 생산 영역(생산자 입장)에 있어서 구강 스캐너와 3D 프린터 관련 기술의 진보는 진료 및 보철 제작에 투여되는 시간, 노력, 비용을 획기적으로 감소시켰습니다. 이로 인해 "하루만에 임플란트 수술 및 보철 장착 가능"과 같은 자극적이고 상업성 가득한 홍보가 가능한 지경에 이르렀습니다. 그 결과 지방 환자들의 수도권(특히 서울) 소재 대형치과로의 쏠림 현상은 날이 갈수록 심화되고 있는 실정입니다.

치과 의료 서비스 소비 영역(소비자 입장)에 있어서 인터넷, 스마트폰, 소셜 미디어의 발달은 치과 선택 시 활용 가능한 정보의 양과 질을 모두 엄청나게 향상시켰습니다. 그 결과 치의와 환자, 생산자와 소비자 사이의 헤게모니(hegemony)를 후자(後者) 쪽으로 자꾸 이동시키고 있습니다.

다. 경제적(economic) 환경

치과 의료 역시 다른 서비스와 마찬가지로 고객의 경제력(비용 지불 능력)을 전제로 합니다. 그렇기 때문에 경기 침체는 치과 병의원에게 즉각적으로 큰 영향을 끼칩니다. 사람들은 돈이 없으면 이가 아파도 참아 버립니다. 환자가 치통을 참고 참고 또 참는 사이에 치아는 치주·보존·근관치료 등을 받을 시기를 놓쳐버리고 바로 '발치(extraction)'라는 비극적 결말을 맞이하게 됩니다. 경제적 여건이 뒷받침 되지 않는 환자들에게 발치 다음 치료 계획은 당분간 존재하지 않습니다. 치과 입장에서는 불황의 여파로 인해 한 환자의 고객 생애 가치(customer lifetime value)가 현저히 감소하는 상황을 맞이하게 되는 것입니다.

라. 생태적(ecological) 환경

지구 온난화, 탄소 배출 증가, 미세먼지 발생 등의 여파를 조사·분석합니다.

마. 정치적(political) 환경

법규의 신설 및 변경, 보건복지부의 규제 등과 같은 정치적 환경 변화는 치과 마케팅에도 큰 지형 변화를 유발합니다. 이 카테고리는 법적(legal) 환경의 변화를 포함하는 개념입니다. 현재 대한민국 치과 입장에서 주목하고 있는 뜨거운 감자는 급여 임플란트 개수의 확대, 비급여 수가 공개 등입니다. 전자는 치과 매출 증대와 직결되어 있으며, 후자는 경쟁의 가속화와 심화를 유발할 가능성이 높습니다.

② STP

STP란 시장세분화(segmentation), 표적시장 선택(targeting), 포지셔닝(positioning)을 의미합니다. 동일한 니즈를 가진 소비자들을 한 데 묶어서 명확하게 구분한 후, 자사가 충분한 만족을 제공할 수 있는 영역을 목표로 설정합니다. 그런 다음 자사가 제공하는 상품이나 서비스가 고객들에게 가장 높은 평가를 받을 수 있도록 포지셔닝 합니다. STP는 큰 전쟁에서 승패를 좌우하는 '전략(strategy)'에 해당합니다.

③ 마케팅 믹스(MM: marketing mix)

4P란 제품(product), 가격(price), 유통(place), 프로모션(promotion)을 말합니다. 고객이 제품의 포지셔닝을 이해할 수 있도록 4가지 요소를 계획하는 단계입니다. 마케팅 학계와 실무 업계에서 마케팅 믹스와 4P는 동의어로 사용됩니다. 마케팅 믹스는 작은 전투에서 활용되는 세부적인 '전술(tactic)'에 해당합니다.

한 저명한 전문가는 "마케팅이란 특별한 게 아니라 STP라는 큰 틀과 4P라는 작은 틀을 잘 짜서 이것들을 적극적으로 활용하는 것이다"라고 이야기합니다. 이처럼 STP와 마케팅 믹스는 마케팅 프로세스의 핵심을 이루는 두 축(axis)이기 때문에 뒤에서 별도의 장(chapter)을 할애하여 보다 자세히 이야기하겠습니다.

④ 실행(implementation)

마케팅 믹스에서 설정된 제품, 가격, 유통, 프로모션을 실행하는 단계입니다. 아무리 계획의 의도가 좋아도 실행할 수 없다면 의미가 없습니다. 주어진 과제를 이루기 위해서는 치과 구성원들 간의 티키타카(Tiki-Taka)[3] 못지않은 자연스런 연계가 필수적입니다.

⑤ 관리(control)

마케팅 프로세스의 마지막 단계로써 실행에 따른 결과인 시장의 반응에 귀를 기울이고 평가하여 성과를 더욱 향상시킬 수 있는 개선책을 마련합니다. 각 치과가 목표로 하고 있는 위치와 현재의 위치를 항상 확인하여 마케팅 계획이 올바르게 이어질 수 있도록 합니다. 네이버 리뷰, 소셜미디어(페이스북, 인스타그램 등) 계정에 남겨진 댓글과 쪽지, '고객의 소리함'에 남겨진 메모 등에 즉각적이고 적극적으로 대응해야 치과 고객들의 만족도를 높일 수 있습니다.

3) 원래는 스페인어(Tiqui-Taca)로 '탁구공이 왔다 갔다 한다'는 뜻입니다. 롱 패스와 숏 패스를 번갈아 활용하여 상대방의 라인을 끌어당기거나, 상대방 진영의 비대칭성을 유도하여 생긴 공간을 이용한 축구 전술입니다.

03 스타크래프트 - 전략과 전술, STP와 4P

추천곡 Stack It Up - Liam Payne (Feat. A Boogie Wit Da Hoodie)

영감을 주는 한마디

"'전쟁이라고 할 수 있는 비즈니스에서 전략의 목적은 자기편에게 유리하도록 최고의 조건을 발생시키는 것이다."

- 오마에 겐이치(Omae Kenichi)

---

* brain storming with hashtags

#알리스 #잭트라우트 #마케팅전쟁 #스타크래프트 #StarCraft #브랜다임앤파트너스 #황부영 #마케터의생각법 #전략 #strategy #전쟁 #war #방향성 #전술 #tactic #전투 #battle #액션플랜 #STP #segmentation #시장세분화 #targeting #표적시장선택 #positioning #포지셔닝 #differentiation #차별화 #marketingmix #4P #제롬매카시 #JeromeMcCarthy #product #price #place #promotion #김밥천국 #속시원한대구탕 #골디락스가격전략 #Goldilocks #준거가격 #ReferencePrice #최저수용가격 #LowestAcceptablePrice #유보가격 #ReservationPrice #제갈량 #천하삼분지계 #지방개원론 #지역기반산업 #입지 #신도시개원 #혁신도시 #표준사업사이클 #StandardBusinessCycle #탄생기 #성장기 #성숙기 #쇠퇴기 #빅3법칙 #RuleOfBig3 #란체스터법칙 #Lanchester #다오카노부오 #혁신도시 #깨진유리창이론 #BrokenWindowsTheory #촉진 #promotion #광고 #advertisement #ads #PR #PublicRelations #대중관계 #홍보 #트리플미디어 #paid #earned #owned #media #통합마케팅커뮤니케이션 #IMC #IntegratedMarketingCommunication #판매촉진 #SalesPromotion #인적판매 #personal #selling #sales #영업

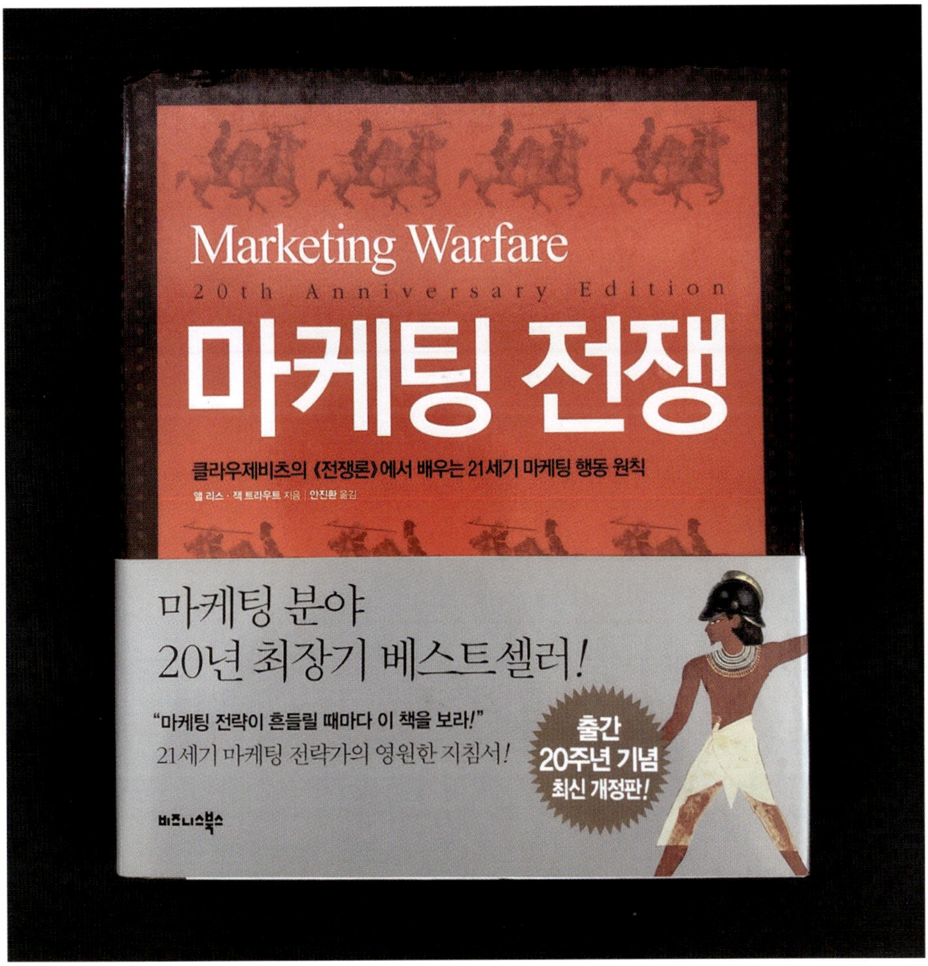

알 리스와 잭 트라우트의 저서 ≪마케팅 전쟁(Marketing Warfare≫
사진: 김병국

1) 들어가는 말

블리자드 사의 <스타크래프트(Star Craft)>는 '광안리 10만 관중', '임진록', '3연벙' 등의 추억을 30대, 40대 남성들에게 선물해 준 전설적인 전략 시뮬레이션 게임입니다. 이 게임은 사용자 및 게임 방송 시청자들에게 전략과 전술에 대한 이해도를 높여주었습니다.

전쟁(war)이 국가들의 사활을 건 큰 싸움이라면 전투(battle)는 전쟁 중 수없이 자주 발생하는 국지전과 같은 작은 싸움입니다. 현재 업종을 불문하고 마케팅 시장은 전쟁 그 자체입니다. ≪마케팅 전쟁≫이란 책이 존재할 정도로 말입니다. 브랜다임앤파트너스의 황부영 대표는 그의 저서 ≪마케터의 생각법≫을 통해 "전략은 '방향성', 전술은 '액션플랜'이다"라는 견해를 밝힌 바 있습니다.

전략(strategy)과 전술(tactic)의 상관관계는 전쟁과 전투의 상관관계와 유사합니다. 군사학 교본에 따르면 전략이란 "전쟁을 승리로 이끌기 위해 대국적이고 종합적인 견지에서 전쟁을 준비하고 계획하고 운영하는 방책"이며, 전술이란 "작전이나 전투를 가장 효과적으로 수행하기 위한 방책"입니다. 비즈니스와 마케팅 영역에서 전략과 전술의 의미 역시 유사합니다. Businessdictionary.com은 "strategy(전략)"를 "A method or plan chosen to bring about a desired future, such as achievement of a goal or solution to a problem(목적성취 또는 문제해결과 같은 갈망하는 미래를 이루기 위해 선택된 방법이나 계획)", "tactic(전술)"을 "Means by which a strategy is carried out(전략을 실행할 때 사용되는 수단)"이라고 각각 정의하고 있습니다. 2017년 12월 10월 12일 국회에서 열렸던 외교부 국정감사 중에 시 외교부의 수장이었던 강경화 장관이 "전술핵과 전략핵[1]이 어떻게 다른지 설명해 달라"는 더불어민주당 이수혁 의원의 질의에 다소 엉뚱한 답을 내놓았던 배경에는 전략과 전술에 대한 기본적인 이해 부족이 있었다고 생각합니다.

마케팅에 있어서 STP는 전략, 마케팅 믹스(4P, 이하 본 저서에서는 '마케팅 믹스'와 '4P'를 동의어로 사용키로 한다.-저자 주)는 전술에 상응합니다.

1) 전략핵은 적국의 수도 또는 주요 도시를 겨냥한 것으로 미국의 미니트맨3 같은 대륙간탄도미사일(ICBM)이나 잠수함발사탄도미사일(SLBM) 등 대규모 살상력을 내세워 전쟁 억지력을 강화·유지하기 위한 무기체계입니다. 이에 반해 전술핵은 상대적으로 좁은 범위 내에서 전투를 유리하게 만들 목적으로 사용되는 것으로 파괴력이 전략핵의 그것에 비해 작으며 미사일 등에 장착해 운용이 용이한 핵무기입니다.

2) STP

STP는 segmentation(시장세분화), targeting(표적시장 선택), positioning(포지셔닝)의 머리글자를 딴 용어입니다.

① S: 시장세분화

시장세분화는 비슷한 욕구를 가진 고객들의 집단을 한 데 묶는 과정입니다. 이 때 시장세분화에는 다양한 기준들이 활용됩니다. 일단 이렇게 묶고 나면 고객 묶음(세그먼트) 하나하나가 생산자가 공략 가능한 표적(target)이 됩니다. 먼저 시장을 세분화하고 나면 공략 가능한 표적들이 눈에 들어오게 되어 있습니다.

시장 세분화의 기준

지리	인구통계	심리	행동
• 지역 • 기후 • 인구밀도 • 규모	• 성별 • 연령 • 소득 • 학력 • 직업 • 가족규모	• 라이프 스타일 • 개성	• 편익 • 사용량 • 사용경험 • 브랜드 충성도

<시장 세분화의 기준>

우리 다함께 90년대의 치과를 떠올려 봅시다. 치의 공급이 많지 않았던 그 시절, 치과 시장은 크게 세 카테고리로 세분화되어 있었습니다. 생산자가 제공하는 진료 서비스의 종류와 소비자의 연령이라는 두 가지 기준을 혼용하여 치과 시장을 세분화한 결과 통상의 치과 의원은 크게 '일반 치과(일반 진료 수행), 소아 치과, 교정 치과' 중 한 가지 형태로 운영되고 있었습니다. 경쟁이 심화될수록 시장은 더 잘게 쪼개지는 경향이 있습니다. 최근 들어 치과 시장은 세분화에 세분화를 거듭하고 있습니다. 그 결과 각 분과를 기반으로 도출된 새로운 세그먼트들은 다음과 같습니다. 이 세그먼트들

을 기반으로 특정 분야만을 진료하는 치과들이 증가하는 추세입니다. 또는 한 세그먼트만을 전면에 내세워 광고, 홍보하는 전략(One Thing Strategy, Killer Content Strategy)이 수행되는 경우도 있습니다.

가. 구강악안면외과 관련

- 사랑니(소수술 포함)
- 악교정수술

나. 교정과

- 소아청소년 교정
- 중년 교정
- 노년 교정
- 설측 교정(한 때 붐이었으나 현재는 수요와 공급이 많이 감소한 상태)
- 투명 교정(새로운 전장이 형성 중)

다. 소아치과

- 진정(sedation)
- 소아청소년 교정(의과 중 감기와 관련하여 이비인후과, 호흡기내과, 가정의학과, 소아과 등이 파이 경쟁을 하듯 교정과와 진료 영역 상충으로 인해 경쟁이 불가피함)

라. 보존과

- 근관치료
- 심미적 레진 수복

마. 구강내과

- 턱관절 질환과 구강 내 연조직 질환 진료

바. 보철과

- 심미보철(예비신부, 승무원 또는 비서 지망생 등에게 미백과 함께 진료할 경우 시너지 발생)
- 의치(틀니)

② T: 표적시장 선택

표적시장 선택(targeting)은 앞 단계에서 세분화한 시장들 중에서 자사(본인의 치과)의 장단점과 경쟁력을 고려하여 적극적으로 공략할 시장을 선택하는 것입니다. 각자에서 가장 유리한 전쟁터를 '선택'하여 화력을 '집중'하기 위한 준비 단계입니다.

표적시장 선택의 3가지 전제 조건은 다음과 같습니다.

첫째, 해당 세분시장이 높은 매력도를 갖고 있어야 합니다. 즉, 그 세분시장을 적극적으로 공략할 경우 충분한 매출과 수익이 발생해야 합니다. 그 예로 치과 교정과를 들 수 있다. 교정치의들의 경우 다른 진료를 하지 않고 교정 진료만 수행하더라도 일정 수준 이상의 매출과 수익을 달성할 수 있습니다. 그렇기 때문에 수십 년 전부터 '교정치과'의 형태로 클리닉을 운영해왔던 것입니다.

둘째, 해당 세분시장에서 경쟁자들보다 높은 경쟁우위(competitive advantage)를 가지고 있어야 합니다. 즉, 치과 입장에서는 해당 세분시장에서 경쟁자들보다 빠르고 정확하며 수준 높은 진료를 제공할 수 있어야 합니다.

셋째, 해당 세분시장이 치과(의료진)의 역량, 경력 및 이력(specification), 시스템, 미션과 비전 등과 높은 적합성을 가져야 합니다. 원장이 대학병원에서 수련 받고 전문의를 취득한 과목과 다른 과목을 적극적으로 공략하는 것은 자칫 의료 소비자들에게 인지부조화를 유발할 가능성이 있습니다. 구강악안면외과 전문의 보드를 떡 하니 게시해둔 채 교정치료를 전면에 홍보한다면 환자와 보호자들은 혼란에 빠질 수 있습니다.

단지 높은 매출과 수익이 기대된다는 이유로 적합도가 떨어지는 세분시장을 선택하는 것은 지옥문(hell gate)을 스스로 여는 것이나 다름없습니다. 교정치료에 대한 의학적 지식과 기술이 거의 없는 치의가 교정치과를 개원하고 교정 세미나의 진도에 맞춰서 환자를 진료하는 것은 한심하기 짝이 없는 짓입니다. 사랑니 발치를 특출 나게 잘하지 못하는 치의가 사랑니치과를 개원해서 하악 매복 사랑니 한 케이스를 해결하는데 30분 이상을 소요하는 것은 의사, 치위생사, 환자 모두에게 불행한 일입니다.

매력도가 낮은(케이스와 환자 수가 적은) 세분시장을 공략하는 것 역시 현명하지 못한 행동입니다. 의도적 재식술(intentional replantation), 치근단절제술(apicoectomy), 설소대절제술(lingual frenectomy), 미백 등의 경우 치과의 주력 진료로 내세우기에는 경우의 수가 턱없이 부족합니다.

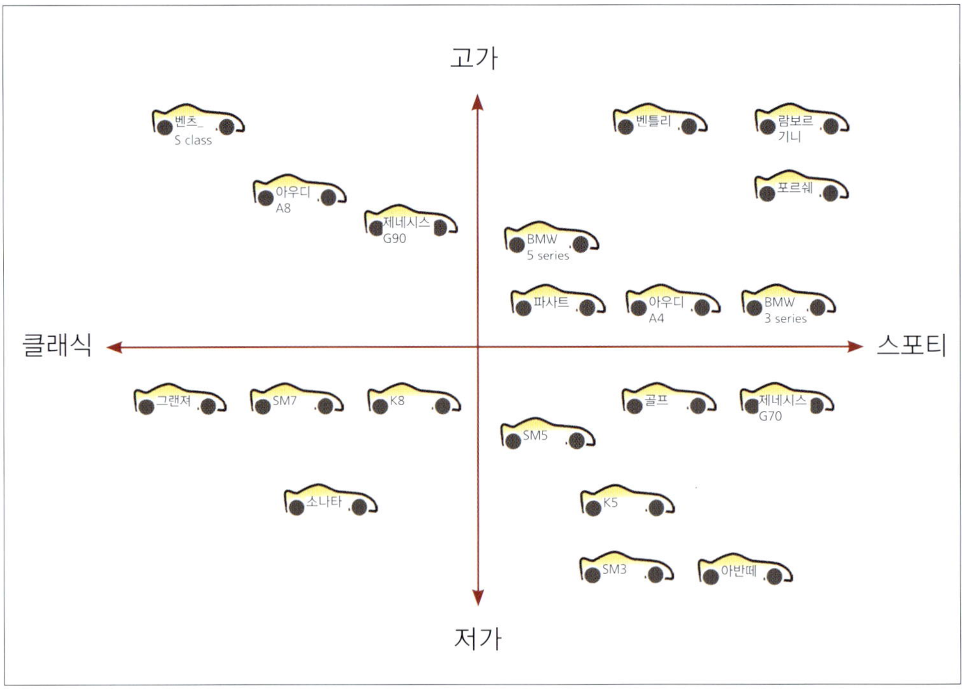

<자동차 포지셔닝 맵의 예>

③ P: 포지셔닝

포지셔닝이란 특정 브랜드가 고객들의 마음에서 특별한(압도적인, 우수한, 우월한) 위치를 차지하도록 만들기 위해 재화 또는 서비스의 특징 한두 가지를 적극적으로 커뮤니케이션하는 활동을 말합니다. '면도기 하면 질레트, 안전한 자동차 하면 볼보, 밴드 하면 대일밴드, 메모지 하면 포스트잇, 콜라 하면 코카콜라(코크), 햄버거 하면 맥도날드'와 같이 소비자들의 뇌리에 굳건하게 자리 잡는 것이 포지셔닝 입니다.

'포지셔닝을 잘 하려면' 또는 '성공적인 포지셔닝을 위해서'는 어떤 것이 필요할까요? 포지셔닝의 성패를 좌우하는 열쇠는 바로 '차별화(differentiation)'입니다. 2부에서 자세히 설명했듯이 차별화는 '동종 업계(카테고리)에서 경쟁자들에 비해 우수한 재화 또는 서비스를 제공함으로써 고객들에게 다름(difference)을 인정받는 것'입니다. 실질적인 우수함(actual excellence) 없이 차별화를 시도하거나 기대하는 것은 한 고등학생이 공부를 전혀 하지 않고 유흥을 탐닉하면서 서울의대 또는 서울법대 진학을 희망하는 것과 다르지 않습니다.

〈**대한민국 치과의사 포지셔닝의 예:** 무작위(무순위) 나열, 존칭 및 직함 생략〉

- 구강암 → 이종호
- 임플란트 → 조용석, 오상윤, 전인성, 이근용
- 근관치료 → 라성호, 최성백, 김평식, 유기영, 이우철, 신수정
- 사랑니 → 최근락, 염학렬, 박성용, 김기영, 변성훈
- 레진 → 신주섭, 조상호, 황성욱, 최경규, 박성호, 박정원
- 심미보철 → 신주섭, 이승규, 정찬권
- 치근면 피개술 → 이근용
- 턱관절 → 조상훈
- 흡착 의치(suction denture) → 노관태, 서성훈
- 자료 정리 및 공유 → 김지홍, 박종환(쿠바랍스터)

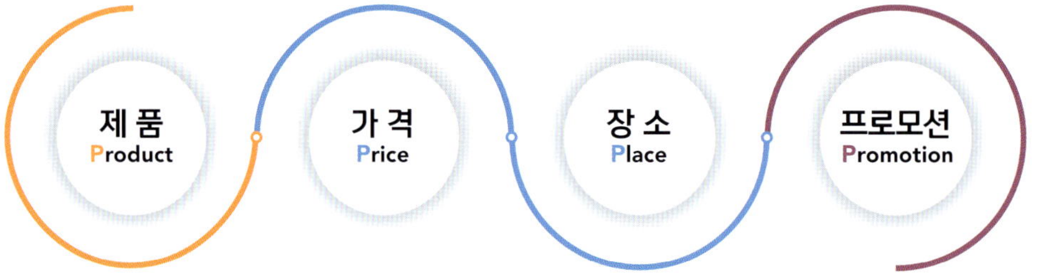

<4P>

3) 마케팅 믹스(marketing mix = 4P)

마케팅 믹스란 기업이 표적시장의 고객에게서 기대하는 반응을 창출하기 위해 사용하는 '통제 가능(controlable)'하면서 '전술적인(tactical)' 마케팅 도구들의 집합입니다. 마케팅 학계와 업계에서 마케팅 믹스는 '4P'와 사실 상 동의어로 사용되고 있습니다. 4P는 product(제품), price(가격), place(유통), promotion(판촉)의 앞 글자를 따서 만들어진 용어로 1960년 당시 미시간주립대학교 교수였던 제롬 매카시(Edmund Jerome McCarthy)가 본인의 저서 ≪Basic Marketing: A Managerial Approach≫를 통해 최초로 제안한 개념입니다[2].

2) 'marketing mix'라는 용어를 세상에 처음 알려진 것은 1948년의 일로 제임스 컬리턴(James Culliton)에 의해서였습니다. 그는 탁월한 의사결정의 결과물로 훌륭한 제품이 탄생되는 것을, 우수한 식재료를 혼합해 맛있는 요리가 만들어지는 것에 비유했습니다. 여기에서 영감(inspiration)을 얻은 하버드대학교 광고학 교수 닐 보든(Neil Borden)은 마케팅 믹스의 소재 12가지를 제안했습니다. 이것들 중 가장 핵심적인 네 가지를 4P로 정리하여 그 개념을 정립하고 대중화시킨 이가 제롬 매카시입니다.
이 에피소드와 비슷한 사례로 맥도날드를 들 수 있습니다.맥도날드(McDonald's)는 미국의 패스트푸드 레스토랑 체인으로, 딕 맥도날드(Dick McDonald, 리차드 제임스 맥도날드Richard James McDonald)와 마크 맥도날드(Mac McDonald, 모리스 제임스 맥도날드Maurice James McDonald) 형제가 1948년 캘리포니아의 샌버너디노(San Bernardino)에서 시작한 동명의 햄버거 가게에서 유래했습니다. '맥도날드'라는 사명은 설립자 형제의 가족 이름에서 따왔습니다. 초기의 맥도날드는 빠른 서비스와 저렴한 가격으로 인기를 끌었습니다. 레스토랑이 호황을 맞자 맥도날드 형제는 한꺼번에 여러 개의 밀크쉐이크를 주문할 수 있는 기계를 주문했습니다. 이를 위해 매장을 방문했던 밀크쉐이크 기계 영업사원 레이 크록(Ray Kroc)은 맥도날드 형제에게 프렌차이즈 사업을 제안하고 운영권을 따냈습니다. 레이 크록은 1954년 첫 프렌차이즈 매장을 오픈한 뒤 공격적인 마케팅과 저가 전략, 전 매장에서의 균일한 품질 관리를 통해 맥도날드를 빠르게 성장시켰습니다. 맥도날드는 돔 형태의 빵에 패티, 채소 등을 넣은 햄버거와 프렌치 프라이, 밀크쉐이크, 탄산음료 등을 대표 메뉴로 오늘날 119개국 3만 5,000개 이상의 매장을 확보하고 있습니다. 정리하자면 맥도날드를 세상에 탄생시킨 이는 맥도날드 형제들이지만, 맥도날드를 현재의 글로벌 기업으로 성장시킨 이는 레이 크록입니다(출처: 맥도날드 코리아 홈페이지 연혁 일부 인용).

① 제품(product)

경영학 및 마케팅학에서 이야기하는 '제품'은 '기업이 표적시장에 제공하는 재화와 서비스 묶음'을 뜻합니다. 치과 영역에서 제품은 환자가 치과에서 받는 의료 서비스뿐만 아니라 내원을 위해 주차하는 순간부터 출차해서 치과 건물을 벗어나는 순간까지 누리는 모든 서비스를 포함한다고 보는 것이 타당합니다.

4P 중 늘 맨 앞에 거론되는 product와 관련하여 치의라면 반드시 유념해야할 내용들은 다음과 같습니다.

첫째, 깔끔한 진료와 친절한 응대는 기본 값(default)입니다. 앞서 언급한 두 가지 요소를 겸비하는 것은 개원의 출발선(최소한의 필요조건)에 불과합니다. 요즘과 같은 '의료서비스 상향평준화시대'이자 '무한경쟁시대'에는 깔끔한 진료와 친절한 응대를 하는 치과를 찾는 것보다 깔끔하지 않은 진료와 불친절한 응대를 일삼는 치과를 찾는 것이 더욱 더 어려운 일입니다. 치의라면 긴장의 끈을 놓지 않고(방심하지 않고) 본인의 지식과 술기를 연마하는 자세[3]를 반드시 가져야 합니다.

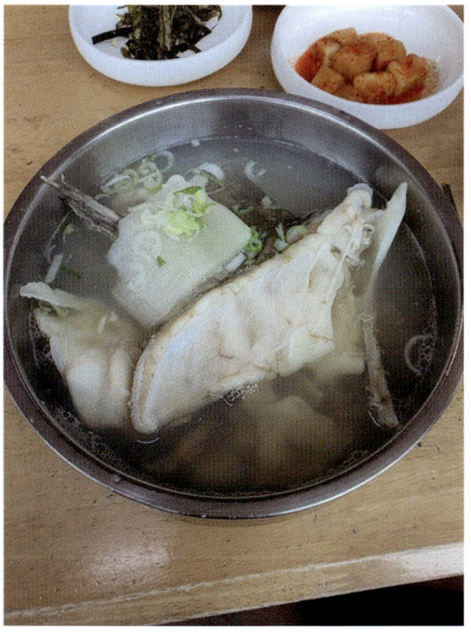

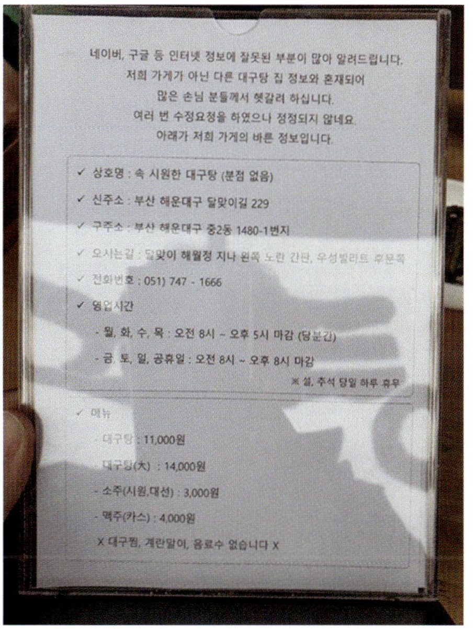

<속 시원한 대구탕> <사진제공: 울산 참치과 이근용 원장님>

3) 한맥치과임상연구회, ATC, BDPG, DeArK(Dental Art Korea), SKCD(한글 우선 나열, 그 외는 ABC 순-저자 주) 등은 우수한 교육 프로그램을 갖춘 실력 있는 연구회로 정평이 나 있습니다. 대한민국 치과 사교육은 세계 최고 수준입니다. 중요한 것은 치의 각자가 학구열을 '실제 행동으로 옮기는 것'입니다. 아무 것도 하지 않으면 아무 일도 일어나지 않습니다. 노력 없이는 발전도 없습니다.

둘째, 김밥천국이 아닌 "속 시원한 대구탕"이 되어야 합니다. 한국형 프랜차이즈 식당의 대명사인 김밥천국 메뉴판에는 수십 가지 종류의 음식들이 나열되어 있다. 그것들 중 어느 하나 돋보이거나 특출 난 음식은 없다. 이에 반해 "부산시 해운대구 달맞이길 229(부산시 해운대구 중2동 1480-1번지)"에 위치한 로컬 맛집 "속 시원한 대구탕"에서 주문 가능한 메뉴는 단 한 가지뿐입니다. 대구탕! 사람들도 다들 알고 있습니다. 맛집은 단일(소수) 메뉴 체계로 운영된다는 사실을. '근관치료, 보존치료, 치주치료, 보철치료, 미백치료, 사랑니발치, 구강 내 소수술, 임플란트 등'을 나열한 김밥천국 메뉴판 스타일의 홍보로는 의료 소비자들의 이목을 끌 수 없습니다. 야구에서 타자의 능력을 평가하는 다섯 가지 기준(타격의 정확성, 힘, 주루 능력, 수비 능력, 송구 능력)에 있어서 수준급인 선수를 '파이브 툴 플레이어 (five-tool player)'라 합니다. 대표적인 선수로는 스즈키 이치로, 이종범, 추신수, 켄 그리피 주니어(Ken Griffey Jr.) 등이 있습니다. '광고계의 미다스'로 알려진 이근상의 저서 ≪이것은 작은 브랜드를 위한 책≫[4] 중 제17장 "경쟁의 영역을 최대한 좁혀라[5]"에도 이와 동일한 이야기가 나옵니다. '리바운드 왕', '악동'이라는 별명을 가진 데니스 로드맨(Dennis Rodman)을 기억하는 팬들은 여전히 많습니다. 돌파, 슈팅, 드리블, 수비 등 모든 분야에서 애매한 실력을 가진 그저 그런 선수는 그 누구도 기억하지 못합니다. 기억해주지 않습니다.

셋째, 치과 밖의 서비스와 평판(reputation)도 product의 범주 안에 들어갑니다. 고객 입장에서는 치과 직원들뿐만 아니라 치과가 입점한 건물의 관리인·주차요원·타 상점의 직원들, 치과 인근 약국 종사자들 등과 대화를 나눌 가능성이 굉장히 높습니다. 이들의 태도와 언급 역시 UX(user

4) 이근상이라는 이름은 모르더라도 현대카드 '열심히 일한 당신 떠나라', 트롬 '오래오래 입고 싶어서', 한국타이어 'Driving Emotion', 한국투자증권 '한국 사람의 힘' 등의 광고 카피는 한 번쯤 들어봤을 것입니다. 30년 이상의 세월 동안 광고계에 종사하며 내딛는 걸음마다 혁신의 발자취를 남긴 저자가 작은 브랜드를 위한 전략과 전술을 한데 묶은 책이 바로 ≪이것은 작은 브랜드를 위한 책≫ 입니다. 저자는 총 37장(章,chapter)에 걸쳐 66개 브랜드에 대한 이야기를 풀어냅니다.

5) 이 장의 제목이 핵심을 전하고 있습니다. '경쟁의 영역을 최대한 좁히면 경쟁력은 깊어진다'고 이근상 대표는 말합니다. 저 역시 그와 같은 견해를 가지고 있습니다. 저는 강연, 세미나, 심포지엄, 칼럼 등 치과에 관해 말하고 쓰는 기회가 주어질 때마다 선택과 집중, 트레이드 오프(trade off, 하나를 선택했으면 다른 하나는 포기하는 것-저자 주)의 필요성에 대해 목소리를 높이고 있습니다.
역지사지(易地思之). 의료서비스의 공급자가 아닌 소비자의 입장에서 한 번 생각해봅시다. 서울 또는 부산에 거주하는 아무개 씨가 최첨단 시설, 수백 평의 큰 건물, 많은 의료진을 자랑하는 큰 치과를 마다하고 작은 치과를 선택해야만 하는 이유가 존재할까요?
이와 같은 맥락에서 공유, 조인성, 박서준과 함께 김병국이 이성(異性)들과의 4대4 미팅에 나간다고 가정해봅시다. 제가 그 자리에 참석한 여성이라고 해도 김병국을 제외한 세 명 중 한 명에게 호감을 표할 것입니다. 저의 모친(母親)인 고영희 여사님에게 선택의 기회를 제공하더라도 결과는 같을 것입니다.
작은 치과의 수장(首長)인 원장에게는 강력한 경쟁자들을 제치고 본인을 선택해야만 하는 확실한 이유를 의료소비자들에게 제공할 의무가 있습니다. 이것은 선택이 아니라 필수입니다. 생존을 위한 필수. 이 과정에서 가장 효과적인 전략은 본인이 가장 잘 하는 분야로 진료 영역을 좁히는 것입니다. 자신만의 무기를 만들면 경쟁력과 생존 가능성은 비약적으로 증가합니다.

experience), PX(patient experience) 중 일부이기 때문입니다. 치과 밖의 사람들에게 친절한 태도와 치과에 대한 호평을 강요할 수는 없는 노릇입니다. 로마는 하루아침에 이루어지지 않았습니다. 좋은 평판 역시 하루아침에 이루어지지 않습니다. 그렇기 때문에 평소에 잘 해야 합니다. 기버(giver)가 되어야 합니다. 베풀어야 합니다. 그러면 호평은 저절로 쌓일 수밖에 없습니다.

② 가격(price)

가격은 소비자가 제품 및 서비스를 취득할 때 대가로 지불해야 할 금액입니다. 치과 영역에서 '진료비'에 상응하는 개념입니다.

Price와 관련하여 치의라면 반드시 유념해야할 내용들은 다음과 같습니다.

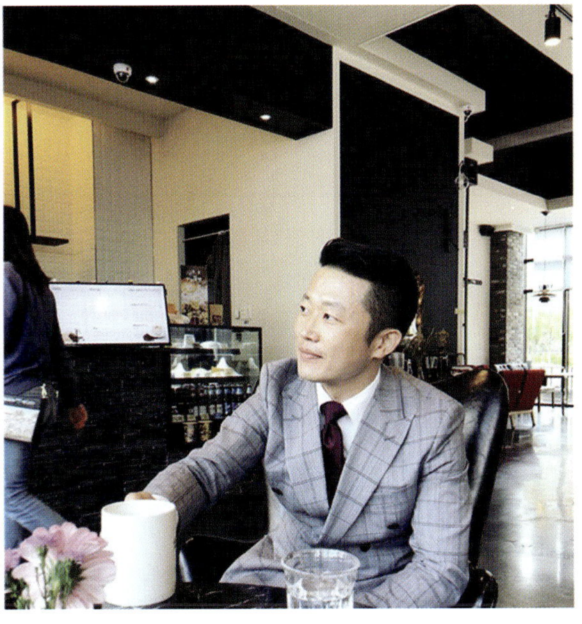

<double breasted suit>
<사진 제공: 김성선 님>

첫째, 대책 없는 할인은 정말 대책이 없는 가격 정책(pricing policy)이다. 영화 <킹스맨(The King's Man)>에서 주인공 콜린 퍼스(해리 역)와 태런 에저튼(에그시 역)이 즐겨 입어 유명해진 더블 브레스티드 정장(double breasted suit)의 소비자가격은 100만원, 원가는 50만원(매출원가 40만

원+판매비 및 일반관리비 10만원)이라고 가정해봅시다. 시장 경쟁이 치열해짐에 따라 할인 판매(세일)을 감행할 시 발생 가능한 결과는 다음과 같습니다.

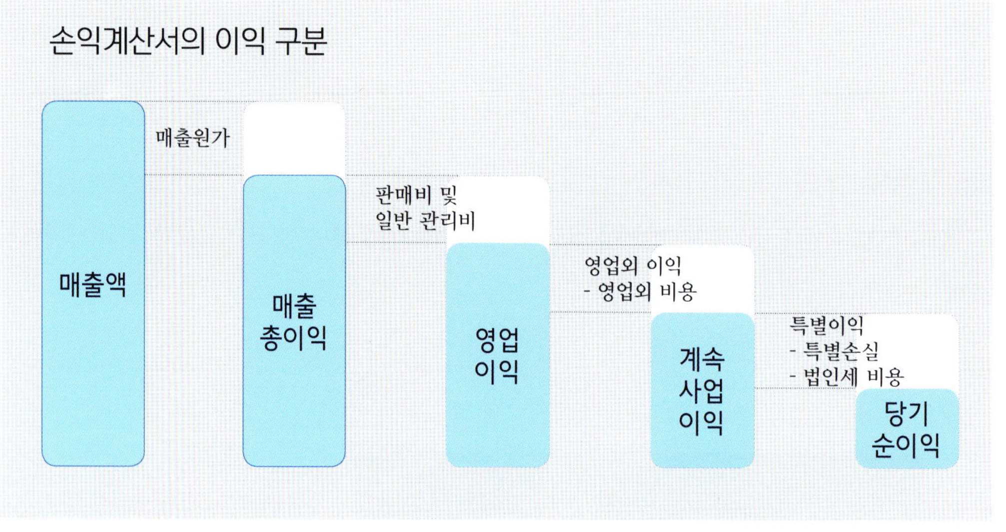

<손익계산서의 이익 구분>

소비자가격 (만원)	할인율 (%)	매출액 (만원)	원가 (만원)	영업이익 (만원)	포기한 영업이익 (만원)	영업이익 감소율 (%)
100	0	100	50	50	0	0
100	10	90	50	40	10	20
100	20	80	50	30	20	40
100	30	70	50	20	30	60
100	40	60	50	10	40	80
100	50	50	50	0	50	100

<정장 할인 판매 시 영업이익의 감소>

한 달 정장 판매량이 100벌이라고 가정 시 이 때 월 영업이익은 5000만 원입니다. 10% 세일 감행 시 평소의 영업이익을 보존하기 위해서는 총 125벌을 팔아야 합니다. 30% 세일 감행 시 평소의 영업이익을 보존하기 위해서는 총 250벌을 팔아야 합니다. 아무 생각 없이 소비자가격을 30% 낮추면 기존 판매량의 250%를 달성해야만 하는 대참사를 맞이하게 됩니다. 비즈니스 영역에서 많은 전

문가들이 기업을 평가하는 중요한 기준들 중 하나로 '지속가능성(sustainability)'를 꼽습니다. 무분별한 할인 경쟁, 가격 경쟁을 펼치는 치과는 편법, 불법이라는 꼼수를 쓰지 않고서는 단언컨대 지속 불가능합니다. 다시금 강조하지만 무분별한 할인 경쟁, 가격 경쟁은 '공멸(共滅)의 치킨게임[6]' 입니다.

둘째, 골디락스[7] 가격(Goldilocks Pricing) 전략은 굉장히 유용한 무기입니다. '골디락스 가격'이란 고가, 중간가, 저가의 상품을 함께 진열함으로써 소비자가 중간가 상품을 선택하도록 유도하는 마케팅과 관련된 용어로, '중간가 책정'이라는 뜻 입니다. 개원의 입장에서는 본인에게 가장 익숙하면서(사용하기 편리하면서) 치과에 가장 큰 이윤을 가져다줄 수 있는 임플란트 시스템을 중간가에 배치하는 것이 현명한 행동이라 할 수 있습니다.

셋째, 핵심 서비스 아닌 비핵심 서비스의 가격변동에 대한 저항은 크지 않습니다. 기업이나 브랜드가 제공하는 핵심 상품 또는 핵심 서비스를 "core offer"라 합니다. 현재 대한민국 치과들의 core offer는 크게 두 가지입니다. 임플란트와 교정이 바로 그 두 가지입니다. 상대적으로 다수의 치의들이 교정 치료에 손을 놓고 있는 실정을 고려했을 때 통상적으로 치과 의료 소비자들은 임플란트 가격을 늘 주시하고 있습니다. 임플란트 진료비가 소비자 입장에서 각 치과의 수가의 고저(高低)를 판

6) 치킨게임(chicken game)이란 1955년 개봉되었던 제임스 딘(James Dean) 주연의 영화 <이유 없는 반항(Rebel Without a Cause)>에서 유래된 경제학 용어입니다. 해당 영화에서 주인공 짐(제임스 딘)과 버즈(갱단의 두목)가 탄 자동차 2대가 절벽을 향해 나란히 질주하는 장면이 전 세계적으로 큰 화제를 모았습니다. 즉, 2대의 차량이 마주보며(또는 낭떠러지를 향해) 돌진하다가 충돌(또는 추락) 직전에 한 명이 방향을 선회하여 겁쟁이(치킨)가 되거나 양쪽 모두 자멸하게 된다는 게임의 이름입니다. 두 명의 참가자 중 어느 한 쪽이 포기하면 다른 쪽이 이득을 보게 되며, 각자의 최적 선택(optimal choice)이 다른 쪽 참가자의 행위에 의존되는 게임을 뜻합니다. 여기서 '의존적'이라는 뜻은 한 쪽이 포기하면 다른 쪽이 포기하지 않으려 하고, 한 쪽이 포기하지 않으면 다른 쪽이 포기하려 한다는 사실을 의미합니다.
영미(英美)권에서는 'chicken'이라는 단어가 '겁쟁이'라는 뜻으로도 사용됩니다. 주인이 모이를 주려고 해도 잘 다가오지 않는 닭의 습성에 착안하여 의심과 겁이 많아 도망을 잘 가는 이를 'chicken'이라고 놀립니다.

7) 영국의 전래 동화 《골디락스와 세 마리 곰》에서 유래되었습니다. 가장 흔히 알려진 이야기는 다음과 같습니다.
숲 속 오두막에 아빠(큰) 곰, 엄마(중간) 곰, 아기(작은) 곰 세 마리가 살았습니다. 어느 날 곰 세 마리가 각자의 냄비에 죽을 끓입니다. 뜨거운 죽이 식을 동안 산책을 나간 사이, 골디락스(Goldilocks)라는 이름의 금발머리 소녀가 숲속을 헤매다 이 집을 발견하고는 문을 두드립니다. 여러 차례 노크를 했지만 아무도 나오지 않았고 골디락스는 무단으로 가택에 침입합니다. 집 안을 이리저리 둘러보다가 부엌에 당도한 골디락스는 죽 세 그릇이 식탁에 놓여있는 것을 발견했습니다. 첫 번째 죽은 너무 뜨거웠습니다. 두 번째 죽은 너무 차가웠습니다. 세 번째 죽은 딱 적당한 정도였습니다. 그래서 골디락스는 세 번째 죽을 그릇의 바닥이 보일 정도로 맛있게 먹었습니다(완죽).
식사를 마치고 골디락스는 피로가 몰려와 거실로 이동하고, 그곳에 세 개의 의자가 있었는데, 첫 번째 의자와 두 번째 의자는 너무 크거나 너무 작아서 앉을 수 없었고 세 번째 작은 의자는 딱 맞아 골디락스는 편하게 앉았으나 그 의자는 곧 부서져 버렸습니다. 골디락스는 어쩔 수 없이 지친 몸을 이끌고 침실로 들어갔습니다. 침실의 첫 번째와 두 번째 침대는 너무 딱딱하거나 너무 푹신해서 잘 수가 없었고, 딱 맞는 세 번째 작은 침대에서 골디락스는 그만 잠들어 버렸습니다.
그 후, 집 주인인 세 마리 곰이 산책을 마치고 집으로 돌아와 침대에 누워있는 골디락스를 발견했습니다. 웅성거리는 소리에 골디락스는 눈을 떴고, 세 마리 곰이 자기를 쳐다보고 있다는 사실에 놀라 곧바로 멀리멀리 도망쳤습니다. 그 이후로 골리락스는 그 오두막 근처에 얼씬도 하지 않았다고 합니다.

단하는 바로미터(barometer) 역할을 하고 있는 셈입니다. 뒤집어 이야기하면 임플란트를 제외한 진료 항목의 수가에 대한 관심 또는 가격 저항성은 크지 않습니다. 즉, 임플란트를 제외한 다른 진료 항목의 수가에 물가 인상, 원자재 비용 상승 등의 상황을 반영하는 것을 크게 두려워하지 않아도 됩니다. 첨언하자면 스케일링 및 검진 후 레진, 인레이, 크라운 등의 치료가 필요한 상황에서 비싸다는 이유로 보류(거절)하는 환자라면 향후의 의사-환자 관계에서 지속적으로 스트레스를 유발할 가능성이 매우 높습니다. 이는 관계가 지속되더라도 득보다 실이 많은 케이스입니다.

꼬리에 꼬리를 무는 이야기

» 가격과 심리

모든 가격은 최저 수용가격과 유보가격 사이에 위치해야만 한다!

개원을 앞둔 시점에서 비급여 진료수가를 결정하는 것은 모든 치의들에게 두통을 유발하는 숙제입니다. 이 때 대부분의 치의들이 자신의 경험과 주관적인 판단에 의존하지만, 효율적인 가격 정책을 펼치기 위해서는 정확한 사실과 과학적인 이론을 결정의 근거로 삼아야 합니다. 이를 위해 관련 지식들을 습득하는 것과 더불어 의료 소비자들의 심리와 행동을 이해하는 것은 필수적인 과정으로 사료됩니다.

가격과 관련된 기본 개념들과 소비자들의 심리 · 행동은 다음과 같습니다.

준거가격

준거가격(reference price)이란 구매자가 특정 제품(재화 또는 서비스)의 가격이 싼지 비싼지 판단하는 기준으로 삼는 가격을 의미합니다.

준거가격은 이하 세 가지 요인의 영향을 받아서 형성됩니다.

첫째, 현재가격. 여기서 현재가격은 자사 제품뿐 아니라 대체 제품(경쟁 제품)과 관련 제품의 가격을 포괄하는 개념입니다. 예를 들어 한 치의가 개원하면서 임플란트 진료비를 '정상가 150만 원, 오픈 할인가 100만 원'이라고 홍보한다면, 이 때 제시된 '정상가 150만 원'이라는 정보는 소비자들이 임플란트의 실제 가격(진료비)을 판단할 때 기준점 역할을 하게 됩니다. 일반적으로 브로셔(카탈로그)에도 준거가격을 활용한 전략이 숨어있습니다. 제품의 종류를 불문하고 대부분의 브로셔(카탈로그)는 비싼 제품을 앞에 배치하고 뒤로 갈수록 가격이 저렴한 제품을 배치하고 있습니다. 이런 설계를 통해 해당 제품의 준거가격을 높이는 효과를 도모할 수 있습니다.

둘째, 과거가격. 준거가격은 과거가격의 영향을 받기도 합니다. 이를 신규 개업 또는 신제품 출시 시점의 대표적인 가격 전략 3가지인 '초기고가전략[8](skimming pricing strategy)', '중립가격전략(neutral pricing strategy)', '침투가격전략(penetrating pricing strategy)'과 함께 살펴보겠습니다. 초기고가전략이란 개업 초기 또는 신제품 출시 초반에 의도적으로 고가(高價)를 설정하여 표적시장에서 달걀 노른자위에 해당하는 상류층 크림(cream) 고객들을 공략한 다음 일정 시간 경과 후 정상가로 가격을 낮추는 것을 의미합니다. 이 전략은 고객층이 넓지 않은 혁신제품(예:드론)이나 프리미엄제품(예:화장품SK-II)에 적합합니다. 중립가격전략은 처음부터 정상가 그대로 제시하는 것을 말합니다. 침투가격전략은 도입기 저가전략이라고도 q불리며 초기에 낮은 가격을 책정하여 가격에 민감한 고객들로부터 더 많은 판매량을 유도하여 신속하게 높은 시장 점유율을 확보하여 생산성 증대를 얻으려는 방법입니다. 초기고가전략은 도입기에 제품 단위 당 높은 이윤을 확보할 수 있으나 시장침투에 많은 시간이 소요된다는 단점이 있습니다. 또한 치과의 경우 개원 후 일정 기간이 경과한 시점에 특정 진료(예:임플란트) 수가를 낮추면 높은 가격일 때 치료를 받았던 구환들의 원성을 듣게 될 수 있으니 주의가 필요합니다. 이에 반해 침투가격전략은 런칭(launching) 초반에 단시간 내에 시장점유율을 폭발적으로 끌어올릴 수는 있지만 이윤창출에 난항을 겪을 수 있습니다. 과거가격 및 가격 전략과 관련하여 흥미로운 연구 결과가 있습니다. 유사한 고객층을 가진 두 슈퍼마켓을 대상으로 앞서 살펴본 가격 전략들의 단기 및 장기 효과를 측정한 연구입니다. 연구 결과 초기고가전략을 실시한 A 슈퍼마켓에서는 초기에는 고가로 인해 제한된(높지 않은) 매출만 발생하다가 정상가로 가격을 내린 시점 이후에는 소비자 가격이 다른 매장과 동일했음에도 불구하고 오히려 매출이 더 높았습니다. 반면에 침투가격전략을 시행한 슈퍼마켓은 개업 초반에는 할인된 가격으로 인해 타 슈퍼마켓에 비해 매출이 높았지만, 가격을 정상가로 올린 시점 이후에는 표시된 가격이 동일했음에도 불구하고 타 슈퍼마켓에 비해 매출이 적었습니다. 이러한 결과는 과거가격이 준거가격에 영향을 끼친다는 사실을 뒷받침 해줍니다.

구분	적용상황
초기고가전략	가격-품질 연상효과가 유발될 때 소비자가 가격에 둔감할 때 경쟁자가 진입하기 어려울 때
시장침투전략	대량생산 유통에 경험곡선 효과가 적용되어 원가 절감효과가 큰 경우 시장잠재력이 큰 생필품 경우 소비자 선호가 동질적인 경우

8) skim: (액체 위에 뜬 기름기 등을) 걷어 내다

셋째, 구매상황. 준거가격은 구매상황의 영향을 받기도 합니다. 500ml 생수는 마트에서 통상 500원 내외의 가격으로 판매되지만 저가항공사(LCC) 비엣젯(Vietjet Air) 항공기 안에서는 약 3500원(US$ 2.50)을 지불해야 구입할 수 있습니다. 시나몬 향기와 달콤한 설탕이 침 분비(salivation)을 유발하는 인기 간식 츄러스 역시 "츄러스1500 경주점"에서는 단돈 1500원에 살 수 있지만 워터파크 캐리비안베이에서는 3500원, 놀이공원 롯데월드에서는 5300원(자이로츄러스)을 지불해야 구입할 수 있습니다. 이처럼 구매상황 당시 소비자가 절박할수록(예:아이 또는 애인이 갈증 또는 허기를 강력하게 호소하는 경우) 준거가격을 올라가는 경향이 있습니다.

최저수용가격

최저수용가격(lowest acceptable price)이란 소비자들이 품질을 의심하지 않고 구매할 수 있는 가장 낮은 가격을 말합니다. 소비자는 무조건 가격을 내린다고 해서 제품을 선호 또는 선택하는 것이 아니라, 제품 가격이 일정 기준(수준) 이하로 내려갈 때 제품의 질과 생산자의 신뢰도를 의심하고 구매 욕구가 낮아지기도 합니다. 예를 들어 네이버쇼핑에서 검색 시 2천만원 내외로 확인되는 롤렉스 서브마리너 데이트(Rolex Submariner Date) 126610LV 모델이 당근마켓에 단돈 200만원에 올라왔다고 가정 해봅시다. 위의 가격을 확인한 이들은 십중팔구 해당제품의 진위 여부를 의심하면서 구매를 유보할 것입니다. 헬스(피트니스 또는 웨이트트레이닝), 요가, 필라테스 등의 업종에 국한되지 않고 의료업, 특히 일부 치과에서 대폭 할인 행사를 앞세워 임플란트, 교정 등 고가 진료의 치료비 선결제를 유도한 뒤 타인에게 양도 또는 폐업하는 사태가 꾸준히 회자되고 있습니다. 이러한 사건들은 소비자들이 최저수용가격보다 저렴한 금액으로 판매되는 제품들에 대한 경계를 강화하는 신호로 작동합니다.

유보가격

유보가격(reservation price)이란 소비자가 구매를 유보할 수 있는 가격에서 비롯된 용어로 '어떤 상품에 대해 지불할 용의가 있는 최대 가격'을 의미합니다. 즉, 소비자는 특정 상품의 가격이 유보가격 이하인 경우 구매행동을 실행하지만, 유보가격보다 높은 경우 구매를 유보합니다. 유보가격은 준거가격과 유사하게 소비자의 개인적인 경험 또는 정보의 영향을 받아 형성되지만 각 개인이 느끼는 제품의 효용성, 선호도, 구매 패턴(반복구매, 집단구매, 복합구매 등의 소비행태)나 시장 환경의 변화에 따라 달라지기도 합니다.

앞서 살펴본 준거가격, 최저수용가격, 유보가격과 관련된 중요 내용들을 정리하자면 다음과 같습니다.

첫째, 소비자들의 인식 속에서 가격은 일반적으로 개인의 구매경험과 시장가격, 개인적인 특성에 영향을 받습니다. 소비자들은 준거가격을 기준으로 하여 제품 가격이 유보가격에 가까워질수록 비싸다고 느끼고, 최저수용가격에 가까워질수록 싸다고 느낍니다. 그러므로 기업은 표적시장의 최저수용가격과 유보가격 범위 내에서 가격 정책을 수립해야 합니다. 치과 역시 마찬가지입니다. 그런데 서울 및 광역시는 비정상적으로 낮아진 비급여 진료비(주로 임플란트, 교정, 크라운 등)로 인해 소비자들의 준거가격과 유보가격이 현저히 낮아진 상태입니다. 이로 인해 해당 지역 개원의들이 가격 전략을 펼치려고 하더라도 운신의 폭이 굉장히 좁아진 상태입니다. 굉장히 파격적인 수가를 앞세운 치과가 아니라면 잠재고객들이 눈길 한 번 주지 않는 상황에까지 이르렀습니다. 매우 안타까운 작금의 현실입니다. 이런 상황을 너무나 잘 알기에 내가 사적인 자리뿐만 아니라 공식석상에서도 '서울(또는 광역시) 개원을 강력하게 만류'하는 것입니다.

둘째, 만약 제품 가격이 소비자의 유보가격보다 낮을 경우 소비자잉여가 발생합니다. 판매자 입장에서 소비자잉여는 잠재적인 이익을 실현할 수 있는 기회이므로 상품의 가격을 유보가격 수준까지 올려 이익을 극대화하고자 합니다. 예를 들어 출판업계에서는 단가가 높은 하드커버 책을 먼저 만들어 유보가격 수준이 높은 소비자를 공략하고, 일정 기간이 지난 후에 페이퍼백(paper back:종이표지)을 출간해 유보가격 수준이 낮은 소비자의 구매를 유도합니다. 치과 영역에서는 시행 빈도가 적은 비급여 진료와 연관하여 소비자잉여가 존재합니다. 예를 들어 근관치료 후 레진코어, 포스트, 미백 등의 진료는 가격 상승의 여력이 여전히 존재합니다.

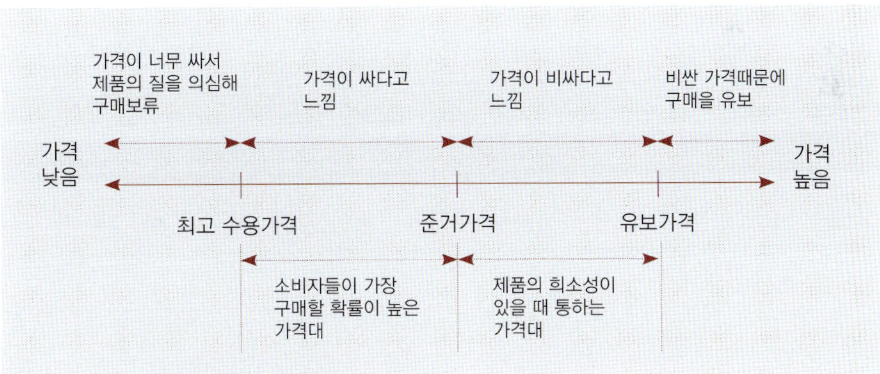

<가격에 대한 소비자의 태도>

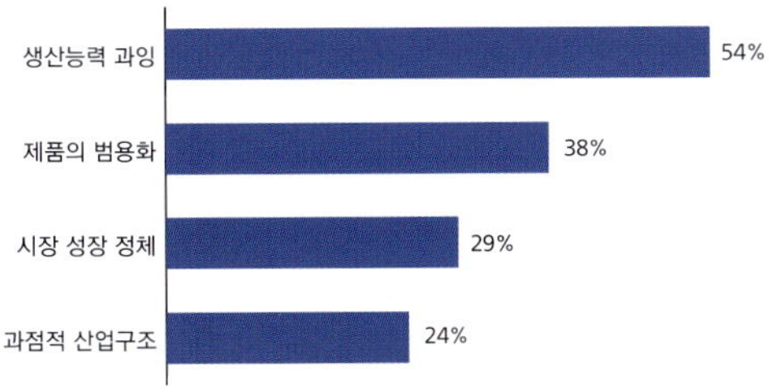

자료: Oliver Heli (Price Wars: Issues&Preliminary Results)

<가격 전쟁의 발발 원인>

③ 유통 · 입지 · 장소(place)

마케팅학에서 'place'는 주로 '유통'으로 해석됩니다. 이 때 '유통'이란 표적 소비자가 제품을 쉽게 이용할 수 있도록 하는 기업 활동 전반을 의미합니다. 이 책은 주로 치의들을 위해 집필되었기 때문에(한곳에 상주하여 제공되는 치과 진료의 특성을 고려하여) 이 책에서는 place를 치과의 인테리어(interior)와 익스테리어(exterior)뿐만 아니라 주자장까지 포함한 '입지 · 장소'를 포괄하는 개념으로 사용하고자 합니다.

i) 제갈량의 천하삼분지계와 김병국의 지방개원론

'삼국지'에서 삼고초려(三顧草廬)한 유비에게 제갈량이 '천하삼분지계(天下三分之計)9)'를 설파했던 장면은 널리 알려져 있습니다. 유비와 제갈량의 촉나라(蜀漢)의 세력이 가장 강성했던 때를 기준으로 하더라도 삼국지 전문가들은 위(魏), 오(吳), 촉(蜀)의 세력 차이를 적게는 3:2:1에서 크게는 7:2:1까지로 봅니다. 즉, 셋 중 최약체인 유비 입장에서 천하삼분지계는 선택이 아닌 생존을 위한 필수 계책이었던 것입니다.

'국가통계포털(KOSIS)'의 자료에 따르면 2021년 2/4분기 기준으로 전국에 18,695개의 치과병의원이 경쟁 중입니다. 비슷한 시기, 대한민국 4대 편의점(CU, GS25, 세븐일레븐, 이마트24) 점포들을 모두 합쳐도 약 4만 5천 개라는 사실을 감안했을 때 조만간에 편의점 수와 치과 수의 비(ratio)가 2:1로 수렴할 것으로 예상됩니다. 대한민국 치의들은 실로 극심한 경쟁 속에 놓여있다. 치과 18,695개 중 서울, 경기, 인천 지역에 절반 이상(10,363개, 55%)이 자리하고 있다. 치과 개원 입지로서 수도권은 포화(saturated) 상태가 아닙니다. 과포화(supersaturated) 상태입니다. "한 건물 6개 치과?…이유 있는 '잠실 개원'"이라는 제목의 「치의신보」 2021년 6월 7일 자 기사에 따르면 "특히 같은 상가 건물에 여러 치과가 동시에 입주하는 등 타 지역에서는 찾아보기 힘든 광경이 연출되기도 한다. 트리지움·잠실리센츠·파인애플 상가의 경우 건물마다 치과 5~6개는 기본이고, 한 층에 3개의 치과가 개원 중인 경우도 있다."고 합니다.상상하는 것만으로도 숨이 막힐 듯 치열한 경쟁 양상입니다. 소개 환자가 실수로 같은 층에 위치한 다른 치과로 흘러가버리는 일이 발생하더라도 전혀 이상하지 않은 상황입니다.

광역시 치과 개원가의 상황은 어떨까요? 광역시에 개원한 치과들 사이의 경쟁 역시 치열합니다. "부산 개원가의 광고 · 홍보 소요 비용은 서울 개원가의 그것에 버금간다."는 것이 병원 광고 및 홍보

9) "우선 북으로는 조조에게 천시(天時,하늘의 때)를 차지하게 두고, 남으로는 손권에게 지리(地利,풍부한 자원)를 차지하게 해 두십시오. 그리고 주군은 형주(荊州)를 차지하셔서 민심을 얻은 후(人和,사람들의 화합) 서천을 취하여 나라를 세우십시오. 천하는 셋으로 나누어지나 차츰 형세가 기울어져 주군의 천하가 될 것입니다."

대행업계의 중론입니다. 부산뿐 아니라 다른 광역시의 상황 역시 녹록치 않습니다.

서울 또는 광역시에서 개원하여 성공을 거두는 것은 "공대 아름이[10]"의 남자친구가 되는 것만큼이나 어려운 일이 되어버렸습니다. 동서고금(東西古今)을 막론하고 매력적인 여성을 차지하려는 남성들의 경쟁은 치열했습니다. 치과 개원지로서 서울 또는 광역시는 아주 매력적인 여성이지만, 그 여성을 차지하기 위한 경쟁이 지나치게 치열한 상황입니다. 서울 또는 광역시에 개원하여 일정 궤도에 치과를 올려놓더라도 '승자의 저주[11]'에 대한 우려를 거둘 수 없습니다. 임차료, 관리비, 직원 급여 등 고정지출(고정비)가 지방 개원의 그것에 비해 너무 크기 때문입니다. 결국 일은 일대로 많이 하고 스트레스는 스트레스대로 많이 받으면서 이윤의 대부분은 건물주, 홍보대행업체 등이 챙겨가는 상황[12]이 발생할 가능성이 높습니다. 정말 무서운 것은 오늘, 이번 달, 올해 생존한 치과가 내일, 다음 달, 내년에도 생존하리라 그 누구도 보장하지 못하는 현실입니다.

'흥남 철수작전'은 6.25 전쟁 중(1950년 12월 15일~동년 12월 26일) 흥남에서 미군 10군단과 대한민국 국군 1군단 그리고 피난민 10만여 명이 철수한 작전으로 영화 <국제시장>, 미국 NBC 드라마 <Timeless>에서 소재로 활용되기도 했습니다. 특히 작전에 투입되었던 배들 중 메러디스 빅토리호(SS Meredith Victory)는 단일 선박으로서 가장 큰 규모의 구조 작전(14,500명)을 수행한 배로 기네스북에 등재되기도 했습니다. 현재 서울과 광역시는 치과 수를 기준으로 봤을 때 정격하중(定格荷重)을 초과한 배와 같습니다. 언제 침몰할지 모르는 상태입니다. 흥남 철수작전에 투입되었던 배들 중 일부가 정격하중을 초과한 채 무리하게 작전을 수행했더라면 해당 사건은 성공한 작전이 아니라 커다란 참사로 기록되었을 것입니다.

이런 치과 현황을 고려하여 저자는 '지방개원론'을 제안합니다. 신규 또는 확장이전 개원을 하는 치의들이 서울 또는 광역시가 아닌 지방 중소도시에 개원하는 것은 의료 서비스의 생산자와 소비자 양측에 이점이 있습니다. 생산자 입장에서는 성공 가능성은 높아지고 실패 가능성은 낮아집니다. 서울로부터 멀어질수록 매출과 수익은 상승하고 고정비용은 하락합니다. 소비자 입장에서는 의료 서비스에 대한 접근성이 향상됩니다. 인구 20만 미만 시·군 주민들은 치과(치의) 부족을 여전히 호소하고 있습니다. 이들 중 대부분은 자동차로 이동 시 30분에서 1시간이 소요되는 곳에 위치한 치

10) 2008년 전파를 탔던 KTF의 이동통신서비스 "SHOW"의 TV광고에서 유래된 단어로 '남초 집단에 속한 희소성 높은 (아름다운) 여성'을 의미합니다. 해당 광고의 플롯(plot)은 다음과 같습니다. 남학생들(당시 신인이었지만 지금은 유명해진 배우 '이광수'가 센터에 등장함)만 가득한 공과대학 모임에 한 학생이 헐레벌떡 들어와 비보를 전합니다. 설정 상, 학과 내 유일한 여학생인 '아름이'가 MT에 가지 못한다는 내용입니다. 그러자 같은 과 남학생들이 'I ♥ 아름'이 새겨진 티셔츠를 입고 시위에 나섭니다. "아름아 같이 가"란 구호를 외치며 아름이가 MT에 가지 않으면 자신들도 불참하겠다며 배수진을 친 것!. 아름이는 남학생들의 성화에 못 이긴 척하며 "그래! 가줄게!"라고 답합니다.

과에 다니고 있습니다. 실제로 죽파치과 환자들 중 적지 않은 이들이 포항이 아닌 경주, 영덕, 울진, 영천의 주민들입니다. 서울에서 멀어질수록 성공은 가까워집니다.

11) 경쟁에서는 이겼지만 승리를 위하여 과도한 비용을 치름으로써 오히려 위험에 빠지게 되거나 커다란 후유증을 겪는 상황을 뜻하는 말입니다. 승자에게 내려진 저주라는 뜻으로, '승자의 재앙'이라고도 합니다. M&A 또는 법원 경매 등의 공개입찰 때 치열한 경쟁에서 승리하였지만 이를 위하여 지나치게 많은 비용을 지불함으로써 위험에 빠지는 상황을 가리키는 말입니다.
입찰 경쟁에 몰두한 나머지 적정한 가치를 웃도는 대가를 치르고 낙찰을 받는 사례는 경매시장뿐 아니라 기업의 M&A 과정에서도 발생합니다. M&A 경쟁이 치열할 때 인수 희망 기업은 매물로 나온 기업의 성장잠재력이 인수자금을 능가할 만큼 충분하다고 생각하면 지나치게 비싼 값을 치르고서라도 대상 기업을 인수하는 경우가 생깁니다.
이때 인수자금을 마련하기 위하여 빌린 돈의 이자를 부담할 수 없는 상황에 빠져 모기업의 현금 흐름마저 이를 감당할 수 없게 되면 기업 전체가 휘청거리는 재앙을 만날 수 있고, 또 입찰가격이 예상했던 인수대상 기업의 가치를 초과하면 손해를 보게 됩니다. 인수한 기업의 주가급락 등 각종 예기치 못한 상황 변화로 위험에 빠지는 경우도 '승자의 저주'에 해당됩니다.
금호아시아나그룹이 무리하게 대우건설을 인수하면서 몰락한 사건은 승자의 저주의 전형적인 예입니다. 2006년 인수 당시 창립 60주년을 맞이한 금호아시아나그룹은 사업 확장에 매우 공격적이었습니다. 이 과정에서 박삼구 전 회장은 당시 시공능력평가 1위사였던 초우량 건설사 대우건설을 인수하는 승부수를 던졌습니다. 당시 금호아시아나그룹이 인수한 대우건설 주식 72.1%의 가격은 6조 4255억 원 규모로, 현재 거론되는 2조 원대보다 훨씬 높은 가격이었습니다. 당시 M&A 시장은 대우건설의 적정가를 3조 원대로 점쳤습니다.
이를 위해 금호아시아나그룹은 금융사를 통한 차입과 재무적 투자자(FI)들을 받는 등 자금마련 총력전을 펼쳤습니다. 심지어 당시 금호아시아나그룹은 대한통운 인수까지 함께 진행하며 자금이 더욱 많이 필요하게 됐습니다. 공격적인 M&A를 추진한 결과 금호아시아나그룹은 한진그룹을 제치고 2007~2010년까지 재계 7위 자리에 오르는 등 승승장구하는 모습을 보였습니다.
문제는 2008년 터진 세계 경제 대침체(Great Recession)였습니다. 2007년 서브프라임 모기지(subprime mortgage) 사태가 촉발한 세계 경제 위기는 부동산 버블의 붕괴를 불러왔습니다. 2007년 이전까지 미국은 주택금융지원사업 등으로 거대한 부동산 거품을 형성하고 있었습니다.
우리나라 부동산에도 거품이 이어지며, 경기도 신도시들을 중심으로 한 주택 활황이 이어졌습니다. 박 전 회장이 대우건설의 무리한 인수에 나섰던 배경 역시 이 곳에 있었다고 전문가들은 보고 있습니다.
그러나 금융위기 이후 거품이 빠지면서, 부동산 트렌드 자체가 급변했습니다. 다다익선 대신 직주근접 등 여건이 우수한 '똘똘한 한 채' 현상이 본격적인 시작을 알린 것입니다.
주택 시장의 거품이 빠르게 꺼지고, 세계 경제까지 침체기에 접어들자 건설업도 불경기를 면할 수 없게 됐습니다. 금호아시아나그룹은 대우건설 인수 자금 마련을 위해 FI들을 상대로 풋백옵션을 설정하는 등 강수를 뒀지만, 건설업계 전체의 침체로 대우건설의 주가가 오히려 떨어지면서 막대한 손해를 입어야 했습니다. 결과적으로 금호아시아나그룹은 2010년 대우건설을 산업은행에 다시 매각했습니다.
최근 SM엔터테인먼트 인수전에 뛰어들었던 하이브(의장 방시혁) 역시 혹여 카카오와의 전쟁에서 승리하더라도 승자의 저주에 빠질 것을 우려하여 포기했습니다.

12) 재주는 곰이 넘고 돈은 왕서방이 챙겨가는 상황.

» Why not us? Why not now?

서울 개원이란?

치의면허를 취득한지 5년이 채 되지 않은 치의들의 경우 저자의 '지방개원론'을 접함과 동시에 '왜 우리한테만 서울 개원하지 말라고 하지? 왜 지금은 서울 개원하면 안 되는 거지? 선배들은 다 해놓고!'라는 의구심을 가질지도 모르겠습니다. "늦게 태어난 게 죄냐?"고 묻는다면 "죄는 아니지만 서울 개원에 있어서는 늦게 태어난 게 엄청난 핸디캡이다"라고 답하겠습니다. '서울 개원'의 기회와 가능성을 태운 버스는 이미 한참 전에 지나갔습니다. 버스 뒷모습조차 보이지 않을 정도입니다. 앞서 개원한 선배들조차 전쟁 같은 하루를 보내는 곳이 서울입니다. 이런 곳에 치과 수를 늘린다는 것은 류승완 감독, 임원희 주연의 <다찌마와 리 : 악인이여 지옥행 급행열차를 타라>는 영화의 부제처럼 지옥행 급행열차에 몸을 싣는 것과 다름없습니다. 서울 개원은 공멸로 가는 길입니다. 지금은 이미 서울에 개원한 이들이라도 부디 치과를 안정적으로 운영할 수 있도록 배려하는 마음과 자세가 절실히 필요한 시점입니다.

서울에서 나고 자라 초 · 중 · 고교(중등교육) 과정뿐만 아니라 서울 소재 치과대학(치전원)을 졸업한 치의라면 다소 억울할 수도 있겠습니다. 하지만 서울에서 태어나 서울에서 공부하고 서울에서 치의면허를 취득한 이들뿐만 아니라 지방에서 태어나 지방에서 공부하고 지방에서 치의면허를 취득한 이들 역시 "서울로! 서울로!"를 외친다면 서울이라는 배는 곧 침몰하게 될지도 모릅니다.

서울 개원을 고려해봄직한 예외적 상황들

법규들을 자세히 살펴보면 대부분 앞부분에서 '원칙'을 규정한 다음 뒷부분에서 '예외'를 이야기합니다. 저자는 '지방 개원 권유, 서울(광역시 포함) 개원 만류'를 원칙으로 하되 특별한 경우에는 서울에 개원하는 것을 고려해볼 수 있다고 생각합니다. 그 예외적인 경우는 다음과 같습니다.

첫째, 임차료를 내지 않아도 되는 경우. 치과를 개원할 건물이 본인, 배우자, 부모님[13] 등의 소유라서 임차료 부담이 없는 경우에는 살인적인 서울 월세의 부담을 일단 내려놓을 수 있기에 서울 개원을 고려할 수도 있습니다. 다만 해당 공간을 타인에 임대하여 수익을 올리고 본인은 지방에 개원하는 방책이 존재함을 잊어서는 안 됩니다. 또한, 해당 건물의 소유주가 배우자 또는

13) 기존 "동래순두부" 폐업 후 같은 자리(부산 동래구 명륜로103번길 3, 101호)에 개원한 "방경환 동행치과의원"이 대표적인 사례입니다. 한 때 인스타그램 등 SNS 상에서 화제가 되었던 "순두부집 둘째아들"이 바로 방경환 원장님입니다.

장인 · 장모님인 경우 '이혼'이라는 최악의 상황을 완전히 배제해서는 안 됩니다. 지금까지 지켜본 바에 따르면(지인들부터 유명 스포츠스타나 연예인들, 재벌들까지) 결혼은 100% 신뢰할만한 강력한 결합(adhesion)은 아닌 것으로 판단됩니다.

둘째, 기존의 서울 소재 치과가 급매물로 나온 경우. 기존 원장의 갑작스런 일신상의 상황 변화(이민 · 부상 · 질병 · 사고 등)로 인해 서울 소재 치과가 양수도 매물로 나오는 경우가 종종 있습니다. 구성원 중 치의가 존재하지 않는 경우, 기존 원장의 가족들이 해당 치과의 실질적인 가치를 정확히 평가 · 판단하는 것은 불가능에 가깝습니다. 더구나 가족들의 입장에서는 치과와 관련된 복잡한 문제들을 양수도 계약을 통해 일거에 처리하길 원하는 경우가 대부분입니다. 따라서 원장이 갑작스레 자리를 비우게 된 치과는 실제 가치에 비해 저평가된 양수가(인수가)로 시장에 나올 가능성이 매우 높습니다. 실제로 불과 수년 전에 유니트체어 2대, 파노라마와 스탠다드(periapical view) 엑스레이 기기를 갖추고 직원 2명을 고용하여 운영되던 30평대 치과가 1천만 원 미만의 금액에 포괄 양수(승계)된 사례가 있습니다. 더욱 더 놀라운 사실은 해당 치과가 불과 1년도 채 지나지 않은 시점에 10배 이상의 금액으로 또 다른 치의에게 넘겨졌다는 것입니다. 급매물 치과를 양수함으로써 현재 평균 5억에서 7억에 육박하는 초기 개원 비용을 현저하게 절감할 수 있다면 그 자리가 비록 서울이라도 개원을 고려해볼 수 있겠습니다. 앞서 언급한 사례처럼 다른 치의에게 재차 양도 · 양수하는 과정을 통해 시세 차익을 얻는 전략 또한 존재합니다.

ii) 먹이가 많은 곳에 물고기들이 몰린다 – 지역 기반 산업

먹이가 많은 곳에 물고기들이 몰린다

상대적으로 인지도가 낮았던 종합편성채널 "채널A"를 사람들에게 널리 알린 예능 프로그램이 있습니다. 바로 <나만 믿고 따라와 도시어부>가 그 주인공입니다. 최초의 낚시 예능 버라이어티를 차별화 포인트로 앞세워 채널A의 주 시청자인 중장년층뿐만 아니라 청년층에게까지 인기몰이 중입니다. 현재 이덕화, 이경규, 이수근, 이태곤, 김준현을 고정 출연진으로 시즌4까지 인기리에 방영중입니다. 각자 '낚시만큼은 내가 최고!'라는 자부심을 가진 만큼 출연진들의 낚시 실력은 아마추어들 중에서는 수준급입니다. 그럼에도 불구하고 종종 총 어획량이 한두 마리에 불과할 정도로 물고기가 잡히지 않는 모습이 방영될 때도 있습니다. 어부의 실력보다 중요한 것이 어장의 상태라는 진리를 깨닫게 해주는 대목입니다. 치과 역시 마찬가지 입니다.

지역 기반 산업

'특정 지역에서 창출해 내는 재화나 서비스가 외부 지역의 수요를 충족하여 돈을 벌어들이는 데에 원천이 되는 산업'을 '지역 기반 산업(地域基盤産業)'이라고 합니다. 무심코 지역 기반 산업이 견고하지 않은 지역에 개원한 치과 병의원은 안정적으로 운영되기 어렵습니다. 왜냐하면 치과 특성 상 의과에 비해 급여항목은 적고 비급여항목은 많기 때문입니다. 일반인들의 인식 상으로도 치과 병의원의 문턱은 의과 병의원의 그것에 비해 높습니다. 환자가 상기도감염(감기)로 의과 병의원에 내원했을 때, 의사에게 진료 받은 후 급여진료 본인 부담금 몇 천 원 내고 약국에 약제비 명목으로 몇 천 원을 지불하는 선에서 결제가 끝나는 경우 대부분입니다. 하지만 환자가 치과에 내원 때에는 앞서 이야기 나눈 장면이 그대로 재현되는 경우가 극히 드뭅니다. 따라서 아직 개원하지 않은 치의라면 공업, 수산업, 어업, 관광업 등에서 지역 경제를 든든하게 뒷받침할 수 있는 지역 기반 산업을 갖춘 지역에 개업하기를 간곡히 권유합니다.

프레임과 소비 도시

앞서 대선 TV토론회 중 안철수 후보의 발언, 미국의 워터게이트 사건을 통해 프레임과 프레이밍에 관해 간략하게 살펴보았습니다.

프레임 이론(frame theory)는 세계적인 베스트셀러 《코끼리는 생각하지 마》의 저자로 유명한 조지 레이코프[14)](George P. Lakoff)가 창안한 이론입니다. '프레임'이란 사람이 어떤 대상이나 사건을 해석하는 방식을 의미합니다. 즉, 현대인들이 정치·사회적 의제를 인식하는 과정에서 본질과 의미, 사건과 사실 사이의 관계를 정하는 직관적 틀(인식의 틀)을 뜻합니다. 이 틀은 정보 수용자의 의사결정에 영향을 끼칩니다. '프레이밍(framing)'은 미디어 연구, 사회학, 심리학, 경제학 등에서 사용되며 특히 어떤 정치적·사회적 움직임이나 사건들에 대해 매스미디어에 의해 사회적으로 형성되는 해석을 만드는 일련의 과정을 의미합니다. 프레임 및 프레이밍의 연장선에 있는 개념인 프레이밍 효과(framing effect,구조화 효과)는 동일한 사건이나 상황임에도 불구하고 표현 방식(프레임)에 따라 개인의 선택·판단·결정·선호가 달라지는 현상을 말합니다. 이때 제공되는 인식의 틀을 프레임이라고 하고, 이 틀은 정보를 제공받은 자의 의사결정에 영향을 미치게 됩니다. 그렇기 때문에 인간의 행동수정을 목적으로 하는 정치·경제·경영·마케팅 등의 분야에서 자주 쓰입니다.

'소비도시(consumer city, 消費都市)'라는 단어는 프레이밍의 단적인 예입니다. '소비'를 강조하고 있지만 실상은 '지역 기반 산업이 빈약함'을 애써 포장하고 있습니다. 저는 1982년 광주광역시 기독병원에서 출생 직후 순천으로 이주하여 고교 졸업하는 시점까지 줄곧 전남 순천에서 생활했습니다. 친가와 외가 모두 광주를 기반으로 하기에 집 드나들 듯 순천과 광주 사이를 자주 왕래했습니다. 전남대학교치과병원에서 수련 받는 4년 동안 광주에서 생활했습니다. 광주와 순천[15)]은 둘 다 전형적인 소비도시입니다. 치의가 과잉 공급되는 상황 속에서 지역 경제를 뒷받침하는 지역 기반 산업이 빈약하니 광주와 순천에 위치한 치과 원장들은 이중고(二重苦)를 겪고 있는 셈입니다. 개원을 권유하는 부동산업자 또는 개원컨설팅업체가 특정 자리를 소개하며 기반 도시가 '소비도시'임을 강조한다면 이는 '위험의 시그널'로 받아들이는 것이 마땅합니다.

"지옥으로 가는 길은 늘 선의로 포장되어 있다."라는 명언을 늘 기억하기 바랍니다.

---

14) 조지 레이코프(George Lakoff)는 매사추세츠공과대학(MIT) 언어학과에서 언어학의 황제 또는 교황으로 일컬어지는 놈 촘스키(Noam Chomsky) 교수 아래서 수학(受學)했습니다.
조지 레이코프는 변형생성문법을 앞세워 1970~1980년대에 해지 로스(Haj Ross), 폴 포스털(Paul Postal), 제임스 매콜리(James McCawley)와 함께 촘스키 통사론의 해석의미론에 반기를 들었습니다. 촘스키 언어학의 종말을 목표로 한 이 학문 전쟁에서 조지 레이코프는 결과적으로 패퇴했습니다. 이후 레이코프는 변형생성문법을 손에서 완전히 내려놓습니다. 그리고는 '인간의 인지를 고려하지 않고서는 언어와 언어사용의 본질을 해명할 수 없다'고 주장하며 인지언어학(cognitive linguistics)을 창시했습니다. 사유의 폭을 넓히는 동시에 학문의 영역을 옮긴 것입니다. 레이코프는 국제인지언어학회가 창립된 1989년에 초대 회장을 역임한 이후 격년마다 개최되는 학회 행사에 주요 초청 연자로 여전히 왕성히 활동 중입니다.
레이코프는 언어학자인 동시에 정치평론가로 활동 중인 스승 촘스키와 유사한 행보를 걷습니다. 다만 촘스키가 자신의 언어학 이론과 전혀 무관한 정치 평론을 하는 반면, 레이코프는 자신이 정립한 인지언어학 이론을 정치 현상 분석과 제언에 적극 활용한다는 점에서 큰 차이를 보입니다. 촘스키가 소아치과 수련을 마친 후 임플란트 진료에 주력하는 치의라면, 레이코프는 교정과 수련을 마친 후 교정치과를 개원하여 교정치과 한 분야에만 매진하는 치의라 할 수 있습니다.
2004년, 미국 진보 진영은 패배의식에 젖은 채 주저앉아 있었습니다. 왜냐하면 같은 해 치른 선거에서 조지 W. 부시 대통령에게 재선을 허용함과 동시에 공화당에게 상하 양원 다수석을 빼앗겼기 때문입니다. 이 시점에 출간된 ≪코끼리는 생각하지 마≫는 소위 멘붕('정신의 붕괴, 멘탈리티의 붕괴'를 의미하는 신조어-저자 주)에 빠진 진보 진영에게 패배의 원인과 당면 과제의 해결책을 동시에 선물해주었습니다. 이후 치러진 2008년 대선에서 버락 오바마와 민주당은 승리했습니다.
≪코끼리는 생각하지 마≫의 한국어판은 2006년 출간과 동시에 고(故) 노무현 전 대통령, 당시 한나라당 전여옥 의원 등 유명 정치인들의 큰 사랑을 받으며 세인들의 주목을 받았습니다. 여야 국회의원들은 앞 다투어 이 책을 읽고 독서토론회, 세미나 등을 개최하였습니다. 그 결과 이 책은 국회 구내서점 베스트셀러 목록에 오랜 시간 머물렀습니다. 이 소식이 신문을 통해 보도되면서 입소문을 타서 일반인들도 ≪코끼리는 생각하지 마≫를 정치 분야 베스트셀러로 등극시키기에 이르렀습니다.

15) 광주는 서울을 제외하고 복수(複數)의 치대가 자리 잡은 유일한 도시입니다. 매년 전남치대(정원 70명)와 조선치대(정원 80명)에서 150명 내외의 졸업생들을 배출하고 있습니다. 이들 중 대다수는 광주·전남 출신입니다. 그로 인해 개원 시 해당 지역을 선호하는 경향이 강합니다. 치의 공급 과잉과 고향 쏠림 현상으로 인해 광주와 순천은 치과 격전지이자 개원의 험지로 분류된 지 오래되었습니다. 광주의 경우 기아자동차와 금호타이어가 지역 경제 활성화에 일정 부분 기여하고 있는 것은 사실입니다. 하지만 두 기업의 지역 경제 기여도가 치의 과잉 공급 현상을 상쇄해줄 정도는 아닙니다. 순천 역시 인근의 광양 포스코와 여수 화학단지에서 파생된 낙수효과로 인해 자본이 해당 지역(순천)으로 유입되고는 있지만 치의들이 겪고 있는 경영난을 해소시켜줄 수준에는 미치지 못하는 실정입니다.

iii) 근의 공식? 입지 공식!

2차 방정식을 푸는 방법 중 근의 공식이 있습니다. 입지를 유불리, 장단을 판단하는데도 공식이 있습니다. 함께 살펴보겠습니다.

A. 긍정적인 요소들

a. 충분한 주차시설

> "자기야, 우리가 오늘 가는 이 집 백종원이 인정한 맛집이래."
>
> "근데 오빠, 주차할 자리가 없어서 식당 문턱도 못 넘고 10분 넘게 주변만 빙빙빙 돌고 있잖아. 우리 그냥 딴 데 가자."
>
> "어, 그래."

제 아무리 유명한 맛집이라도 주차 공간이 충분치 않다면 고객들은 발길을 돌립니다. 내방(내원)으로 연결되지 않는다면 광고와 홍보에 쏟아 부은 시간, 노력, 비용은 물거품이나 다름없습니다. 치과뿐만 아니라 업종을 불문하고 주차가 되지 않으면 장사가 되지 않는 시대에 우리는 살고 있습니다. 기계식 주차장은 지상 주차장에 비해 입차, 출차가 더 번거로우면서 더 많은 시간이 소요되기에 고객들이 선호하지 않습니다. 하지만 주자창이 없거나 부족한 상황보다는 기계식 주차장이라도 존재하는 편이 백번 낫습니다.

b. 버스정류장 또는 전철역

해당 행정구역 곳곳을 관통하는 여러 노선의 버스가 지나는 정류장이어야만 환자 유인 효과가 높습니다.

c. 3층

병의원 입지 전문가들의 공통된 견해에 따르면 개원을 위한 로얄층은 3층입니다. 가로수가 간판과 유리창을 가리지 않는 다는 전제 하에 2층의 가치는 3층의 가치와 동일합니다. 3층을 기준으로 한 층씩 올라갈 때마다 가시성은 약 10%씩 감소합니다. 이 때문에 고층 건물의 경우 치과뿐만 아니라 의과, 한의과 병의원이 3층에서 5층 사이에 편중된 것을 쉽게 확인할 수 있습니다. 사람들이 도보 또는 차량 이동 시 굳이 고개를 위로 들고 다니는 경우는 없다는 사실을 유념하기 바랍니다.

d. 사거리

사거리에 위치한 치과는 그렇지 않은 치과에서 비해 가시성이 월등히 우수합니다. 가시성을 기준으로 '사거리'는 '사람들의 시선이 머무는 자리'인 반면 '사거리가 아닌 곳'은 '사람들의 시선이 머물지 않는(흘러가버리는) 자리'입니다. 사거리가 아닌 곳에 개원한 치과의 원장은 위치를 설명하고 나면 "거기 치과가 있었어?"라는 반문(反問)을 듣기 십상입니다.

차량들이 빨간불에 걸려 정지한 순간에 사거리에 위치한 치과의 매력은 폭발합니다. 정차한 차량 안에서 사람들은 둘 중 하나를 봅니다. 창 밖 풍경 또는 스마트 폰.

e. 같은 건물 또는 인근에 병의원

특히 피부과, 성형외과, 안과, 정형외과 등은 시너지효과가 있습니다. 내과, 이비인후과, 가정의학과, 소아과 등은 1일 내원인구가 많습니다.

f. 랜드마크(landmark)

관공서(시청 또는 구청), 시장, 대형마트, 스타벅스와 같은 유명 프랜차이즈 점포 등의 랜드마크 주변은 개원 입지로서 두 가지 장점을 가집니다. 첫째, 유동 인구가 많아 강력한 환자 유인 효과 발휘합니다. 둘째, 위치를 설명하기 쉽습니다.

g. 충분한 배후세대 및 상주인구

h. 대단지 아파트

장단점을 모두 가진 '양날의 검' 입니다. 아파트 입주민들의 경우 본인들이 임플란트를 식립해야 할 처지에 놓일 경우 옳다구나 하고 집 앞 치과로 갈까요? 휴민트 가동, 인터넷 검색 등을 통해 '임플란트 잘하는 치과'를 찾아 갑니다. 소아환자 진료를 꺼리는 치의, 해당 구 또는 중소도시 TOP 10 진입을 노리는 치의의 경우 베드타운에 개원할 경우 오히려 그 안에 갇히는 형국이 될 수 있으니 사전에 심사숙고가 필요합니다.

i. 새 건물과 엘리베이터

새 건물은 헌 건물에 비해 임차료가 비싸다는 단점을 제외하면 거의 모든 면에서 우월합니다. 엘리베이터는 거동이 불편한 환자(예. 축구하다 다리가 부러진 남자 환자)와 무거운 화물의 이동·운반을 위해 반드시 필요합니다. 엘리베이터가 있는 건물의 고층(7층 이상)이 엘리베이터가 없는 건물의 2층 또는 3층보다 개원지로서 가치가 더 높습니다.

B. 부정적인 요소들

a. 주차 지옥

b. 인근에 대형치과, 덤핑치과, 해당 구 또는 중소도시 TOP5 안에 드는 치과

높게 우거진 큰 나무 바로 옆에 심겨진 묘목은 제대로 성장하지 못하고 사멸(死滅)할 가능성이 매우 높습니다.

c. 지나치게 크고 높은 가로수

지나치게 크고 높은 가로수는 2층에 자리 잡은 치과의 간판을 가리기 일쑤입니다. 이로 인해 홍보 효과는 급감합니다. 대한민국의 그 어떤 치의도 관공서에서 심은 가로수를 자르거나 제거할 수 없습니다.

d. 건물주

본인 또는 자녀·친인척이 의사인 건물주, 욕심으로 가득 찬 건물주(예. 임차인의 요구 또는 특약 추가 등을 하나도 들어주지 않는 경우), 건물의 수리비를 임차인에게 떠넘기는 건물주 등은 반드시 피해야할 대상입니다.

e. 건물의 가치에 비해 과도한 근저당설정

f. 인근에 더 크고 좋은 건물이 들어설 가능성이 있는 곳

강력한 신규 경쟁자가 출현할 가능성이 있습니다.

g. 엘리베이터 없는 헌 건물

앞서 언급했듯이 개원 입지로서의 가치가 현저히 떨어집니다. "스스로 치과 계단을 올라올 수 있는 건강 상태의 환자들만 진료해야 한다"는 말은 엘리베이터 없는 헌 건물에 개원한 치의의 자기 위안일 가능성이 높습니다. 엘리베이터가 있다고 하더라도 오래된 건물은 자주 수리를 요하며 고객들에게 굳이 찾고 싶지 않은 곳으로 인식됩니다.

h. 너무 큰 도로와 너무 작은 도로

'국토계획 법률에 따른 지역지구, 토지이용계획원'에 따르면 도로는 차선의 수에 따라 소로(2차선), 중로(4차선), 대로(6차선), 광로(8차선 이상)로 구분됩니다. 지나치게 폭이 넓은 도로는 도보 유동 인구가 적다는 단점이 있습니다. 4차선 미만의 소로는 발전 가능성 또는 상권 확장성이 떨어집니다.

개원 입지로 가장 이상적인 도로는 '8차선 내외의 해당 지역의 상권 중심 도로(main stream)'입니다.

i. 공실

같은 건물 안에서 공실의 수가 많을수록, 기간이 길수록 치과 개원 시 부정적인 영향을 미칩니다.

j. 한 블록 안쪽에 위치한 작은 도로 또는 이면도로(裏面道路)

개원한 구역 내에서 중심도로인 전면도로가 아닌 한 블록 안쪽에 위치한 작은 도로 또는 이면도로[16]에 개원할 경우 노출도(가시성)이 현저히 떨어집니다. 이 자리는 치과대학 교수 출신의 치의가 개원하더라도 고전을 면치 못하는 자리입니다.

k. 계약과 사기(詐欺) 사이

실제로는 병의원의 장기 운영이 어려운 위치(장소)에 건물을 신축한 다음 장기간 임차료 무료(렌트 프리)와 인테리어 비용 지원 등을 미끼로 개원자금이 부족한 치의들을 유혹하여 임대차 계약을 성사시킨 후 건물을 통째로 넘기는 세력들에게 휩쓸리지 않도록 주의가 필요합니다. 이들과 연루될 경우 입을 수 피해는 다음과 같습니다. 첫째, 나쁜 위치로 인한 병의원 경영의 어려움. 둘째, 렌트 프리 기간 만료 후 임차료의 가파른 상승. 셋째, 복잡하고 빈번한 재산 관계 변경으로 인한 스트레스.

l. 사각(dead angle)

전철역의 한 출구와 이를 등지고 있는 다른 출구 사이에 위치한 건물은 소비자들의 사각 지대(시야 밖)에 위치하여 가시성이 떨어집니다. 명목상 역세권이지만 개원하기에는 좋지 않은 자리입니다.

m. 고층(7층 이상)

고층은 가시성이 매우 낮습니다. 특히 7층 이상(예. 9층이나 14층이나 잘 보이지 않는 건 매한가지)의 경우 그 불리함이 대동소이합니다.

n. 임대 아파트

병의원뿐만 아니라 타 서비스 업종의 상권 분석을 검토한 결과, 많은 세대수만 믿고 덜컥 진입했다가 폐업한 사례들이 적지 않습니다. 임대 아파트 주변 상권은 치과 개원의 측면에서는 매력적이지 않은 곳입니다. 치의들의 입장에서는 이가 아픈 경우 보존·근관·치주 관련 치료를 받는 것이 당연하다고 생각합니다. 하지만 임대 아파트 거주자들의 입장에서는 이가 아프면 진통제 투혼을 발휘하여 참고 참고 또 참다가 발치한 다음 굳이 수복하지 않는 경우도 허다합니다. 이 점을 간과해서는 안 됩니다.

o. 불량 시설

극심한 소음을 유발하는 헬스장(특히 위층에 입점한 경우), 노래방, 술집 또는 심한 음식 냄새를 풍기는 식당 등은 개원을 준비하는 치의 입장에서는 불량시설입니다. 대중적 이미지가 좋지 않은 마사지샵, 오락실, PC방 등도 마찬가지입니다.

p. 타 치과가 이미 입점해있는 건물

건물주, 중개인, 무책임한 개원 컨설팅 업체 관계자 등의 감언이설(甘言利說)에 넘어가는 즉시

16) 보도와 차도가 명확히 구분되지 않은 좁은 도로로 생활도로, 골목으로 부르기도 합니다.

불행은 시작됩니다. '동종 업체와의 경쟁에 후발 주자로 뛰어든다는 것'은 '절반 이상 승기를 넘긴 상태에서 시작하는 팔씨름'과 같습니다.

q. 여러 명의 소유주(분양주)

예를 들어 한 치의가 개원 시 임차한 301호, 302호, 303호의 소유주가 모두 다른 경우, 재계약 시 여러 명과 협상을 해야 하는 번거로움과 불리함이 있습니다.

r. 통행 방해 요인들

건물 인근에 위치한 오르막, 육교, 다리, 철길, 하천 등은 모두 행인들의 이동을 저해함으로써 유동인구를 감소시키는 요인들입니다.

iv) 신도시 개원

치과업계의 신대륙 신도시

최근 위례, 미사, 옥정, 청라 등에 신도시가 조성되었습니다. 기존 도시(구도시)들 안에서의 치열한 경쟁에 피로감을 느낀 치의들이 신도시 개원에 관심을 갖는 것은 어찌 보면 자연스런 현상입니다. 인간은 요람에서 무덤까지 가는 사이에 태아기, 영유아기, 아동기, 청소년기, 성인기, 중년기, 노년기를 거치게 됩니다. 의료업을 포함한 사업 역시 마찬가지 입니다. 업종을 불문하고 표준 사업 사이클(standard business cycle)의 각 단계(탄생기, 성장기, 성숙기, 쇠퇴기)를 답습합니다. 신도시에 개원한 한 치과(가칭 '홍길동치과')를 통해 각 단계를 살펴봅시다.

탄생기

신도시 개발 계획에 따라 아파트 단지 입주 초기 단계에 '홍길동치과'는 문을 열었습니다. 버스 노선이라고 해봤자 한 시간에 한 대꼴로 치과 앞을 통과할 정도로 대중교통이 미미한 상황입니다. 자가용 없이는 도저히 살 수 없을 것만 같은 동네입니다. 주거상권(아파트 상가 등 근린상업시설), 주변상권, 중심상권 순으로 형성 및 안정화되는 신도시의 특성을 고려하여 홍길동 원장은 주변에서 가장 큰 아파트 단지 내 상가에 자리를 잡았습니다. 개원 초반인데다 아파트 입주가 이제 막 시작된 시기이기에 하루 내원 환자는 10명 내외지만 환자 수는 차차 늘어날 거라고 홍길동 원장은 전망하고 있습니다.

성장기

개원한 지 만 1년이 경과하자 홍길동치과가 입주한 아파트 단지뿐만 아니라 주변 아파트들의 입주가 가속화되면서 환자 수와 매출이 매달 10%씩 가파르게 상승하고 있습니다. 매일 40명 이상의 환자들을 진료한지도 벌써 반년이나 되었습니다. 환자들이 너무 몰릴 때는 근관치료 환자들의 경우 근관 세척 정도 밖에 하지 못하고 다음 약속을 잡는 일이 비일비재(非一非再) 합니다. 육체적·정신적으로 피로감을 느끼고 있는 홍길동 원장은 페이닥터와 그를 보조할 치위생사를 추가 모집 중입니다.

성숙기

개원한 지 만 2년을 경과하면서 홍길동치과는 페이닥터 1명 포함 총 12명의 직원이 상주하는 치과로 성장했습니다. 구강악안면외과 전문의인 홍길동 원장과 보철과 전문의인 페이닥터가 시너지 효과를 발휘하면서 신도시 맘카페에서 인지도로는 세 손가락 안에 드는 치과로 발돋움했습니다. 매출 역시 매달 최고 기록을 경신하고 있습니다.

쇠퇴기

개원한 지 만 4년을 지나면서 환자 수, 매출, 순익이 동반 하락하고 있습니다. 홍길동 원장은 편두통을 달고 살고 있습니다. 'brain MRI라도 찍어봐야 하는 게 아닌가?'하는 생각이 들 정도로 극심한 편두통이 수시로 홍길동 원장을 덮칩니다. 현재 신도시치과가 자리 잡은 지역의 탁월한 시장성이 입소문을 타면서 국내에서 악명 높은 덤핑 치과 브랜드 5개가 최근 1, 2년 사이에 중심상권에 큰 규모로 각각 지점을 오픈했습니다. 5개 중 그나마 가장 작은 치과가 치의 5명, 직원 60명, 건평 300평의 규모라는 정보를 입수했습니다. 일단 체급에서부터 홍길동치과와는 상대가 되지 않습니다. 덤핑치과들의 살인적인 가격정책은 홍길동 원장의 숨통을 시시각각 조여오고 있습니다.

신도시 개원? 대박과 쪽박 사이!

신도시 개원은 구도시 개원에 비해 시기, 입지, 경쟁자 등 여러 부문에서 변수가 더 많습니다. 변수가 많을수록 불안정성은 증가하기 마련입니다.

신도시 개원과 관련하여 치의가 최우선으로 고려해야할 세 가지 핵심 사항은 다음과 같습니다.

첫째, 시기. 신도시 형성 과정 중 어느 타이밍에 개원할 것인가?

둘째, 입지. 중심상권, 주변상권, 주거상권 중 어느 곳에 개원할 것인가?

셋째, 경쟁자. 인근에 강력한 경쟁자인 대형치과들의 개원 가능성이 존재하는가?

위의 사항들 중 첫 번째 요소에 대해서는 바로 앞에서, 두 번째 요소에 대해서는 저자의 다른 책인 ≪슬기로운 개원생활≫에서 이미 언급했기에 재론치 않겠습니다.

세 번째 요소에 대해 함께 생각해보자. 체급 차이를 극복 가능하다고 생각하는 치의가 있을 지도 모르겠습니다. 미국 WBA, WBC, IBF 타이틀을 동시에 거머쥔 최초 헤비급 챔피언이었던 마이크 타이슨(Mike Tyson)은 "누구나 그럴듯한 계획을 가지고 있다. 처 맞기 전에는(Everyone has a plan 'till they get punched in the mouth)."이라는 본인다운 명언을 남겼습니다. 타이슨의 명언은 치의 입장에서 곱씹어볼 가치가 충분합니다. 심심해서 혹은 올림픽에서 메달 수를 늘리고자 운동경기에서 체급을 나누어 놓은 것이 아닙니다.

상주하는 치의의 수에 따라 치과의 규모를 다음과 같이 분류할 수 있습니다.

〈치과의 규모에 따른 분류〉

치의 1~2인 → 소형 치과
치의 3~5인 → 중형 치과
치의 6인 이상 → 대형 치과

대형 치과는 치과업계의 타노스(절대강자)입니다. 그만큼 절대적으로 강력한 전투력(경쟁력)을 지니고 있습니다. 앞서 언급했듯이 경쟁시장에서 규모를 기준으로 1, 2, 3위 업체는 군소(群小) 업체들에 비해 높은 인지도를 가지고 있습니다. 영미(英美)권에서는 '1derful, 2rrific, 3tened, 4gotten'이란 표현이 존재합니다. 비슷한 발음을 활용하여 1등은 '1derful(wonderful)', 2등은 '2rrific(terrific)', 3등은 '3tened(threatened)', 4등은 4gotten(forgotten)'의 지위를 갖고 있음을 드러냅니다. 유머와 위트 속에 통찰을 담은 표현입니다. 표현 그대로 1등은 최고이고 2등은 훌륭하며 3등은 후발주자들에 의해 위협 받고 있는 상태이며 4등은 이미 잊혀 진 존재일 수 있습니다. 우리나라 대학 서열을 살펴보더라도 그러한 사실은 극명합니다. 1위는 서울대, 2위는 연세대, 3위는 고려대로 그 순위가 고착화(fixation)된지 오래입니다. 이런 상황에서 4위는 어떤 학교일까요? 서강대? 성균관대? 한양대? 그 누가 4위 대학이 어떤 학교인지 신경이나 쓸까요(Who cares)? 4위는 대중들에게 이미 잊혀 진 위치이며 관심 밖의 존재입니다. 우리나라 치과 개원가에서 대표적인 격전지로 꼽히는 대전광역시만 보더라도 '선치과병원, 이엘치과병원, 플랜트치과의원(가나다 순)'이 빅3의 지위를 선점하고 있습니다. 대전 시민들은 어떤 치과가 4위인지 모릅니다. 관심조차 없습니다. 빅3의 위상이 빛나는 시점은 신규 이주민들이 치과 치료를 희망할 때입니다. 인터넷 또는 휴민트를 통해 다닐만한 치과를 알아볼 때 가장 먼저 사람들의 입에 오르내리는 치과는 해당 지역 치과들 중 빅3입니다.

규모가 클수록 치과 소비자들에게 주목 받은 이유는 무엇일까요? '규모와 실력은 비례 한다'는 아주 비논리적인 사고(思考) 때문입니다. 앞서 언급했듯이 대다수 한국인들의 무의식 속에 '대물(大物) 콤플렉스'가 실존합니다. 이하 박스 안의 대화는 저자가 치의 10명이 근무하는 한 대형 치과에 참관(observation)을 갔을 때 엘리베이터 안에서 들었던 실제로 들었던 대화입니다.

〈대형 치과 엘리베이터 속 대화〉

A: 와! 여기 사진 좀 봐! 이 치과는 의사들이 10명이나 있나봐.
B: 와! 그러게!
A: 규모가 대단하네!
B: 이 근처에서 가장 크다더니 정말인가보네. 전 직원 단체사진을 보니 직원들도 엄청 많아! 실력도 좋을 듯.
A: 그렇겠지?

이상을 통해 일반 소비자들이 '규모가 크면 진료도 잘할 것이다', '규모가 크면 실력도 좋을 것이다'라는 굉장히 비논리적이고 불합리한 전개를 거쳐 엉뚱한 결론을 도출하는 모습을 함께 살펴보았습니다. 이것이 바로 불편한 현실의 단면입니다. 이런 현실 때문에 신도시 형성 초반에 자리 잡은 군소 치과들은 후발주자로 뛰어든 대형 치과들로 인해 경영난에 봉착하게 됩니다. 신도시 개원에는 늘 이러한 위험부담이 존재합니다.

꼬리에 꼬리를 무는 이야기

» 전력 차이에 대한 설명 – 란체스터 법칙

뛰어난 엔지니어(기술자)였던 영국의 프레더릭 란체스터(Frederick W. Lanchester)는 제1차 세계대전을 경험하면서 항공공학과 전투기 교전을 연구 · 분석한 끝에 1914년 '란체스터 법칙'이라는 수리모델[17](mathematical model)을 발표했습니다. 그 핵심 내용은 다음과 같습니다.

제1법칙: 란체스터의 선형 법칙 (Lanchester's Linear Law, 현대이전 전투)

$$E = a - b$$

※ 무기(w)는 동일하다고 가정 시

첫째, 란체스터 제1법칙(일대일의 법칙, 선형 법칙). 제1법칙은 현대 이전의 전투에 부합하는 것으로 동등한 무장을 한 양측 병력이 백병전을 실행했을 때 상대적으로 '더 적은 세력이 완전히 없어질 때까지 각각 같은 비율로 군사력이 줄어든다'는 법칙입니다. 이 법칙에 따르면 100명의 로마 군대와 50명의 카르타고 군대가 격돌 시 로마 군대 50명이 살아남게 됩니다. 란체스터 제1법칙은 삼국지에서 자주 등장하는 일대일 승부를 전제로 하기 때문에 현대전에 적용하기에는 무리가 있고 비즈니스 영역에서 역시 란체스터 제2법칙에 비해 중요도가 떨어지므로 내용만 숙지하고 넘어가도 무방하다.

제2법칙: 란체스터의 제곱 법칙 (Lanchester's Square Law, 현대전투)

$$E = \sqrt{a^2 - b^2}$$

※ 무기(w)는 동일하다고 가정 시

17) 시스템이나 현상, 개념 등의 모델에 대한 수학적 표현

둘째, 란체스터 제2법칙(집중효과의 법칙, 제곱 법칙). 제2법칙은 집단 대 집단의 전투, 특히 현대전에서 적용 가능한 수식으로 '전력 차는 그 수의 제곱에 비례 한다'는 법칙입니다. 예를 들어 영국군 전투기 5기와 독일군 전투기 3기가 격돌한다고 가정해 봅시다. 영국군 5기와 독일군 3기가 동일한 성능의 포를 상대 집단을 향해 발포하게 되면 첫 번째 동시 사격으로 영국군 5기는 5발의 포를 쏘고, 독일군 3기는 3발의 포를 쏘게 됩니다. 그러면 영국군 5기는 적군으로부터 3발의 포를 받게 되며, 반대로 독일군 3기는 5발의 포를 맞이하게 되는 것입니다. 이 때 영국군 전투기 1기가 포를 맞을 확률은 3/5인 반면 독일군 전투기 1기가 포를 맞을 확률은 5/3이다. 영국군과 독일군의 손실률 비(ratio)는 3/5:5/3, 즉 9:25임을 확인할 수 있습니다. 공격률 비 역시 같은 원리(논리)로 계산 가능합니다. 적군의 피해는 아군의 공격이며, 아군의 피해는 적군의 공격이므로 영국군과 독일군의 공격률 비는 손실률 비의 역(inverse, 逆)인 25:9입니다. 이러한 추론 과정을 통해 란체스터는 제2법칙을 도출했습니다.

란체스터 제2법칙에 따르면 영국군 전투기 5기와 독일군 전투기 3기 사이의 교전이 끝난 후에는 영국군 전투기 4기(5의 제곱-3의 제곱=4의 제곱)가 생존하게 되는 것입니다. '산술적으로 5 빼기 3 하면 2 아니야?'라든가 '더 많은 쪽이 2~3기 살아남겠지?'라는 직관적이고 성의 없는 예측을 타파하는 놀라운 결과입니다. 이런 결과를 실제로 경험할 수 있는 훌륭한 도구들 중 하나는 전략 시뮬레이션 게임 <스타크래프트>입니다. 두 게이머(gamer)가 프로토스(Protoss)라는 동일한 동족으로 대결 시 각각 질럿(Zealot) 5기와 질럿 3기를 보유한 상황에서 전투를 벌인다고 상상해 봅시다. 양 게이머의 컨트롤 실력, 공격력과 방어력 업그레이드 상태 등 객관적인 조건들이 동일하다고 가정했을 때 교전의 결과 한쪽은 질럿 4기, 다른 쪽은 질럿 0기가 남게 되는 결과를 확인할 수 있습니다. 이런 상황에서 보다 많은 질럿을 보유한 게이머가 교전 중에 체력이 떨어진 유닛(질럿)을 살짝 뒤로 뺐다가 다시 참전시키는 컨트롤[18)]을 가미해줄 경우 질럿 5기를 모두 생존시킬 가능성마저 존재합니다.

란체스터 법칙이 세상의 주목을 받는데 가장 큰 공헌을 한 이는 란체스터 본인이 아니라 일본인 경영학자 다오카 노부오(田岡信夫, 1927-1984)입니다. 그가 ≪란체스터 전략 입문≫을 펴내면서 란체스터 법칙과 전략이 일본 경영계에 크게 유행했습니다.

---

18) 프로토스 종족 특유의 보호갑옷인 실드(shield)는 시간이 흐름에 따라 스스로 복구되는 성질을 가지고 있습니다. 실드의 이런 특성은 체력이 떨어진 프로토스 유닛에게 약간의 휴식 시간을 부여할 경우 체력과 생존 시간을 늘릴 수 있는 장치로 작동합니다.

꼬리에 꼬리를 무는 이야기

» 시장 점유율에 따른 상황 이론

뛰다오카 노부오가 ≪란체스터 전략 입문≫을 출간한 이후 일본의 후나이 컨설팅의 명예 회장인 후나이 유키오((船井幸雄), Yukio Funai)는 란체스터의 법칙을 마케팅 이론에 접목해서 시장점유율에 따른 상황 이론을 만들어냈습니다.

독점 점유율 → 74%를 차지하면 안전하다.
상대 점유율 → 42%를 먼저 확보하면 압도적으로 유리한 입장에 서게 된다.
과점화 점유율 → 31%를 확보하면 과점의 단계로 넘어갈 수 있다.
선두기업 점유율 → 26%를 확보해야 1위 업체라도 이익을 낼 수 있다.
영향 점유율 → 11%가 되어야 시장에 영향을 줄 수 있다.
존재 점유율 → 7% 이하면 시장에 존재할 가치가 없다.

전 세계에서 농구를 가장 잘 하는 사람들이 모여 있는 NBA(National Basketball Association)에서도 덩치가 클수록 생존에 유리합니다. 대학 시절 뛰어난 운동능력으로 주목 받았던 키 작은 센터(under sized big man) 엘튼 브랜드(Elton Brand), 마이클 비즐리(Michael Beasley) 등은 농구 관계자들과 팬들의 엄청난 기대를 등에 업고 화려하게 데뷔했지만 7 피트(feet) 센터들과의 경쟁에서 쭉쭉 밀리며 선수 생활 말년에는 조용히 사라지고 말았습니다. 고질적인 부상들로 인해 가장 큰 장점이었던 운동능력이 현저히 줄어들었기 때문입니다. 태생적으로 체구가 작은 선수들은 여러 부상들을 떠안고 살 수밖에 없습니다. 왜냐하면 신체 접촉이 일상다반사인 농구 경기에서 자신들보다 더 큰 선수들을 상대하다 보면 과부하에 걸리기 십상이기 때문입니다. 비즈니스 영역에서도 규모가 큰 기업, 시장점유율이 높은 기업이 생존과 성공이라는 측면에서 압도적으로 유리합니다. 치과 산업 역시 예외는 아닙니다.

신도시들 중 혁신도시

혁신도시란?

공공기관 지방이전을 계기로 성장 거점지역에 조성되는 미래형 도시입니다. 이전된 공공기관과 지역의 대학·연구소·산업체·지방자치단체가 협력하여 지역의 새로운 성장 동력을 창출하는 기반이 될 것입니다. 혁신도시는 모두 4가지 유형으로 건설되며 각각 지역의 시도별 지역산업과 연계된 도시별 테마를 설정하여, 지역별로 특색 있는 도시로 개발될 예정입니다.

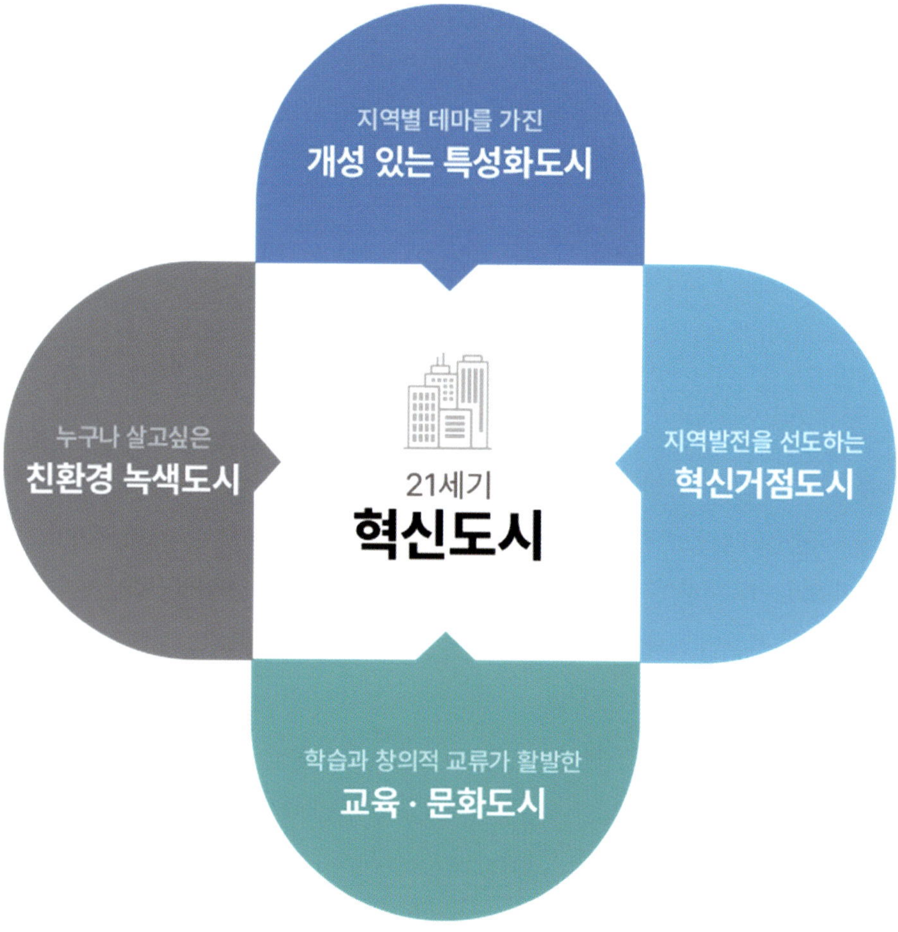

<설명 및 그림 출처: 국토교통부 혁신도시발전추진단 홈페이지>

혁신도시는 2000년 이후 전국 10개 권역에 생성되었습니다. 혁신도시는 주로 공공기관과 결합된 형태의 신도시입니다. 혁신도시에 치과 개원을 고려한다면 다음의 두 가지를 반드시 유념해야 합니다.

첫째, 주거가 결합되지 않은 혁신도시는 시장성이 떨어집니다. 이는 혁신도시에 근무하는 이들 중 대다수가 해당 혁신도시로 완전히 이주하지 않고(부양가족들을 기존 거주지에 두고) 장거리 출퇴근을 선택하는 경우입니다. 배후인구가 뒷받침 되지 않는 치과는 성공하기 어렵습니다.

둘째, 주거가 결합된 혁신도시는 초반에는 근린 상업 지역(주거상권)이 호황을 누리고 중반 이후에는 중심 상권이 호황을 누립니다. 다시 말해, 큰 상권이 형성되지 않은 초반은 작은 상권들 여러 개가 작동하는 시기입니다. 이때는 혁신도시 입주민들이 본인들이 거주하는 아파트 근린 상가에 입점한 치과로 내원하는 경향이 강한 시기입니다. 이후 시간이 흐름에 따라 자연스레 목이 좋은 곳에 중심 상권이 형성됩니다. 중심 상권에 큰 건물들과 큰 치과들이 들어섬에 따라 치과 환자들의 큰 흐름 역시 중심 상권으로 이동하게 됩니다.

v) 깨진 유리창 이론과 간판

주인이 정식으로 폐차하지 않고 길가에 버리고 간 자동차는 시간이 흐름에 따라 점점 더 망가지기 마련입니다. 사람이 기거하지 않는 주택 또는 빌딩 역시 마찬가지입니다. 비행청소년 또는 노숙자들의 아지트로 활용되면서 점점 더 흉물스럽게 변합니다. 이처럼 건물의 깨진 유리창을 그대로 방치하면 나중에 그 지역 일대가 무법천지로 변한다는 것으로 무질서와 범죄의 전염성을 경고한 견해가 바로 '깨진 유리창 이론(Broken Windows Theory)'입니다.

1969년 스탠포드 대학 심리학 교수 필립 짐바르도(Philip Zimbardo)가 한 사회과학 실험을 단행했습니다. 브롱크스 거리에 유리창이 깨진 자동차를 방치한 다음 사람들의 행동을 관찰했습니다. 실험 초반에 사람들은 타이어, 배터리 등과 같은 부품 값이 나갈법한 것들을 훔쳐갔습니다. 이후 더 이상 훔쳐갈 것이 없자 자동차를 마구 파괴해 버렸습니다. 깨진 유리창 하나를 방치하자 그 지점을 중심으로 점차 범죄가 확산되어 간 것입니다. 1982년 미국의 범죄학자 조지 켈링(George Kelling)과 정치학자 제임스 윌슨(James Wilson)은 이 실험에 착안하여, 미국의 월간지 《애틀랜틱 먼슬리(Atlantic Monthly)》에 기고한 글에서 '깨진 유리창 이론'이라는 명칭을 최초로 붙였습니다.

깨진 유리창 이론을 실생활에 적용하여 큰 효과를 거둔 유명한 사례가 있습니다. 1995년, 뉴욕시장 루디 줄리아니(Rudy Giuliani)가 실시한 '뉴욕시 정화 작업'이 바로 그것입니다.

1980년대부터 줄리아니 시장 취임 직전까지 뉴욕시는 커다란 빈민굴 그 자체였습니다. 뉴욕시 길거리는 지저분한 낙서투성이였고 지하철은 위험할 정도로 더러워서 범죄가 끊이지 않았습니다. 범죄 발생률이 높기 때문에 기업과 중산층은 교외로 빠져나가 밤은 물론 낮에도 한적한 거리와 지하철은 가기를 꺼려하는 대상이 돼 버렸습니다.

줄리아니 뉴욕 시장은 1995년 취임과 동시에 강력한 의지를 가지고 뉴욕시 정화 작업에 돌입했습니다. 먼저 뉴욕시 주요 거점에 CCTV를 설치해 낙서한 사람들을 끝까지 추적했습니다. 또 지하철 내부 벽을 깨끗하게 청소하고 범죄를 집중 단속했습니다. 시 정부의 강력한 의지를 거듭 확인한 뉴욕 시민들은 자신들의 과거 행태를 바꾸기 시작했습니다. 주위 환경이 전체적으로 더럽다면 사람들은 오물을 쉽게 버립니다. 하지만 주위가 깨끗할 때에는 그러지 못합니다. 자신의 부적절한 행동이 다른 사람들에 의해 쉽게 들통 나기 때문입니다.

깨진 유리창 이론은 범죄 심리, 사회 현상뿐 아니라 비즈니스 분야에서 활용도와 반향이 더 큽니다. 기업 이미지, 마케팅, 홍보, CRM(customer relationship management), HR(인사 또는 조직관리)등 적용 가능한 분야가 방대합니다.

우리나라 속담들 중에 '하나를 보면 열을 안다'는 말이 있습니다. 각 부분에는 전체가 축약돼 있다는 논리입니다. 이러한 태도는 철학에서 복잡하고 높은 단계의 사상이나 개념을 하위 단계의 요소로 세분화하여 명확하게 정의할 수 있다고 주장하는 환원주의(reductionism)와 유사합니다. 우리는 현재 개인뿐만 아니라 기업 역시 이미지(페르소나)가 극도로 중시되는 시대를 살고 있습니다. 기업 이미지는 매출과 직결됩니다. 탈세, 환경오염, 폭행, 마약 등 부정적 사건에 휘말리는 순간 해당 기업의 매출은 추락합니다. 소비자심리학에 따르면 소비자들은 극히 제한적인 정보와 첫인상에 근거하여 특정 기업을 평가하는 경향이 있습니다. 즉, 기업들이 얼핏 보기에는 하찮은 것처럼 보이지만 소비자들은 그러한 미미한 것에서 기업의 전체 이미지를 확대 해석해 보게 됩니다. 그리고 이러한 이미지는 구매 행동에 결정적인 영향을 미칩니다.

특정 국가에 처음 방문한 외국인은 공항에서 탄 택시 운전사의 매너와 태도를 보고 그 나라의 전체적 이미지를 갖게 됩니다. 소비자가 제품 또는 서비스에 불편을 느껴 해당 기업의 고객서비스센터에 전화를 걸었다면 전화를 받은 직원이 하는 말을 듣고서 그 회사에 대한 전체적인 이미지를 형성하게 됩니다. 요식업 역시 별반 다르지 않습니다. 식당을 찾은 고객은 그 식당의 화장실이 더러우면 그 식당의 주방에 들어가 보지는 못했지만 주방 역시 더러울 것이라고 짐작하게 됩니다. 그 결과 그 고객은 다시는 그 식당을 찾지 않을 가능성이 매우 높습니다. 맥도날드 왕국을 건설한 레이 크록이 직원들의 귀에 딱지가 앉을 정도로 "청결"을 강조했던 이유가 바로 여기에 있습니다. 대한민국 치과의사들 사이에서 예전부터 전해 내려오는 "서비스 코디네이터(데스크 담당 직원)가 치과의 꽃이다!"라는 말은 참말이자 진리임이 분명해졌습니다.

디테일이 기업의 성패를 좌우합니다. 사소한 배려에 치과의 성공이 달려있습니다. 글과 강연을 통해 이미 수차례 강조했지만 또 다시 이야기하고 합니다. '깔끔한 진료와 친절은 치과 병의원에 있어서 기본(default)'인 시대를 우리는 살아가고 있습니다. 친절할 자신이 없는 치의는 평생을 봉직의(페이닥터)로 사는 편이 개원의로 사는 것보다 훨씬 더 낫습니다. 소프트웨어 차원의 친절함은 치의로서 당연히 갖추어야할 덕목이 되었습니다. 이에 더해 하드웨어 차원의 청결, 깔끔, 완벽을 추구해야 합니다. 조명이 들어오지 않는 간판, 대기실 정수기 옆에 어지럽게 쌓여있는 생리식염수와 멸균증류수 상자들, 환자 및 보호자들의 시선이 머무는 곳에 버젓이 놓인 빨대건조대 등은 죄다 감점 요인들입니다. 치과 원장이 불 나간 간판을 방치하는 것은 잠재 고객들을 스스로 열심히 쫓아내는 것이나 다름없습니다. 이런 행위는 "제발 내 치과에 오지 마시오!"라는 소리 없는 아우성입니다. 치과 병의원을 경영하는 원장이라면 매일 시어머님께 냉장고 검사를 받는 며느리의 심경으로 본인의 치과를 점검하고 정돈해야 합니다. 대한민국 광고계에서 전설로 남은 명품 카피로 본 글을 마무리 하고자 합니다. "작은 차이가 명품을 낳는다."

④ 촉진(promotion)

i) 촉진의 의의(意義)

촉진이란 '기업이 자신의 상품(재화 및 서비스)을 알리고 판매를 늘리기 위해 행하는 모든 활동'을 의미합니다. 풀어서 이야기하자면 촉진은 특정 상품의 존재를 현재 또는 미래의 고객들에게 알리고, 이것을 구매하도록 설득하며 구매를 유인할 수 있는 여러 가지 인센티브를 제공하는 활동입니다. 촉진에는 광고, PR(홍보), 판매촉진, 인적판매 등이 있습니다.

ii) 촉진의 종류(수단)

A. 광고(advertisement)

광고는 금전적 이득을 발생시키기 위해 광고주로서 돈을 지불하고 상품이나 서비스를 미디어나 옥외시설 등에 노출하는 것을 뜻합니다. 광고의 목적은 직접적인 효과(매출 증대)를 얻는 것입니다.

B. PR(public relations, 대중관계 또는 홍보)

홍보의 사전적 정의는 '일반적으로 기업, 단체, 정부기관 등 조직이 공중과 쌍방향 의사소통을 통해 우호적인 관계를 형성하는 것'입니다. 미국PR협회에 따르면 PR은 "조직과 그 공중 간에 서로 유익한 관계를 형성해주는 전략적인 커뮤니케이션 과정"입니다.

홍보(弘報)를 단어 그대로 해석하면, '널리 알린다'는 뜻입니다. 우리말로 홍보와 정확히 대응하는 영어 단어는 없으나, 학계에서는 홍보를 PR(Public Relations, 대중관계)과 같은 분야로 해석하고 있습니다. 이 때 '대중'은 소비자에 국한하지 않고 일반인, 정부, 언론 등으로 넓게 해석될 수 있습니다. 회사의 내부 직원 역시 홍보의 대상이 될 수도 있습니다(예. 사내 홍보).

포항철강산업단지 관리공단이 매년 '포항철강마라톤대회'를 후원하는 것은 홍보의 전형적인 예입니다. 마라톤대회를 후원하는 행위가 포스코, 현대제철, 세아제강 등 포항철강산업단지 내 기업들의 매출을 직접 끌어올려주지는 못합니다. 하지만 공익적인 이벤트 개최 또는 후원 등의 홍보활동은 포항철강산업단지 관리공단 및 입점 기업들의 이미지를 개선해줌으로써 일반 대중들과의 우호적인 관계 형성을 도울 수 있습니다.

〈광고와 PR(홍보)의 차이〉

	광고	PR(홍보)
활동 양태	직접적	간접적
소요 기간	단기	장기
목적	판매 증대	이미지 제고

꼬리에 꼬리를 무는 이야기

» 트리플 미디어와 치과

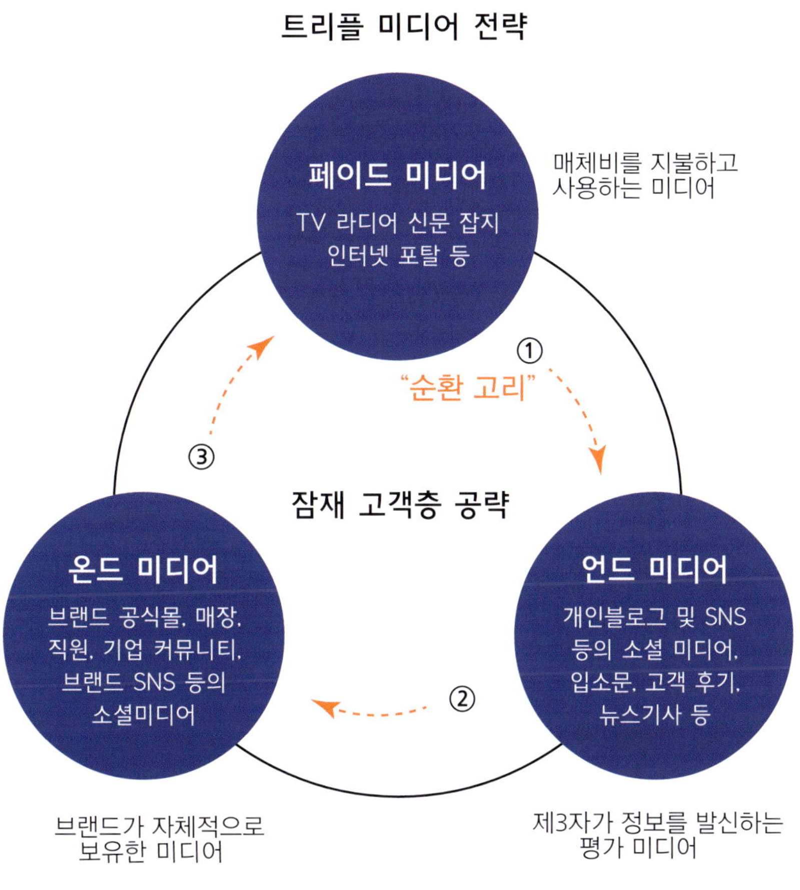

미국마케팅협회(AMA)에 따르면 통합 마케팅 커뮤니케이션(IMC:Integrated Marketing Communication)이란 "제품, 서비스 또는 조직에 대한 고객이나 잠재고객이 받는 모든 브랜드 경험이 해당 개인과 관련이 있고 시간에 따른 일관성을 보장하도록 설계된 계획 과정"을 의미합니다. 즉, IMC란 기업 입장에서 재화 또는 서비스와 고객이 만나는 지점(접점, 고객경험)을 관리하는 계획 과정을 말합니다.

인터넷이 발달함에 따라 광고 및 홍보를 포함한 마케팅 영역 역시 변화를 맞이하게 되었습니다. 미디어를 분류하는 방식 역시 새롭게 대두되었습니다. 기존의 분류 방식은 미디어를 ATL(TV, 라디오, 신문, 잡지)과 BLT(ATL을 제외한 나머지)로 양분했습니다. 새로운 분류 방식은 미디어를 페이드(paid) 미디어, 언드(earned) 미디어, 온드(owned) 미디어로 나눕니다. 이 세 가지를 총칭하여 '트리플 미디어'라 합니다.

페이드 미디어란 영어 원문 그대로 '비용을 지불하고' 사용하는 미디어를 말합니다. TV, 라디오, 신문, 잡지, 인터넷 포털(검색광고, 배너광고 등), 인스타그램 또는 페이스북(스폰서 광고), 인쇄물(전단지), 현수막, 대중교통수단(버스, 택시, 지하철 등) 등이 이에 해당됩니다. 페이드 미디어의 장점은 일단 광고 및 홍보 메시지를 잠재 고객들에게 전달한다는 사실 그 자체에 있습니다. 즉, 새롭게 치과를 개원한 원장 입장에서는 일단 '지구상에 본인의 치과가 존재한다(문을 열었다)'는 사실을 해당 지역 주민들에게 알린다는 사실에 의의를 두어야 합니다. 그 이상을 기대해서는 곤란합니다. 현수막을 보고 감동을 받아서 '아, 현수막 게시한 저 치과에 꼭 내원해야 겠어!'라고 결심하는 의료 소비자는 존재하지 않기 때문입니다. 이는 페이드 미디어의 단점과 연결됩니다. 페이드 미디어만을 활용해서는 광고 · 홍보의 핵심 메시지 전달, 구매전환율[19] 등의 측면서 좋은 성과를 기대하기 어렵습니다.

언드 미디어란 기사, 고객 리뷰, 소셜미디어의 게시물(포스팅), 입소문 등과 같이 제3자가 정보를 양산하는 매체를 의미합니다. 트리플 미디어 중 치과 영역에서 가장 강력한 효과를 가지는 미디어입니다. 왜냐하면 '언드 미디어를 제외한 나머지 두 매체는 전적으로 치과의 입장을 대변한다'고 소비자들이 단정하기 때문입니다. 치과 입장에서는 셋 중 가장 높은 수준의 객관성과 공신력을 겸비한 언드 미디어가 마케팅 채널입니다. 입소문을 듣고 내원한 환자의 동의율이 상대적으로 높다는 사실이 그 방증입니다.

온드 미디어란 해당 기업이 소유한 미디어를 의미합니다. 온드 미디어가 다른 두 미디어와 가장 확실히 구별되는 특징은 해당 기업이 완전한 통제권을 가지고 있다는 점입니다. 자사의 웹사이트, 블로그, 모바일 어플리케이션, 그리고 공식 페이스북이나 트위터 같은 소셜미디어 채널도 포함됩니다. 그뿐만 아니라 매장 내외부 광고, 소책자(브로셔) 같은 오프라인 채널 역

19) 광고를 클릭하여 사이트에 들어온 방문자가 실제 구매 활동회원가입, 구매, 장바구니담기 등 광고주가 원하는 특정 행위를 하는 비율.
구매전환율 = 전환수(구매횟수)/클릭수 × 100

시 온드 미디어에 속합니다.

치과 원장 입장에서 흥미로운 점은 언드 미디어를 통해 제3자(기자, 방송국, 인플루언서, 유튜버 등)에 의해 생산된 정보와 지식이 치과의 온드 미디어를 통해 광고 및 홍보에 적극 활용될 여지가 있으며 그 효과 역시 탁월하다는 점입니다. 홍길동이라는 치과 원장이 KBS <9시 뉴스> 또는 EBS <명의> 등에 출연했다고 가정해봅시다. 방송이 나간 다음 날 치과의 내기실은 북새통을 이룰 것입니다. 홍길동 원장의 출연 장면을 적절히 편집하여 치과의 소셜미디어, 홈페이지, 대기실 모니터(TV) 등에 게시하는 순간 광고 · 홍보 효과는 폭발적으로 증가합니다. 이러한 연유로 요즘의 치과 원장들은 TV, 라디오, 신문, 잡지, 맘카페, 유튜브 등 그 종류를 가리지 않고 언드 미디어에 자신들의 이름이 거론되기를 갈구합니다. 유명세는 내원 환자 수와 직결되기 때문입니다.

어떤 치의가 언드 미디어에 언급될까요? 뒤집어 이야기하면 어떻게 하면 언드 미디어에 보다 자주, 더 많이 언급될 수 있을까요? 여기에는 두 가지 키워드가 존재합니다. '능력'과 '노력'이 바로 그것들입니다. 여기서 '능력'은 임상 실력뿐만 아니라 학력, 약력, 외모, 인맥, 이슈메이킹 등을 포괄합니다. '노력'은 '성실성'의 다른 표현입니다. TV 또는 라디오 출연, 신문 또는 잡지 등에 기고, 인플루언서의 유튜브 콘텐츠 촬영 등을 위해서는 최소한의 노력과 성실성이 뒷받침되어야만 한다.

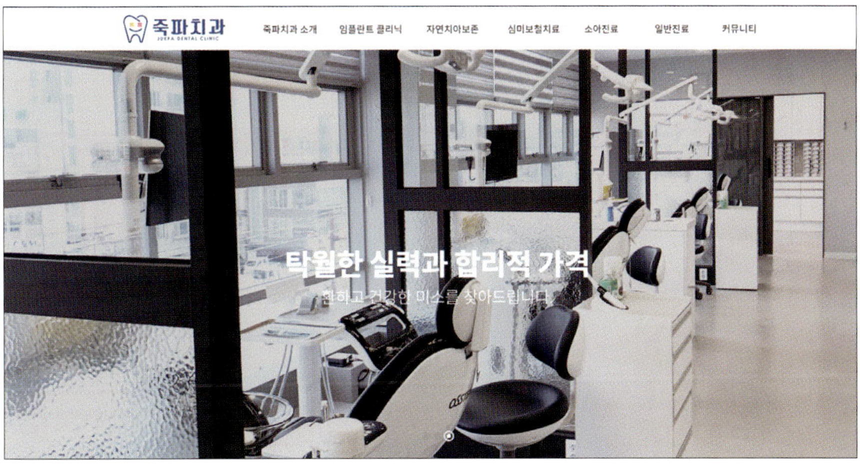

<죽파치과 홈페이지>

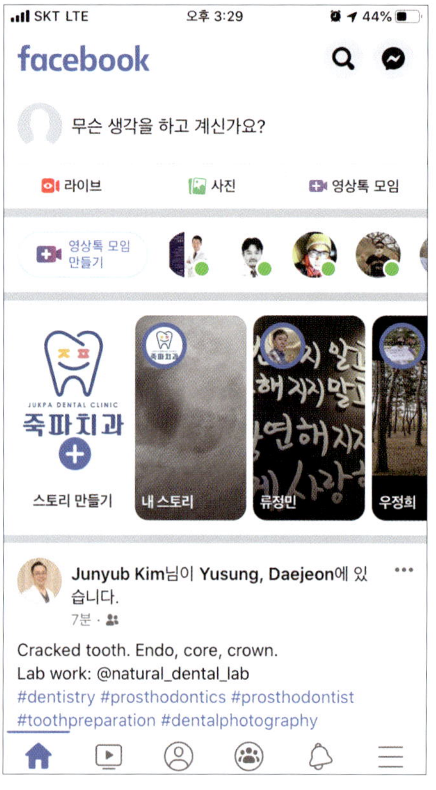

<죽파치과 페이스북 계정>

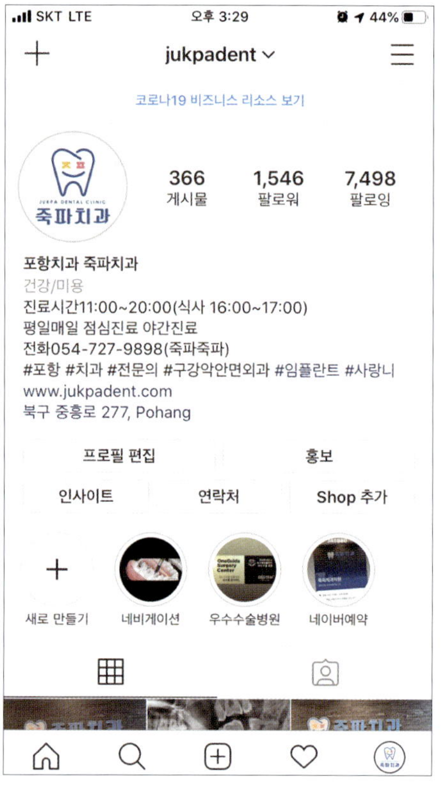
SKT LTE 오후 3:29 44%
jukpadent
코로나19 비즈니스 리소스 보기
JUKPA DENTAL CLINIC
죽파치과
366
게시물
1,546
팔로워
7,498
팔로잉
포항치과 죽파치과
건강/미용
진료시간11:00~20:00(식사 16:00~17:00)
평일매일 점심진료 야간진료
전화054-727-9898(죽파죽파)
#포항 #치과 #전문의 #구강악안면외과 #임플란트 #사랑니
www.jukpadent.com
북구 중흥로 277, Pohang
프로필 편집
홍보
인사이트
연락처
Shop 추가
새로 만들기
네비게이션
우수수술병원
네이버예약

<죽파치과 인스타그램 계정>

C. 판매촉진(sales promotion)

판매촉진의 의의

판매촉진이란 고객이 구매를 확정하도록 부가적인 혜택을 제공하는 것입니다. 광고의 역할이 특정 상품을 구입해야 하는 이유(reason to buy)를 제공하는 것이라면, 판매촉진의 역할은 특정 상품을 구입하도록 인센티브를 제공하는 것입니다. 축구로 비유하자면 패스와 드리블을 통해 상대 골문 앞까지 공을 몰고 가는 과정은 광고, 최전방 공격수에게 결정적 패스(어시스트)를 찔러주는 과정은 판매촉진인 것입니다. 최종적으로 상대편 골문에 공을 집어넣는 결과(골)는 구매행동(구매확정)입니다.

판매촉진의 수단

판매촉진의 수단은 크게 가격수단과 비가격수단으로 나뉩니다. 가격수단에는 할인쿠폰제공, 보너스 팩, 보상판매, 세일 등이 있습니다. 비가격수단에는 샘플(sample), 선물(gift), 경품(prize), 충성고객 우대 프로그램(patronage awards) 등이 있습니다. 이상의 수단들 중 치과에서 활용 가능한 수단은 선물과 고정고객 우대 프로그램입니다.

선물 활용 시 고려사항

선물을 판매촉진의 수단으로 활용 시 고려사항은 다음과 같습니다.

첫째, 치의가 환자 및 보호자에게 선물을 주는 행위는 그 자체로 엄청난 반향(deep impact)을 불러일으킵니다. 사람들은 기대했던 보상(expected reward)을 받았을 때보다 기대하지 못한 보상(unexpected reward)을 받았을 때 관련 뇌 영역의 활동이 더욱 더 활발하다는 신경과학 연구결과가 있습니다[20]. 해외여행 시 예상치도 않았던 항공사의 무료 좌석 업그레이드, 호텔의 룸 업그레이드를 받고 즐거워했던 경험을 가진 독자라면 바로 공감할 수 있을 것입니다. 마케팅학에서는 고객에서 이러한 깜짝 선물(사은품)을 증정함으로써 기쁨을 함께 선사하는 기법을 '서프라이즈 앤 딜라이트(surprise and delight)'라고 표현합니다. 이는 최근 미국에서 입소문 마케팅의 수단으로 가장 많이 활용되고 있습니다. 주치의가 환자 및 보호자에게 선물을 주는 경우는 예상 밖의 상황일뿐더러 굉장히 드문(extremely rare)[21] 사례입니다. 그렇기 때문에 환자 및 보호자의 쾌감과 주치의에 대한 호감은 동반 수직 상승할 수밖에 없습니다.

20) Gregory S. Berns, Samuel M. McClure, Giuseppe Pagnoni and P. Read Montague. (2001). "Predictability Modulates Human Brain Response to Reward." The Journal of Neuroscience, April 15, 2001, 21(8):2793–2798

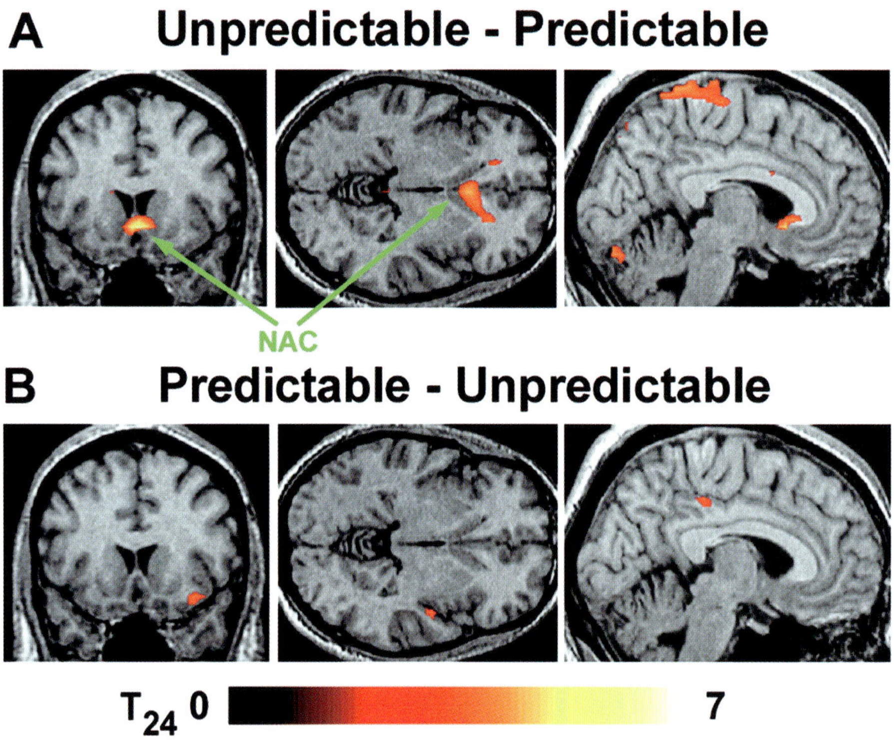

<보상 제공 시 뇌의 functional MRI 영상>

사진 A: 기대하지 못한 보상(unexpected reward)을 받았을 때의 영상

사진 B: 기대했던 보상(expected reward)을 받았을 때의 영상
→ 사진 A에서 보상과 관련된 뇌 영역의 활동이 더욱 더 활발함을 확인할 수 있습니다.

(NAC: nucleus accumbens/ventral striatum)

둘째, 선물의 가격은 주는 이와 받는 이 서로 부담이 없는 수준이 좋습니다. 앞서 언급했듯이 에르메스, 샤넬 등의 고가 명품을 선물하는 것이 요점이 아닙니다. '배려와 존중의 마음을 선물에 담

21) 환자 및 보호자가 의사를 비롯한 의료진에게 감사의 마음을 담아 선물을 전하는 일은 드물지 않습니다. 하지만 그 반대는 굉장히 드뭅니다. 흔히 '80:20의 법칙'으로 알려진 '파레토의 법칙'을 적용하더라도 환자 및 보호자에게 작은 깜짝 선물을 주는 것만으로도 해당 치의는 '마케팅에 적극적으로 임하는 치의 상위 20%' 구간으로 퀀텀 점프하는 것이나 다름 없습니다. 사실 '20%'는 그 유명한 파레토의 법칙을 언급 · 차용하기 위해 너무 넓게(broad)하게 잡았다는 느낌이 강합니다. 상위 2% 또는 상위 0.2% 구간에 들지도 모를 일입니다.

아 전하는 행위' 자체가 핵심입니다. 그렇기 때문에 고가의 선물을 고집할 이유는 전혀 없습니다. 단, 선물의 품질이 기대 이하일 경우에는 오히려 역효과를 유발할 수 있으므로 주의가 필요합니다.

셋째, 선물은 성별에 무관하게 사용 가능한 범용성(versatiltiy) 높은 제품이 좋습니다. 예를 들자면 칫솔, 치실, 치간칫솔, 기프티콘(커피 또는 케익), 립밤(lip balm; 여성들이 선호하는 브랜드는 키엘Kiehl, 유리아쥬Uriage, 꼬달리Caudalie 등이고 남성들이 선호하는 브랜드는 없음. 남성들은 뭘 주더라도 개의치 않음.), 샴푸/린스, 바디워시, 헤어 젤 또는 왁스, 화장품, 핸드크림, 여성용 화장품 파우치(pouch: 특히 거울이 부착된 제품이 화장을 수정할 때 용이함), 아동신발(환자의 자식까지 챙기는 섬세함을 보이는 동시에 어른신발에 비해 경제적인 가격이 장점), 홍삼 등 건강보조식품, 구강세정기(Aquapik or Waterpik) 등이 좋습니다.

충성고객 우대 프로그램 활용 시 고려사항

충성고객 우대 프로그램을 판매촉진의 수단으로 활용 시 고려사항은 다음과 같습니다.

첫째, 기여도(총 진료비, 소개 환자 수 등을 기준으로)에 따라 고객을 분류해야 합니다. 롯데백화점의 MVG 또는 신세계백화점의 VIP 고객군 안에서도 차등이 존재함을 상기하십시오.

둘째, 생일·명절·경조사 등은 혜택 또는 선물을 자연스럽게 제공할 수 있는 좋은 기회입니다. 생일은 전자차트를 참고 바랍니다. 주요 명절에는 설날, 추석, 크리스마스 등이 있습니다. 결혼(혼인), 사망(장례), 졸업, 취업 등 경조사는 환자와 대면 시 나누는 스몰 토크 또는 약속 변경 사유 확인을 통해 충분히 파악할 수 있습니다.

D. 인적판매(personal selling or sales)

인적판매란 소비자와 직접 대면하여 판매하는 활동을 가리킵니다. 인적판매는 실제 현장에서는 '영업'이라는 용어와 혼용됩니다. 인적판매가 포함되어 있는 마케팅을 다시 살펴보면 그 시작과 끝에는 모두 사람이 있습니다. 사람이 다른 사람의 마음을 얻기 위해 여러 수단과 전략을 기획·실행·통제하는 일련의 행위가 바로 마케팅입니다. 사람과 사람이 직접 접촉한다는 점에서 인적판매가 마케팅 안에서 갖는 중요도는 결코 낮지 않습니다.

치의는 매일 수십 명의 환자와 보호자를 직접 대면하며 인적판매의 최전선에서 활동하고 있는 주체입니다. 치과에 내원한 환자를 임상적·방사선학적으로 검사, 진단하고 치료 계획을 프리젠테이션하는 과정이 모두 인적판매의 범주에 포함됩니다.

치의가 인적판매의 객체 또는 대상이 되기도 합니다. 임플란트회사, 방사선기기회사, 치과재료

회사 등의 영업사원이 자주 치과에 내방하여 치의를 대상으로 인적판매활동을 벌이는 일이 일상다반사(日常茶飯事)입니다.

이번 기회를 통해 치과 산업 전반의 인적판매(영업)에 대하여 함께 고찰하고자 합니다. 영업에 관해서는 다음 장(章, chapter)을 별도로 할애하여 영업에 관하여 보다 자세히 기술토록 하겠습니다.

iii) 촉진 시 자원의 배분

일반적인 마케팅 영역에서 촉진믹스요소의 효용(utility)은 상품의 종류에 따라 차이를 보입니다. 소비재와 산업재로 나누어 살펴보겠습니다. 소비재의 경우 기업들은 대개 판매촉진에 가장 많은 예산을 투입한다. 그 다음으로 광고, 인적판매, PR 순입니다. 하지만 산업재의 경우 기업들은 대개 인적판매에 가장 많은 예산을 투입하고 그 다음으로 판매촉진, 광고, PR 순으로 투자하는 경향이 있습니다.

치과의 의료서비스는 소비재에 해당됩니다. 치의의 개인적인 견해에 따라 촉진 시 자원의 배분 비율은 달라질 수 있습니다. 개인적으로는 판매촉진과 광고에 비슷한 수준으로 가장 많은 자원을 배분한 다음 남는 자원을 인적판매, PR 순으로 배분하는 것이 합당하다고 생각합니다.

PR을 가장 후순위에 놓은 이유는 치과의 대중적인 이미지 개선은 부차적인 문제이기 때문입니다. 일반 개인 또는 가정의 경우에도 의식주 문제가 해결된 다음에야 문화생활을 고려할 수 있습니다. 마찬가지로 치과를 운영함에 있어서 일단 판매촉진, 광고, 영업 등을 통해 경영 지표를 이윤이 발생하는 정상적인 궤도에 올려놓은 다음에야 PR을 고려하는 것이 옳습니다.

iv) 촉진(광고·홍보·영업·프로모션 등) 비용

과거 발표된 자료에 따르면 메이요클리닉(Mayo Clinic), 클리브랜드클리닉(Cleverland Clinic), 존스홉킨스병원(Johns Hopkins Hospital), 뉴욕장로병원(New York-Presbyterian Hospital-Columbia and Cornell) 등 미국 유명 대형병원의 마케팅 활동 시 촉진 비용은 매출 대비 3~5% 수준이라고 합니다. 이러한 사실를 참고했을 때 월 매출 1억 원인 치과에서 500만 원을 초과하는 광고·홍보·영업·프로모션 비용은 과잉투자(over shooting)일 가능성이 높으므로 유의해야 합니다.

04 치과 영업의 모든 것

추천곡 Good Time - Carly Rae Jepsen, Owl City

영감을 주는 한마디

"친구는 내 슬픔을 자기 등에 지고 가는 사람이다."

- 인디언 속담

*** brain storming with hashtags**

#득심 #得心 #마음을얻는것 #예양 #조자룡 #조운 #7단계 #신뢰 #관계 #마이클포터 #MichaelPorter #5Forces #내부영업 #외부영업 #직접영업 #간접영업 #인디언기우제 #대한민국치과영업맨들에게보내는글 #치과의사마음설명서

---

1) 영업의 핵심

"포기하면 그 순간이 바로 시합 종료에요."

많은 독자들이 기억하는 만화 <슬램덩크>의 명대사입니다. 영업을 시합에 비유한다면 '득심(得心)하면 그 순간이 바로 시합 종료에요.'라고 말하고 싶습니다. 좋은 쪽으로 시합이 종료되는 것입니다. 사실 누군가의 마음을 얻는 순간 상황이 좋은 방향으로 정리되는 것은 비단 영업뿐만이 아닙니다. 사랑, 우정, 마케팅, 브랜딩 등에서 '마음을 얻는 것'은 상대방의 골문에 '골든골'을 집어넣는 것과 같습니다. 마치 2002년 한일 월드컵 16강전에서 '반지의 제왕' 안정환이 이탈리아의 골문에 역전 헤더(헤딩슛)을 꽂아 넣으며 연장 승부에 마침표를 찍었던 것처럼!

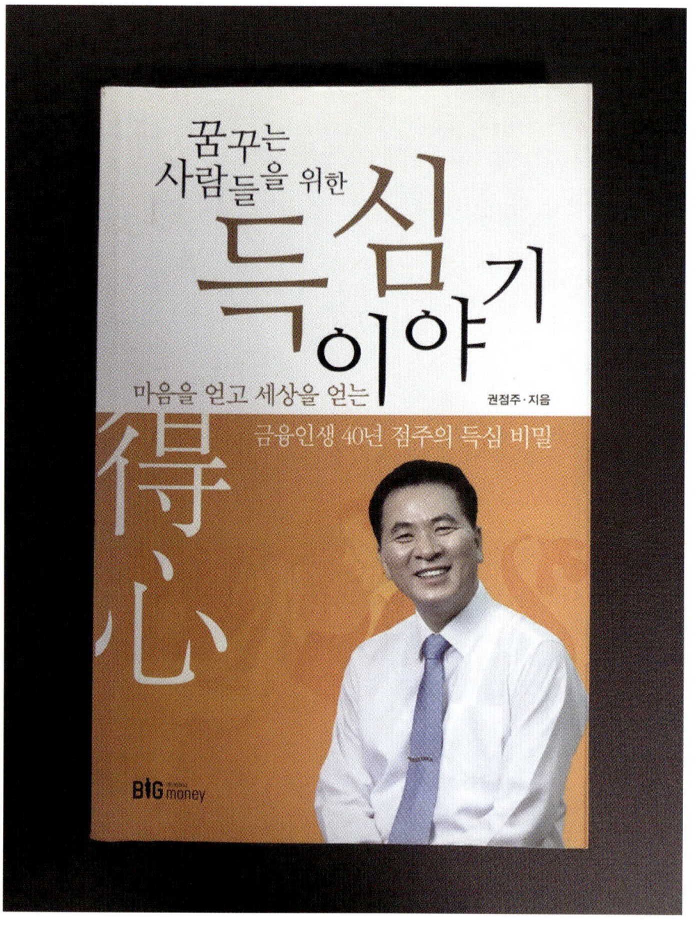

<은행원들 사이에서 "살아있는 전설"로 불리는 권점주 신한은행 전(前) 부행장의 저서>

의료 또는 진료에 있어서 진단 및 치료계획이 마치 한 세트처럼 함께 가는 것처럼 영업의 핵심이 마음을 얻는 것이라는 진단이 나왔다면 이를 위한 치료 계획이 수반되어야 함은 당연지사입니다. 마음을 얻는 비법(how to)은 다음과 같습니다. 아무리 깐깐한 사람이라도 이하 세 가지 중 하나 이상을 행하는 은인(恩人) 또는 귀인(貴人)에게는 마음을 내줄 수밖에 없습니다.

첫째, 돈을 벌게 해주는 이.

둘째, 건강을 증진시켜주는 이.

셋째, 내 가족들(특히 자식 또는 부모)에게 잘하는 이.

환자들이 의료진에게 음료수, 간식, 소고기, 옷, 향수 등 다양한 선물들을 제공하는 사례들이 둘째 항목의 신빙성을 뒷받침합니다. 사실 두 번째 항목은 대부분의 치의들이 행하는 것이기에 치과 영업의 승부처는 첫째와 셋째 항목입니다.

» 예양(豫讓)과 조자룡(趙子龍)

첫 번째 이야기: 남자는 자신을 알아주는 이를 위해 죽는다

남자(선비)는 자신을 알아주는 이를 위해서 죽고[士爲知己者死],
여자는 자기를 사랑해 주는 이를 위해 화장을 한다[女爲悅己者容].

사마천(司馬遷)의 《사기(史記)》 '자객열전(刺客列傳)' 중 예양(豫讓)이란 인물이 있습니다. 그는 진(晉)나라 사람으로 범씨(范氏)와 중항씨(中行氏)를 섬긴 적이 있으나 이 두 사람은 예양을 그다지 예우하지 않았습니다. 상심한 예양은 그들을 떠나 지백(智伯)이란 자를 섬기게 됐습니다. 지백은 진나라 육경의 한 명으로 강한 세력과 교만한 성격을 가진 군주였으나 예양만큼은 극진히 예우했습니다. 그런 지백이 범씨와 중항씨를 제거하고 조양자(趙襄子)를 공격했는데, 오히려 위나라·한나라와 연합한 조양자에게 패해 땅은 셋으로 나뉘고 본인을 포함하여 멸족을 당했습니다. 이 정도 복수로도 분이 풀리지 않은 조양자는 지백의 두개골에 옻칠을 해서 술잔으로 쓰며 남은 분노를 표출했습니다.

이 와중에 살아남은 예양은 자신의 진가를 알아준 지백을 위해 원수를 갚아 영혼이 부끄럽지 않게 하겠노라고 다짐하며 산속으로 달아나 묘책을 강구했습니다. 그는 성과 이름을 바꾸고 죄를 저질러 죄수의 몸으로 궁궐로 들어가 화장실의 벽 바르는 일을 하기로 결심했습니다. 비수를 품고 있다가 조양자를 찔러 죽이려는 생각이었습니다.

그런데 예양의 이러한 계획은 사전에 노출이 되고 말았습니다. 조양자는 자신을 암살하려는 자가 있다는 첩보를 입수했습니다. 궁궐 안팎을 샅샅이 조사하여 살해 의도를 가진 인물이 예양이라는 사실을 확인한 조양자는 그를 붙잡아 대면했습니다. 조양자가 문초하자 예양은 죽은 주군의 원수를 갚기 위해 그랬다고 서슴없이 말했습니다. 주위에 있던 자들이 그의 목을 베려고 하자 조양자는 예양을 의로운 사람이자 천하의 현인이라며 풀어주었습니다.

풀려난 예양은 또 다시 암살을 계획합니다. 일단 그는 몸에 옻칠을 한 문둥이로 분장하고 숯가루를 먹어 목소리까지 바꾸어 아무도 알아볼 수 없게 한 채 시장을 돌아다니며 구걸했습니다. 그의 아내도 알아보지 못할 정도였습니다. 어느 날 예양이 오랜 친구를 찾아가니 그 친구만은 예양을 알아보고는 "아까운 재능을 썩히지 말고 조양자의 신하가 된다면 분명 대우를 받을 것"이라며 "정 그를 죽이고자 한다면 그때 가서 해도 늦지 않을 텐데 왜 이런 추한 모습으로 돌아다니느냐"고 충고했습니다. 그러나 예양은 친구의 말을 들은 체도 하지 않았습니다.

얼마 뒤 조양자가 측근들의 삼엄한 호위를 받으며 외출해 다리를 건너려 할 때 말이 갑자기 놀라며 멈춰 섰습니다. 그 순간 조양자는 본능적으로 예양이 다리 밑에 숨어 있을 것이라고 직감했습니다. 아니나 다를까 부하들에게 수색을 명하자 숨어 있던 예양을 잡아왔습니다. 조양자는 예양을 호되게 꾸짖으며 "왜 범씨와 중항씨를 섬겼다가 지백에게 몸을 맡기고, 지백이 그들을 멸망시킬 때는 가만히 있더니 죽은 지백을 위해 이토록 끈질기게 원수를 갚으려고 하느냐?"고 물었습니다.

예양은 "범씨와 중항씨를 섬긴 일이 있는 것은 사실이지만 두 사람이 나를 보통 사람으로 대접했으므로 나도 그에 맞게 처신했다. 그러나 지백은 나를 한 나라의 걸출한 선비[國士]로 예우했기 때문에 그에 보답하기 위한 것이다."고 답했습니다. 조양자는 예양의 진심을 알았으니 더 이상 용서해주는 일은 의미가 없다고 생각하고 병사들에게 그를 사살할 것을 명했습니다. 그러자 예양은 자신이 지난번 암살하려 했을 때 용서해준 일에 감사를 표하며 조양자의 옷이라도 칼로 베어 원수를 갚으려는 뜻을 이루게 해주면 죽어도 여한이 없겠다고 말했습니다. 이 말을 들은 조양자는 그의 의로운 기상에 다시금 크게 감탄하고는 사람을 시켜 자기 옷을 예양에게 가져다주도록 했습니다. 예양은 칼을 뽑아 세 번을 뛰어올라 그 옷을 베어버리고는 칼에 엎어져 스스로 목숨을 끊었습니다.

그가 죽던 날 '조나라의 뜻있는 선비들이 이 소식을 전해 듣고 모두 그를 위해 눈물을 흘렸다.'고 사마천은 기록하고 있습니다. '남자(선비)는 자기를 알아주는 이를 위해 죽는다.'고 했던 그의 말은 2500년이 지난 지금까지도 긴 여운을 남기고 있습니다.

두 번째 이야기: 조자룡을 얻는 법[1)]

삼국지(三國志)에 등장하는 조자룡(趙子龍)은 유비(劉備)의 심복 중 심복으로 알려져 있습니다. 애초에 조자룡은 공손찬(公孫瓚)의 부하였습니다. 그런데 유비가 잠시 공손찬에게 의탁하던 시절 조자룡은 유비의 인품에 반하게 됩니다. 이후 원소(袁紹)의 땅굴작전에 공손찬이 패망한 후 조자룡은 부하들을 수습하여 꿈에 그리던 유비 휘하로 들어가게 됩니다. 유비가 제대로 자리잡기 전(형주 남부를 장악하기 전)에는 생활고 때문에 조자룡과 유비는 한 침상에서 잠을 자기도 했다고 합니다. 두 사람이 굉장히 친밀한 사이임을 보여주는 일화입니다.

서기 208년. 조조가 50만 대군을 이끌고 천하통일을 위해 남하를 시작했습니다. 그 길목에 형주(荊州)가 있었습니다. 당시 형주에 자리를 잡고 있던 유비에게는 조조 대군을 막아낼 병력이 없었습니다. 그리하여 강릉(江陵, 남형주의 중심지)으로 후퇴를 감행하게 됩니다. 이에 조조는 정예기병 5천 명에게 추격을 명했습니다. 전란 중에 유비의 군대와 식솔들은 뿔뿔이

1) 2023년 5월 13일 토요일 서울고속터미널(경부선)에서 포항 가는 버스를 기다리며 작성하여 치의 전용 단톡방 <두근두근 여행방>에 게시했던 글을 재구성했습니다.

흩어지게 됩니다.

당시 유비의 가솔들을 보호하는 임무를 맡았던 조자룡이 정신을 차렸을 때는 유비의 두 부인과 아들 아두(阿斗)가 보이지 않았습니다. 이에 조자룡은 병사 수 십 명과 함께 다시 적진으로 달려들었습니다. 간옹과 감부인을 구해내고 포로로 잡힌 미축도 살렸습니다. 하지만 아직도 할 일이 남아 있었습니다. 바로 미부인과 아두를 찾는 것이었습니다. 전장을 샅샅이 뒤져 찾아낸 미부인은 상처가 깊어 아두를 조자룡에게 부탁한 다음 우물에 스스로 몸을 던졌습니다. 이후 조자룡은 아두를 갑옷 속에 품고 조조의 장수 50여명을 베고 적진을 빠져나갔다.

후세 사람들은 조자룡의 무용(武勇)에 감복하여 그를 치하하는 시를 남겼습니다.

전포에 핏자죽 넘쳐 갑옷까지 붉게 스며드니 血染征袍透甲紅
당양에서 누가 감히 그와 대적하겠는가. 當陽誰敢與爭鋒
예로부터 적진 뚫고 주인을 구한 이는 古來衝陣扶危主
오직 상산의 조자룡뿐이었네. 只有常山趙子龍

이후 유비를 조우한 조자룡은 말에서 내려 허리띠를 풀고, 아두를 두 손으로 바쳤습니다. 그러자 유비는 아두를 받아든 후, 고의로 땅에 던지면서 "아두야! 너 때문에 하마터면 나의 대장을 잃을 뻔 하지 않았느냐!"라고 외쳤다고 합니다.

저는 고교 재학 시절, 소설 삼국지 중 이 대목을 읽고 '와… 멋있다! 조자룡 같은 부하나 동생을 얻고 싶다!'라고 생각했습니다. 하지만 한 동안 조자룡 같은 인물을 얻지 못했습니다. 그 이후 문득 적진에 뛰어들던 조자룡의 심경이 공감되는 순간이 불현 듯 찾아왔습니다. 당시 그는 '내가 믿고 따르는 형님(주군)의 아들이 실종됐다. 나는 전투에 능하다. 오늘 나는 아두를 찾는데 내 목숨을 건다!'라고 결심했을 것만 같았습니다. 이후 저는 '내가 다른 누군가의 조자룡이 되자. 내가 먼저 나를 진심으로 애정해주는 이들(형, 동생, 친구 등)의 조자룡이 되어주자!'라고 마음먹었습니다.

사람의 마음을 얻는 비법은 특별한 것이 아닙니다. 누군가에게 먼저 다가가 예양 또는 조자룡이 되어주면 그 역시 나의 예양 또는 조자룡이 되어주기 마련입니다.

2) 7단계 신뢰 관계 (BK hierarchy of trust)

① 1단계

서로 초면(初面)인 상황입니다. 이 때 잠재 고객이자 미래의 소비자는 <스타크래프트> 프로토스(Protoss) 종족의 옵져버(Observer)와 스카우트(Scout)처럼 경계와 탐색의 눈길을 멈추지 않습니다.

② 2단계

일단 얼굴을 튼 상태이지만 여전히 분위기는 냉랭(cold as ice)합니다.

③ 3단계

서로의 안부를 묻는 짧은 대화 정도는 가능한 상태입니다. 하지만 "심사숙고 후 필요 시 연락드리겠습니다."라는 식의 형식적인 답변만 되풀이 되는 피상적 단계입니다.

④ 4단계

마주치는 순간 반갑게 미소 지으며 인사할 수 있을 정도로 따뜻해진 단계입니다.

⑤ 5단계

단단해진 신뢰를 기반으로 거래가 자연스럽게 성사되는 단계입니다. 소비자는 생산자의 재화 또는 서비스를 기꺼이(자발적으로) 소비합니다.

⑥ 6단계

소비자가 생산자에게 가족, 친구, 회사 동료, 지인 등을 추가적으로 소개하는 단계입니다.

⑦ 7단계

간담상조[2)](肝膽相照) 또는 복심지우(腹心之友)라 불릴만한 단계. 피로 맺어지지 않았다 뿐이지 가족만큼 가까운 사이입니다. 사이 나쁜 사촌보다 훨씬 더 가깝다고 단언할 수 있는 단계입니다. 이 단계에 도달할 경우 틈만 나면 '서로를 위해 무엇을 해줄 수 있을까?' 고민하게 됩니다. 구독서비스를 방불케 하는 상호간의 선물 공세가 오갈 수 있는 단계입니다.

2) 당(唐)나라 유종원(柳宗元)이 유주자사(柳州刺史)로 임명되었는데, 그의 친구 유몽득(劉夢得)도 파주자사(播州刺史)로 가게 되었습니다. 유종원이 그것을 알고 울먹이면서 "파주는 몹시 궁벽(窮僻)한 변방(邊方)인데 늙은 어머니를 모시고 갈 수도 없을 것이고 또한 그 사실을 어떻게 어머님께 알릴 수 있겠는가? 내가 간청하여 몽득 대신 파주로 가는 것이 좋겠다."라고 말했습니다. 유종원이 죽은 후, 한유(韓愈)가 그 우정에 감복하여 유종원의 묘비명을 썼는데 "사람이란 어려운 일을 당했을 때 참된 절의(節義)가 나타나는 것이다. 평소에는 서로 그리워하고 같이 술을 마시며 놀고 즐겁게 웃는데, 마치 간담(肝膽)을 내보이는 것처럼 하고, 죽는 한이 있어도 우정만은 변치 말자고 맹세한다. 그러나 이해 관계가 있으면 눈을 돌려 모르는 듯한 얼굴을 한다."라고 했습니다. 이 내용이 간담상조의 유래입니다(출처: 디지털 한자사전 e-한자).

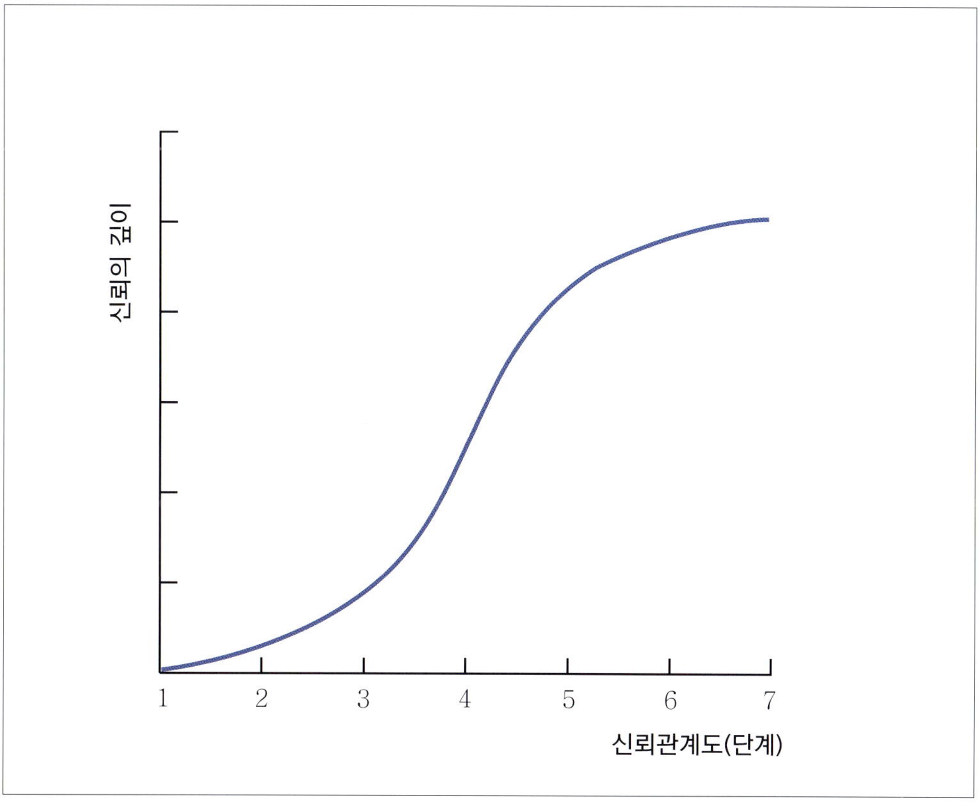

<신뢰 단계와 신뢰의 깊이>

단숨에 신뢰 단계 7단계로 퀀텀 점프할 수 있는 영업맨은 존재하지 않습니다. 풍미가 훌륭한 와인이 만들어지는데 적지 않은 시간이 걸리는 것처럼 관계가 무르익는데도 시간과 노력이 필요합니다.

3) 치과 안 전쟁 치과 밖 전쟁

치과 안 전쟁

2021년 1월 4일 발행된 「치의신보」 제2836호 기사[3]에 따르면 우리나라는 인구 대비 치과의사 수에서 전 세계 13위를 기록했습니다. 이는 "OECD 국가들 중 치의 증가율 1위"라는 기존의 보고와 더불어 국내 치과 시장의 치열한 경쟁을 보여주는 통계 결과입니다.

한국 치과의사 수, 전 세계 13위

우리나라의 치과의사 수가 전 세계에서 13번째로 많다는 조사 결과가 나왔다.

세계치과의사연맹(FDI)는 최근 발간한 'NLO Report Compilation 2019'를 통해 이같이 밝혔다. 기존에 조사된 치과의사 수 통계가 경제협력개발기구(OECD) 소속 국가를 위주로 행해졌던 반면, 이번 조사는 전 세계 국가의 치과의사 수 현황을 비교할 수 있어 의미가 있다.

리포트에 따르면 1~10위까지는 인도가 치과의사 수 27만 명으로 가장 많았고, 이어 중국(20만 명),

전체 인구 대비 치의 수 많아
인도, 중국, 미국, 일본 순

미국(19만9486명), 일본(10만4908명), 러시아(6만2500명), 콜롬비아(5만7105명), 이탈리아(4만8000명~6만 명), 영국(4만2426명), 프랑스(4만2217명) 순이었다.

우리나라의 치과의사 수는 총 3만1633명으로 세계 13위를 기록해, 우크라이나(2만5651명)보다는 많고, 터키(3만4045명)보다는 적었다. 2020년 10월 기준 우리나라 총 인구가 세계 28위인 5183만 명이라는 점에서 봤을 때, 인구 대비 치과의사 수가 많다는 점을 시사한다.

그 밖에 이번 리포트에서는 치과 진료 시 자격 필요 여부, 평생 교육, 세계 구강보건의 날(WOHD) 기념 활동 여부, 구강위생 관련 인정 직종 등의 정보를 담았다.

최상관 기자 skchoi@dailydental.co.kr

주요국가 치과의사 수 순위

	국가	인구
1	인도	27만명
2	중국	20만명
3	미국	19만9486명
4	일본	10만4908명
5	러시아	6만2500명
6	이집트	6만명
7	콜롬비아	5만7105명
8	이탈리아	4만8000명~6만명
9	영국	4만2426명
10	프랑스	4만2217명
11	스페인	3만6390명
12	터키	3만4045명
13	한국	3만1633명
14	우크라이나	2만5651명

3) 최상관, "한국 치과의사 수, 전 세계 13위" 「치의신보」, 2021년 1월 4일.
https://www.dailydental.co.kr/news/article.html?no=113936

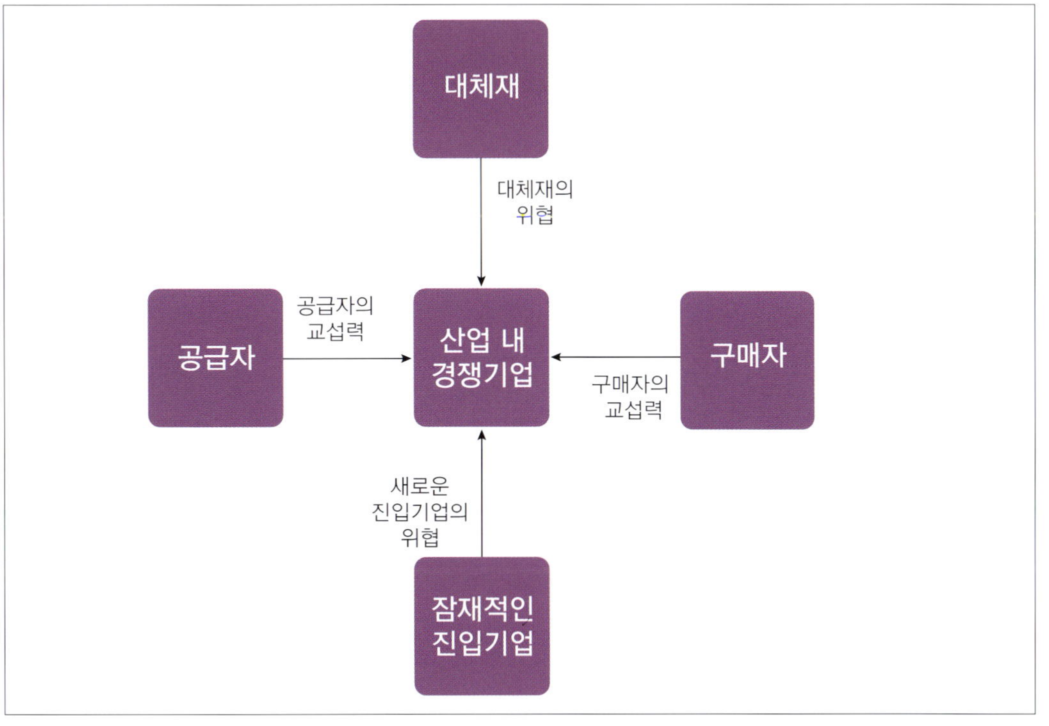

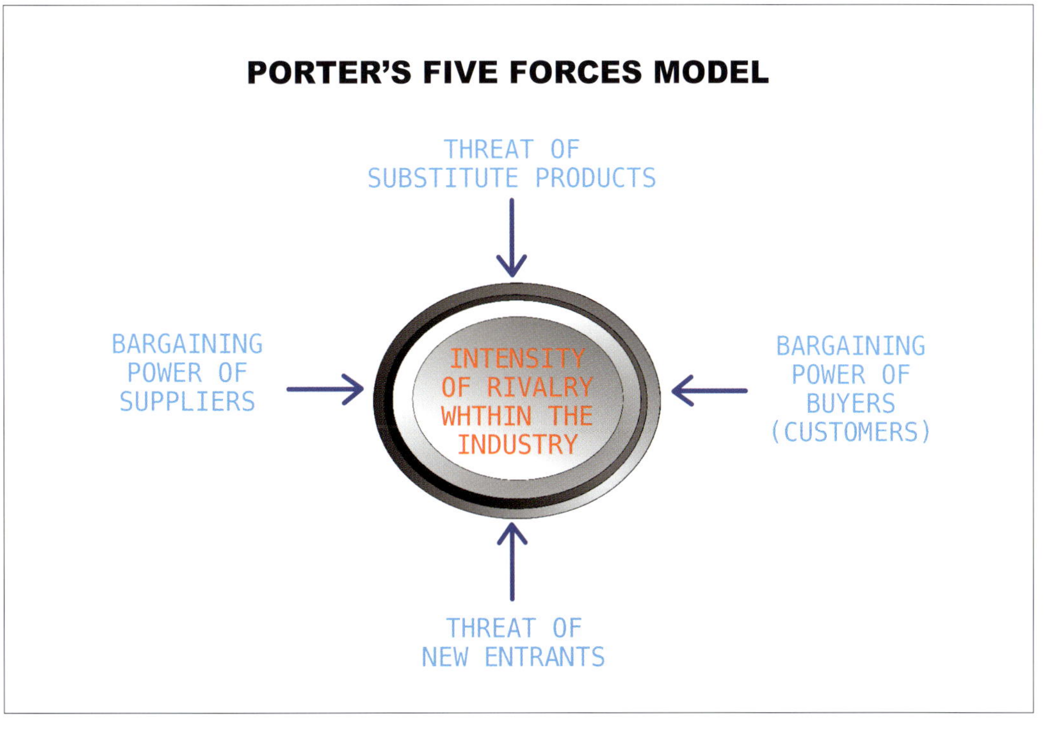

<마이클 포터의 5 Forces Model(5가지 경쟁 요인)>

치과 밖 전쟁

마이클 포터[4]는 특정 산업의 경쟁 강도는 크게 5가지 요인으로 결정된다고 보고, 이를 모델화 시켰습니다. 이 모델은 환경분석이론에서 비롯된 것으로 기업의 산업 경쟁력을 가늠하기에 유용합니다. 치의 입장에서는 개원 전에 본인의 치과를 분석하는 도구(tool)로 이 5 Forces Model을 활용할 수 있습니다. 5가지 요인들 중 위 그림에서 정중앙에 위치한 "산업 내 경쟁 기업(강도)"의 경우 매우 심한 것을 앞에서 함께 살펴보았습니다. 여기서 흥미로운 점은 치의 또는 치과 입장에서 또 다른 치의 또는 치과 외의 대체재는 존재하지 않는 다는 점입니다. 그나마 불행 중 다행이 아닐 수 없습니다. 이렇게 안도하는 이유는 치과 외 타 산업 기업체의 경우 대부분 "대체재"와 "잠재적인 진입 기업" 부문에서 늘 치명적인 위협 또는 강력한 도전에 노출되어 있기 때문입니다. 자동차, 보험, 휴대전화, 커피, 치킨 등의 업종은 낮은 진입 장벽과 수많은 대체재 탓에 레드오션의 대표적인 예로 분류됩니다. 한 마디로 정리하자면 치과 업계의 경쟁은 전술한 업계들의 경쟁에 비하면 그나마 숨을 쉴만한 수준이라는 것입니다.

생존을 위한 치트키

치의와 치과의 생존을 위한 치트키(cheat key/code)가 하나 숨어있습니다. 타 업종 종사자들과는 달리 '치의들의 경우 영업에 지극히 소극적이라는 점'입니다. 뒤집어 이야기하자면 개원의라면 다른 치의들이 영업에 손을 놓고 있는 현 상황에서 영업 활동을 하는 것만으로도 차별화할 수 있습니다.

내부영업과 외부영업

마케팅에서 내부영업(inside selling)이란 점포 내에서 판매사원이 잠재고객에게 판매활동을 하는 것을 말합니다. 치과에 내원한 환자 및 보호자에게 진단 및 치료계획, 과정 및 비용을 설명한 후 동의를 이끌어내는 일련의 과정은 내부영업의 전형적인 예입니다. 이에 반해 외부영업(outside selling)이란 판매사원이 잠재고객의 직장 또는 가정을 판매활동을 하는 것을 말합니다. 치과 관련 업체 영업 사원이 치과를 방문하여 원장에게 정보를 전달하며 판매활동을 하는 것은 외부영업의 전형적인 예입니다.

4) 하버드 경영대학원 교수로 피터 드러커, 톰 피터스와 함께 현대 경영학의 3대 대가(guru)로 평가받는 인물입니다. 경영전략의 선구자로 알려져 있습니다. 그는 세계 전략컨설팅 업체 BIG 4로 꼽히는 딜로이트 컨설팅의 전략 파트인 모니터 그룹을 창업하기도 했습니다. 그가 창안한 주요 이론들로는 "5 Forces", "가치사슬(value chain)", "본원적 경쟁전략(generic competitive strategy)" 등이 있습니다.

치의 입장에서 내부영업은 할 만 한 것입니다. 치의, 치과위생사, 서비스 코디네이터 등이 한 팀을 이루어 협업과 분업을 수행하기 때문에 특별히 어려운 점이 없습니다.

외부영업을 함에 있어서 내향적 성격을 가진 치의에 비해 외향적 성격을 가진 치의가 절대적으로 유리합니다. 이는 연세대 심리학과 서은국 교수가 본인의 저서 ≪행복의 기원≫에서 "행복의 개인차를 결정적으로 좌우하는 것은 유전적 특성(외향성)이며 이 외향성은 사회성과 직결된다."고 밝혔던 내용과 그 궤(軌)를 같이 합니다. 내향적 치의에게 있어서 낯선 이들과 인사를 나누고 본인의 치과를 알리는 일은 굉장히 힘들고 괴로운 일입니다. 하지만 외향적 치의에게 이러한 외부영업은 놀이 또는 게임이나 다름없습니다. 외향적 치의들은 치과 인근 상점, 단골 상점, 기타 일회성으로 이용하는 상점, 경영자(CEO)모임, 청년회의소(JC), 로터리, 라이온스클럽, 동호회, 헬스장, 수영장 등의 구성원들에게 칫솔, 치약 등 작은 선물을 전하며 본인의 치과를 알리는 일을 통해 나누는 기쁨과 치과 광고(홍보)라는 두 마리 토끼를 한꺼번에 잡는다고 느끼기 때문입니다.

낯을 가리는 내향적 성격을 가진 치의들 입장에서는 외부영업은 이미 남의 이야기이고 치과 밖에서 사람들을 만나는 것 자체가 부담스러울 수 있습니다. 내향적 성격을 가진 치의들을 위한 해결책이 이어지는 글에 담겨 있습니다.

직접영업과 간접영업

직접영업은 판매자와 구매자가 실시간으로 대면(face to face)한 상태에서 이루어지는 활동입니다. 이에 반해 간접영업은 대면하지 않고 우편, 문자(카톡), 인터넷, 소셜미디어, 대리인(인편) 등을 통해 이루어지는 활동입니다. 내향적 치의들에게 부담이 상대적으로 적은 간접영업을 추천합니다.

간접영업의 구체적 방법들 중 강력한 효과(deep impact)를 발휘하는 것들을 함께 살펴봅시다.

첫째, 영업 대상이 판매하는 상품(재화 또는 서비스)를 먼저 구입하는 것입니다. 인간이라면 살아가면서 생활필수품 또는 기호품(커피, 간식 등)들을 소모할 수밖에 없다. 이 때 영업대상의 매출을 올려주면 그 대가로 마음을 얻을 수 있습니다. 저는 커피, 음료, 간식 등을 죽파치과 또는 다른 곳에 주문할 경우 꼭 치과와 같은 건물 1층에 입점한 텐퍼센트 카페 또는 죽파치과 환자들이 운영하는 카페를 이용합니다. 이 카페들의 점주 및 그 가족들은 이미 죽파치과의 충성고객이 된지 오래입니다. 인간은 자신에게 돈을 벌게 해주는(벌어다주는) 사람에게 마음을 기꺼이 내어 줍니다.

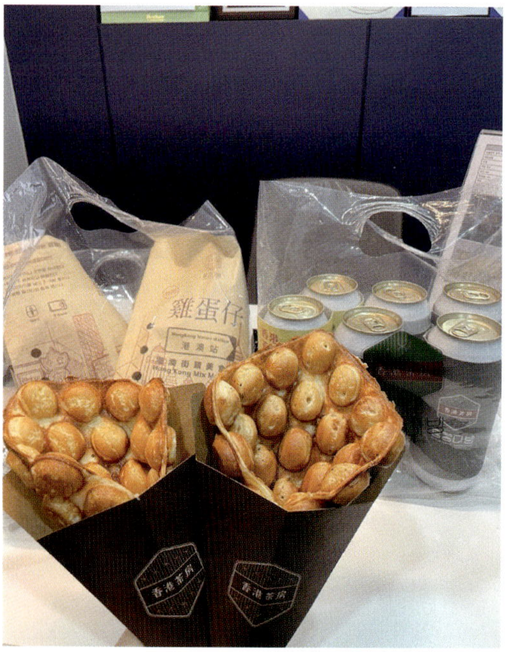

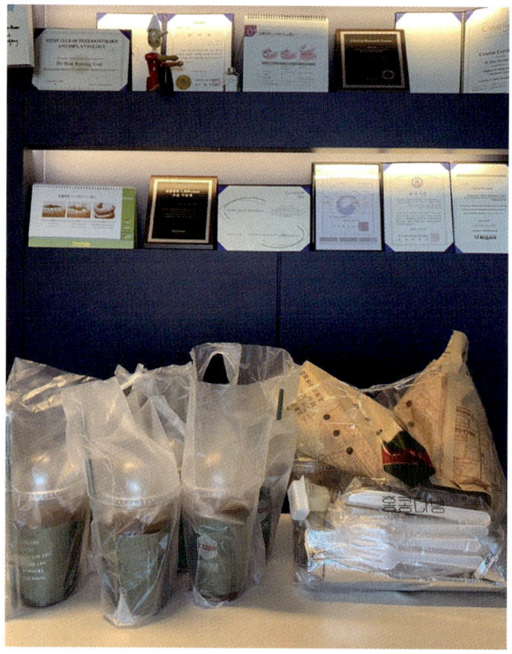

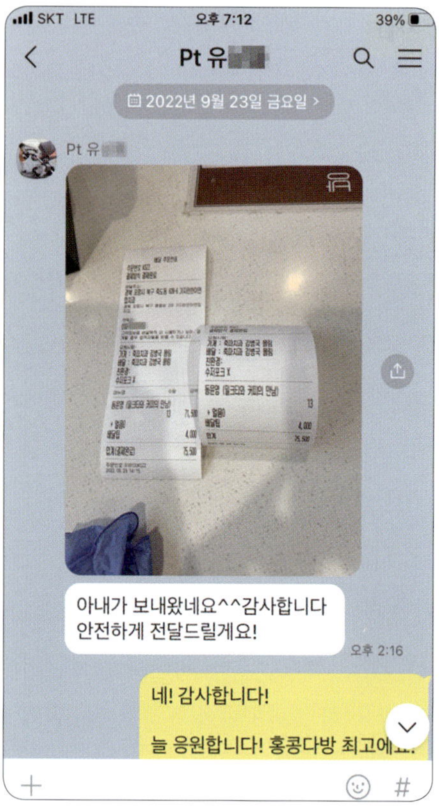
SKT LTE 오후 7:12 39%
Pt 유
2022년 9월 23일 금요일 >
Pt 유
아내가 보내왔네요^^감사합니다
안전하게 전달드릴게요!
오후 2:16
네! 감사합니다!
늘 응원합니다! 홍콩다방 최고에요!

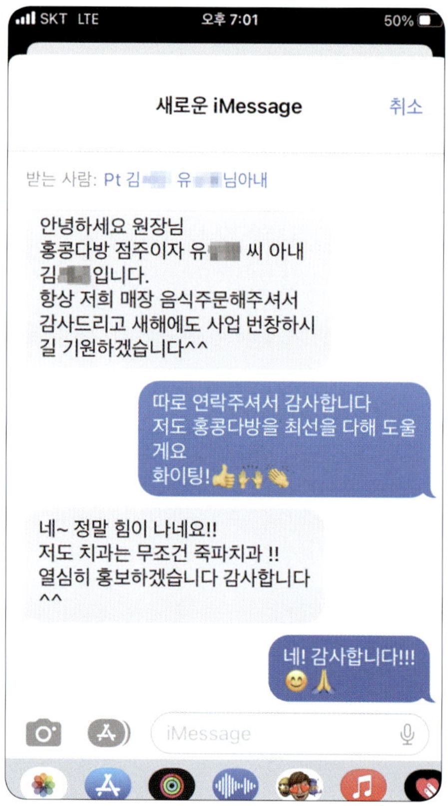
SKT LTE 오후 7:01 50%
새로운 iMessage
취소
받는 사람: Pt 김 유 님아내
안녕하세요 원장님
홍콩다방 점주이자 유 씨 아내
김 입니다.
항상 저희 매장 음식주문해주셔서
감사드리고 새해에도 사업 번창하시
길 기원하겠습니다^^
따로 연락주셔서 감사합니다
저도 홍콩다방을 최선을 다해 도울
게요
화이팅!
네~ 정말 힘이 나네요!!
저도 치과는 무조건 죽파치과 !!
열심히 홍보하겠습니다 감사합니다
^^
네! 감사합니다!!!
iMessage

<간접영업의 실제 사례 1>

둘째, 영업 대상의 판매하는 상품(재화 또는 서비스)를 대신 홍보해주는 것입니다. 이 역시 앞의 내용과 같은 맥락입니다. 평소 애용하는 헤어샵 "엄성식헤어살롱"이 얼마 전에 확장·이전했습니다. 엄성식 원장님이 소셜미디어에 익숙하지 않은 탓에 온라인 홍보에 고전하는 모습을 보고 페이스북과 인스타그램 상 위치 등록을 대행 해주었습니다. 그리고 머리를 자를 때마다 사진을 찍어 헤어샵을 홍보하는 게시물을 제 소셜미디어 계정을 통해 올렸습니다. 이후 엄성식 원장님과 가족들, 그리고 처남과 그 처남의 가족들은 모두 죽파치과의 열혈 고객이 되었습니다. 비슷한 사례가 하나 더 있습니다. 2017년 7월부터 운전을 시작한 이후 줄곧 아버지의 두 번째 차량을 빌려 타다 최근에서야 제 명의로 된 자동차를 구매했습니다. 누구를 통해 차를 살지 단 1초도 고민하지 않았습니다. 죽파치과에 10명 이상의 환자를 소개해준 원수진 님을 통해 차를 구입했습니다. 누구를 통해 자동차보험을 가입해야할지 단 1초도 고민하지 않았습니다. 죽파치과에 10명 이상의 환자를 소개해준 보험전문가 서재교 님을 통해 가입했습니다. 사람의 마음은 매한가지입니다.

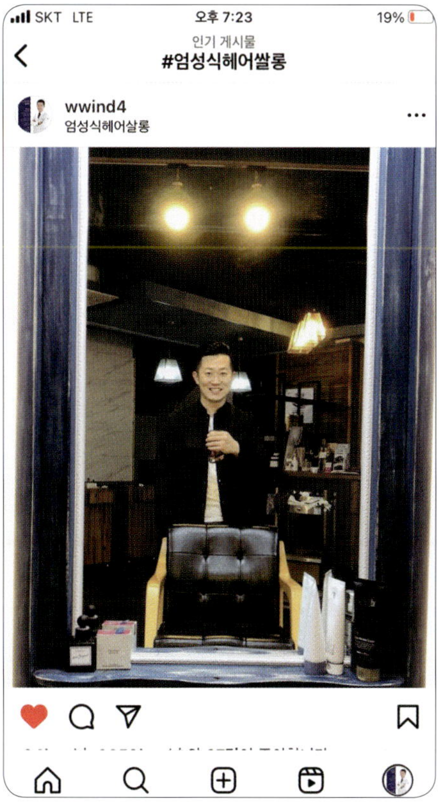

<간접영업의 실제 사례 2>

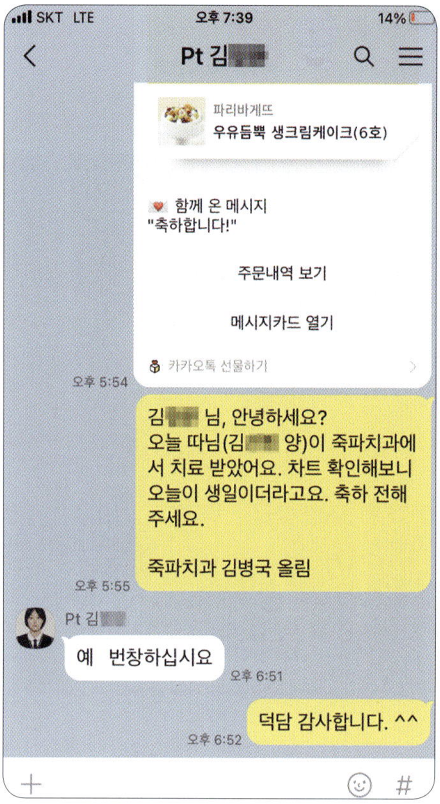

<간접영업의 실제 사례 3>

셋째, 우편 또는 택배를 통해 선물을 보내는 것입니다. 기념일이어도 좋고 아니어도 좋습니다. 영업대상 본인의 기념일이면 좋고 그의 가족(특히 아내 또는 자녀)의 기념일일 경우 더욱 더 좋습니다(錦上添花). 가족 구성원들 모두가 한 치과에 다니는 경우 차트에 기재된 정보를 통해 기념일을 확인하기 용이합니다.

꼬리에 꼬리를 무는 이야기

» 인디언 기우제와 주유소 사장님

한국 시간으로 2022년 12월 3일 토요일 새벽, 카타르 월드컵 조별리그 H조 마지막 두 경기가 동시에 진행되었습니다. 점수가 1대1인 상황에서 한국 대 포르투갈의 경기는 정규시간을 모두 소진하고 종료 휘슬이 울리기까지 불과 추가시간 6분만을 남겨두고 있었습니다. 후반 46분, 기적이 일어났습니다. 상대의 코너킥을 막은 뒤 손흥민이 장기간 볼을 끌고 포르투갈 진영으로 넘어왔고 손흥민의 패스를 황희찬이 마무리하며 대역전에 성공했습니다. 이에 한국은 우루과이를 다득점으로 앞서며 조 2위로 16강에 진출했습니다. "중요한 것은 꺾이지 않는 마음"이라는 사실을 전 국민에게 일깨워준 일대 사건이었습니다.

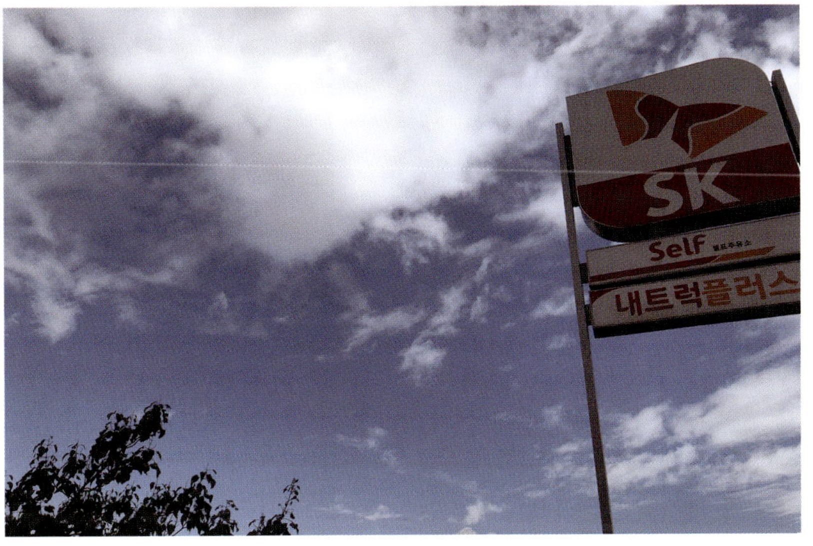

수년 째 애용하는 주유소가 있습니다. 자주 찾다보니 주유소 사장님과 자연스레 친해지게 되었습니다. 사장님의 아내와 남동생도 제가 지구상에 존재하는 것을 알고, 제 연인도 주유소 사장님의 존재를 인지하고 있습니다. 여러 차례 스몰 토크를 나누다 보니 제가 치과의사라는 사실을 알게 된 주유소 사장님은 "어? 치과의사였어요? 나 앞니 보철 바꿀 때 됐는데!"라며 반가워하셨습니다. 이후 시간이 흐르면서 몇 번의 설날, 추석, 크리스마스가 지나갔습니다. 그 때마다 그냥 지나가기 아쉬운 마음에 옷, 화장품, 칫솔, 치약 등을 선물했습니다. 주유소 사장님도 곶감, 명절선물세트, 건강음료세트 등으로 화답했습니다. 이렇게 돈독한 사이임에도 불구하고 주유소 사장님은 아직까지도 앞니 보철 치료는커녕 그 간단한 스케일링조차 죽파치과에서 받은 적이 없습니다. 이 모든 스토리를 파악하고 있는 제 연인이 "도대체 언제까지 그 사장님을 상대로 영업할 생각이야?"라고 제게 물었습니다. 저는 미소 지으며 "사장님과 나, 둘 중 한 명이 관 속에 들어갈 때까지!"라고 답했습니다.

인디언 기우제는 반드시 성공했다고 합니다. 인디언들은 비가 올 때까지 기우제를 지냈기 때문입니다. 중요한 것은 꺾이지 않는 마음입니다.

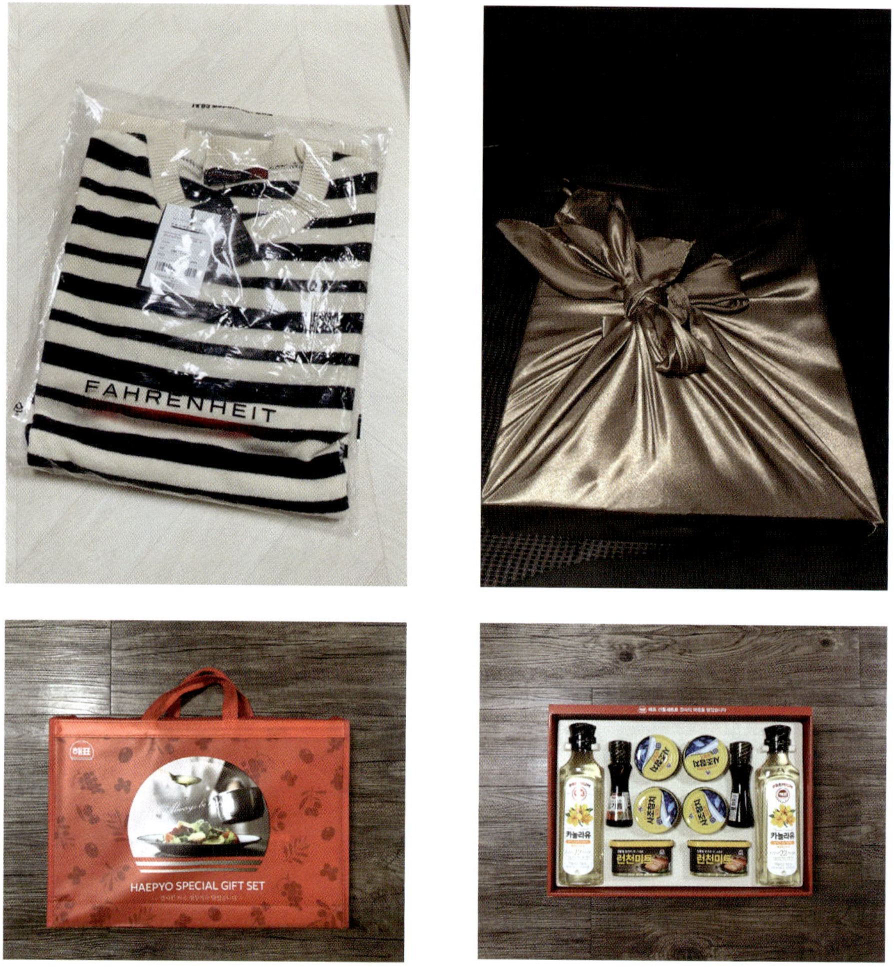

<주고 받은 선물들 중 일부>

4) 나는 영업사원에게도 영업한다

환자와 손자

최근 죽파치과에서 임플란트 수술을 받은 할머니 중 한 분이 소독을 받으신 후 "제 손자들 중 한 녀석도 임플란트 회사 다녀요."라고 말씀하셨습니다. 저는 "아, 그러세요?"라고 가볍게 응대했습니다. 얼마 후 그 손자가 죽파치과를 방문했습니다. 그를 상담실로 맞이해 간단한 대화를 나누며 저는 할머니가 죽파치과로 내원하게 된 경위를 파악할 수 있었습니다. 그는 "거래하는 치과는 아니지만 할머니 댁 근처의 치과들 중 임플란트 영업사원들 사이에서 평판이 좋고 원장이 구강악안면외과 전문의라 신뢰할 만하다고 판단되어 할머니께 직접 죽파치과를 추천했다."고 했습니다. 고마운 마음에 그 동안 사용치 않았던 해당 브랜드의 임플란트 패키지를 계약할 번 했습니다.

DO & DON'Ts

치의, 치과위생사, 치과기공사뿐만 아니라 치과 업체 종사자들 역시 엄연한 치과계의 구성원입니다. 치의들에게 치과 업체 종사자들을 비즈니스 파트너로 존중(respect)하는 성숙한 자세가 요구되는 시점입니다. 이와 더불어 이들을 군대 후임병 부르듯 "야!" 또는 "철수야! 영희야!"라고 칭하면서 아랫사람 부리듯 부려먹는[5] 치의들이 더 이상 대한민국 치과계에 존재하지 않기를 소망합니다. 이들 역시 누군가의 소중한 아들들 또는 딸들이기 때문입니다. 이들은 대부분 한 가정의 가장이기 때문입니다. 이들이 굴욕 또는 자괴감을 느껴 치과 업계를 등지는 불상사가 발생하지 않도록 배려할 수 있는 주체는 바로 우리 치의들입니다.

나는 영업사원에게도 영업한다

저는 설, 추석, 크리스마스, 본인 생일, 배우자 생일 등 명절 및 기념일에 거래하는 영업사원들의 자택으로 소고기, 홍삼, 옷, 건강보조식품, 화장품 등의 선물을 보내곤 합니다. 가족들에게 해당 영업사원이 '직장과 사회에서 인정받고 있음'을 알리기 위함입니다. 이런 행위에 감동을 받은 영업사원들은 본인들이 제공받은 선물들의 값어치 이상

5) 치과 업무와 무관한 일들을 시켜먹는 행위를 일컫습니다. 심부름은 심부름센터에 정당한 대가를 지불하고 의뢰하는 것이 합당합니다.

의 혜택을 제공해줍니다. 환자 소개는 덤입니다. 앞서 언급했듯이 치과 업체 종사자들은 엄연한 치과계의 구성원으로서 "좋은 치과를 소개 해달라."는 요청을 적지 않게 받는다는 사실을 유념할 필요가 있습니다.

호의를 먼저 베풀면 이는 눈덩이처럼 불어나 돌아옵니다. 나눔은 승수효과[6](multiplier effect)와 낙수효과[7](trickle down effect)를 동시에 지니고 있기 때문입니다.

마음쉼터 | 대한민국 치과 영업맨들에게 보내는 글 – 치과의사 마음 설명서

안녕하세요?

2003년 치대 입학 후 2009년 치의 면허, 2016년 구강악안면외과 전문의 면허를 취득 후 2020년에 경북 포항에 죽파치과를 개원한 김병국입니다.

함께 대한민국 치과 업계에 몸담으면서 처음이자 마지막으로 마음을 전할 기회가 생겨 이렇게 몇 자 적습니다. 치의들의 마음을 이해하는데 도움이 되었으면 좋겠습니다.

첫째, 관계가 최우선입니다. 주지하고 있다시피 영업에는 관계 영업, 가격 영업, 거래적 영업, 일상적 영업, 컨설팅 영업 등 다양한 하위 유형(subtype)들이 존재합니다. 이 중 가장 효과적인 유형은 단언컨대 관계 영업입니다. 치과에 근무하다보면 SIDEX, YESDEX, HODEX, 개원박람회 등 각종 치과 전시회 프로모션을 앞세워 가격 영업에만 몰두(급발진)하는 영업맨들을 자주 마주하게 됩니다. 치의들은 애용하는(손에 익은) 제품들을 이미 있는 경우가 대부분입니다. 작은 가격 차이 때문에 주전 선수(제품)를 교체하는 일은 거의 없습니다. 다만 기존 주전 선수에 필적할만한 혹은 더 나

6) 어떤 경제변량이 다른 경제변량의 변화에 따라 바뀔 때 그 변화가 한 번에 끝나지 않고 연달아 변화를 불러일으켜서 마지막에 가서는 최초의 변화량의 몇 배에 이르는 변화를 하는 경우가 있는데 이 때 최종적으로 산출된 총 효과를 승수효과라고 합니다(출처: 시사경제용어사전, 2017. 11., 기획재정부 저).

7) 대기업이나 고소득층 등 선도 부문이 성장하면 이들의 성과가 연관부문으로 확산됨으로써 경제 전체가 성장한다는 이론입니다. 컵을 피라미드같이 층층이 쌓아 놓고 맨 꼭대기의 컵에 물을 부으면, 제일 위의 컵에 흘러들어간 물이 다 찬 뒤에 넘쳐서 아래 컵으로 자연스럽게 내려가는 현상에 빗대어 경제 성장 원리를 제시한 이론입니다(출처: 시사경제용어사전, 2017. 11., 기획재정부 저).

은 새 선수(신제품)이 출현했을 때 치의와의 우호적인 관계는 선수교체의 계기가 될 수 있습니다. 관계를 향상시키는 가장 확실한 방법은 상대방에게 먼저 도움을 주는 것입니다. 시간과 노력을 투자해 형성한 돈독한 관계는 영업 실적을 올려주는 가장 확실한 무기가 됩니다.

둘째, 진심이 통합니다. 본인이 몸담고 있는 회사에서 처음으로 유니트체어를 출시했다고 가정해봅시다. "첫 술에 배부르랴?"는 속담처럼 첫 작품인 만큼 성능, 가격 등에게 탁월하거나 압도적이지 못할 가능성이 농후합니다. 이 때 영업담당자의 입장에서 본인이 취급하는 제품의 단점, 아쉬운 점, 유의사항 등을 치의에게 선제적으로 제공한다면 신뢰와 호감을 얻을 수 있습니다. 치과 규모에 비해 과잉 투자(over shooting)를 하려는 치의를 만류하는 행위는 그 자체로 큰 신뢰를 쌓을 수 있습니다. "어차피 될 놈은 되고 안 될 놈은 안 된다."는 격언처럼 어차피 팔릴 제품은 팔리고 안 팔릴 제품은 안 팔립니다. 교언영색(巧言令色), 감언이설(甘言利說)로 좋지 않은 제품을 판매하는 것은 고객을 영원히 잃는 행위나 다름없습니다.

셋째, 신뢰는 중요한 자산입니다. 고(故) 정주영 회장은 "사업은 망해도 다시 일어설 수 있지만, 신용(신뢰)은 한번 잃으면 그것으로 끝이다."라는 명언을 남겼습니다. 우크라이나의 유명한 기업인인 알렉스 도고트(Alex Dogot)는 사업을 함에 있어서 신뢰를 중시하는 인물입니다. 그는 비즈니스 관계 형성하는 초반 수개월 동안 이미 알고 있는 내용을 반복해서 질문한다고 합니다. 그런 다음 상대방이 거짓을 말하면 두 번 다시 만나지 않고 진실을 말하면 사업을 다음 단계로 진행시키는 방식으로 일을 합니다. "진실은 태산(泰山)처럼 견고하지만 거짓은 순식간에 무너진다."는 격언을 늘 명심하기 바랍니다.

넷째, 사업 제안은 WIN·win이 아닌 win·WIN이어야 합니다. 앞의 영어는 제안을 하는 주체의 편익(benefit)을 앞에, 제안을 받는 객체의 편익을 뒤에 나열한 표현입니다. 즉, 사업 제안을 수락하여 거래한 결과, 제안을 하는 주체의 이익보다 제안을 받는 객체의 편익이 크거나 최소한 같도록 설정(setting)을 해야 제안의 받아들여질 가능성이 높으며 거래가 거듭될수록 신뢰와 관계가 고양(高揚)됩니다. 영업의 객체가 거래 후 '아! 내가 손해를 봤구나!' 또는 '아! 내가 속았구나!'라고 느끼는 순간 신뢰와 관계는 나락으로 떨어집니다. 극단적으로 WIN·LOSE 혹은 win·lose 형태의 사업 제안을 하는 영업맨은 영업에 종사할 최소한의 자격조차 갖추지 못한 사람(속칭 '하수')입니다. 이런 류의 영업맨은 실패를 거듭하다가 자연 도태될 것이 자명합니다.

다섯째, 영업 후 남는 것은 사람입니다. 베스트셀러 ≪류재언 변호사의 협상 바이블≫을 쓴 저자가 에필로그(epilogue)의 제목을 "협상은 결국 사람으로 귀결된다"로 정한 것과 같은 의미입니다. 영업의 성패와 무관하게 영업맨과 치의는 서로에게 이미지, 기억, 평판, 관계 등을 남기게 됩니다. 영업맨이 A회사에서 B회사로 자리를 옮기든, 아예 다른 업종으로 전직을 하든 평판은 평생을 따라다닙니다. 대한민국 치과 영업맨들과 치의들이 서로를 깊이 이해하고 배려하면서 서로가 행복할 수 있는 관계를 만들어 가기를 부디 기원합니다.

영업맨들을 위한 추천 도서 목록

① ≪기브 앤 테이크≫/애덤 그랜트 저/윤태준 역/생각연구소

② ≪왜 나는 영업부터 배웠는가≫/도키 다이스케 저/김윤수 역/다산3.0

③ ≪류재언 변호사의 협상 바이블≫/류재언 저/한스미디어

④ ≪넛지: 파이널 에디션≫/리처드 탈러, 캐스 선스타인 저/이경식 역/최정규 감수/리더스북

⑤ ≪행동경제학≫/리처드 탈러 저/박세연 역/웅진지식하우스

⑥ ≪생각에 관한 생각≫/대니얼 카너먼 저/이창신 역/김영사

⑦ ≪노이즈: 생각의 잡음≫/대니얼 카너먼, 올리비에 시보니, 캐스 선스타인 저/장진영 역/안서원 감수/김영사

⑧ ≪생각의 해부≫/대니얼 카너먼 외 저/존 브록만 편/강주헌 역/와이즈베리

⑨ ≪파는 것이 인간이다≫/다니엘 핑크 저/김명철 역/청림출판

⑩ ≪설득의 심리학(1~3권)≫/로버트 치알디니, 노아 골드스타인, 스티브 마틴 저/김은령, 김호 역/21세기북스

⑪ ≪허브 코헨의 협상의 기술(1~2권)≫/허브 코헨 저/박진서 역/김영사

⑫ ≪어떻게 원하는 것을 얻는가≫/스튜어트 다이아몬드 저/김태훈 역/세계사

⑬ ≪Yes를 이끌어내는 협상법≫/로저 피셔, 윌리엄 유리, 브루스 패튼 공저/박영환, 이성대 공역/장락

⑭ ≪원하는 것이 있다면 감정을 흔들어라≫/다니엘 샤피로, 로저 피셔 저/이진원 역/한국경제신문사(한경비피)

⑮ ≪불가능한 협상은 없다≫/다니엘 샤피로 저/까치(까치글방)

⑯ ≪최악의 불황에도 팔리는 건 팔린다!≫/스즈키 토시후미 저/김경인 역/월컴퍼니

⑰ ≪전설이 파는 법≫/겐조 도루 저/류두진 역/위즈덤하우스

05 입소문 마케팅(바이럴 마케팅)

추천곡 Handclap - DJ Recess

영감을 주는 한마디

> "구글처럼 디지털 상품을 만드는 기업이 있는가 하면 스니커즈처럼 실제로 만지고 사용하는 제품을 만드는 회사도 있다. 그러나 모든 기업은 사람들에게 감동을 주어야 성공할 수 있다. 사람들은 기업이 이래라 저래라 하는 것을 원하지 않는다. 그들이 원하는 것은 즐거움, 기쁨, 감동이다."
>
> - 앤서니 커파로(Anthony Cafaro)

*** brain storming with hashtags**

#입소문 #바이럴 #말콤글래드웰 #MalcomGladwell #티핑포인트 #TippingPoint #칩히스 #댄히스 #Chip #Dan #Heath #스틱 #Stick #조나버거 #JonahBerger #Contagious #전략적입소문 #이승윤 #입소문을만드는SNS콘텐츠의법칙 #치과입소문마케팅의핵심요소 #우수성 #excellence #감정 #emotion #의외성 #unexpectedness #대중성 #publicity #이야기 #story #기업의사회적 책무 #CSR #CorporateSocialResponsibility

---

1) 전설의 성공 열쇠

"형! 성공 개원하려면, 대박 원장이 되려면 어떻게 해야 할까요?"

"무엇보다도 입소문이 중요해. 입소문이 나면 따로 광고나 홍보를 하지 않아도 환자들이 물밀듯이 몰려오게 되어있지."

"진료 깔끔하고 하고 친절하면 입소문은 저절로 나지 않을까? 사실 나도 잘 몰라. 우리 그냥 맥주나 마시러 가자!"

"음……."

성공적인 개원생활, 소위 '대박'을 위해서 입지만큼이나 중요한 것이 입소문이라는 이야기는 대한민국 치의라면 지겹도록 들었을 것입니다. 하지만 불행히도 "입소문은 대체 어떤 원리로 생겨서 어떤 경로를 통해 퍼지나요?" 또는 "입소문이 잘 나기 위해서는 어떻게 해야 하나요?"라는 질문에 대해 명쾌한 해답을 주는 선배는 거의 존재하지 않습니다.

각자의 철학을 공유하는 일부 소수자들(minority)이 있기는 합니다. 그들은 "인사 잘하고 진료 깔끔하게 하라", "맘카페를 공략하라", "그 지역에서 가장 큰 교회에 다녀라", "마케팅 업체에 의뢰하라" 등 자신만의 견해를 피력합니다. "운동을 잘하기 위해서는 기본기를 탄탄하게 다져야한다", "공부를 잘하기 위해서는 예습·복습을 철저히 해야 한다", "명문대 진학을 위해서는 영어·수학을 잡아야한다"는 조언들만큼이나 지극히 원론(原論)적이고 진부한 말들이 대부분입니다. 크게 유용하지도, 심금을 울리지도 못합니다.

2) 입소문 마케팅에 관한 연구들

저는 입소문의 근원과 발생원리, 입소문 마케팅에 대한 학문적 호기심에 이끌려 그와 연관된 책들을 독파했습니다. 말콤 글래드웰(Malcom Gladwell)[1]의 ≪티핑포인트(Tipping Point)≫, 칩 히스(Chip Heath)[2]와 댄(Dan) 히스[3] 형제가 공저한 ≪스틱(Stick)≫, 조나 버거(Jonah Berger)의 ≪컨테이저스 전략적 입소문(Contagious)≫, 이승윤[4] 교수의 ≪입소문을 만드는 SNS 콘텐츠의 법칙, 바이럴≫은 입소문의 생성 원리 이를 활용한 바이럴 마케팅[5](입소문 마케팅)의 법칙들(핵심 요소들)에 대해 기술하고 있습니다. 이 서적들은 입소문 마케팅의 법칙으로 각각 3, 6, 6, 4가지 요소들을 제시하고 있습니다.

이 책들을 읽고 치과 마케팅에 대입 시 유의해야할 점은 다음과 같습니다.

첫째, 저자들이 각자의 관점에서 입소문 마케팅에 대해 서술했다는 점입니다. 이는 마이클 조던, 코비 브라이언트, 르브론 제임스 모두 훌륭한 농구 선수들이지만 플레이 스타일에서 차이를 보이는 것과 같습니다.

둘째, 치과만의 특성 고려해야 합니다. 치과 의료서비스 특성 상 생산자와 소비자가 직접 대면해야만 한다는 전제가 존재합니다. 또한, 의료서비스(의료행위)의 결과가 대부분 비가역적(irreversible)이며 완전한 대체(substitution)이 불가능합니다. 아울러 소비자의 결과물에 대한 평가가 주관적이며 제한적입니다. 쉽게 말해 환자들이 본인을 담당하는 주치의(치과의사)의 실력을 정확히 평가하는 것은 불가능에 가깝습니다. 이러한 치과만의 특성들로 인해 위 책들의 내용을 기계적으로 대입하면 실상과 맞지 않는(ill fitting) 경우들이 발생하므로 주의가 필요합니다.

---

1) 말콤 글래드웰은 1984년에 토론토 대학교를 졸업하고 저널리즘계에 뛰어들기 위해 미국으로 건너갔습니다. 차별화된 이슈를 고르는 탁월한 감각에 간단명료한 필체가 더해져 그는 이내 <워싱턴포스트>에 입성하게 됩니다. 그곳에서 일한지 10년이 채 안 되었을 때, 그는 '문학적 저널리즘의 최고봉'이라 할 수 있는 <뉴요커>로 이직했습니다. 그곳에서 그동안 밝혀지지 않았던 세상의 다양한 패턴과 행동양식, 심리적 아이디어로 가득 찬 기사들을 썼습니다. 그리고 훗날 그 기사들은 훗날 그를 베스트셀러 작가이자, 21세기 가장 영향력 있는 저널리스트의 반열로 올려주었습니다.
   말콤은 영국에서 태어나 캐나다 온타리오에서 자랐고, 토론토 대학교와 트리니티 대학에서 역사학을 공부했습니다. 1987년부터 1996년까지 <워싱턴 포스트>의 경제부/과학부 기자, 뉴욕 지부장을 역임했습니다. 1996년부터 <뉴요커>의 기고 작가로 활동 중입니다. 1999년, 이 시대 최고의 마케터 중 한 명인 론 포페일(Ron Popeil)에 대한 기사로 '내셔널 매거진 어워드'를 수상했으며, 2005년 <타임> '가장 영향력 있는 100인', 2008년 <월스트리트저널> '세계에서 가장 영향력 있는 경영사상가 10인'에 선정되었습니다(출처: 해외저자사전, 2014. 5.).

2) 칩 히스는 금세기 최고의 조직행동론 전문가로 꼽힙니다. 스탠포드대 경영대학원 조직행동론 교수. 시카고대 경영대학원과 듀크대 경영학과 교수를 역임했습니다. 인간심리 분석을 바탕으로 현장에서 보다 나은 선택과 변화를 이끌어내는 '행동설계'라는 새로운 분야에 매진하고 있습니다. 미국 최고 명문 중 하나인 텍사스A&M대학교에서 경영공학을 배운 후 스탠포드대에서 심리학으로 박사학위를 취득했습니다.
   그 능력을 인정받아 마이크로소프트와 나이키 등 글로벌 기업들의 컨설팅을 맡고 있습니다. 동시에 대학에서도 조직행동, 협상, 전략, 사회적 기업 등을 주제로 강연하고 있습니다.
   <인지심리학>, <심리과학>, <조직행동과 의사결정 과정>, <소비자행동 저널>, <전략경영 저널> 등 세계적 학술지에 논문을 발표하고 있으며, 이를 바탕으로 <사이언티픽 아메리칸>, <파이낸셜 타임스>, <비즈니스 위크>, <사이콜로지 투데이> 등의 대중지에서 인간의 행동과 심리에 대한 주목할 만한 결과들을 제시하고 있습니다.
   2007년 동생 댄 히스와 공저한 ≪스틱≫은 "비즈니스 3대 필독서"라는 찬사와 함께 그를 세계 최고의 비즈니스 저술가의 반열에 올려놓았습니다(출처: 해외저자사전, 2014. 5.).

3) 댄 히스(Dan Heath)는 세계 500대 CEO들의 리더십 멘토. 듀크대 사회적 기업가 정신 촉진 센터(CASE) 선임연구원. 하버드대 경영대학원을 졸업하고, 세계 최고의 경영자 교육 프로그램을 제공하는 듀크 기업교육원과 새로운 리더십을 연구, 교육하는 아스펜 연구소에서 일했다. 마이크로소프트, 닛산 등 세계적인 기업의 컨설팅을 맡고 있으며, 《포춘》 지가 선정한 500명의 경영자들을 위한 프로그램을 직접 기획, 진행했다. 마케팅에도 특출한 능력을 발휘해 다양한 캠페인을 진행했으며 미국광고협회에서 수여하는 '애디 상'과 '뉴미디어 인비전 상'을 받았다. 2007년 히스 형제가 함께 쓴, '스티커 메시지 만드는 법'을 다룬 『스틱』은 '비즈니스 3대 필독서'로 불리며 28개국에서 베스트셀러가 되었다. 2010년 '행동설계의 힘'을 다룬 『Switch』 역시 25개국에 출간되어 히스 형제의 힘을 보여줬다. 2013년 출간된 『Decisive』도 출간 즉시 18개국에 판권이 팔리는 등 전 세계에서 뜨거운 반응을 얻고 있다(출처: 해외저자사전, 2014. 5.).

3) 치과 입소문 마케팅의 핵심요소

위 책들의 내용을 추출(extract), 정제(refine)한 것들은 다음과 같습니다.

치과 입소문 마케팅의 핵심요소

① 우수성 excellence

② 감정 emotion

③ 의외성 unexpectedness

④ 대중성 publicity

⑤ 이야기 story

① 우수성 excellence

우수성은 입소문의 출발점이자 핵심 중 핵심입니다. 치과뿐 아니라 분야를 막론하고 일단 경쟁자 또는 경쟁제품들에 비해 우수해야 입소문의 주인공이 될 수 있습니다. 물론 반대의 경우도 가능합니다. 높은 가격에 비해 끔찍한(horrible) 품질을 가진 상품은 엄청나게 유명해질 수 있습니다. 나쁜 쪽으로(just like The Notorious B.I.G.)!

상품의 우수성과 입소문과의 상관관계에 대해서는 마케팅, 광고, 홍보, 영업 분야의 여러 전문가들이 이미 한 목소리를 내고 있습니다. "좋지 않은 상품을 좋다고 애써 포장하는 것은 사기다!"라는 것이 공통된 최종 결론입니다.

---

4) 성균관대학교에서 심리학 학사, 영국 웨일스대학교에서 소비자심리학 석사, 캐나다 맥길대학교에서 경영학 박사학위를 받았습니다. 그는 스스로를 '디지털 문화심리학자 겸 경험 디자이너'로 소개합니다. 현재 건국대학교 경영대학 마케팅 분과 교수로 재직 중이며, 비영리 연구·학술 단체인 디지털마케팅연구소(www.digitalmarketinglab.co.kr)의 디렉터로 있으면서 디지털 및 빅데이터 전문가들과 함께 다양한 연구 활동을 펼치고 있습니다. 소비자 심리학 연구에서 남다른 성과를 보여 <광고 저널Journal of Advertising>, <사회심리학 저널Journal of Personality and Social Psychology> 등 광고 및 심리학 분야의 유명 학술지에 다수의 논문을 발표했습니다. 신한은행, 농협, 빙그레, 대교 등 국내 굴지 기업 및 기관들의 디지털 마케팅 부문 자문을 수행해왔습니다. 최근에는 커뮤니티 전략을 주제로 더 많은 기업 및 개인과 생각을 나누기 위해, 디지털 마케팅 컨설팅 그룹 비루트(BeRoute)와 함께 커뮤니티 컨설팅 플랫폼 브랜덕(www.branduck.co.kr)을 열었습니다. 기업이 소비자들과 소통하려면 어떠한 고객경험 전략을 구사해야 하는지 연구해온 그는 디지털 전환기 모든 비즈니스의 성패는 '커뮤니티'에 달렸다고 단언합니다. 소비자를 팬으로 확보하는 것이 기업의 생존 요건이 된 요즘, 팬덤을 구축해 그들로부터 혁신적인 아이디어까지 도출할 근간이 되는 커뮤니티의 설계가 무엇보다 중요하다는 얘기입니다. 지은 책으로 ≪디지털로 생각하라≫, ≪공간은 경험이다≫, ≪구글처럼 생각하라≫, ≪바이럴≫, ≪디지털 소셜 미디어 마케팅≫, ≪커뮤니티는 어떻게 브랜드의 무기가 되는가≫ 등이 있습니다.

5) 의학적으로 바이러스가 순식간에 확산되듯 입소문 역시 빠른 속도로 전파된다는 의미에서 바이러스의 형용사형인 'viral'이 입소문 마케팅을 나타내는 표현으로 통용되고 있습니다.

치과의 우수성은 진료 내적 요소와 진료 외적 요소로 나눠서 생각할 수 있습니다.

진료 내적 요소로는 심미성, 신속성, 안정성, 정확성 등을 꼽을 수 있습니다. 전치부 심미치료와 같이 결과물이 적나라하게 드러나는 진료는 절대적으로 아름다워야만 합니다(심미성). 결과가 비슷하다면 과정은 신속해야 합니다[6)](신속성). 수술 후 부작용은 적을수록 좋습니다(안정성). 해박한 지식을 바탕으로 정확한 진단을 내려야합니다[7)](정확성). 아는 만큼 보이는 법입니다.

진료 외적 요소는 치과의 위치(접근성), 인테리어, 사후 관리, 인적 구성 요소(치의, 치위생사, 서비스코디네이터 등), 응대 과정 등입니다.

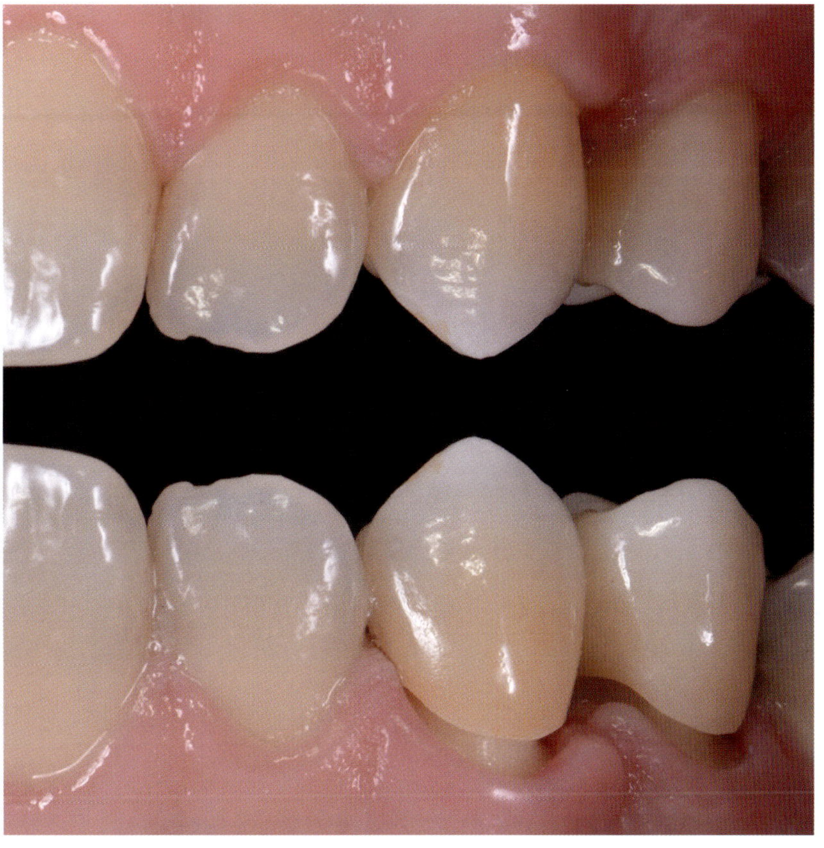

<심미적 우수성이 돋보이는 레오치과 서성훈 원장님의 증례>
사진제공: 레오치과 서성훈 원장님

6) "심플함(simplicity)가 재능 없는 이들의 도피처가 되어서는 안 된다."라고 현대카드의 CEO 정태영 부회장이 말한 바 있습니다. 이와 마찬가지로 긴 체어타임(진료 시간)이 미숙한 치의들의 도피처(핑계거리)가 되어서는 안 됩니다.

7) 치성 질환(odontogenic disease)뿐만 아니라 비치성 질환(non-odontogenic origin), 전신 질환(systemic disease)에 대한 폭넓은 지식과 이해가 필요합니다.

② 감정 emotion

사람들은 평범한 일상을 공유하려 하지 않습니다. 온라인의 소셜미디어 게시물 또는 오프라인의 대화를 자세히 들여다보면 화자(話者)가 감동을 받은 사례들을 공유한다는 공통점을 발견할 수 있습니다.

치과와 관련하여 긍정적인 입소문을 양산해내기 위해 환자 및 보호자의 감정을 어떻게 고양(高揚)시켜야 할까요?

다음의 둘 중 한 상황을 적극 활용해야 합니다.

첫째, 의료서비스의 주체인 치과 구성원들(치의, 치위생사, 서비스 코디네이터 등)이 환자 및 보호자에게 정말 잘해서(outstanding performance) 큰 감정의 동요(감동)을 주는 경우.

둘째, 의료서비스의 객체인 환자와 보호자가 감정적으로 고양된 상태(경우). 사람들은 희노애락(喜怒哀樂)과 직결된 대소사(大小事)를 전후한 시점에서 감정적으로 매우 예민(sensitive)해져 있습니다. 결혼, 생일, 졸업, 대학수학능력시험, 돌잔치, 환갑, 장례식 등이 앞서 언급한 대소사의 예입니다. 또한 환자들은 가족, 친구, 연인, 지인 등과 치과에 동행했을 때 동일한 호의에도 크게 반응하는 경향이 있습니다. 이 때 전력을 다해 마음을 표현하면 해당 환자 및 보호자를 평생 고객이자 열성 고객으로 만들 수 있습니다.

③ 의외성 unexpectedness

세계적인 베스트셀러 ≪설득의 심리학≫을 쓴 로버트 치알디니로부터 직접 트레이닝을 받은 이후 설득의 과학(science of persuation)을 적극 활용하여 커뮤니케이션 코치로서 명성을 쌓아가고 있는 이가 있습니다. 바로 더랩에이치(The Lab H) 김호 대표가 그 주인공입니다. 그는 한 인터뷰에서 다음과 같이 이야기했습니다.

"생일에는 생일선물, 학교에 처음 입학할 때는 입학선물, 결혼식에는 답례선물. 한 해 동안 선물을 주는 곳도, 받는 곳도 많다. 많고 많은 선물 가운데서 가장 영향력이 없는 선물을 고른다면 과연 어떤 선물일까. 설득의 과학에 의하면 정답은 바로 구정과 추석 선물이라고 한다.

매년 돌아오는 구정과 추석, 그리고 어김없이 보내오는 구정과 추석 선물. 과일, 고기, 생선, 통조림 등등 충분히 예상 가능한 때, 예상 가능한 선물들이다. 구정과 추석 선물이 가장 영향력 없는 선물인 이유는 여기에 있다. 사람들은 예상치 못할 때, 예상치 못한 선물이나 도움을 받았을 때를 기억한다. 그리고 그때 받은 호의는 상대에게 다시 베풀 가능성이 커진다."

권투 경기에서 예측 가능한 주먹은 상대의 얼굴에 명중되기 어렵습니다. 야구 경기에서도 예측 가능한 볼 배합은 타자에게 통하지 않을 가능성이 높습니다.

신경과학 연구에 따르면 인간은 기대했던 보상을 받았을 때보다 미처 기대하지 못했던 보상을 받았을 때 보상과 연관된 뇌 영역의 활동이 더욱 더 활발하다고 합니다[8]. 환자 및 보호자의 마음을 뒤흔들어 입소문을 유발하기 위해서는 의외성, 서프라이즈 앤 딜라이트(surprise and delight) 전략을 적극 활용할 필요가 있습니다.

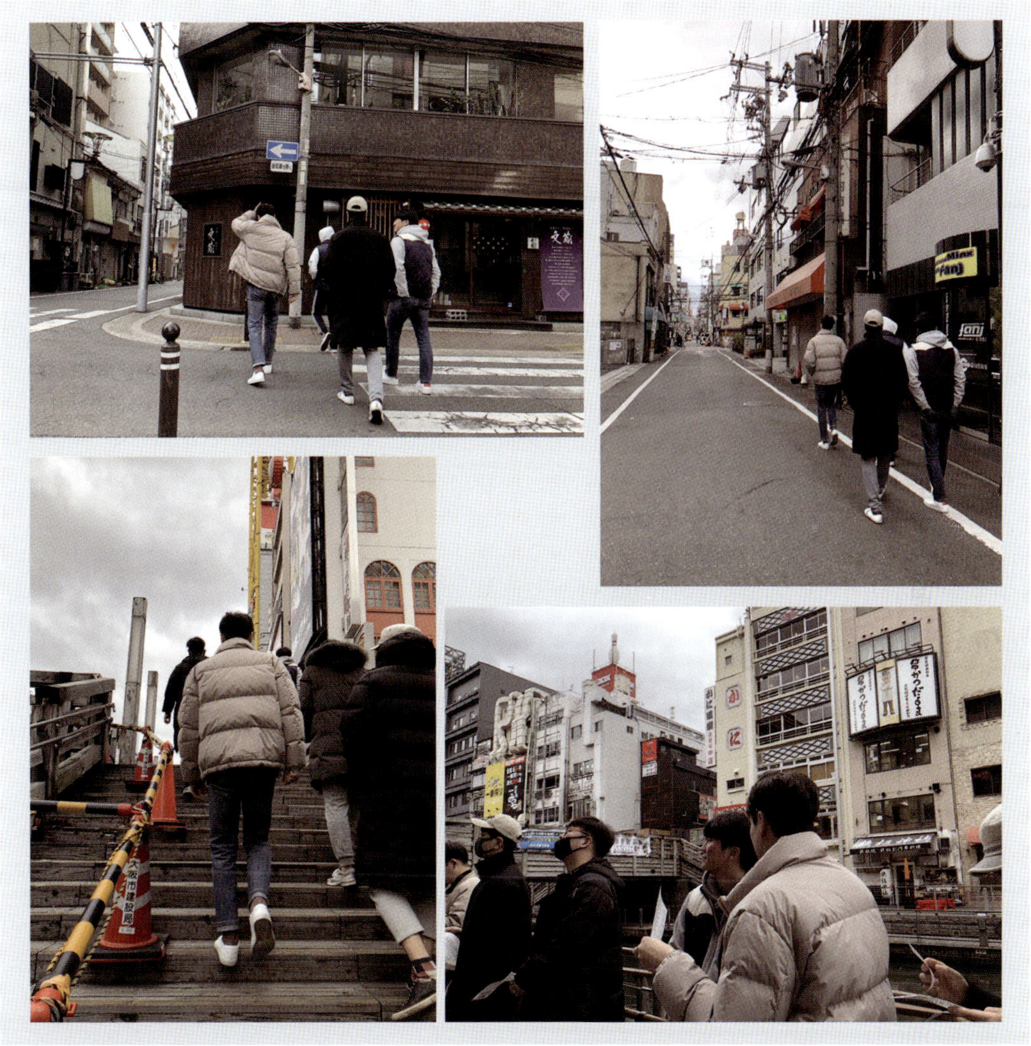

<맛집 찾아 삼만리>

8) Gregory S. Berns, Samuel M. McClure, Giuseppe Pagnoni and P. Read Montague (2001). "Predictability Modulates Human Brain Response to Reward." Journal of Neuroscience 15 April 2001, 21 (8) 2793-2798

④ 대중성 publicity

2019년 1월, 고교 동창들과 일본 오사카로 여행을 갔습니다. 제 친구들은 둘째 날 이른 아침부터 저를 깨웠습니다. 아주 유명한 오코노미야키(お好み焼き) 맛집을 가야한다고 했습니다. 흐린 날씨에 이른 시각이지만 그 식당 앞에는 이미 많은 사람들이 줄을 서 있었습니다. 바로 옆 식당도 동일한 메뉴를 파는데 손님 한 명 없이 파리만 날리고 있었습니다. 도대체 왜 이런 현상이 벌어지는 걸까요?

여행지와 같은 낯선 곳을 방문한 사람들은 사전 정보(배경 지식)가 없는 상황일수록 대게 손님이 많은 혹은 줄이 길게 늘어 선 식당을 찾는 경향이 있습니다. 이런 방식으로 선택하는 것은 동서고금을 막론하고 옛날부터 검증된 방법입니다. 불확실성이 강한 상태에서 타인을 관찰한 다음 따라하는 경향을 사회학에서는 '군중심리[9](herd, mob, or pack mentality)' 또는 '모방심리'라고 합니다. 사람들이 군중심리를 갖고 그에 따라 행동하는 이유는 그것이 생존가능성을 높여주기 때문입니다. 정보가 불충분한 상황에서 '다른 많은 사람들이 저렇게 행동하는 데에는 합당한 이유가 있을 거야. 내가 모르는 것을 저들은 이미 알고 있을지도 몰라.'라고 두뇌 회로를 가동합니다. 이런 상황에서 '식당 앞에 늘어선 긴 줄'을 심리학자들은 '사회적 증거(social proof)'라고 칭합니다. 사람들은 줄을 서서 기다리는 사람이 많을수록 음식 맛도 훌륭할 것이라고 추론합니다. 군중심리가 작동한 결과, 잘 되는 식당은 더욱 더 잘 되고 안 되는 식당은 계속 안 되는 부익부(富益富) 빈익빈(貧益貧) 현상이 발생합니다.

치과에 대한 선호도(preference) 역시 대중성과 군중심리의 영향을 받습니다. 직장, 학교, 동호회, 계모임, 목욕탕, 노인정 등 크고 작은 커뮤니티에서 한두 명이 특정 치과에 다니면서 호평을 쏟아내면 다른 구성원들 역시 그 치과를 내원하게 되는 긍정적인 연쇄반응(chain reaction)이 일어날 수 있습니다.

대중성과 군중심리와 관련하여 다음과 같은 현실적인 조언들을 고려해 봄직합니다.

첫째, 사교 활동을 활발히 할수록 큰 모객(募客) 효과를 기대할 수 있습니다. 모임의 구성원들은 인간적으로 교류를 하는 치의의 치과를 내원하려는 경향이 있습니다. 한 명의 내원은 후일 다수를 치과로 끌어들이는 마중물로 작용할 수 있습니다.

9) 경제학적으로 군중심리에 기인하여 나에게 꼭 필요한 것인지, 왜 구입하려는지 등의 합리적 이유를 따지기보다 '다른 사람들이 하니까 나도 한다'라는 심리가 작용함으로써 구매 대열에 동참하는 효과를 밴드왜건(band wagon effect)라고 합니다. 밴드왜건은 퍼레이드, 서커스 등에서 연주 밴드를 싣고 다니는 마차입니다. 밴드왜건이 지나가면 사람들이 호기심에 그것을 졸졸 따라가는 모습에 착안하여 이러한 용어가 탄생하게 되었습니다. 홈쇼핑 생방송에서 "주문 폭주", "매진 임박"이라고 외치는 것은 밴드왜건 효과를 활용한 판매 전략입니다. 고가의 명품 브랜드 제품들이 날개 돋친 듯 팔려 나가는 것도 남들을 따라 사는 소비자의 이런 심리가 작용한 결과입니다.

둘째, 구환들에게 직접 소개를 부탁하는 것은 좋은 방법입니다. 환자가 진료에 만족감을 표현하는 순간이 절호의 기회입니다. 주치의의 "만족하셨다면 다른 분들께 소개 부탁드립니다."라는 정중한 부탁을 거절할 환자는 아마도 거의 없을 것입니다.

셋째, 하루 일과 중 다수의 대중을 상대하는 이들에게 적극적으로 광고·홍보하는 것이 좋습니다. 카페, 휴대폰 대리점, 보험회사, 식당, 헬스장, 목욕탕 등은 하루에도 많은 이들이 오가는 곳입니다. 이 장소들의 핵심인물들과 사전에 친교를 쌓고 광고·홍보를 부탁하면 긍정적인 효과를 기대할 수 있습니다.

⑤ 이야기 story

이야기를 사랑하는 인간
인간이 사랑하는 이야기

인간은 기본적으로 이야기를 좋아합니다. 전래동화, 신화, 연예계 가십(gossip), 소문 등이 입에서 입으로 전해지는 것만 봐도 그러한 사실을 확인할 수 있습니다. 우리나라의 '서동과 선화공주 이야기'나 서양의 '트로이 목마 이야기'는 수천 년의 세월을 극복할 정도로 강인한 생명력과 매력을 자랑합니다. 정사(正史)로 인정받는 진수(陳壽)가 쓴 역사서 삼국지(三國志)보다 나관중(羅貫中)이 쓴 소설 삼국지연의(三國志演義)가 더 많은 사랑을 받고 있다는 사실도 전혀 놀랍지 않습니다. 전자보다 후자가 훨씬 더 흥미로운 이야기들로 가득하기에 당연한 결과라고 합니다.

관우(關羽)는 다섯 관문을 통과하며 여섯 장수를 베지 않았다?

삼국지연의에 등장하는 1,233명[10]의 등장인물들 중 관우만큼 큰 사랑을 받는 이가 또 있을까요? 그는 인간으로 태어나 신[11]이 되었습니다. 관우는 중국 삼국 시대 촉나라의 명장으로서 '유비', '장비'와 의형제를 맺은 대표적인 충신입니다. 중국 사람들이 신으로 추앙하는 인물은 유이합니다. 바로 공자와 관우가 그 두 주인공[文武二聖]입니다.

삼국지연의 중 관우의 충성심과 의리가 빛나는 장면들 중 백미는 오관참장(五關斬將)입니다. 이는 조조에게 의탁하고 있던 관우가 허창(許昌)을 떠나 원소(袁紹)의 신세를 지고 있던 하북(河北)으로 유비를 찾아가면서 다섯 관문을 지나며 조조의 장수 여섯을 죽인 사건을 말합니다. 하지만 오관참장의 이야기를 따라 지도에 표시를 하면 갈 지(之) 자 행보임을 확인할 수 있습니다. 애초에

10) 이 중 165명이 허구이며 그 중 대표적인 인물이 초선(貂蟬).
11) 무신(武神)이자 재신(財神).

사실이 아닌 것을 소설 속에 집어넣다보니 우리나라 대전에서 서울로 가는 길 도중에 광주, 순천, 남원, 대구, 양양 등을 거치는 것이나 다름없는 행보가 그려지게 된 것입니다. 사실이 아님에도 불구하고 앞의 이야기는 현재까지도 많은 이들에 의해 회자(膾炙)되고 있습니다.

입소문 또는 입에서 입으로 전해지는 이야기는 기본 골격에 사람을 거칠수록 살이 붙는 특징을 가지고 있습니다(snow ball effect). 구전(口傳), 인터넷, 소셜미디어, 블로그 등 어떤 전달 방식을 취하듯 입소문은 결국 이야기라는 형태(포맷)로 전파, 확산됩니다. 일단 무엇보다도 사람들의 긍정적인 반응을 유발할 수 있는 사건이 일단 존재해야만 합니다. 그래야 이것이 입소문의 씨앗이 역할을 할 수 있습니다.

치과 원장의 관점에서는 앞서 살펴보았던 '치과 입소문 마케팅의 핵심요소들(우수성, 감정, 의외성, 대중성)' 중 일부 또는 전부를 가진 사건들이 이야기가 되어 생명력을 가지고 사람들의 입에 오르내린다고 정리할 수 있겠습니다.

중요한 것은 타인을 진심으로 위하는 마음과 CSR

강하늘이라는 배우는 '연예계의 미담제조기'라는 별명을 가지고 있다고 합니다. 치과 업계에서도 잠재 고객들에게 긍정적인 이미지를 전하면서 내원을 유도할 목적으로 기부, 봉사 등 나눔활동을 하는 경우들을 관찰할 수 있습니다. 하지만 이는 '본말(本末)이 전도(顚倒)[12]'된 것입니다. 즉, 중요한 것과 중요하지 않은 것이 자리를 바꾼 상황입니다. 사회 공헌 활동은 기업의 당연한 사회적 책임(CSR)입니다. 이러한 선행으로 인해 파생되는 입소문은 반사이익일 뿐입니다. 다른 사람들을 진심으로 위하면서 사회적 책임을 다하다 보면 미담은 자연스레 발생합니다. 불 꺼진 극장 안에서 휴대전화를 켜면 아무리 가려도 화면의 빛이 새어나가듯 아름다운 이야기는 새어나갈 수밖에 없습니다. 늘 본질(本質)을 잊어서는 안 됩니다.

12) 순수한 마음 없이 사진 촬영과 치과 홍보를 위한 겉치레 봉사활동을 해서는 안 됩니다. 이러한 행위들은 도움을 받는 사람들 역시 달가워하지 않을뿐더러 그 결과물들도 쓰레기통으로 직행하는 경우가 적지 않습니다.

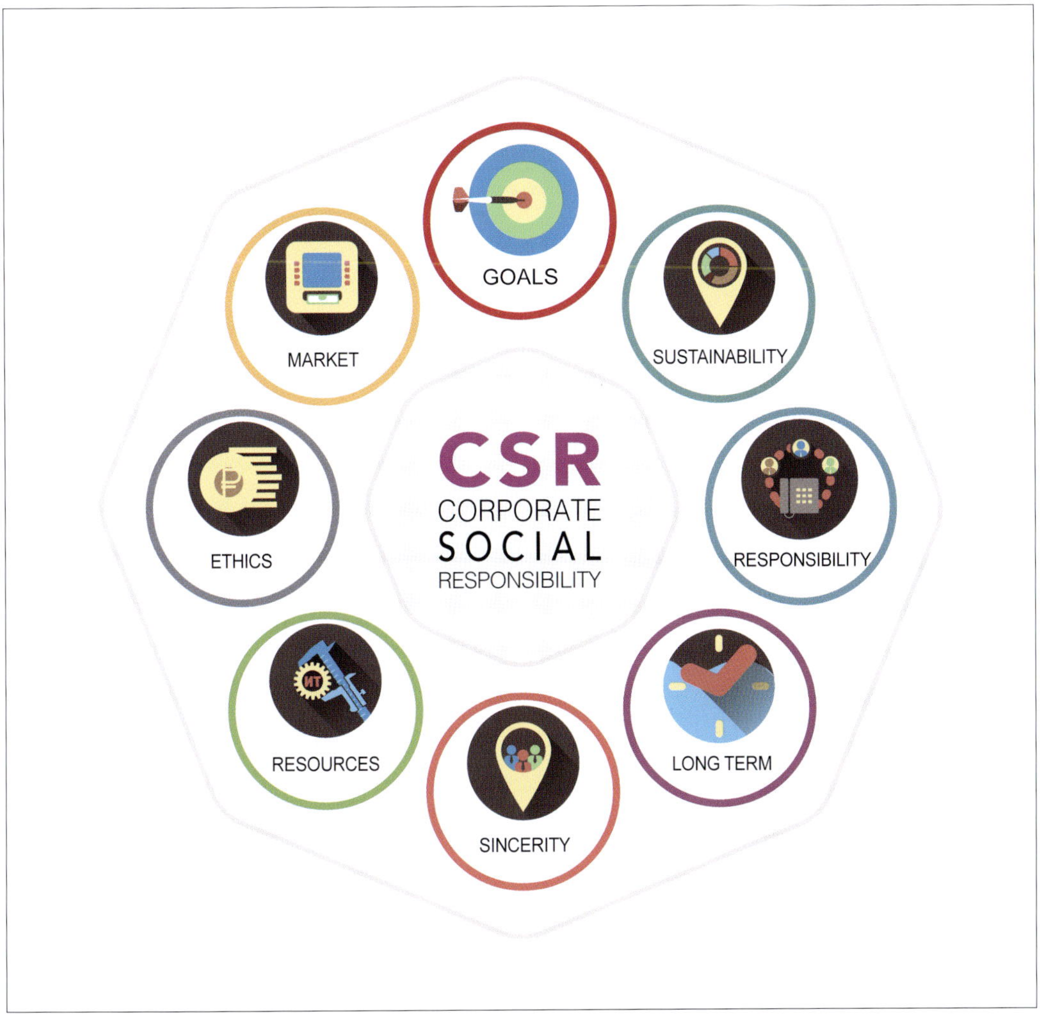

<기업의 사회적 책무: CSR(Corporate Social Responsibility)>

IV _경영

01. 경영이라는 이유로

02. 경영의 의의(意義)

03. 전략과 경쟁우위

04. 청개구리 심리학

05. 행동경제학을 활용한 치과 경영 1 - 이론

06. 행동경제학을 활용한 치과 경영 2 - 실무

01 경영이라는 이유로

추천곡 사랑이라는 이유로 - 김광석

영감을 주는 한마디

"미래를 예측하는 가장 좋은 방법은 미래를 창조하는 것이다.
(The best way to predict the future is to create it.)"

- 피터 드러커(Peter Drucker)

*** brain storming with hashtags**

#경영 #management #페이퍼포인트 #paperpoint #포스트 #post #자기합리화 #정신승리 #혁신 #innovation #효율성 #efficiency

---

2011년 어느 날 서울역 세미나실에서 근관치료 세미나가 열렸습니다. 연자는 전북대학교 치과대학 보존학교실의 민경산 교수님이었습니다. 민 교수님은 전북대로 자리를 옮기기 전 제 모교인 원광대에서 부교수로 재직하셨습니다. 당시 치의 3년차이자 공중보건의 3년차였던 저는 오랜만에 은사(恩師)님께 인사드리고 최신 지견도 익힐 겸 세미나에 참석했습니다. 평소 스타일대로 민 교수님의 강의는 강남 학원가 일타강사들의 그것처럼 핵심을 딱딱 짚어주면서 동시에 유머와 위트가 적절히 배합된 훌륭한 강의였습니다. 말미에는 다른 심포지움 또는 강연과 마찬가지로 질의응답 시간이 주어졌습니다. 나이타이(Ni-Ti) 파일에 관한 세미나였기에 그와 관련된 몇 차례 질문과 답변이 오고 갔습니다. 그런 후 세미나실 뒤편에 앉아 있던 한 분이 교수님께 질문했습니다.

"교수님, 훌륭한 강의 잘 들었습니다. 저는 서울 보라매 역 근처에 개원하고 있는 OOO입니다. 얼마 전에 치과 창고를 정리하다 다량의 페이퍼포인트를 발견했어요. 저와 직원들이 예전에 주문해 두고 잊고 지냈어요. 교수님은 '경영'적인 측면에서 유통기한이 지난 페이퍼포인트를 사용하는 것을 어떻게 생각하세요?"

민 교수님은 질문을 접하고 잠시 너털웃음을 지으시더니 답했습니다.

"냉장고에서 유통기한이 지난 음식을 발견하면 어떻게 하세요? 드시지 않죠? 폐기하시면 됩니다."

저는 당시 질문자의 워딩(wording)에 의구심을 가졌습니다. '왜 답이 명확한 사안에 대해 경영이라는 말을 갖다 붙이며 합리화시키려고 노력하는 거지?'

이후 저는 공중보건의 복무를 마치고 전남대학교치과병원 구강악안면외과에서 수련을 받았습니다. 2016년 초 전문의를 취득하고 봉직의(페이닥터)로 근무하면서 전공의 동기들과 함께 매년 열리는 유명 치의학 심포지엄을 참관하게 되었습니다. 치의라면 다들 공감하겠지만 세미나 또는 심포지엄은 지식을 쌓으며 친구들 또는 선후배들을 만날 수 있는 좋은 기회죠. 맛있는 음식 먹으며 평소 겪었던 일상을 공유하며 정신적 위안도 얻고요. 셋이 줄줄이 앉아 강연을 들었습니다. 점심시간 후 치의학 서적 베스트셀러 작가로도 유명한 한 치의가 보철 관련 내용을 발표했습니다. 한 환자의 파노라마 사진을 띄우며 했던 그의 말이 아직도 생생합니다.

"포스트가 좀 많죠? 저는 '경영'적 측면에서 근관치료를 하면 꼭 포스트를 세웁니다."

그가 맡았던 강연이 끝나고 쉬는 시간이 되었습니다. 동기들과 커피를 마시며 저는 내심 마음에 걸렸던 내용에 대해 이야기를 꺼냈습니다.

"방금 강연했던 내용 중 포스트 이야기는 좀 이상하지 않아? 근관치료 된 치아들에는 모조리 포스트가 들어가 있더라. 잔존치질이 충분한 치아를 근관치료한 후 포스트를 삽입하는 건 차후에 재근관치료를 박탈하는 행위잖아? 그런 행위를 하면서 경영을 운운해? 치과 경영을 정상화하려면 광고 및 홍보를 통한 모객, 재료 및 장비의 최신화 또는 디지털화를 통한 비용 절감, 낭비되는 재료 줄이기, 정부 지원금 꼼꼼히 챙기기 등 혁신과 효율성 개선을 위해 노력하는 게 맞지! 어디 감히 경영을 운운하며 웃픈(웃기면서 슬픈) 자기합리화, 정신승리를 다수의 청중들 앞에서 내뱉어? 정말 실망이다."

열변을 토하는 제 앞에서 착한 동기들은 고개를 끄덕여 주었습니다.

02 경영의 의의(意義)

추천곡 그댄 내게 행복을 주는 사람 - 해바라기

영감을 주는 한마디

"어떤 현상을 숫자로 표현하지 못하는 것은 문제를 정확히 알지 못한다는 것이고, 정확히 모른다는 것은 관리할 수 없다는 것이며, 관리할 수 없다는 것은 현재 상태를 개선할 수 없다는 의미다."

- 피터 드러커(Peter Drucker)

* brain storming with hashtags

#경영 #management #정의 #definition #피터드러커 #PeterDrucker #스토너 #Stoner #강민호 #장폴사르트르 #JeanPaulSartre #트레이드오프 #tradeoff #차별화 #differentiation

경영은 포기할 것들을 선택하는 과정

경영의 사전적 정의(定義, definition)는 '사업이나 기업 등의 조직을 효과적이고 효율적으로 관리, 운영하는 활동'입니다. 현대 경영학의 아버지 또는 현대 경영학의 창시자라는 타이틀을 가진 피터 드러커(Peter Drucker)는 경영을 '불확실한 미래를 관리하고 예측하는 것'이라 이야기 했습니다. 스토너(Stoner)는 '경영이란 사람들을 통하여 과업들을 수행하게 하는 예술이다.'라고 했습니다.

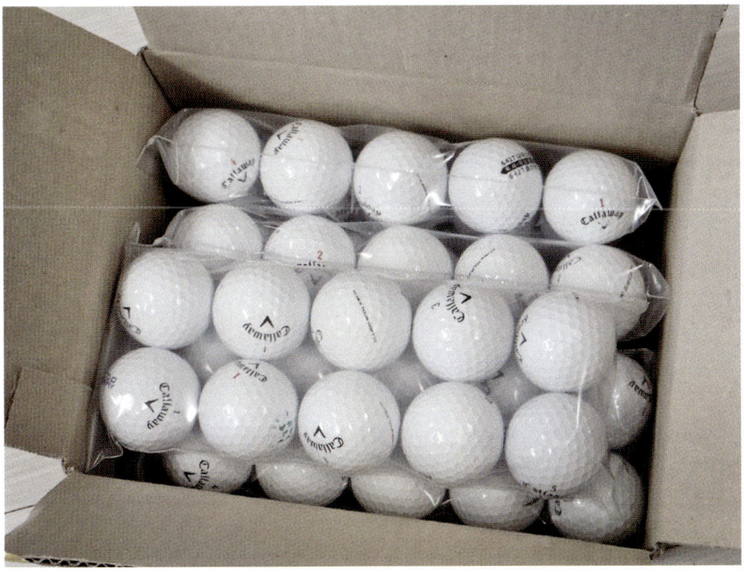

<<의료소비자들 눈에 비친 차별화에 실패한 치과들: 딱히 차이점을 발견할 수 없다.>
사진제공: 상아치과 임은섭 원장님

마케터 강민호는 ≪변하는 것과 변하지 않는 것≫이라는 저서를 통해 '경영은 의사결정의 예술이다.'라는 정의를 소개했습니다. 저는 개인적으로 마지막 정의에 주목하고 있습니다.

프랑스의 작가이자 실존주의 철학자인 장 폴 사르트르(Jean Paul Sartre)는 "인생은 b(birth)와 d(death) 사이의 c(choice)이다."는 유명한 말을 남겼습니다. 경영 역시 인생과 다르지 않습니다. 경영의 매 순간이 선택, 즉 의사결정의 연속인 것입니다. 그렇다면 경영 과정에서 의사결정의 문제는 왜 발생하는 걸까요? 그 근본적인 원인은 기업이 활용할 수 있는 자원이 한정되어 있다는 사실에 기인합니다. 시가총액 기준 세계100대 기업에 속하는 애플, 사우디 아람코, 마이크로소프트, 페이스북, 테슬라 등 우리에게 친숙한 초거대 거업들 역시 제한된 재정적·인적·시간적 자원을 갖고 있기에 의사결정의 문제로부터 자유로울 수 없습니다. 한정된 자원을 활용하여 최대의 효율과 성과를 도출하기 위해 끊임없이 취할 것과 버릴 것을 선택해야 하는 것이지요. 여기서 주목할 부분은 취하는 것보다 버리는 것, 즉 포기할 것들을 선택하는 일입니다.

두 개의 정책목표 가운데 하나를 달성하려고 하면 다른 목표의 달성이 늦어지거나 희생되는 경우가 있습니다. 이를테면 물가 안정과 완전고용의 실현이라는 두 목표의 경우, 물가를 안정시키려 하면 실업이 증가하고 실업률을 저하시키면 물가가 상승하는 이율배반의 관계를 만들어 냅니다. 따라서 두 목표가 양립할 수 없는 상황이 벌어집니다. 이 때 어느 한쪽을 위해 다른 쪽을 희생시키는 것을 트레이드오프(trade off: 병존불가)라고 합니다. 즉, 경영 행위 자체가 트레이드오프의 연속인 것입니다.

경영학적 의사결정 과정에서 인간은 본능적으로 포기하는 행위에 대해 굉장한 심적 고통과 불안을 느끼는 것이 사실입니다. 하지만 모든 선택지를 다 떠안고 갈수는 없기에 과감히 포기할 것은 포기하고 버릴 것은 버려야 합니다. 치과대학(치의학전문대학원) 학생 시절 시험기간으로 함께 되돌아가 보죠. 우리가 속해있는 학년의 대표가 시험과목들의 적절한 배분에 실패하여 구강악안면외과학, 보존수복학, 고정성보철학 시험을 내일 오전 9시, 10시, 11시에 치러야만 하는 최악의 상황 속에 있다고 가정해봅시다. 시험 범위의 모든 내용을 공부하려는 행위는 스스로 유급을 선택하는 것이나 다름없습니다. 주어진 시간을 최대한 효율적·효과적으로 활용하려면 기출문제 위주로 정리된 요약집(summary) 위주로 공부해야 합니다. 다년간 시험에 거의 출제되지 않았던 부분은 과감히 포기하는 결단이 필요한 시점입니다.

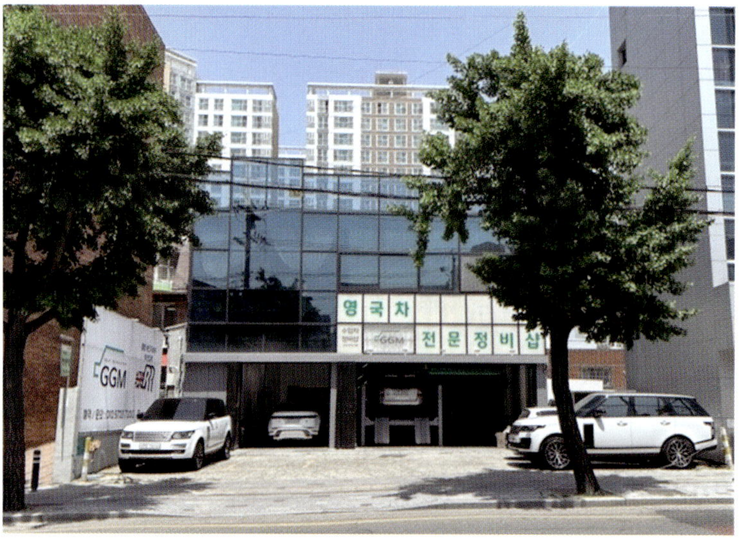

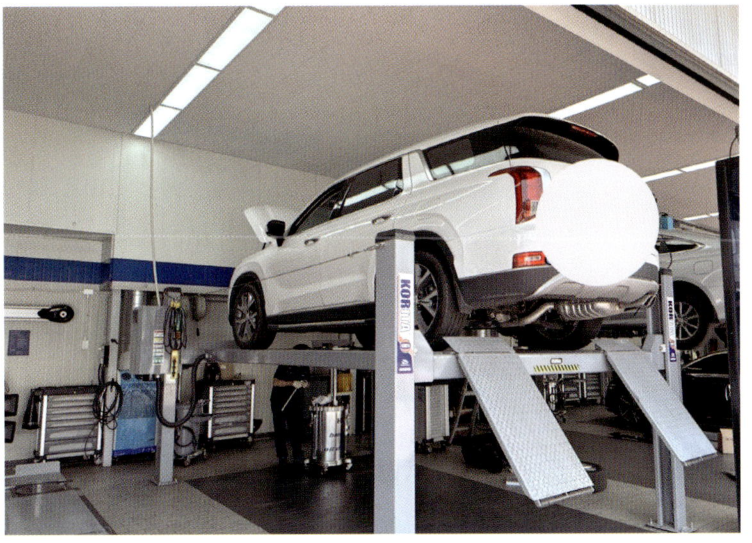

<'영국차 전문정비샵'을 표방함으로써 차별화에 성공한 자동차 정비소>
사진제공: 숲을보는치과 유현상 원장님

아무것도 포기하지 않는 것은 '차별화'를 포기하는 행위

경영학의 석학들이 앞다투어 주목하는 현대 기업의 생존전략은 바로 '차별화(differentiation)'입니다. 차별화된 제품이나 서비스의 제공을 통해 산업 전반에서 독특하다고 인식될 수 있는 그 무엇을 창조함으로써 경쟁우위를 달성하고자 하는 전략을 말합니다. 아무것도 포기하지 않는 것은 '차별화'를 포기하는 행위이며 이는 결국 경영을 포기하는 행위인 것입니다.

개원 시 유닛체어, 파노라마 및 CT 기기, 임플란트 등의 구입처를 결정하는 과정에서 진료과목 및 진료범위 설정 등 의사결정 하나하나가 경영 행위입니다. 현재까지도 치과 개원 시 진료과목을 안내하는 게시물에는 다음과 같은 내용들이 나열됩니다. 임플란트, 보철치료, 보존치료, 신경치료, 소아치료, 치주(잇몸)치료, 발치, 구강 내 소수술. 개인의 역량 및 선택에 따라 교정치료가 추가될 수 있겠네요. 남들과 똑같이 선택하고 움직이는 행위는 차별화와 정확히 대척점에 있는 획일화 과정입니다. 한 판 위에 정렬된 달걀 30개처럼 획일화된 치과가 고객의 선택을 받을 가능성은 낮습니다. 획일화될수록 선택 가능성은 희박해집니다.

차별화해야 생존하고 성장할 수 있습니다. 경영은 포기의 예술이기 때문입니다.

03 전략과 경쟁우위

추천곡 Burn The House Down - AJR

영감을 주는 한마디

"전략이란 경쟁 상황에서 트레이드오프 하는 것이다. 전략의 핵심은 '하지 말아야 할 것'을 선택하는 것이다."

- 마이클 포터(Michael Porter)

* brain storming with hashtags

#마이클포터 #MichaelPorter #하버드 #Harvard #전략 #strategy #경쟁우위 #CompetitiveAdvantage #프레임워크 #framework #트레이드오프 #tradeoff #포기 #병존불가 #양립불가 #전략의다섯가지구성요소 #목표 #어디서 #어떻게 #역량과자원 #실행 #5가지세력 #5Forces #구매자 #공급자 #대체재 #진입기업 #경쟁 #가치사슬 #ValueChain

1) 들어가는 말

마이클 포터(Michael Eugene Porter)[1]는 하버드 경영대학원의 스타 교수입니다. 그는 피터

1) 1947년에 미국 미시건(Michigan)주 앤아버(Ann Arbor)라는 작은 도시에서 태어났습니다. 1969년 프린스턴대 기계공학과를 수석으로 졸업했습니다. 1971년 하버드 경영대학원에서 경영학석사(MBA) 학위를 받은 지 2년 만에 하버드대 경제학 박사 학위 취득했습니다. 이후 26세라는 어린 나이로 하버드 경영대학원 교수로 임용되어 세간의 화제가 되었습니다. 게다가 9년 후에는 하버드의 최연소 정년 보장 교수로 임명되었다. 이 때 포터는 35세에 불과했습니다.

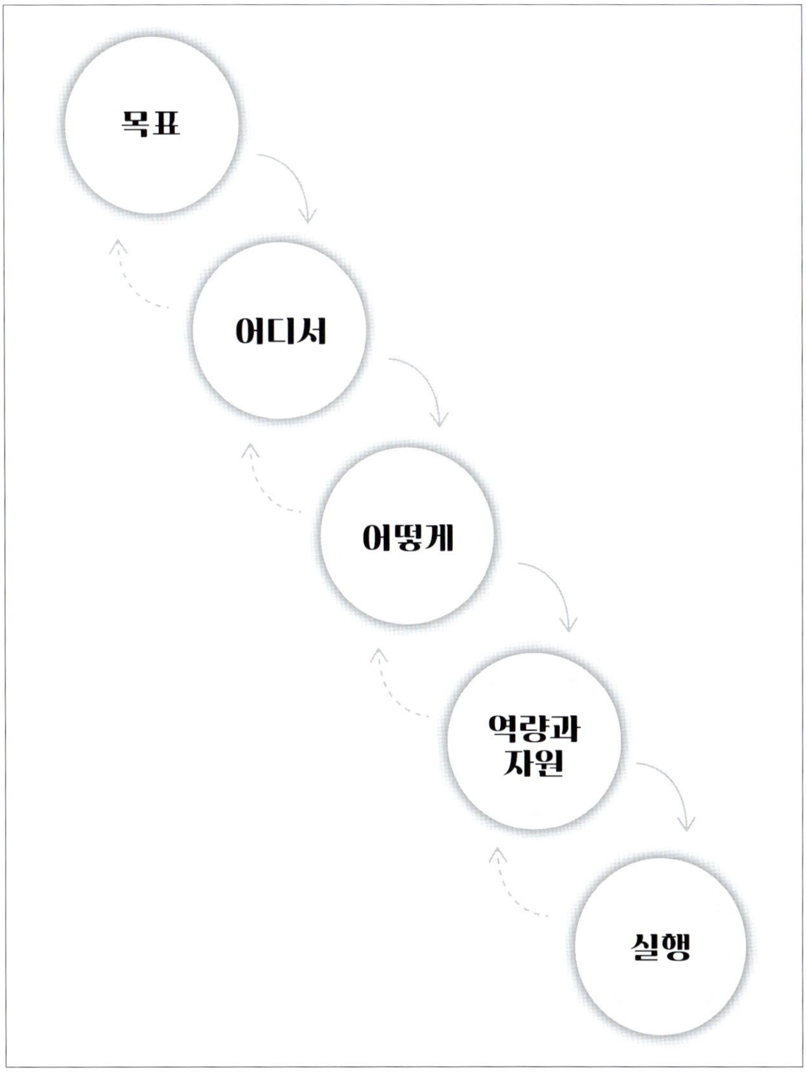

<전략의 5가지 구성요소>

드러커, 톰 피터스와 더불어 "현대 경영학의 3대 대가(guru)"로 꼽히는 인물입니다. 마이클 포터를 대표하는 두 가지 키워드는 "전략"과 "경쟁우위"입니다. 1980년에 ≪경쟁전략(Competitive Strategy)≫, 1985년에 ≪경쟁우위(Competitive Advantage)≫를 연이어 출간하며 학계에 엄청난 돌풍을 일으켰습니다. 이하의 지면들을 할애하여 그와 그의 이론을 살펴보는 이유는 그가 제안하는 내용들과 생각의 프레임워크(framework)들이 치과 경영을 보다 깊이 이해하고 개선시키는데 도움을 주기 때문입니다.

2) 전략의 의의

포터에 따르면 "전략이란 경쟁에 직면한 조직이 탁월한 성과를 내는 방법"입니다. 전략은 필연적으로 포기(트레이드오프)를 수반합니다. 왜냐하면 모든 기업들의 역량이 무한하지 않기 때문입니다. 즉, 각 기업이 투자할 수 있는 시간, 노력(인력), 비용(자본)이 유한하기 때문에 포기를 통한 선택과 집중은 필연적입니다.

3) 전략의 다섯 가지 구성요소: 목표, 어디서(싸울 것인가?), 어떻게(이길 것인가?), 역량과 자원, 실행

① 목표

보통 성장(외적 팽창)과 수익(실리 획득) 중 한 가지를 선택해야 합니다. 치과 병의원 입장에서 이는 존망(存亡), 생사(生死)를 가르는 중요한 문제입니다. '50평, 치의 1인, 치위생사 4인(데스크 담당 서비스 코디네이터는 별도로 고용)'을 진료를 위한 팀의 최소 구성단위라고 전제하고 이야기를 이어 가겠습니다.

i) 성장을 택한 경우

혼자 치과를 운영하던 홍길동 원장이 비어있던 치과 옆의 100평을 추가로 임차계약하면서 봉직의 2인과 치위생사 8인을 추가 고용하여 확장을 단행했습니다. 경기가 좋고 유입되는 신환 수가 유지 또는 증가하는 상황에서는 홍길동 원장의 얼굴에서 미소가 떠날 틈이 없습니다. 문제는 정반대의 상황인 경우에 발생합니다. 경기가 나쁘고 신환 수가 급감하면 홍길동 원장을 포함하여 치의 3인, 치위생사 12인, 서비스 코디네이터 2~3인이 스마트폰만 만지며 오지 않는 환자만 하염없이 기다리는 대참사가 발생합니다. 이 끔찍한 상황을 직면하고 있는 홍길동 원장에게는 '째깍째깍(tictac tictac)' 초침 움직이는 소리가 천둥소리보다 크게 들립니다.

ii) 수익을 택한 경우

성장 대신 수익을 택한 경우 위와 같은 위험부담(risk)은 피할 수 있습니다. 하지만 여유로운 시간, 먼 미래에 거둘 수 있는 차원이 다른 높은 매출 등은 포기해야 합니다. 성장을 포기하고 수익을 택할 경우 성장 목표 상실로 인해 매너리즘에 빠지는 것 또한 주의해야 합니다.

② 어디서(싸울 것인가?)

'어떤 산업(사업)에 투자할 것인가?', '어떤 세그먼트(세부 고객, 타겟 고객)을 공략할 것인가?', '어떤 제품 또는 서비스를 생산할 것인가?' 등을 결정해야 합니다. 아울러 외부환경, 트랜드, 사업의 매력도, 경쟁자(누구와 싸우고 있는가?) 등을 분석해야 합니다. 또 다른 중요한 고려사항은 '고객이 왜 우리의 상품을 선택해야 하는가(reason to buy, 당위성, 가치제안)?'입니다.

한 곳에 머물러 의료서비스를 제공하는 치과의 특성 상 입지는 성공과 직결되기 때문에 이 단계에서 입지에 대한 충분한 고려와 현명한 결정 또한 요구됩니다.

현재는 치의 과잉공급으로 인해 치과의 수가 과거 그 어느 때보다 많은 시점입니다. 입지, 타겟 고객, 주력 진료영역 등을 결정하는 것은 그 무엇보다 중요합니다. 마지막에 한 번 더 언급하겠지만 전략의 다섯 가지 구성요소 중 중요도가 가장 높은 것은 '어디서 싸울 것인가?'와 '어떻게 싸울 것인가?'입니다.

③ 어떻게(이길 것인가?)

경쟁자들과 싸우는 방식에는 크게 두 가지가 있습니다. 높은 품질을 앞세워 높은 가격을 받는 방식(차별화 우위)과 혁신, 대량구매 등을 통해 비용을 절감하는 방식(비용 우위)이 바로 그것들입니다.

평소 차가운 표정과 딱딱한 말투로 인해 '로보트', '군인' 등의 별명을 가진 저자가 심장이 '쿵'하고 떨어지는 느낌을 받은 화가가 두 명 있습니다. 디에고 벨라스케스(Diego Velázquez)와 렘브란트(Rembrandt)가 바로 그 주인공들입니다.

벨라스케스가 자신의 노예인 후안 데 파레하를 그린 초상화는 1970년 경매에서 554만 4,000달러(한화 약 18억 원)에 팔렸습니다. 당시 원달러 환율은 317원이었습니다. 같은 시기에 서울 강남의 3.3제곱미터(1평)의 가격은 2만원이었습니다. 벨라스케스의 그림 한 점을 팔면 서울 강남 땅 9만평을 살 수 있었습니다.

2009년 12월 8일 런던 크리스티 경매소는 40여 년간 일반에 공개되지 않았던 "양손을 엉덩이에 댄 한 남자의 반신 초상화"가 렘브란트 작품 경매 사상 최고가인 2천20만 파운드(한화 약 382억 원)에 낙찰됐다며 이는 경매에 나온 옛 거장의 걸작 중 네 번째로 높은 가격이라고 공시했습니다.

치과 영역에서도 자연치와 분간이 어려울 정도로 훌륭한 전치부 레진 수복은 높은 가치를 인정받습니다. 다시 말해 높은 진료비를 설정하더라도 자연치의 소중함을 인지하고 있는 환자들은 기꺼이 그 비용을 감당합니다. 이것이 바로 '차별화 우위'입니다.

이연복, 최현석 등 유명 요리사들이 입을 모아 말하는 명제가 있습니다. “좋은 재료를 가지고 나쁜 음식을 만들 수는 있어도 나쁜 재료를 가지고 좋은 음식을 만드는 것은 불가능하다”는 것이 바로 그 명제입니다. 치과 역시 마찬가지입니다. 비용 우위(비용 절감)를 쟁취하기 위해 값싼 저질 재료를 사용하는 것은 자살 행위나 다름없습니다. 사실상의 치과 포기 선언입니다. 비용 우위는 효율적인 시스템과 디지털을 활용한 효율성 제고, 재료 절약, 규모의 경제(공동구매)를 통한 기자재 매입비용 감소 등을 통해 도모해야 합니다.

④ 역량과 자원

연구개발(R&D), 마케팅, 유통 등에 관하여 결정해야 합니다. 치과 병의원 레벨에서 연구개발은 책, 세미나, 심포지엄 등을 통한 지속적인 교육(continuing education)과 자기계발을 의미합니다. 이 과정에는 치의, 치위생사, 치기공사, 서비스 코디네이터 등 치과 내 모든 구성원들이 적극적으로 동참해야 합니다. 치과에서 유통은 곧 입지(place)와 직결되며 이는 마케팅의 범주(특히 4P)에 포함됩니다.

⑤ 실행

전략을 실제 행동으로 옮기는 것입니다. 사람(인적자원), 조직, 인센티브, 평가, 핵심성과지표(KPI) 등에 관하여 결정해야 합니다. 여기서 KPI(key performance Indicator)란 ‘기업이 목표를 달성하기 위해 핵심적으로 관리해야 하는 요소들에 대한 성과지표’, ‘핵심성과지표’를 의미합니다. 치과에서 활용할 수 있는 KPI로는 매출, 수익, 신환 수, 상담 성공률, 재내원율 등이 있습니다.

<한 줄 정리>

전략의 핵심은 '어디서 싸운다'와 '어떻게 이긴다'

4) 개원지역 분석에 유용한 도구 – 5가지 세력(5 Forces) 분석

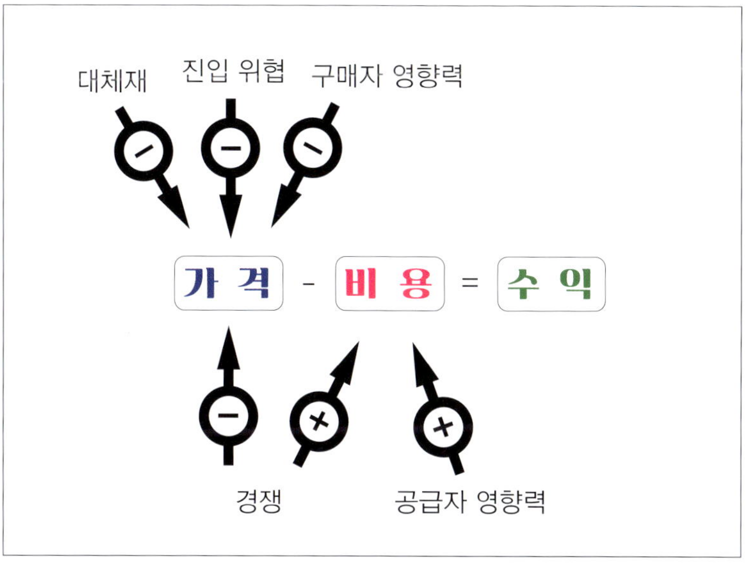

<5가지 세력이 수익성에 영향을 미치는 경로>

각각의 작용기전에는 약간의 차이를 보이지만 5가지 세력은 그 힘이 강할수록 해당 산업(시장)의 수익성은 악화됩니다. "가격(price) - 비용(cost) = 수익(profit)"은 마이클 포터의 이론뿐만 아니라 경영의 근간을 이루는 중요하고 핵심적인 공식(등식)입니다. 큰 수익을 거둘 수 있는 방법은 크게 두 가지입니다. 첫째, 큰 수익이 발생하는 산업을 찾아 투자하는 것입니다. 둘째, 가격 올리거나(차별화 우위) 비용 낮추는 것입니다(비용 우위). 의료업이라는 산업으로부터 벗어날 수 없는 치의 입장에서 수익을 늘릴 수 있는 방법 역시 마찬가지입니다.

꼬리에 꼬리를 무는 이야기

» 수익(이윤)에 관하여

수익이 기업 또는 병의원의 궁극적인 목적이나 목표가 될 수는 없습니다. 하지만 기업(병의원) 활동의 결과로 수익이 발생하지 않으면 미션(사명), 비전, 목적과 목표 등 기업 또는 병의원이 추구하는 가치를 달성하기 위한 활동을 영위할 수 없습니다.

의료기관의 운영과 수익 발생에 관심과 의지가 없는 의사라면 차라리 평생을 봉직의(대학병원 교수, 2차 종합병원 치과 과장, 로컬 페이닥터 등)로 사는 것이 본인과 가족들, 주변인들을 위해 행복한 길이라고 생각합니다. 하지만 평생 봉직의로 살 것을 결심하더라도 반드시 기억해야할 것 하나는 사립대 교수들뿐만 아니라 국립대 임상교수들 역시 실적과 매출로부터 완전히 자유롭지 못하다는 사실입니다.

〈5 Forces Model의 명쾌한 핵심 두 가지〉

첫째, 5가지 세력의 힘이 셀수록 해당 산업 또는 시장의 매력도(기대되는 성과)는 떨어진다.

둘째, 전략을 구상할 때는 5가지 세력(힘)들 중 가장 약간 부분(고리)을 공략해야 한다.

① 구매자의 교섭력 (Bargaining power of buyers/customers)

선택지가 풍부할수록 구매자의 교섭력은 증가합니다. 구매자의 영향력 평가 시 최종 소비자만큼이나 중간 유통채널 또는 홍보채널 역시 중요합니다. 특히나 해당 채널이 소비자의 구매 결정에 지대한 영향을 미친다면 더욱 더 그러합니다. 치과 영역에서는 네이버 플레이스(리뷰), 맘카페 등이 강력한 영향을 행사하는 채널입니다. 구매자 입장에서 치과 선택의 폭이 넓을수록 교섭력은 강해집니다. 즉, 도시의 규모가 클수록 구매자의 교섭력은 증가하고 치과 병의원들의 수익성은 감소합니다.

② 공급자의 교섭력 (Bargaining power of suppliers)

여기서 '공급자'란 노동력을 포함해 제품 및 서비스에 투입되는 모든 구매요소를 제공하는 사람들 또는 기업들을 의미합니다. 치과 영역에서는 수십 년 간 지속된 구인난으로 인해 노동력 공급자(직원)들의 교섭력이 그 어느 때보다 강해진 상태입니다. 그나마 치위생(학)과가 있는 대학이 있는 도시의 경우 그렇지 않은 도시보다 공급자의 교섭력이 약하다고 볼 수 있습니다. 지가(地價)가 높은 대도시로 갈수록 임대료(임차료)는 증가하기 때문에 공급자들 중 하나인 임대인의 교섭력은 증가합니다. 임플란트, 방사선기기, 유니트체어, 기타 치과용 기자재들 취급하는 공급자들과 치의들의 관계에서 치의들 무리의 수가 증가하면(공동구매, 네트워크치과 등) 공급자의 교섭력은 약화됩니다. 이와 반대로 공급자 교체 시 전환비용(switching cost)이 발생하는 경우 이는 공급자의 교섭력을 강화시키는 요인으로 작용합니다.

③ 대체재의 위협 (Threat of substitute products)

법규의 테두리 안에서 치의 또는 치과를 대체할 수 있는 것은 또 다른 치의 또는 치과뿐입니다. 하지만 법의 감시망을 피해 불법적인 장소에서 불법적인 의료행위를 자행하는 '머구리(잠수부를 일컫는 말로 어원은 같은 뜻의 일본어 단어 모구리(潜り)에서 유래됨-저자 주)'들이 여전히 존재한다는 것은 부인할 수 없는 슬픈 현실입니다.

④ 새로운 진입기업의 위협 (Threat of new entrants)

'진입장벽'의 존재는 새로운 기업의 진입을 막습니다. 치의들 사이에서 가장 원초적이고 유일한 진입장벽은 '치과의사면허'입니다. 수도권과 신도시는 언제나 새로운 진입기업의 위협이 도사리고 있는 곳입니다. 수도권의 경우 개원을 희망하는 치의들이 많고, 신도시의 경우 비어있는 새 건물과 부지가 많기 때문입니다. '국가 통계포털'의 "시·도별 의료종별 요양기관 현황(2021년 2/4분기)" 자료에 따르면 전국에 18,695개의 치과 병의원이 존재합니다. 이들 중 서울·경기·인천 지역(수도권)에 무려 10,363개(55%)의 치과 병의원이 있습니다. 수도권에 개원한 치과 원장들은 하루하루 사투(死鬪)를 벌이고 있습니다.

⑤ 산업 내 경쟁 정도 (Intensity of rivalry within the industry)

도시의 규모와 치과들 사이의 경쟁 정도는 비례합니다. 우리나라에서 치과 병의원들 사이의 경쟁이 가장 심한 곳은 서울, 그 중에서도 강남(한강 이남)입니다. 서울에서 멀어질수록 성공은 가까워집니다.

5) 경쟁우위와 가치사슬

1985년에 출간되어 본인은 물론이고 많은 사람들과 기업들의 운명(運命)을 바꾼 역작 ≪경쟁우위≫에서 마이클 포터는 '경쟁우위'를 '경쟁업체들에 비해 우월한 가치를 창출하는 것'이라고 정의했습니다. 경쟁우위를 가진 기업은 경쟁자들에 비해 더 높은 가격을 받거나 더 낮은 비용으로 운영할 수 있습니다. 드물지만 두 가지 모두 가능한 경우도 있습니다.

포터는 경쟁우위의 근간으로 가치사슬(Value Chain)을 제안했습니다. 가치사슬이란 기업 제품을 설계, 제조, 판매, 운송, 지원하기 위해 수행하는 활동 순서를 말합니다. 여기서 활동이란 제품개발, 공급 네트워크 관리, 판매조직 운영, 배송 등과 같은 개별적인 경제적 과정 또는 기능을 의미합니다. 각 활동은 일반적으로 인력, 고정자산, 기술, 정보, 자본 등의 혼합체입니다.

마이클 포터의 가치사슬(Value Chain)

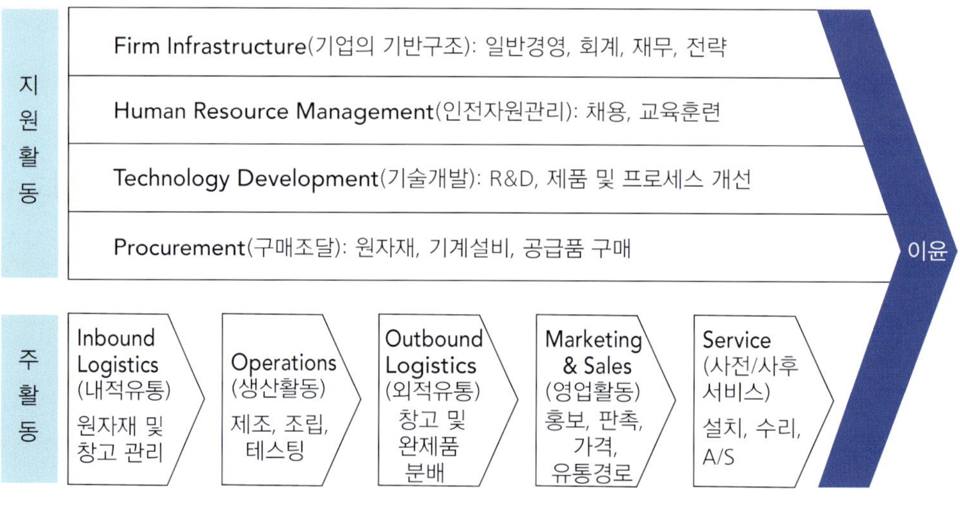

<가치사슬>

"가격 – 비용 = 수익(이윤)"이라는 공식(등식)을 다시금 상기해 봅시다. 위 그림에서 그림 전체의 면적을 '가격', 주활동과 보조활동을 합한 면적을 '비용'이라고 하면 가격에서 비용을 빼고 남는 우측 끝의 꼭지가 바로 이윤입니다.

전체 그림 = 가격
주활동 + 지원활동 = 비용
가격 - 비용 = 이윤 (우측 끝에 남는 꼭지)

마이클 포터의 가치사슬에 따르면 모든 기업에서 수행되는 활동은 주활동 또는 본원적 활동(primary activity)와 지원 활동(support activity)으로 나뉩니다. 가치사슬이란 고객에게 가치를 주는 기업의 활동(performance)과 이 활동을 가능하게 해주는 생산 과정(process)이 밀접하게 연결되어 고객의 니즈(needs)를 충족시키는 전체 과정입니다. 가치사슬을 통해 기업이 결과적으로 수익을 획득하는 모든 활동이 어떻게 연결되어 있는지 확인 가능합니다. 가치사슬의 모든 단계는 그 자체로 차별화의 기회입니다.

〈핵심 정리〉

마이클 포터가 이야기하는 '훌륭한 전략'의 조건

- 독특한 가치 제안
- 맞춤형 가치 사슬
- 트레이드오프

꼬리에 꼬리를 무는 이야기

» 치과 보철 과정의 가치 사슬

상악 우측 견치에서부터 좌측 견치에 이르는 전치부 크라운 케이스의 가치 사슬은 다음과 같습니다.

① 내적유통 → 기구 및 재료의 준비

치아삭제 및 인상채득에 필요한 버, 인상재, 구강스캐너 등을 구비합니다. 이때 양질의 진료를 제공하는데 도움이 되면서 환자의 불편감을 줄일 수 있는 재료 또는 방식은 차별화 포인트가 될 수 있습니다.

② 생산활동 → 진료(치아 삭제, 인상채득 등)

치의, 치위생사 등 의료진에 의해 직접적인 의료 서비스가 제공되는 과정입니다. 술자의 실력, 기술(소프트웨어)과 미리 구비된 기자재(하드웨어)의 조화가 중요합니다.

③ 외적유통 → 보철물 시적 및 접착

기공소에 제작 의뢰했던 보철물을 수령하여 시적(try in) 및 접착합니다. 보철물의 심미성은 특히 전치부에서 굉장히 강력한 차별화 요소입니다. 고비용을 감내하더라도 국내 유명 기공사와 협업 시 우수한 결과를 얻을 수 있습니다. “비싸다고 꼭 좋은 건 아니지만 싸면서 좋은 것은 없다”는 격언은 치과 보철물에도 적용됩니다.

④ 영업활동 → 온·오프라인을 통한 광고 및 홍보

보철물 장착 후 촬영한 임상사진을 온·오프라인 매체를 통해 광고 및 홍보합니다. 임상사진의 질(quality), 적극적인 광고 및 홍보 활동은 차별화 요소로 작동 가능합니다.

⑤ 사전/사후 서비스

04 청개구리 심리학

추천곡 **당신과는 천천히** - 장범준

영감을 주는 한마디

"인간은 합리적인 존재가 아니라 합리화하는 존재다."

- 레온 페스팅거(Leon Festinger)

*** brain storming with hashtags**

#청개구리 #저항심리 #reactance #심리적반발 #pychologicalreactance #브렘 #Bremh #넛지 #nudge #쿡찌르기 #자유주의적개입주의 #자연스런유도 #심리적동기요인 #psychologicalmotivationfactor #손실회피성향 #lossaversion #대니얼카너먼 #DanielKahneman #아모스트버스키 #AmosTversky #전망이론 #prospecttheory #노벨경제학상 #nobelprize

---

청개구리 심리(reactance)

백화점 명품관에서 어렵지 않게 볼 수 있는 장면 하나. “고객님, 가방을 고르는 안목이 탁월하네요. 해당 제품은 프랑스에 위치한 브랜드의 전용목장에서 길러진 송아지 가죽으로 제작되어 최고의 품질을 자랑합니다. 하지만 비싸기 때문에 웬만한 사람들은 구입할 엄두를 못 낸다는 게 유일한 단점이네요.”라고 직원이 말하는 경우 ‘비싸다고? 내가 돈이 없어 보이나? 나를 뭘 로 보고!’하는 반발심이 발동하여 카드사의 무이자 할부 기간을 최대한 활용해서라도 구입하는 사례가 실제로 존재합니다. 고가의 제품을 취급하는 백화점 또는 명품관에서 점원이 “이건 좀 비싸서…….”라는 흘리는 듯한 대사로 은근슬쩍 고객의 자존심을 건드려 약을 올리면 사람들은 오기가 발동하여 보란 듯이 물건을 구매합니다. 은연중에 소비자들의 청개구리 심리를 자극하는 판매 기법입니다.

멍석 깔면 하던 짓도 안 한다.

위 속담은 특정 행위를 더 잘 할 수 있는 환경을 조성해주면 막상 하기 싫어지는 사람들의 심리를 표현하는 말입니다. 평소 학교생활을 하면서 쉬는 시간에 자연스레 노래를 흥얼거리던 학생이 막상 소풍 장기자랑에서 호명되면 쭈뼛거리며 노래를 이어가지 못하는 경우가 이에 해당합니다. 또 다른 예로 컴퓨터 게임 및 PC방 중독 증상을 가진 남편의 문제 해결, 가정의 평화 수호, 이혼 방지를 위해 집 안에 방 하나를 통째로 최고 사양의 컴퓨터와 전자기기들로 꾸민 이후 남편이 게임을 끊는 사례를 들 수 있습니다. 하지 말라면 하고 싶은 청개구리 심리와 같은 맥락인 것입니다.

저명한 사회학자 잭 브렘(Jack Brehm)은 청개구리 심리에 대해 이성적 분석을 내놓습니다. 그는 ≪심리적 반발 이론(A theory of psychological reactance)≫[1]이라는 저서를 통해 “어떤 대상에 대한 자유로운 선택이 제한을 받으면 그 자유를 유지하려는 욕구가 강해지면서, 이전보다 그 대상을 더 가치 있게 여기거나 더 강렬하게 원하게 된다”고 설명합니다. 미국에서 금주법[2](the prohibition law)이 제정 및 발효 이후 오히려 술 소비량이 증가했던 아이러니한 상황이 심리적 반발의 전형적인 예라고 볼 수 있습니다. COVID-19의 확산 방지를 위해 행정부에서 실시한 주점(酒店) 영업시간 제한조치에 반발하여 사람들이 강변, 해수욕장, 숙박업소 등에서 음주를 이어가는 행위 역시 그 연장선상에서 이해할 수 있습니다.

1) Brehm, J. W. (1966). A theory of psychological reactance. Academic Press.

2) 1919년 1월에 비준된 미국헌법 수정(修正) 제18조와 그 해 10월에 연방의회를 통과한 시행세칙에 관한 전국 금주법.

저는 지금 아픈 어금니만 치료하고 싶은데요?

치과를 내원하는 환자들의 주소(chief complaint)는 제 각각입니다. 환자들은 치과에 첫 발을 내딛은 후 통상 초진설문지 또는 구두(口頭)를 통해 본인이 희망하는 치료의 범위("현재 불편 부위만 치료 받고 싶어요.", "정밀한 검진 후 문제 부위를 모두 치료 받고 싶어요." 등)를 치의 또는 직원들에게 전달합니다. 환자가 현재 불편한 부위만을 치료 받고 싶다고 밝혔음에도 불구하여 치의가 임의로 입안 전체를 꼼꼼하게 살핀 후 치료부위를 소상히 나열하는 경우 환자는 고마움은커녕 앞서 언급했던 심리적 반발을 느끼게 될 가능성이 농후합니다. 입 안에 치아우식증, 치주질환 등 다른 문제들을 가진 치아들이 산재해 있더라도 초반부에는 환자가 앞서 희망했던 진료의 범위에 국한하여 치료를 진행하는 인내와 신중함이 필요합니다. 마음의 준비가 되지 않은 환자에게 치료를 강권(强勸)하면 그는 치과 밖으로 나가 영영 돌아오지 않을지도 모릅니다. 다음의 대화에서 그러한 사실을 뼈저리게 실감할 수 있습니다.

"병국이형, 통화 가능해?"

"응. 잠시 환자가 없는 타이밍에 전화했네. 무슨 일이야?"

"나 형이 추천한 치과 도저히 못 다니겠어. 앞으로 안 갈 거야!"

"무슨 불쾌한 경험이라도 있었어?"

"형 추천받고 3개월 전에 스케일링이랑 충치치료 받으려고 그 치과에 처음 갔어. 데스크에서 내 진료 담당 의사로 대표원장이 아니라 페이닥터를 설정하더라. 그건 아무래도 좋아. 치위생사가 스케일링 후 페이닥터가 검진하더니 충치가 3개 있다고 해서 3개 모두 군말 없이 레진으로 치료 받았어. 거기까진 오케이. 레진 치료 완료 후 미백과 보톡스를 권하더라. 내가 흡연자라서 미백은 한 번 받아야겠다고 생각하고 있었어. 그래서 미백은 받았지. 보톡스 역시 내가 턱근육이 발달한터라 흔쾌히 수락했어. 그런데 오늘 3개월 만에 정기검진을 갔는데 그 페이닥터가 보톡스를 또 권하는 거야. 내가 정중히 거절했는데 자꾸 앵무새처럼 같은 이야기를 반복하면서 보톡스를 강요하길래 인상 구기며 거절하고 나왔어. 나 그 치과 다시는 안 갈래!"

"아... 그런 일이 있었구나. 네 의견 존중할게. 내가 특정치과를 가라고 강요할 수는 없으니까."

상기 내용은 서울 사는 사촌동생과 수개월 전에 나눈 대화입니다.

인터넷, 소셜미디어의 엄청난 성장과 대중화에 힘입어 일반인들의 dental IQ는 과거의 그것과 비견할 수 없을 정도로 높아졌습니다. 이와 더불어 치의를 포함한 의사 수의 가파른 증가[3]는 의료서비스 분야에서 공급자의 입지를 좁히는 동시에 의료소비자들의 주권의식을 고취시키는 결과를 낳았습니다. 이러한 배경 하에 치과에서 의료진이 특정치료를 지나치게 강요하는 행위는 환자 및 보호자로 하여금 강력한 반발을 하는 심리적 동기 요인(psychological motivation factor)로 작용할 수 있습니다.

당신과는 천천히

치료를 요하는 범위가 환자가 요청한 범위와 정확히 일치하는 경우 치의가 유의해야할 점은 많지 않습니다. 그러나 치료를 요하는 범위가 환자가 요청한 범위를 넘어서는 경우 청개구리 심리, 즉 심리적 반발을 최소화하는 접근은 어떤 방식으로 이루어져야 할까요?

첫째, 추가 치료의 설명과 권유는 맥락(context)에 맞춰 부드럽게 진행되어야 합니다. 자동차 급발진을 연상시키는 강력한 권유는 환자 및 보호자의 강력한 반발을 야기합니다. 소설, 영화, 드라마에서 매끄러운 서사, 자연스런 기승전결(起承轉結)이 중요하듯이 첫 내원 시 환자가 직접 밝혔던 마음의 틀을 벗어나는 추가적인 진단 및 치료계획을 설명하는 과정은 노자(老子, Laozi)가 주창했던 상선약수(上善若水)처럼 물 흐르듯 되어야 합니다.

"왼쪽 아래 사랑니만 빼고 싶으시다고요? 잘 알겠습니다. 입안을 살펴보기 전에 우리 함께 앞에 있는 파노라마를 볼까요? 왼쪽 아래 사랑니가 가로로 누워있는 상태에서 사랑니와 바로 앞에 있는 어금니의 사이가 제대로 청소가 되지 않은 탓에 사랑니 앞 큰 어금니 뒷면에 큰 충치가 생겼네요. 파노라마 상에서 저렇게 명확하게 보이는 정도라면 신경치료 후 크라운으로 씌워주는 과정이 필요합니다. 입 안을 살펴본 후 추가 설명 드리겠습니다."

"화장실 거울을 통해서 발견을 오른쪽 아래 큰 어금니 충치의 치료를 위해 내원하셨죠? 직접 작성하신 초진 설문지를 봤어요. 그런 다음 입안을 확인하니 말씀하신대로 실제로 오른쪽 아래 큰어금니 씹는 면에 충치가 있네요. 충치를 확인하는 과정에서 아랫니 안쪽에 치석과 치태가 많이 쌓여 있는걸 발견했어요. 잇몸 건강을 위해서 스케일링까지 받고 가시겠어요?"

특정치료만을 원한다는 환자의 견해를 무시하고 전체 검진 및 전체 치료계획을 제시하는 행위

3) 대한민국의 "치과의사 수 증가율"은 OECD 국가들 중 1위

는 환자의 심리적 반발을 사기 쉽습니다. 이와는 달리 환자가 불편감을 호소하는 해부학적 위치를 임상 및 방사선 검사하는 과정 중 추가적으로 치료를 원하는 부분을 발견했다고 하는 경우 환자와 보호자의 반발을 줄일 수 있습니다.

둘째, 의료 소비자들에게 결정권을 주어야 합니다.

> 사람들은 자신에게 통제권이 있다고 느끼고 싶어 한다. 다시 말해 운전석에 앉고 싶어 한다. 우리가 사람들에게 뭔가를 시키려고 하면 그들은 힘을 뺏긴 기분을 느낀다. 스스로 선택을 내렸다기보다 우리가 그들의 선택을 대신 내려주었다고 느낀다. 그래서 원래는 기꺼이 하려고 했던 일 조차 싫다고 하거나 다른 짓을 한다.
>
> – 조나 버거(Jonah Berger)[4], 펜실베이니아 대학 마케팅학 교수

사람들은 자기가 선택하고 결정한 것에 주인이 됩니다. 전공을 선택하는 과정에서 부모, 선생님, 친구들이 아닌 학생 본인이 주도적인 역할을 한 경우 전공만족도, 대학생활적응 등의 측면에서 그렇지 않은 경우에 비해 통계학적으로 유의미하게 높은 결과값을 보인다는 것은 이미 교육학 논문들[5]에서 사회과학실험을 통해 입증된 사실입니다. 의료 소비자들 역시 마찬가지의 태도를 보입니다. 본인들이 주도적으로 결정한 사안에 대해서는 책임감을 느끼고 그 약속을 지키기 위해 노력합니다. 치료의 진행, 진료비 지불 등에 관해서도 이러한 공식은 동일하게 적용됩니다.

4) 펜실베이니아 대학 와튼스쿨 마케팅학 교수입니다. 2011년 와튼스쿨 'MBA 교직 헌신 및 교육과정 혁신상'을 수상했으며 같은 해에 개최된 교수 경합(경연) "아이언 프로프 컴퍼티션(Iron Prof Competition)"에서 우승했습니다. 2012년에는 미국 소비자연구협회와 소비자심리학회에서 각각 젊은연구자상(신인학술상)을 수상했습니다. <뉴욕타임스>, <월스트리트저널>, <워싱턴포스트>, <사이언스>, <하버드 비즈니스 리뷰>, <와이어드>, <비즈니스위크> 같은 주요 신문 및 잡지에 소비자 심리와 관련된 글을 기고하고 있으며, <뉴욕타임스 매거진>의 "아이디어의 해(Year in ideas)"에도 선정되었습니다. 마이크로소프트, 구글, 페이스북, 글락소스미스클라인 등 세계적 기업들을 위한 강연과 자문활동을 이어가고 있으며, 현재 사회학과 심리학을 바탕으로 한 트렌드 분석과 마케팅 전략 연구에 매진하고 있습니다.

5) Park, A.-S. and Kim, H.-K. The Effect of Motivation for Major Choice and Satisfaction in Major on the Adaption of university Life among university students, Journal of the Korea Academia-Industrial cooperation Society. The Korea Academia-Industrial Cooperation Society, 2016.
Y. J. SONG. The Effect of Major Selection Motivation, Major Satisfaction, and Professor-Student Interaction of University Students on Their School Life Adjustment. doctoral dissertation, Dong-A University, Busan, 2013.

셋째, 손실회피성향(loss aversion)을 활용해야 합니다. "이번 치료 기회를 놓치면 추후 더 큰 비용 혹은 상실을 경험하게 될 것이다!"라는 경고를 통해 환자와 보호자를 치료의 길로 인도해야 합니다. 손실회피성향이란 사람들이 새로 얻는 이익보다 기존에 소유하고 있던 것을 상실하는 것에 더 민감하게 반응하는 성향을 지칭합니다. 대니얼 카너먼(Daniel Kahneman)[6]과 아모스 트버스키(Amos Tversky)[7]는 전망이론(prospect theory)[8]을 통하여 이러한 사실을 밝혀냈습니다. 이들의 연구에 따르면 사람들은 얻는 것보다 잃어버리는 것에 대해 2.5배가량 더 민감하게 반응한다고 합니다.

여기 사람들의 손실회피성향을 직접 확인할 수 있는 흥미로운 실험이 있습니다. 첫 번째 조건은 다음과 같습니다. 먼저 길거리에서 사람들에게 1만원을 나눠줍니다. 그런 다음 주사위를 던져 짝수가 나오면 2만원을 더 주고, 홀수가 나오면 1만원을 돌려받겠다고 안내합니다. 피실험자가 이긴다면 총 3만원을 받게 됩니다. 대다수의 사람들은 주사위를 던지는 것을 포기했습니다. 이미 갖고 있던 1만원을 잃게 되는 상황이 두려웠던 것입니다. 두 번째 조건 아래에서는 사람들에게 먼저 3만원을 줬습니다. 그런 후 피실험자들로부터 2만원을 되돌려 받았습니다. 주사위를 던져 짝수가 나오면 이 2만원을 다시 주겠다고 이야기했습니다. 사람들은 어떤 선택을 했을까요? 대부분의 사람들은 주사위를 던지는 게임에 응했습니다. 처음 받았던 3만원을 복구하고 싶기 때문입니다.

치수까지 침범하지 않은 크지 않은 교합면 우식의 경우 대부분 레진으로 치료 가능합니다. 하지만 적정 치료시기를 놓쳐 우식의 범위가 확장될 경우 레진보다 고가인 동시에 더 많은 치질의 삭제 또는 상실을 요하는 인레이, (때때로 근관치료를 수반하는)크라운, 발치 및 임플란트 등으로 치료계획이 변경될 수 있습니다. 이러한 사실을 환자 및 보호자에게 충분히 설명하면 인간의 심리적 기저에 존재하는

6) 심리학자 최초로 노벨경제학상을 수상한 그는 고전경제학의 관점을 완전히 뒤엎은 '행동경제학'의 창시자이자 아버지입니다. 경제학과 심리학의 경계를 허물고 인간을 사회활동의 주체로 새롭게 정의한 참신한 시각을 가진 학자입니다. 불확실한 상황에서 행하는 인간의 판단과 선택을 설명한 전망이론(prospect theory)를 발표한 공로를 인정받아 2002년 노벨경제학상을 수상했습니다. 아모스 트버스키와 함께 전망이론을 발표한 때가 1979년이기에 사람들은 이 해를 '행동경제학의 원년'이라고 칭하기도 합니다. 2005년에는 이스라엘 국민들이 생각하는 '역사상 가장 위대한 이스라엘인'으로 선정되었습니다. 2011년 <블룸버그>가 선정한 '세계 금융 분야에서 가장 영향력 있는 50인' 중 한 명입니다.

7) 1937년 3월 16일 출생하여 1996년 6월 2일 타계한 인지·수학적 심리학자입니다. 사망일을 언급한 이유는 그가 세상을 떠난 지 6년 후(2002년), 대니얼 카너먼이 아모스 트버스키와 함께 연구·발표한 전망이론을 통해 경제학에 이바지한 공로를 인정받아 노벨 경제학상을 받았기 때문입니다. 현존 인물로 수상자를 국한하는 노벨상의 선정 기준을 고려했을 때 그가 6년 또는 그 이상 삶을 이어갔다면 트버스키 역시 노벨경제학상을 수상했을 것이라는 견해가 지배적입니다. 실제로 2011년 출간된 대니얼 카너먼의 저서 ≪생각에 관한 생각≫의 첫 페이지는 "아모스 트버스키를 기리며"라는 문구로 시작됩니다.

8) 사람들이 이득보다 손해에 더 민감하고, 이득과 손해는 참조점을 기준으로 평가되며, 이득과 손해 모두 효용이 체감적인 관계를 갖는 것으로 가정하는 이론으로 1979년 발표되었습니다.

손실회피성향이 작동하여 치료에 동의하게 될 것입니다.

넷째, 2회 이상의 내원을 통해 의사-환자 관계를 공고히 해야 합니다. 백화점 업계의 부동의 1,2위는 신세계와 롯데입니다. 상대적으로 낮은 인지도로 인해 고심하던 현대백화점 마케팅팀은 "1회 구매 고객에 비해 2회 이상 구매한 고객이 충성고객으로 전환될 가능성이 현저히 높다."는 소비자 심리학자들의 연구결과를 적극적으로 활용한 결과 매출과 충성고객 수를 둘 다 늘릴 수 있었습니다. 현대백화점에서 최초로 구매행위를 한 고객들을 상대로 쿠폰, 프로모션 등의 차별화된 서비스를 제공한 결과 매출과 충성고객이라는 두 마리 토끼를 모두 잡았습니다. 굳이 소비자 심리학과 현대백화점을 거론하지 않더라도 자주 보면 정이 들고 호감이 상승하는 것은 인지상정입니다. 자주 마주하다보면 못난이도 평균 외모는 되어 보이고 평범한 이도 수려해 보인다는 어른들의 말씀은 참말일 가능성이 높습니다. 자꾸 보면 곰보도 보조개로 보이는 법입니다. 이하는 저와 제 치과대학 동기가 졸업반인 본과 4학년 시절 술잔을 기울이며 나눴던 대화입니다.

"병국이형, 나 고민이 있어. 나 아무래도 미쳤나봐."

"왜? 무슨 일이야?"

"나 최근 어느 날부터 갑자기 우리 동기 여학생 J가 예뻐 보여. 입학 후 만 5년4개월만에 S가 예뻐 보여. 형, 나 미친 거 맞지?"

"너 원래 글래머 좋아했잖아. 왜이래? 갑자기. 그나저나 입학한 후 너랑 J, 다섯 마디도 대화하지 않았지? 서로 멀리했잖아."

"몰라. 자꾸 보다보니까 정이 들었나봐. 예전에는 너무 말랐다고 생각했는데 요즘엔 날씬해서 예뻐 보여. 예전에는 쌍꺼풀 수술한 부분이 신경 쓰였는데 요즘엔 엄마 뱃속에서부터 갖고 태어난 것 마냥 자연스러워 보여."

"음... 성급하게 고백하지 말고 일단 경과관찰 해보자. 나도 이렇게 놀라운데 이 사실을 알게 된다면, 네 고백을 받게 된다면 J는 그 자리에서 주저앉을지도 모르겠다. 일단 소맥 한 잔 말아 줄 테니 원 샷 해. 정신이 좀 들지도 모르니까."

2019년 건강보험심사평가원에서 발표한 '외래 다빈도 상병 통계'에 따르면 '치은염 및 치주질환' 환자수가 줄곧 1위를 차지하던 '급성 기관지염(감기)'을 밀어내고 1위를 차지했습니다. '치은염 및 치주질환'의 치료를 위한 치주소파술 또는 치근면활택술의 경우 수 회 내원이 필연적입니다. 이 점을 적극 활용해서 여러 차례의 내원을 기회로 삼아 의사-환자 관계를 공고히 해야 합니다.

<핵심 정리>

청개구리 심리를 최소화하는 접근방법

첫째, 추가 치료의 설명과 권유는 맥락(context)에 맞춰 부드럽게 진행
둘째, 의료 소비자들에게 결정권을 부여
셋째, 손실회피성향(loss aversion)을 활용
넷째, 2회 이상의 내원을 통해 의사-환자 관계를 공고히 함

05 행동경제학을 활용한 치과 경영 1 - 이론

추천곡 Jiggle Jiggle - Duke & Jones, Louis Theroux

영감을 주는 한마디

"무지(無知)는 지식보다 더 큰 확신을 준다."

- 찰스 다윈(Charles Darwin)

*** brain storming with hashtags**

#행동경제학 #BehavioralEconomics #선택 #choice #판단 #judgement #대니얼카너먼 #DanielKahneman #리차드탈러 #RichardThaler #노벨경제학상 #생각에관한생각 #ThingkingFast&Slow #캐스선스타인 #CassSunstein #넛지 #Nudge #노이즈 #Noise #Misbehave #호모이코노미쿠스 #HomoEconomicus #이콘 #econ #휴먼 #human #비현실적낙관주의 #더닝크루거효과 #DunningKruger Effect #인지편향 #CognitiveBias #워비곤호수효과 #LakeWobegonEffect#자신의능력을평균보다과대평가하는사람들의심리성향 #개리슨케일러 #GarrisonKeillor #과신효과 #OverconfidenceEffect #사후판단편향 #HindsightBias #휴리스틱 #heuristic #닻내림 #anchoring #가용성 #availability #대표성 휴리스틱 #representativeness #감정 #affective #감정꼬리표 #AffectiveTag #정서적꼬리표달기 #EmotionalTagging #이중처리이론 #DualProcessTheory #자동시스템#AutomaticSystem #시스템 1 #숙고시스템 #ReflectiveSystem #시스템 2 #슬램덩크 #SlamDunk #채치수 #고릴라 #물리 #치과의사 #행동경제학 #당위성

---

1) 행동경제학이란?

① 행동경제학의 의의(意義)

행동경제학(behavioral economics)란 인간의 실제 행동을 심리학, 사회학, 생리학적 견지에서 바라보고 그 행동으로 인한 결과를 규명하려는 경제학의 한 분야를 지칭합니다. 즉, 행동경제학은 선택(choice)과 판단(judgement)에 관한 학문입니다. 인간이 어떤 이유로 경제적 선택(판단)을 하는지와 그로 인해 어떤 결과가 나타나는지를 살펴보는 학문입니다. 심리학에 뿌리를 둔 경제학으로 이해해도 무방합니다.

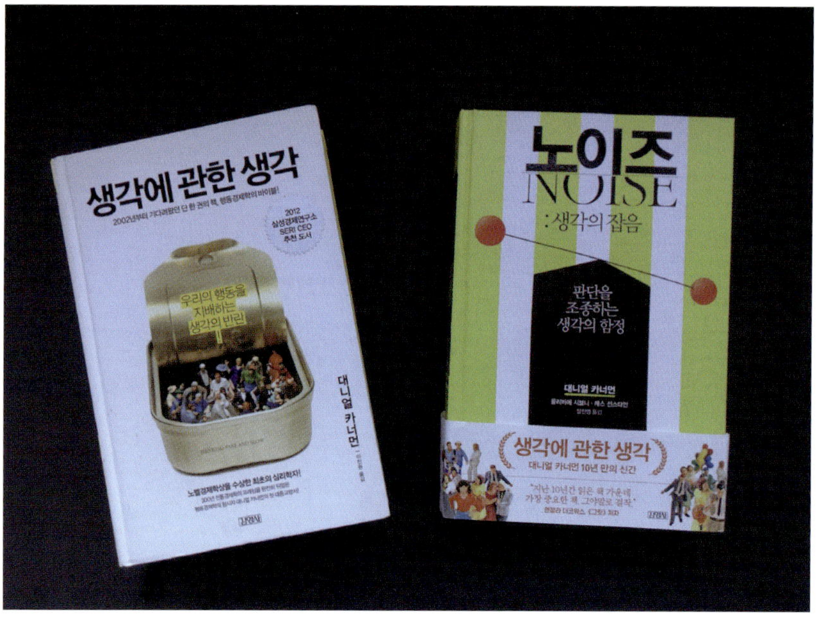

<대니얼 카너먼의 대표작>
사진: 김병국

② 두 개의 탑(The Lord of Behavioral Economics: The Two Towers)

행동경제학을 대표하는 두 학자는 대니얼 카너먼(Daniel Kahneman)과 리차드 탈러(Richard Thaler)입니다. 이들은 학문적 업적과 영향력을 인정받아 2002년과 2017년에 각각 노벨경제학상을 수상했습니다 대니얼 카너먼의 대표 저서는 ≪생각에 관한 생각(Thingking Fast and Slow)≫이며 리차드 탈러의 대표 저서는 캐스 선스타인(Cass Sunstein)과 공저한 ≪넛지(Nudge)≫입니다. 이 두 사람은 함께 다수의 연구를 진행한 막역한 사이입니다. 이들은 노벨경제학상 수상 후에도 각각 ≪노이즈(Noise)≫와 ≪행동경제학(Misbehave)≫를 출간하며 활화산 같은 활동을 이어어가고 있습니다. 페라리와 람보르기니, 둘 다 훌륭한 자동차 브랜드지만 그 디테일(detail)에서 차이를 보이듯이 두 학자는 행동경제학이라는 거대한 코끼리를 설명하는 과정과 방식에서 차이를 보입니다. 하지만 제한적으로 합리적인 인간의 모습, 편향(bias), 선택 등에 관한 굵직굵직한 견해들과 관련해서는 유사한 견해를 드러내고 있습니다.

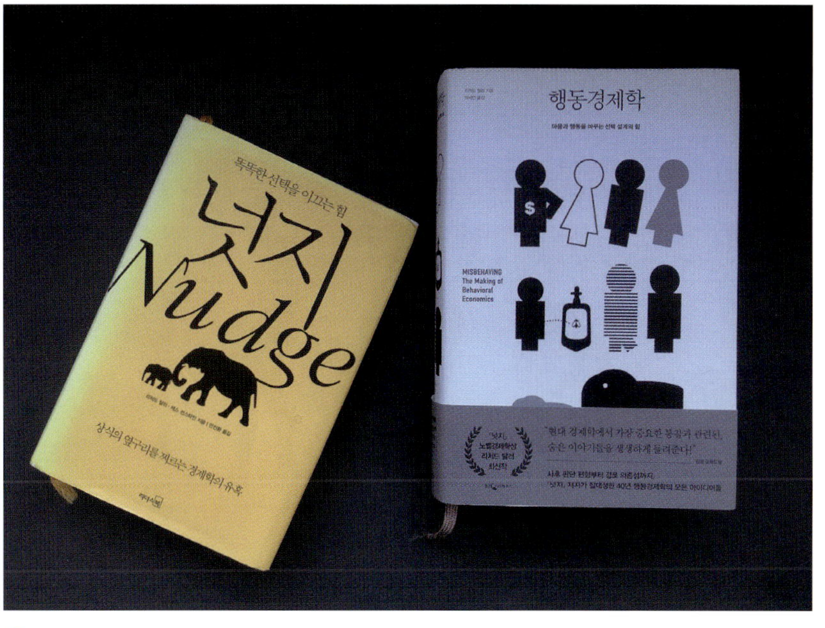

<리차드 탈러의 대표작>
사진: 김병국

2) 제한적으로 합리적인 인간

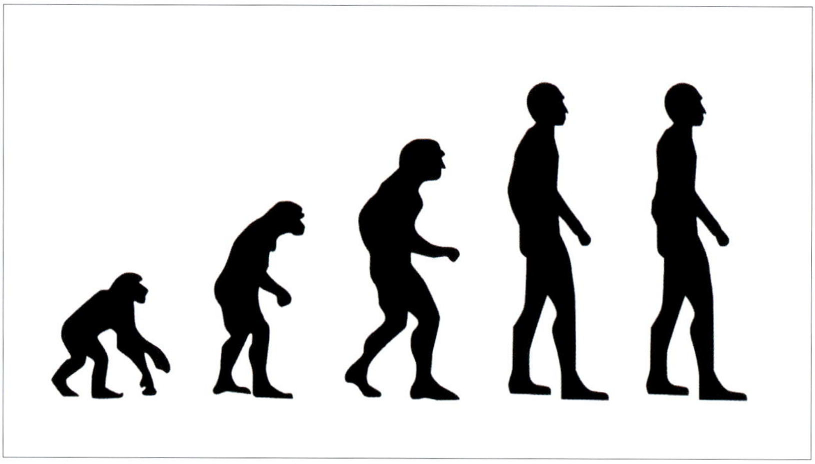

<생각하는 인간(homo sapiens)>

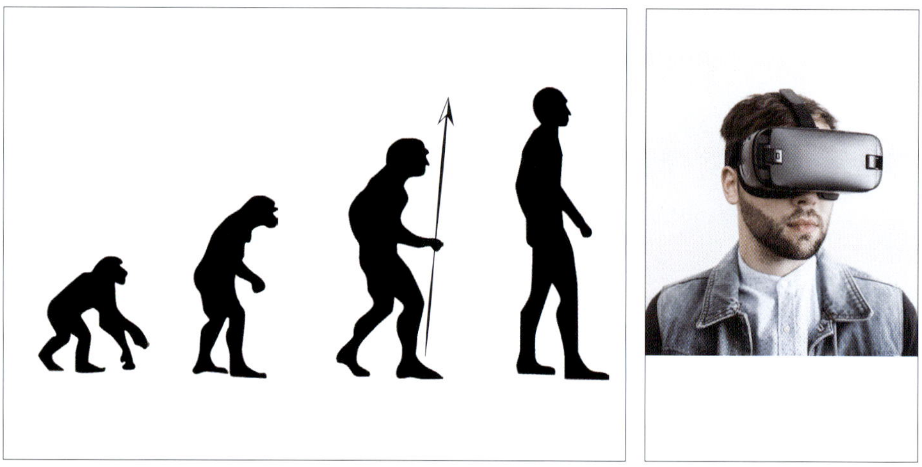

<직립 인간(homo erectus), 도구적 인간(homo faber), 유희적 인간(homo ludens)>

① 이콘(econ)과 휴먼(human)

호모 사피엔스(homo sapiens)라는 표현은 '생각하는 인간' 또는 '지혜가 있는 사람'이라는 뜻으로 생물학이나 고인류학에서 사람속(Homo Genus) 가운데 현생인류와 같은 종(種)으로 분류되는 생물을 가리키는 학명(學名)입니다. 철학에서는 이성적인 사고 능력을 인간의 본질로 파악하는 인간관을 나타내는 표현으로 쓰입니다. 학자들은 이와 유사한 방식으로 인간의 특성을 기술했습니다. 직립 인간(homo erectus), 도구적 인간(homo faber), 유희적 인간(homo ludens) 등이 그러한 표현들입니다.

호모 이코노미쿠스(homo economicus)는 기존(전통) 경제학에서 가정하는 인간입니다. 호모 이코노미쿠스는 아인슈타인의 사고력(완벽한 합리성), 슈퍼컴퓨터의 기억력(모든 정보를 온전히 뇌에 저장), 간디의 인내력(감정에 이끌려 소비하지 않음) 등을 갖춘 경제활동에 있어서 완벽한 인간상입니다. 결론부터 이야기하자면 현실 속에서 이런 인간은 단 한 명도 존재하지 않습니다.

행동경제학은 기존 경제학에서 고려하지 못했던 인간의 비합리성과 감성을 고려했다는 점에서 인간행동에 대한 이해의 폭을 넓혔습니다. 리차드 탈러는 본인의 저서 ≪넛지≫를 통해 기존경제학과 행동경제학에서 각각 가정하는 인간을 '이콘(econ: 호모 이코노미쿠스의 줄임말-저자 주)'과 '휴먼(human)'이라는 용어를 사용하여 이해하기 쉬우면서 맛깔나게 설명합니다.

인간에 대한 가정

기존 경제학	**행동경제학**
합리적인	**"제한적"으로 합리적인**
이성적인	**감성적인**
일관적 선호	**상황적 선호**
효용 극대화 추구	**효용 만족화 추구**
예측 가능한 존재	**예측하기 어려운 존재**
축구공 같은 존재	**럭비공 같은 존재**

<인간에 대한 가정>

② 비현실적 낙관주의

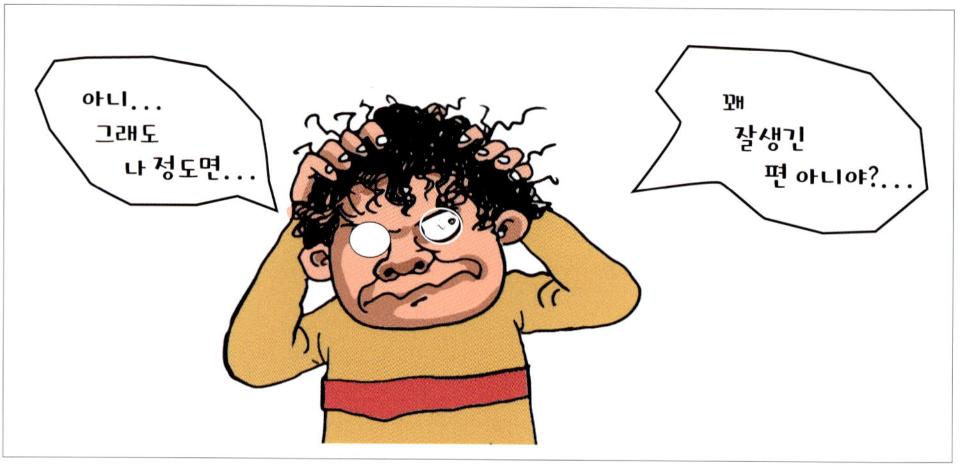

<대부분 남자들의 생각: 비현실적 낙관주의의 전형적인 예>

> 나보다 느리게 운전하는 사람은 전부 멍청이고
> 나보다 빠르게 운전하는 사람은 전부 미친놈이다.
>
> – 운전 관련 격언 –

운전과 관련된 격언이 웃음을 자아냅니다. 실제로 운전자들의 인식을 조사한 연구 결과 국내외를 막론하고 '모든 운전자들의 90%가 자신의 운전 실력이 평균 이상이라고 생각한다'는 결과를 보였습니다. 참으로 놀라운 일이 아닐 수 없습니다. 현실 속에서 도로의 무법자, 악당(villain)들이 이렇게도 많은데……(특히 부산).

미국에서 실시된 사회과학적 연구에 따르면 큰 대학 교수들의 94%가 자신이 평균적인 교수들보다 낫다고 믿는다고 합니다. 교수들이 이러한데 학생들은 어떠할까요? MBA 학생들 중 자신의 성적이 하위 50%일거라 생각하는 학생은 5%미만인 반면 상위 20%일거라고 생각하는 학생은 절반 이상이었습니다.

'더닝-크루거 효과(Dunning-Kruger Effect)'는 사람들이 통상적으로 갖고 있는 비현실적 낙관주의의 민낯을 보다 극명하게 보여줍니다. 더닝-크루거 효과란 잘못된 결론에 도달하더라도 능력이 없기 때문에 실수를 알아차리지 못하는 현상을 지칭합니다. 코넬대 대학원생 데이비드 더닝(David Dunning)과 그의 지도교수인 저스틴 크루거(Justin Kruger)는 학부생들을 대상으로 인지편향(cognitive bias)에 관한 실험을 시행했습니다. 학부생 45인에게 논리적 사고에 관한 문제 스무 개를 풀게 한 다음 자신의 예상 성적과 순위를 제출하도록 주문했습니다. 그 결과 실제 성적이 높은 학생은 스스로의 순위를 높게, 실제 성적이 낮은 학생은 스스로의 순위를 낮게 예상했습니다. 이 결과를 기반으로 더닝과 크루거는 "능력이 없는 사람의 착오는 자신에 대한 오해에서 기인하고 능력이 있는 사람의 착오는 다른 사람이 더 잘 할 것이라는 오해에서 기인하다"는 결론을 내렸습니다.

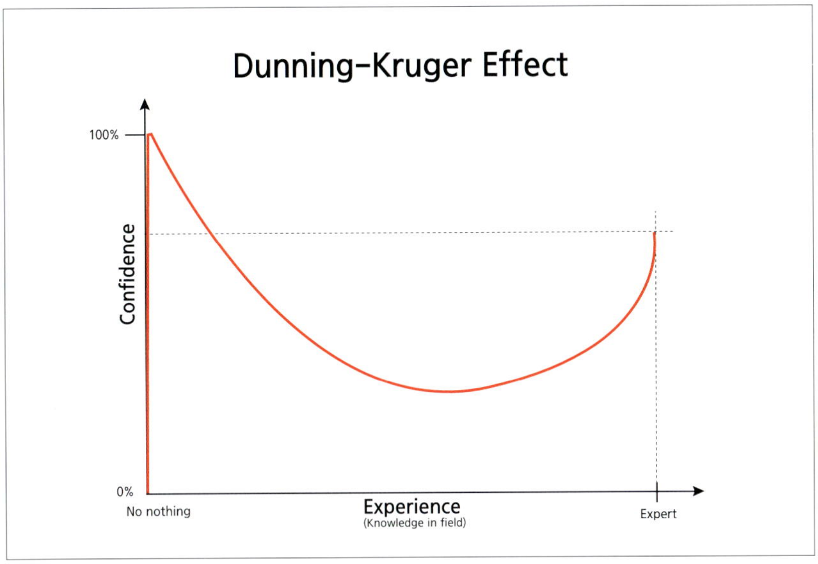

<더닝-크루거 효과>

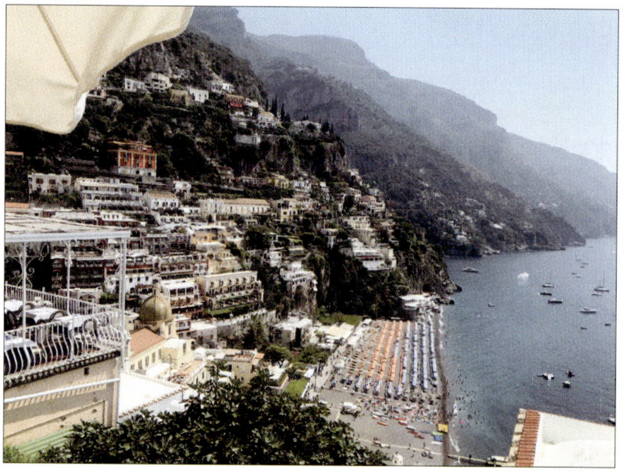

<유럽의 어느 호수 마을>
사진 제공: 류우상·김민옥 님

꼬리에 꼬리를 무는 이야기

» 우리만큼은 워비곤 호수에 빠지지 말자!

워비곤 호수 효과(Lake Wobegon Effect)란 '자신의 능력을 평균보다 과대평가하는 사람들의 심리 성향'을 지칭하는 용어입니다.

본디 워비곤 호수는 미국의 풍자작가 개리슨 케일러(Garrison Keillor)의 라디오 드라마 <프레이리 홈 컴패니언 A Prairie Home Companion>에 나오는 가상의 마을입니다. 이 호수 마을의 사람들은 모두 스스로 평균보다 더 외모가 준수하고 신체적으로 우월하며 더 똑똑하다고 믿습니다. 워비곤 호수 주민들처럼 스스로를 평균보다 더 낫다고 과신하는 태도를 워비곤 호수 효과라고 칭합니다.

심리학자 토마스 길로비치(Thomas Gilovich)는 자신의 저서 《인간, 그 속기 쉬운 동물》을 통해 워비곤 호수 효과를 언급하면서 '자신이 평균보다 낫다고 여기는 경향은 인간의 보편적인 심리'라고 했습니다. 1977년 미국의 고등학교 3학년 학생 100만 명을 대상으로 이루어진 설문조사에 의하면, 자신의 리더십이 평균 이상이라고 스스로 생각하는 학생의 비율이 70%를 넘었으며, 자신의 친화력이 평균 이상이라고 생각하는 경우는 100%에 이르렀습니다.

다수의 회사원들이 자신이 평균적인 직장인보다 더 성실히 일하고 있다고 여기는 현상이나 앞서 보았듯이 대학 교수들이 자신을 평균적인 교수보다 더 잘 가르친다고 믿는 등의 오류 역시 워비곤 호수 효과에 해당됩니다. 이 효과를 다른 표현으로 과신 효과(overconfidence effect)라고도 부릅니다.

지성인인 우리만큼은 워비곤 호수에 빠지지 맙시다!

③ 사후 판단 편향과 휴리스틱

파울루 벤투(Paulo Jorge Gomes Bento) 감독이 이끄는 대한민국 축구 국가대표팀(이하 "벤투호")은 12월 3일(한국 기준) 2022 국제축구연맹(FIFA) 카타르 월드컵 조별리그 H조 3차전에서 포르투갈을 2대1로 제압하며 대한민국 국민들에게 큰 기쁨과 "중꺾마(중요한 것은 꺾이지 않는 마음)"라는 유행어를 선물했습니다. 하지만 월드컵 16강까지 가는 길이 늘 순탄한 것은 아니었습니다. 벤투호는 카타르 월드컵을 앞두고 같은 해 7월에 평가전을 겸해 참여했던 2022 EAFF(동아시아축구연맹) E-1 챔피언십(동아시안컵) 최종전에서 일본에 0-3으로 완패했습니다. 이 당시 벤투호는 여론과 팬들로부터 많은 우려와 질타를 받았습니다. 이렇게 좋지 않은 결과가 발생하면 꼭 "내 이럴 줄 알았다!"며 노스트라다무스로 빙의해서 목청을 높이는 이들이 있습니다. 이들의 태도는 '사후 판단 편향(hindsight bias)'의 전형적인 예입니다.

사후 판단 편향이란 '어떤 사건의 결과를 알고 나서 자신이 마치 그 결과가 나타나기 전부터 예측하고 있었던 것처럼 착각하는 것'을 말합니다. 이는 뒤에서 함께 살펴볼 가용성 휴리스틱(availability heuristic)에 의한 결과입니다.

사후 판단 편향보다 더 넓은 범주의 개념으로 휴리스틱(heuristic)이라는 것이 있습니다. 휴리스틱이란 '발견하다(to find)'는 뜻을 가진 그리스어 'heutiskein'에서 파생된 단어로 직관, 어림감정, 어림짐작, 경험법칙, 직관적 판단, 쉬운 발견법, 경험에 의한 추측 등을 뜻합니다. 이처럼 휴리스틱이란 논리적 추론을 거치지 않은 사고의 과정 및 결과를 의미합니다. 긴 시간과 많은 노력을 들여 깊게 생각하는 것을 싫어하는 인지적 구두쇠(cognitive miser)[1]들이 주로 사용합니다. 휴리스틱은 다시 크게 닻 내림 휴리스틱(anchoring heuristic), 가용성 휴리스틱(availability heuristic), 대표성 휴리스틱(representativeness heuristic), 감정 휴리스틱(affective heuristic)로 세분됩니다.

노벨경제학상 수상자인 대니얼 카너먼은 엄연히 객관적 사실(fact)이 존재하는데도 사람들이 단순히 관습, 직관, 선입관, 고정관념 등에 근거하여 내리는 불완전하고 비합리적인 판단을 가리켜 휴

1) '인지적 구두쇠 이론'은 1984년 미국 UCLA의 셸리 테일러 교수와 프린스턴대 수잔 피스크 교수가 공동으로 발표한 내용으로, 사람들은 최대한 간단하고 두뇌의 에너지를 적게 쓰는 방식으로 문제를 해결한다는 것을 골자로 합니다. 이는 현대인들의 깊게 생각하기 싫어하는 성향을 나타내는 용어입니다. 마치 구두쇠가 돈을 절약하듯이 사람은 '생각'을 아낀다는 뜻입니다.
우리가 정확한 판단을 내리기 위해서는 모든 정보를 탐색하고 수집하고 추론하고 결정하는 과정 등을 거쳐야 하지만, 상당수 사람들은 생각하고 판단하는 데 있어 과도한 에너지나 자원을 사용하는 것을 원하지 않습니다. 즉, 이러한 과정들을 번거롭게 생각하기 때문에 쉬운 방법으로 대충 가볍게 판단을 내리는 경우가 많다는 것입니다. 이에 인지적 구두쇠 이론은 사회 전반에서 발견되는 사람들의 비이성적인 결정을 설명하는 데 많이 활용됩니다. 특히 인지적 구두쇠 행위의 대표적인 예로 편견, 편향, 고정관념 등을 들 수 있습니다.

리스틱이라고 정의했습니다. 휴리스틱은 인간이 때때로 비합리적인(늘 합리적이지는 않은) 존재임을 뒷받침하는 명백한 증거입니다. 이 때문에 휴리스틱은 행동경제학이라는 학문을 떠받치는 기둥과도 같은 핵심 개념입니다.

④ 휴리스틱의 종류

i) 닻 내림 휴리스틱

닻 내림 휴리스틱보다 더 많이 알려진 명칭은 '닻 내림 효과(anchoring effect)' 또는 '닻 내림과 조정(anchoring and adjustment)'입니다. 주지하다시피 닻은 배를 항구에 정박시킬 때 파도에 떠밀려 가지 않도록 바닥에 내리는 육중한 기물입니다. 일단 닻을 내리면 배는 일정 구역을 벗어나지 못하게 됩니다. 신기하게도 인간의 뇌 역시 이러한 닻 내림의 영향을 받습니다. 그것도 아주 많이!

'닻 내림 효과' 또는 '닻 내림 휴리스틱'이란 배가 특정 지점에 닻을 내리면 그 이상 움직이지 못하듯이, '초기에 제시된 정보가 일종의 선입관으로 작용해 판단에 영향을 주는 효과'를 의미합니다.

법학 수업들 중 형법총론 과목에서 '미필적 고의'라는 개념을 설명할 때 늘 '포수와 사슴'을 예로 드는 것처럼 수많은 행동경제학 관련 서적들에서 자주 인용하는 실험이 있습니다. 바로 '1974년 아모스 트버스키와 대니얼 카너먼이 설계·수행한 실험[2)]'이 바로 그것입니다. 해당 실험은 사이언스지에 게재되기도 했습니다.

트버스키와 카너먼은 사람들을 두 그룹으로 나눠 "UN에 가입한 아프리카 국가의 비율이 얼마인지 예측해보시라"고 질문했습니다. 이 질문과 함께 원형 숫자판을 돌려서 전적으로 우연히 나온 두 숫자(10과 65)를 A그룹과 B그룹에서 슬쩍 제시했습니다. 결과는 놀라웠습니다. UN에 가입한 아프리카 국가의 비율을 A그룹은 25%, B그룹은 45%로 예측했습니다. 다시 강조하지만 원형 숫자판을 돌려서 나온 숫자인 10과 65는 전적으로 우연히(random) 얻어진 값이며 UN에 가입한 아프리카 국가의 비율을 예측하는 것과는 아무런 연관이 없었습니다. 피실험자들의 뇌가 10과 65라는 숫자가 피실험자들의 뇌 안에서 일종의 닻(기준점)으로 작용한 결과입니다.

2) Tversky, Amos and Daniel Kahneman(1974), "Judgement Under Uncertainty: Heuristics and Biases," Science, 211, 453~458.

〈돌발퀴즈〉 **지금 이 책을 읽는 독자들 옆에 다른 사람이 있다면 다음의 질문들과 함께 두 숫자 중 '하나만' 슬쩍 흘려보십시오.**

Quiz 1) 세상에서 가장 긴 아마존 강의 길이는 몇 km일까? (1,700km or 9,300km)

Quiz 2) NBA 농구 선수 평균 연봉은 어느 정도 될까? (120만불 or 1,200만불)

Quiz 3) 잠실 롯데타워의 높이는 어느 정도 될까? (200m or 700m)

질문과 함께 어떤 숫자를 제시하느냐에 따라 답변은 제시된 숫자로부터 닻 내림 당할 수밖에 없습니다. 절대 멀리 벗어나지 못합니다. 이를 부정하는 것은 본인은 이제 막 갓 구워진 치즈 토핑 가득한 피자 냄새를 맡고도 침이 나오지 않는다고 우기는 것과 같습니다. 애초에 인간의 뇌가 그렇게 작동하도록 설계되어 있습니다.

ii) 가용성 휴리스틱

가용성 휴리스틱이란 객관적이고 정확한 자료 또는 통계에 근거하지 않고 뇌에서 쉽게 꺼내 쓸 수 있는(접할 수 있는) 정보 또는 사례를 기반으로 섣불리 판단해버리는 편향(bias)의 일종입니다. 리차드 탈러와 캐스 선스타인(Cass Sunstein)은 본인들이 공저한 세계적 베스트셀러 <넛지>를 통해 '가용성'이라는 용어를 '입수가능성'이라는 말로 대체하고 있습니다. 사실 '가용성'이라는 용어는 대니얼 카너먼이 애용하는 단어입니다. '가용성'은 '특정 정보를 떠올리기거나 활용하기 쉽다'는 사실에 초점을 맞춘 단어입니다. 반면 '입수가능성'은 '특정 매체(특히 언론)를 통해 또는 시기적으로 최근에(인간은 최근에 접한 정보를 과거에 접한 정보에 비해 잘 기억하고 가중치를 두는 편향을 가지고 있음-저자 주) 입수한 정보'라는 사실을 강조하는 용어입니다. 강조하는 바는 다르지만 뜻은 같습니다.

가용성 휴리스틱과 관련한 한 연구 결과에 따르면, 각 개인이 자신의 편향을 인지한다면 연애 혹은 결혼 생활 중 다툼의 빈도를 현저히 줄일 수 있다고 합니다. 이 연구에서 피실험자들(남녀 부부들)은 "당신이 가사에 기여하는 비율이 얼마나 된다고 생각하는가?"라는 질문을 받았습니다. 그 결과가 아주 재미있습니다. 각 부부(남녀)가 스스로 평가한 기여도를 더하니 100%를 능가했습니다. 이런 결과의 원인은 가용성 휴리스틱 때문입니다. 남녀(남편과 아내) 모두 상대방보다 자신의 기여도와 노력을 훨씬 더 또렷하게 기억하고 있기 때문입니다. 그러니 이 글을 읽은 독자들은 지금 이 순간부터라도(과거에 전 애인 또는 전 배우자에게는 어떻게 말하고 행동했는지는 모르겠지만) 애인 또는 배우자에게 "자기는 내 일정도 똑바로 기억 못 해?"라고 다그쳐서는 안 됩니다. 왜냐하면 인간은 애초부터 자신과 연관된 일(event)들을 타인과 연관된 일들에 비해 더욱 더 분명하게 기억되도록 설계되었기 때문입니다.

언론은 그 존재 형태를 불문하고 대중들의 관심을 먹고 삽니다. 말 그대로 그러합니다. 관심을 끌어야 보다 많은 광고를 수주할 수 있기 때문입니다. 이렇게 마련된 광고비는 언론사의 생명 유지에 가장 결정적 역할을 합니다. 이러한 진실들 때문에 언론은 늘 새롭고 자극적인 보도를 추구하는 경향이 있습니다. 그래야만 대중들의 이목을 집중시킬 수 있기 때문입니다. 반대 방향으로의 피드백 역시 존재합니다. 대중들이 많은 관심을 기울이는 이슈들에 대해 언론은 집중적인 보도 행태를 보입니다.

인지심리학계의 세계적 석학으로 꼽히는 오리건대 심리학과의 폴 슬로빅(Paul Slovic) 교수는 가용성 휴리스틱과 연관된 흥미로운 연구를 진행했습니다. 그는 연구 참여자들에게 사망의 위험 요인(risk)로서 여러 가지 질병(disease)들과 사고(accident)[3]들을 제시한 후 "양자 중 어느 쪽으로 인한 사망이 더 흔할 것으로 생각되는가?"라는 질문을 던졌습니다. 이 과정을 통해 얻은 참여자들의 추정치들을 실제 통계한 내용은 다음과 같습니다.

〈어림짐작과 현실〉

- 연구 참여자들은 질병과 사고로 인한 사망자 수가 비슷할 것으로 짐작했습니다. 실제로는 질병으로 인한 사망자 수가 18배 더 많습니다.
- 연구 참여자들은 토네이도가 천식보다 더 많은 사람들을 죽게 만든다고 짐작했습니다. 실제로는 천식(asthma)으로 인한 사망자 수가 토네이도로 인한 사망자 수보다 20배 더 많습니다.
- "여러 질병들 중 중장년층에서 호발하는 뇌졸중(stroke)으로 인한 사망자 수와 사고로 인한 사망자 수 중 어느 쪽이 다수일까?"라는 질문에 참여자의 80%가 후자를 선택했습니다. 실제로는 뇌졸중이라는 단독(단일) 원인으로 인한 사망자 수가 사고로 인한 사망자 수보다 곱절(2배) 더 많습니다.

3) 의사들은 '가료에 필요한 주(week) 수'가 기입된 진단서 발급을 요청받는 경우가 때때로 있습니다. 이 때 '진단 주 수'는 사고로 인한 경우에만 기입 가능합니다. 질병이 원인인 상황에서 가료에 소요되는 기간은 수많은 기여 인자(변수)들로 인해 추정 진단이 불가합니다. 예를 들어 "우리 애가 함치성낭종인데 주 수 기입된 진단서 써주세요"라고 요청하는 보호자가 있다면 애초에 성립이 되지 않는(말이 되지 않는) 요청임을 강력하게 주지시켜줘야 합니다.

Surprised?

사람들은 누구나 본인들의 뇌에서 꺼내 쓰기에 더 수월한 정보들을 맹신하는 편향을 가지고 있습니다. 이러한 정보들은 언론에 의해 강화되는 측면이 있습니다.

〈가용성 휴리스틱의 피해자〉

2015년 8월 17일 오후 6시 30분(현지 시각), 태국 방콕에서 폭탄 테러가 발생했습니다. 관광명소인 에라완 사원 부근에서 폭탄이 터져 사망 22명이 사망하고 부상자 120여 명이 부상당했습니다. 당시 저자는 전남대학교치과병원 구강악안면외과 레지던트 3년차로 8월 말 여름휴가를 앞두고 있었습니다. 미리 정해두었던 행선지는 공교롭게도 방콕이었습니다. 동행 예정자는 아버지였습니다. 폭탄 테러가 발생하자 고여사님(고영희 님, 저자의 모친 겸 아버지의 아내)은 방콕 여행을 취소하라고 제게 종용했습니다. "언론에서 연일 태국 방콕 폭탄 테러 관련 뉴스를 쏟아내는데 대체 무슨 정신으로 그 사지(死地)를 가려 하냐"며 저를 다그쳤습니다.

저는 다음의 다섯 가지 이유를 담은 출사표(出師表)를 고여사님에게 남기고 아버지와 함께 계획대로 태국 방콕으로 늦은 여름휴가를 떠났습니다.

사랑하고 존경하는 어머니께

다음의 다섯 가지 이유에 근거하여 계획대로 아버지를 모시고 태국 방콕으로 여름휴가를 다녀오겠습니다.

첫째, 어머니는 가용성 휴리스틱에 기반 하여 방콕 여행의 위험도를 실제보다 높게 평가하고 계십니다.

둘째, 테러 직후라면 삼엄한 경비로 인해 오히려 평소보다 더 안전할 수 있습니다.

셋째, 평소 "결재권과 결정권은 함께 간다"고 부모님께 배웠습니다. 제가 결제했으니 강행하겠습니다.

넷째, 평생 살다 한 번은 가야하는 저승길이라면 부자(父子)가 동행하는 것이 외롭지 않아 혼자 가는 것보단 나을 수도 있겠습니다.

다섯째, 유족들 입장에서 큰일을 두 번 치르는 것보다는 한 번 치르는 것이 덜 번거로울 것입니다.

아버지 잘 모시고 무사히 다녀오겠습니다.

아들 병국 올림

아버지와 나는 방콕에서 매일 수영, 마사지, 맥주를 마음껏 즐기며 평생 기억에 남을 추억들을 가슴에 품고 무사히 귀국했습니다. 하마터면 저는 가용성 휴리스틱의 피해자가 될 뻔 했습니다.

을 때 자동 시스템은 A가 B라는 그룹의 전형적인 구성원에 얼마나 가까운지(유사한지)를 기준으로

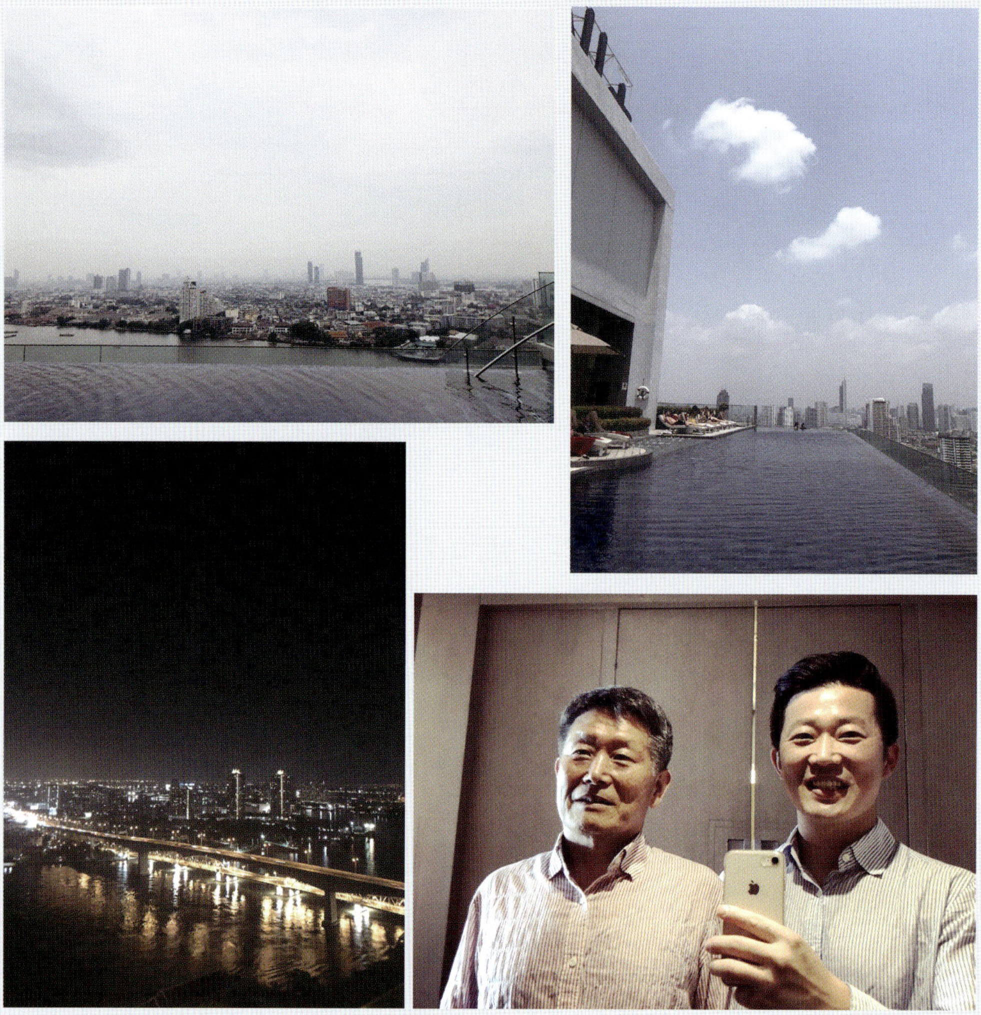

<아버지와 나의 2015년 방콕 여행>

iii) 대표성 휴리스틱

대표성 휴리스틱은 'A라는 사람이 B라는 그룹(범주)에 속할 가능성을 판단하라'는 요청을 받았을 때 자동 시스템은 A가 B라는 그룹의 전형적인 구성원에 얼마나 가까운지(유사한지)를 기준으로 작동한다는 개념입니다. 대표성 휴리스틱은 전형성 휴리스틱이라 이해해도 무방합니다. 상대방의 직업을 모른 채 블라인드 데이트에 참여한 남녀가 각각 상대의 외모, 말투, 옷, 태도 등을 근거로 직

업을 유추할 때 대표성 휴리스틱이 작동합니다.

우리는 키가 202cm인 흑인이 키 173cm인 일본인보다 프로 농구선수일 가능성이 높다고 생각합니다. 물론 이런 고정관념, 선입관, 대표성 휴리스틱이 옳을 때도 있습니다. 하지만 뉴욕에는 키가 2미터를 훌쩍 넘긴 이들이 닭을 튀기는(치킨집에 종사하는) 경우가 드물지 않습니다. 또한 일본인 최초로 NBA(미 프로농구)에 진출했던 이가 바로 키 173cm의 포인트 가드 타부세 유타(田臥 勇太)입니다. 대표성 휴리스틱을 맹신했다가 종종 낭패를 치를 수 있으니 유의해야 합니다.

배우 이상윤(서울대 물리학과 출신)을 닮은 남자가 정장을 입고 있습니다. 배우 유해진을 닮은 남자가 등산복을 입고 있습니다. 이 둘 중 한 명은 의사입니다. 어느 쪽일까요? 애써 거부하려해도 자동 시스템은 전자를 의사로 확신하는 방향으로 작동합니다.

치의 입장에서 대표성 휴리스틱을 역이용할 필요가 있습니다. 대중들이 생각하는 '전형적인 의사의 이미지'에 부합하도록 헤어스타일, 안경, 피부, 체중, 옷, 발걸음, 태도, 말투, 억양, 어휘(단어) 등을 스스로 정돈할수록 환자 및 보호자들의 선택을 받을 가능성은 비약적으로 증가합니다.

iv) 감정 휴리스틱

감정 휴리스틱이란?

전통(주류) 경제학에서는 인간을 순도 100% 합리적이고 이성적인 존재로 가정하지만 실제로 인간은 감정에 따라 판단하는 일이 적지 않습니다. 경제뿐 아니라 연애(戀愛,romance), 정치, 사회, 문화 등과 관련된 상황에서도 그러합니다. 독자들 중 적지 않은 이들이 사진을 확인하지 않은 채 주선자의 말(묘사)만 믿고 소개팅에 나갔다가 낭패를 겪었던 경험이 한두 번쯤은 있을 것입니다[4]. 소개팅 주선자들이 본인과의 친밀도에 따라 소개팅 상대방의 외모를 평가하는 것은 감정 휴리스틱의 전형적인 예입니다. 쉽게 말해 주선자들은 본인과 친한 이는 실제보다 아름답게 포장(묘사)하는 반면 본인과 친하지 않은 이는 실제보다 열등하게 포장(묘사)하는 경향이 있습니다.

감정 휴리스틱(affective heuristic)이란 '감정이 여러 형태의 판단이나 의사 결정에서 이성을 밀어내고 지름길을 차지하는 직관, 어림감정, 어림짐작'을 의미합니다. 앞서 언급했던 저명한 인지심리학자 폴 슬로빅(Paul Slovic)이 탄생시킨 개념입니다.

4) 몇 번의 낭패를 경험한 이들은 약속을 잡기 전에 조작(포토샵 또는 어플에 의한 미화)되지 않은 상대방의 사진을 반드시 확인하는 지혜를 체득합니다.

감정이 앞선다

사실 '의사결정 과정에서 감정이 결정적인 역할을 한다'고 최초로 주장한 학자는 폴 슬로빅이 아닙니다. 폴 슬로빅 이전에 로버트 B. 자이언츠(Robert B. Zajonc)가 '인간은 자극에 노출이 되면 정서적 반응(감정)이 선행한 다음 인지적 반응(이성에 따른 정보 처리와 판단)이 따른다'고 이야기했습니다. 자이언츠는 인간의 모든 지각에는 반드시 감정이 결부된다고도 주장했습니다.

감정 휴리스틱에 대한 연구는 본래 위험 인식에서 시작되었습니다. 감정 휴리스틱은 일반적으로 어떤 선택 대안의 위험과 이득(risks and benefits)을 판단할 때 이용됩니다. 앞서 자이언츠가 이야기한 것처럼 사람들은 특정 자극에 노출되면 정서적 반응이 먼저 발생합니다. 그런 다음 인지적 반응이 따라옵니다. 위험 인식과 관련된 연구 결과에 의하면, 어떤 행위(예를 들어 주식 투자, 흡연, 서울 개원 등)로부터 지각된 위험과 이득 사이에는 역상관관계(reverse relation)가 나타난다고 합니다. "High risk, high return"라는 유명한 격언처럼 현실에서는 위험과 이익(수익)은 비례하는 경우가 대부분입니다. 하지만 사람들이 특정 자극 또는 현상에 대해 긍정적인 감정을 느끼면 그 자극으로부터 초래되는 위험은 작고 이득은 크다고 판단하는 경향이 있고, 반대로 대상 자극에 대해 부정적 감정을 느끼면 그 자극으로부터 초래되는 위험은 크고 이득은 작다고 치부하는 경향이 있습니다. 이는 전적으로 감정 휴리스틱의 영향으로 인한 오류입니다.

감정 = 표지

미국의 신경학자 안토니오 R. 다마지오(Antonio R. Damasio)는 감정이 사람들의 의사 결정에서 일종의 표지(marker)와 같은 역할을 한다는 가설을 세웠습니다. 인간의 사고는 대부분 이미지로 구성됩니다. 이러한 이미지들은 시각, 청각, 촉각, 후각, 미각 등 오감(五感)들 중 하나 또는 그 이상으로 구성되어 있습니다. 각각의 이미지들은 긍정 또는 부정적인 감정들과 연결되어 있다. 생일 선물이나 아버지가 퇴근길에 사 오신 치킨 등에는 긍정적인 감정의 표지가 붙어있습니다. 선생님의 꾸지람, 체벌, 상한 음식, 재산 압류 등에는 부정적인 딱지(표지)가 붙어있습니다. 각각의 이미지들은 직간접적으로 신체적 상태와 연결된 감정, 즉 긍정적이거나 부정적인 감정들로 표지되는데 이를 '조건화'라고 합니다. '신체 표지'는 이차 정서로부터 '유발된 감정'을 지칭합니다. 학습을 통해 이 감정은 시나리오에 따른 미래 결과를 예측하는 것과 연결됩니다. 만일 미래의 결과를 보여 주는 이미지가 부정적 신체 표지와 연합되어 있다면 피하거나 도망가라는 경고음이 울리게 됩니다. 이는 마치 통각처럼 인간으로 하여금 예견된 위험을 회피할 수 있게 해주므로 생존과 직결된다고도 볼 수 있습니다. 이와는 반대로 결과 이미지가 긍정적 신체 표지와 연관되어 있으면 뇌에서 보상(reward)

를 관장하는 영역이 활성화됩니다. 이상의 내용들을 다마지오는 '신체 표지 가설(somatic marker hypothesis)'이라 이름 붙였습니다.

사랑의 배터리

감정의 꼬리표

우리는 수제(手製,hand made), 자연산(natural), 유기농(organic), 프리미엄(premium), 골드(gold), 슈퍼(super) 등의 수식어가 정식 상품명의 앞 또는 뒤에 붙은 경우를 자주 목격합니다. '자연산 원료와 유기농 재료로 만든 수제 버거'라는 표현이나 소나타3 골드, 아사히 슈퍼드라이 등의 상품명이 그 예입니다. 이와 연관된 연구에 따르면 담배에 '자연산'이라는 표현을 더할 경우 판매량이 증가한다고 합니다. 전혀 어울리지 않는 자연산이라는 수식어와 유해 물질로 가득 찬 담배의 조합이 판매량을 증가시킨다는 결과는 감정 휴리스틱의 위력을 실감케 합니다.

사람들이 상품들 사이의 차이를 뚜렷하게 인지하지 못하는 상황에서 소비자들의 감성을 자극하는 표현을 '감정의 꼬리표(affective tag)'라고 합니다. 일단 재화나 서비스에 감정의 꼬리표가 붙게 되면 사람들의 심리적인 만족감은 고양되고 이로 인해 그 상품의 가치를 본래 가치보다 더 높게 평가하는 결과가 발생합니다. 이를 활용한 마케팅 전략을 '정서적 꼬리표 달기(emotional tagging)'라고 합니다.

감정 휴리스틱 마케팅

예쁘고 멋진 연예인, 스포츠스타, 정치인, 기타 유명인들이 광고모델로 등장하는 것도 일종의 감정의 꼬리표를 활용한 감정 휴리스틱을 활용한 마케팅 전략이라 할 수 있습니다.

광고업계에서 모델 선정 시 고려하는 기준은 크게 두 가지입니다. 매력도와 신뢰성이 바로 그 두 기준입니다. 매력도는 모델 자체의 호감도와 친숙성, 소비자들과의 유사성 등에 의해 좌우됩니다. 이 때문에 특정 영화 또는 드라마로 인해 폭발적인 인기를 누리게 된 연예인이나 올림픽 또는 월드컵과 같은 메이저 스포츠 이벤트에서 영웅으로 등극한 운동선수가 작품 또는 대회 직후 여러 브랜드의 광고 모델로 발탁되는 일이 비일비재(非一非再)합니다[5]. 신뢰성은 전문성과 진정성에 의해 좌우됩니다. TV에 자주 출연함으로써 유명세를 쌓은 쇼닥터(show doctor)들이 비타민, 유산균 등을 광고하는 것은 그 예입니다. 같은 맥락으로 서울대 불문과 출신 개그맨 서경석은 '공무원 시험 합격

5) 이런 상황에서 광고주 또는 광고업체는 모델의 높은 매력도가 겹치기(문어발) 출연으로 인한 이미지 소모 또는 광고 효과 저하를 극복한다고 믿습니다.

은 에듀윌'이라는 징글(jingle)을 부르며 징글징글할 정도로 오랜 기간 동안 메인 모델 자리를 꿰차고 있습니다. 광고업계의 이러한 모델 선정은 감정 휴리스틱을 활용하여 제품에 대한 호감도, 구매 가능성을 높이기 위한 노력의 일환으로 이해할 수 있습니다.

앞서 '2부 브랜딩'에서도 살펴보았듯이 대한민국 치과 영역에서 서울대와 연세대가 갖는 브랜드 파워는 실로 어마어마합니다. 연로(年老)한 환자들 중에서는 서울대출신 치과의사만 찾는 이들도 있습니다. 치과 의료서비스 업계의 공급자와 소비자 모두가 이러한 사실에 공감하고 있습니다. 적지 않은 치의들이 의료소비자들의 이러한 감정 휴리스틱을 역이용하고자 수련(training), 대학원 진학, 미니 레지던시(mini residency) 등을 발판 삼아 서울대 또는 연세대 마크를 가슴과 간판에 붙이려고 고군분투(孤軍奮鬪) 중입니다.

3) 시스템 A와 시스템 B

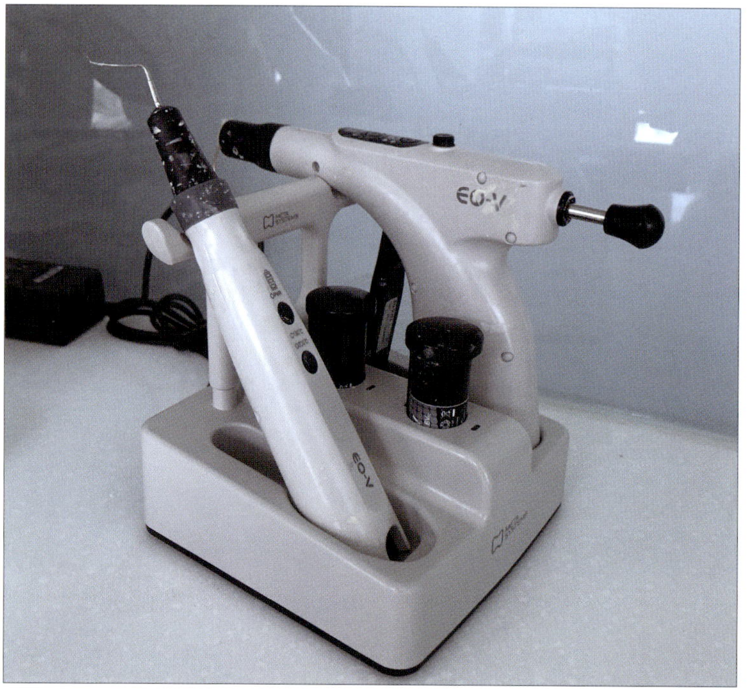

<"시스템 B(System B)"와 동일한 역할을 하는 근관충전기구>

① 수줍은 고백

미리 고백하자면 이 절(節, section)의 제목을 "시스템 A와 시스템 B"로 정한 이유는 전적으로 "시스템 B"라는 유명 제품의 존재에 있습니다. 익숙한 이름을 통해 독자들의 주의를 끌고자 했습니다. 소기의 목적을 달성했다고 판단하여 이후부터는 "시스템 1과 시스템 2"라는 용어를 사용하겠습니다.

② 시스템 1과 시스템 2 (자동 시스템과 숙고 시스템)

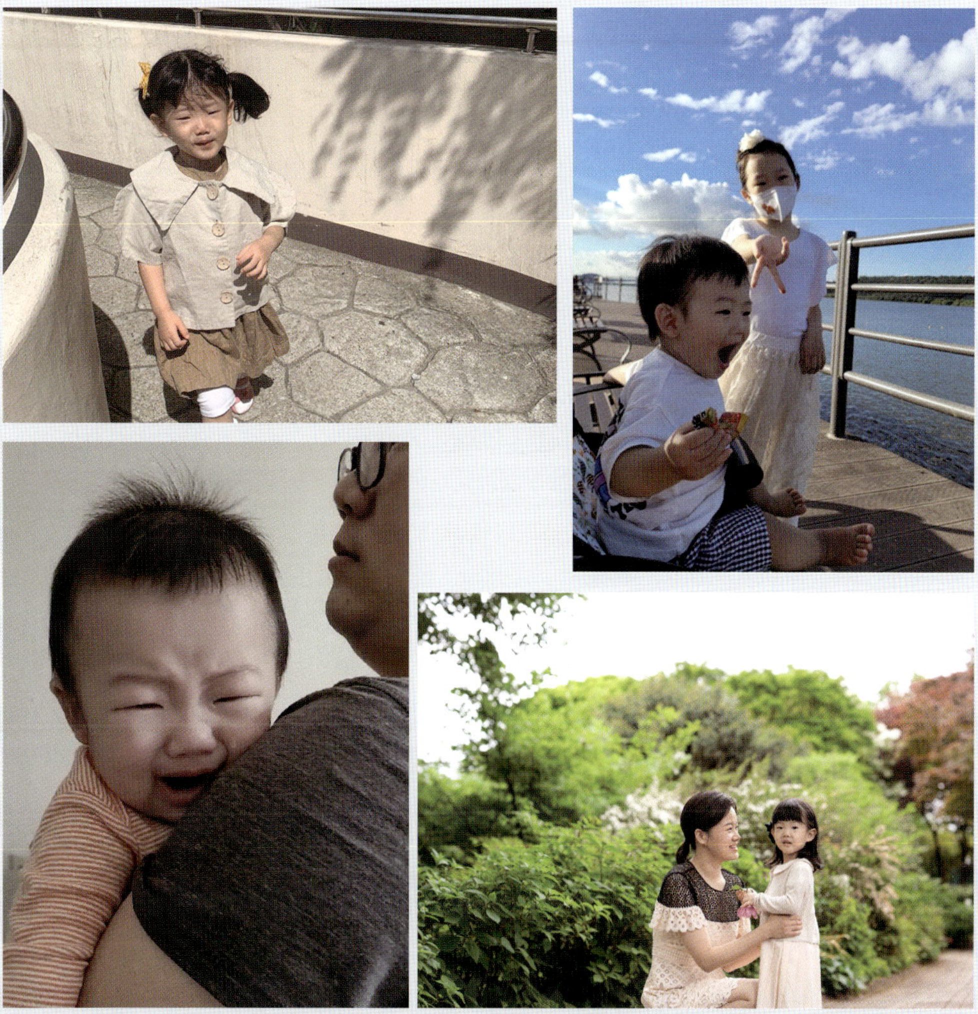

<말하지 않아도 바로 느낄 수 있는 감정들: 기쁨, 슬픔, 짜증, 애정>

멀티태스킹은 환상이다

"멀티태스킹(multitasking)은 환상이다!"

저명한 뇌신경학자 얼 밀러(Earl Miller)는 이미 인간의 뇌가 태생적으로 멀티태스킹을 수행하기 어렵다는 견해를 밝힌 바 있습니다. 이를 뒷받침하는 연구결과들의 수가 결코 적지 않습니다.

프랑스 국립보건의학연구소가 2010년 <사이언스(Science)>지에 기고한 논문에 따르면 19세부터 32세까지의 지원자 남녀 각 16명씩을 대상으로 한 연속적 단어 만들기 실험에서 fMRI 뇌영상을 촬영한 결과, 작업 종류를 2개로 증가시키면 실수가 늘어나고 3개로 증가시키면 기억력과 집중력이 저하된다고 합니다.

2014년 영국 서섹스대학교(Sussex University) 연구팀은 복수의 전자기기를 동시에 사용하는 남녀 75명을 대상으로 진행한 연구를 통해 멀티태스킹을 빈번하게 긴 기간 동안 한 사람일수록 뇌에서 회백질의 밀도가 줄어드는 경향을 보였다고 보고했습니다.

2020년 미국 캘리포니아 샌프란시스코대학교 의대와 스탠퍼드대학교 심리학과의 공동 연구팀은 여러 미디어를 동시에 접하는 멀티태스킹이 청소년들의 기억력과 주의집중력 저하의 주요 원인이라는 연구결과를 <네이처(Nature)>지에 발표했습니다.

그렇다면 현실에서 여러 가지 일을 동시에 잘하는 사람은 도대체 어떻게 설명할 수 있을까요? 이 경우는 뇌가 멀티태스킹을 하는 것이 아니라 A 업무에 집중하다가 B 업무로 빠르게 의식을 전환(switching)하는 것입니다. 즉, 빠른 전환 능력과 더불어 신속한 주의집중도를 보이는 것이지 엄밀히 따지자면 동시에 하는 것은 아닙니다. 전환에 소요되는 시간이 극도로 짧기에 거의 동시에 하는 것처럼 보일 뿐입니다.

이중처리이론(dual process theory)

자가용을 타고 A도시에서 B도시로 이동한다고 가정했을 때 이용할 수 있는 길은 크게 고속도로와 국도로 나눌 수 있습니다. 인간의 뇌 역시 마찬가지입니다. 심리학자와 뇌과학자들의 견해에 따르면 '인간의 뇌는 상황에 따라 두 가지 다른 경로를 통해 사고(思考)한다'고 합니다.

첫 번째 방식은 자동 시스템(automatic system)입니다. 시스템 1이라고도 합니다. 신속하고 직관적이라는 특징을 지닙니다. 비행기 타고 가다 난기류(turbulence)를 만났을 때 자신도 모르게 다리를 떨면서 초조해하는 행동, 아기나 강아지를 보고 자연스레 미소 짓는 것, 프로 운동선수들의 묘기 같은 플레이 등이 모두 자동 시스템이 작동한 결과입니다. 자동 시스템에는 두뇌에서 가장 오래된 영역이 관여한다고 알려져 있습니다. 인간, 개, 파충류 등이 이러한 영역을 소유하고 있습니다.

두 번째 방식은 숙고 시스템(reflective system)입니다. 시스템 2라고도 합니다. 신중하며 의식적이라는 특징을 가집니다. '452 곱하기 891은 무엇인가?'라는 문제 풀이 과정, 수능 시험 후 대학과 전공 선택, 개원지역 선택, 모국어가 아닌 언어 사용 시 말을 더듬는 순간 등이 모두 숙고 시스템이 작동되는 상황들입니다.

이중처리이론(dual process theory)

자동 시스템	숙고 시스템
통제 불가능	통제 가능
노력 불필요	노력 필요
결합적	연역적
신속	느림
무의식적	의식적
능수능란	규칙을 따름

<이중처리이론: 자동 시스템과 숙고 시스템>

〈이중처리이론의 실체〉

돌발퀴즈 1) 5대의 기계로 5개의 장치를 만드는 데에는 5분이 걸린다. 그렇다면 100대의 기계로 100개의 장치를 만드는 데 걸리는 시간은 몇 분인가?

돌발퀴즈 2) 조선대학교 캠퍼스에서는 매년 장미축제가 열린다. 시즌이 시작되면 첫 장미가 꽃봉오리를 연 순간부터 매일 이 장미들이 꽃봉오리를 만개하는 넓이는 두 배로 늘어난다. 장미꽃들이 조선대학교 캠퍼스 전체를 덮는 데 24일이 걸린다면 캠퍼스의 절반을 덮는 데에는 얼마나 걸리겠는가?

돌발퀴즈 3) 농구공과 볼 백(ball bag)을 합친 가격은 11만 원이다. 농구공의 가격이 볼 백의 가격보다 10만 원 비싸다. 그렇다면 농구공의 가격은 얼마인가?

'10분, 12일, 10만원'이라고 답했다면 당신은 자동 시스템을 활용했을 가능성이 높습니다. 다시 문제로 돌아가 숙소 시스템을 가동시키면 '5분, 23일, 10만 5천 원'이라는 정답을 얻을 수 있을 것입니다. 당신은 방금 이중처리이론의 자동 시스템과 숙고 시스템을 몸소 체험했습니다. 다시 이야기하지만 지금 '오답이냐 정답이냐'가 중요한 상황이 아닙니다. 즉답하는 순간 자동 시스템을, 곰곰이 생각한 후 답하면 숙고 시스템을 활용한다는 사실이 중요한 것입니다.

4) 고릴라가 물리를? 치과의사가 행동경제학을?

슬램덩크

일본 애니메이션 <더 퍼스트 슬램덩크(The First Slam Dunk)>가 한국 영화 역사에 한 획을 그었습니다. 국내에서 일본 애니메이션 최고 흥행 기록을 갈아치운 것입니다.

2023년 3월 6일 영화진흥위원회 영화관입장권통합전산망에 따르면 <더 퍼스트 슬램덩크>는 지난5일 전국 4만 5,578명을 동원해 누적관객 수 384만 3,530명을 기록했습니다. 종전 최고 흥행 기록은 2017년 개봉한 신카이 마코토(しんかいまこと,新海誠) 감독의 <너의 이름은(your name).>이었습니다. <너의 이름은.>은 누적관객 수 380만 2,000명을 기록하며 6년 동안 한국에서 개봉한 일본 애니메이션 흥행 1위 기록을 가지고 있었습니다. <더 퍼스트 슬램덩크>의 흥행 돌풍은 총 457만 명의 국내 관객을 감동시킬 때까지 멈추지 않았습니다[6].

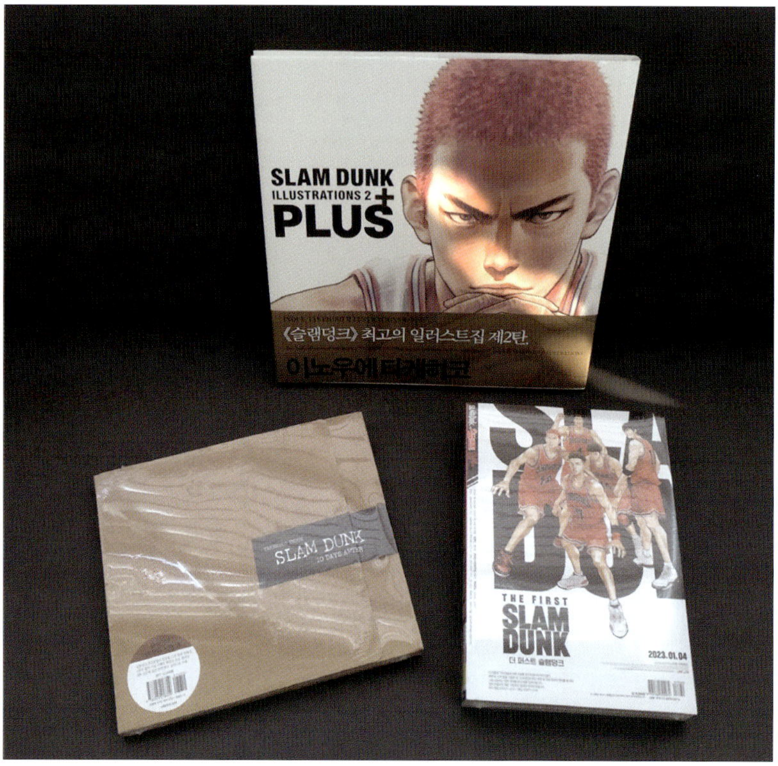

<슬램덩크 관련 서적들>

6) <더 퍼스트 슬램덩크>의 기록은 이후 신카이 마코토 감독의 또 다른 작품인 <스즈메의 문단속>에 의해 깨졌습니다.

고릴라가 물리를? 치과의사가 행동경제학을?

원작 만화 <슬램덩크> 중 북산고 농구부 연습시간에 주장 채치수(별명은 '고릴라')가 보이지 않자 주인공 강백호가 "엉? 고릴라가 없잖아."라고 말합니다. 이 때 부주장 권준호가 "치수는 보충수업 때문에 조금 늦을 거야. 물리 때문에!"라고 답 합니다. 그러자 강백호, 서태웅, 송태섭 등 다른 부원들이 "고릴라가 물리를? 안 어울려."라며 수근 거립니다.

"치과의사가 행동경제학을 공부한다고? 대체 왜?"라며 의구심을 표하는 이들이 존재할지도 모르겠습니다. 치의라면 행동경제학을 반드시 공부해야만 합니다. 그 당위성의 근거는 다음과 같습니다.

첫째, 치의와 환자 및 보호자는 인간 대 인간으로 대면합니다. 다시 말해 의료서비스를 제공하는 주체인 치의는 입, 턱, 얼굴 영역의 질환을 치료하는 로봇이나 기계가 아니라 사람입니다. 의료서비스를 받는 객체인 환자 역시 사람입니다. 치의와 환자가 의료서비스를 주고받는 사이에는 쌍무(雙務)계약이 존재하며 이는 엄연한 경제활동입니다. 환자와 의료서비스를 둘러싼 계약(경제활동)에 대한 이해도를 높이기 위해 치의는 행동경제학을 반드시 공부해야만 합니다.

둘째, 인간은 늘 합리적으로 경제 활동하는 존재가 아닙니다. 앞서 살펴보았듯이 인간은 때때로 비합리적인 결정을 내리고 행동합니다. 그 비합리적인 행동 양식에 일정한 패턴이 존재합니다. 마치 한 학생이 한 번 틀린 문제를 또 마주해도 같은 방식으로 풀어서 틀리는 것처럼 말입니다. 그 패턴에 대해 연구하는 학문이 바로 행동경제학입니다.

셋째, 행동경제학은 그 어떠한 학문보다 실용적입니다. 행동경제학의 실효성은 다른 학문들의 그것을 압도합니다. 기존의 소비자 심리학(consumer psychology)의 실효성과 행동경제학의 실효성을 비교하더라도 후자가 압도적으로 우월하다. 실생활에 대입·접목하는 과정에서 적합한 사례를 찾아야하는 번거로움이 존재하는 소비자 심리학에 비해 다양한 사례들과 풍부한 사회과학적 실험 결과들을 제공하는 행동경제학은 치의 입장에서 활용하기가 훨씬 더 수월합니다.

06 행동경제학을 활용한 치과 경영 2 - 실무

추천곡 거꾸로 강을 거슬러 오르는 저 힘찬 연어들처럼 - 강산에

영감을 주는 한마디

"인간의 발전에 영향을 주는 것은 사실 그 자체가 아니고 그 사실에 대해 가지는 그들의 의견이다."

- 알프레드 아들러(Alfred Adler)

*** brain storming with hashtags**

#살아있는지식 #계획오류 #PlanningFallacy #개원 #로저뷸러 #RogerBuehler #호프스태터의 법칙 #Hofstadter'sLaw #우러전쟁 #인플레이션 #금리인상 #SafetyMargin #손익분기점 #BEP #BreakEvenPoint #교만가설 #HubridHypothesis #제프리테이트 #JeffreyTate #울리케말멘디어 #UlrikeMalmendier #지나친낙관주의 #위험한투자 #노프싱어 #Nofsinger #인수합병 #M&A #merger&acquisition #행운 #luck #기술 #skill #기술의착각 #IllusionOfSkill #행운을 기술로착각하는행태 #주식 #stock #테런스오딘 #TerrenceOdean #브래드바버 #BradBarber #트레이딩은당신의재산에위험하다 #TradingIsHazardousToYourWealth #매몰비용 #SunkCost #콩코드오류 #ConcordeFallacy #닻내림효과 #AnchoringEffect #닻내림과조정 #AnchoringAndAdjustment #선택설계 #ChoiceArchitecture #정황 #맥락 #선택설계자 #ChoiceArchitect #결정프레이밍 #DecisionFraming #근로계약 #취업규칙 #겸직금지 #투잡금지 #금연 #급여기밀유지 #연차사용 #특별휴가 #경조휴가 #대니얼카너먼 #DanielKahneman #아모스트버스키 #AmosTversky #이코노메트리카 #Econometrica #전망이론 #ProspectTheory

#노벨경제학상 #휴리스틱 #Heuristics #편향 #Bias #기준점의존성 #ReferenceDependency #민감도체감성 #DiminishingSensitivity #손실회피 #LossAversion #쾌락적편집 #HedonicEditing #행복심리학 #쾌락심리학 #HedonicPsychology #이익은나누고손실은합하라 #서은국 #행복의기원 #행복은크기보다빈도가중요하다 #절정대미효과 #PeakEndEffect #현상유지편향 #StatusQuoBias #윌리엄새뮤얼슨 #WilliamSamuelson #리처드제크하우저 #RichardZeckhauser #디폴트효과 #DefaultEffect #옵트인 #OptIn #옵트아웃 #OptOut #유인효과 #AttractionEffect #브렘 #Brehm #심리적반발이론 #PsychologicalReactanceTheory #옵션제거방법 #SubtractiveOptionFramingMethod #보유효과 #EndowmentEffect #타협효과 #CompromiseEffect #극단성회피 #ExtremeAversion #이유에근거한선택 #ReasonBasedChoice #골디락스 #Goldilocks #매몰비용효과 #SunkCostEffect #자물쇠효과 #LockInEffect #전환비용 #SwitchingCost #사후판단편향 #HindsightBias #체리피커 #CherryPicker #블랙컨슈머 #BlackConsumer #프레이밍 #framing #진리조건 #TruthCondition #분모무시 #DenominatorNeglect

1) 들어가는 말

저는 저의 지식이 죽은 고기(dead meat)처럼 축 처져 있지 않고 가수 강산에의 노래 제목 "거꾸로 강을 거슬러 오르는 저 힘찬 연어들처럼" 살아 숨쉬기를 희망합니다. 또한 "Learn today, use tomorrow" 라는 격언처럼 이 글을 읽는 독자들이 습득한 내용을 즉시 실생활에 응용할 수 있기를 고대합니다. 이러한 마음을 담아 본인, 직원, 환자와의 관계 속에서 행동경제학의 가르침을 가장 효율적으로 활용할 수 있는 지름길을 제시하고자 합니다.

2) 치과의사 본인의 삶 속 행동경제학

〈한 눈에 보기〉

① 계획 오류 & 개원

② 교만 가설 & 대박의 꿈

③ 기술의 착각 & 주식

④ 매몰 비용 & 세미나

① 계획 오류 & 개원

계획 오류(planning fallacy)

캐나다의 심리학자 로저 뷸러(Roger Buehler)가 1994년 재미있는 실험을 단행했습니다. 학위 논문을 작성 중인 학생들에게 '언제까지 논문을 마칠 수 있는지 최선의 경우와 최악의 경우를 예측해 보라'는 질문을 던진 것입니다. 결과는 충격적이었습니다. 대다수(약 70%)의 학생들이 자신들이 생각한 가장 "최악"의 경우보다도 더 긴 기간을 소요했습니다. 이 글을 쓰고 있는 저나 이 글을 읽고 있는 독자들 중 대부분이 학창 시절 방학 기간 말미에 엄청나게 밀렸던 일기와 '탐구생활'로 고통을 겪었던 기억을 가지고 있을 것입니다. '다음 방학 때는 절대 같은 실수를 반복하지 말아야지!'라고 굳게 다짐했건만 개학을 하루 또는 이틀 앞둔 시점의 나는 늘 같은 후회를 반복했습니다.

호프스태터의 법칙(Hofstadter's Law)이라는 것이 있습니다. 미국의 인지과학자 더글러스 호프스태터가 1979년 자신의 책 《괴델, 에셔, 바흐: 영원한 황금 노끈》에서 '어떤 일을 마칠 때 실제로는 예상보다 더 많은 시간이 소요되는 현상'을 이야기한데서 나온 법칙입니다. 심리학자이자 행동경제학자인 대니얼 카너먼과 아모스 트버스키 이러한 현상을 '계획 오류'라고 이름 붙였습니다. 이들은 계획 오류의 원인이 망상적인 낙관주의에 있다고 지적했습니다. 비용은 과소평가하고 혜택은 과대평가하니 일·업무·프로젝트의 말미에 가서는 시간, 노력, 비용의 계산이 맞을 턱이 없다는 것이었습니다. 저자 역시 계획 오류의 굴레에서 벗어나지 못했습니다. 이 책을 처음 기획한 2021년 3월 당시 예상했던 출간 시점은 22년 3월이었습니다. 키보드를 두드리고 있는 오늘은 2023년 6월 18일입니다. 사전에 시행되었던 예비타당성조사의 결과와는 달리 만성적인 적자에 허덕이는 지방 공항, 광역시 지하철 등은 계획 오류의 또 다른 예입니다.

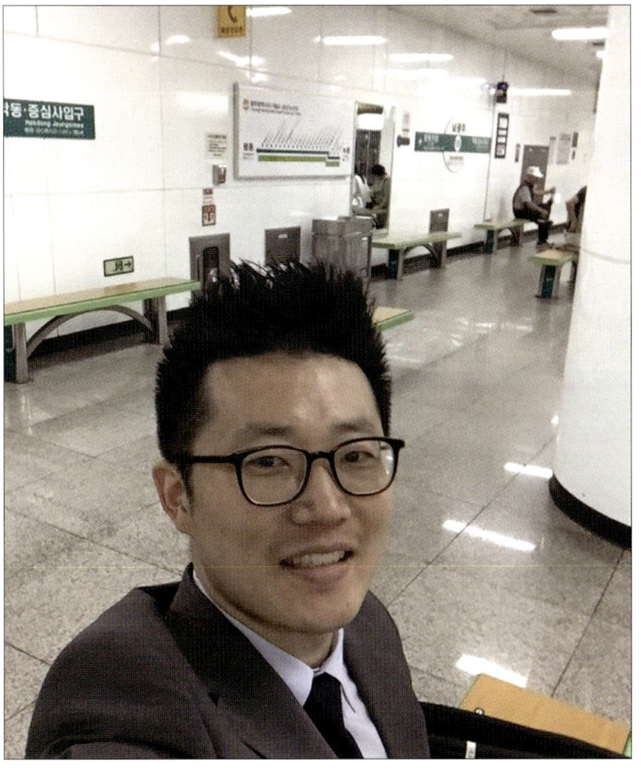

<만성적 적자로 악명 높은 광주광역시 지하철을 타고 전공의 1년 후배인 교정과 김현희 선생님의 결혼식에 참석하던 길에 남긴 사진>

개원을 준비하는 우리의 자세

2014년, 러시아는 크름반도를 합병함과 동시에 우크라이나의 북동쪽에 위치한 돈바스(Donbass) 지역을 침공하여 영향력을 행사하기 시작했습니다. 이후 돈바스 지역을 중심으로 양측의 충돌은 끊임없이 이어졌습니다. 급기야 러시아는 전 세계의 이목이 미국과 중국의 전략적 경쟁이 이루어지고 있는 인도-태평양 지역에 집중되고 있는 틈을 타 2022년 2월 24일 우크라이나를 전격적으로 침공했습니다. 막 발발했을 당시에는 이 전쟁이 대한민국 치의들에게 영향을 미칠 거라 예상한 이는 거의 없었습니다. 그러나 우크라이나-러시아 전쟁으로 인해 원자재 수급에 막대한 차질이 발생하면서 전 세계에 걸쳐 인플레이션이 발생했습니다. 2020년 기준으로 평 당 110~150만 원이던 치과 인테리어 비용 역시 210~250만 원 수준으로 훌쩍 뛰었습니다. 설상가상(雪上加霜)으로 미국 중앙은행인 연방준비은행(Federal Reserve)이 긴축정책을 실시하면서 기준금리를 2023년 6월 18일 현재 5.25%까지 끌어올렸다. 기축통화를 관리하는 미국이 이렇게 금리를 올리면 다른 나라들은 울며 겨자 먹기로 따라갈 수밖에 없습니다. 우리나라의 기준금리 역시 낮지 않은 3.50%이다. 원자재 수급의 어려움, 인플레이션, 기준금리 상승이라는 삼중고(三重苦)가 개원을 준비하는 치의들을 압박하고 있습니다. 인생을 살면서 일이 계획대로 진행되는 경우는 거의 없습니다. 개원을 준비한다면 자본금과 기간을 통상적인 예상보다 더욱 더 여유 있게 마련(safety margin)하는 지혜가 반드시 필요합니다.

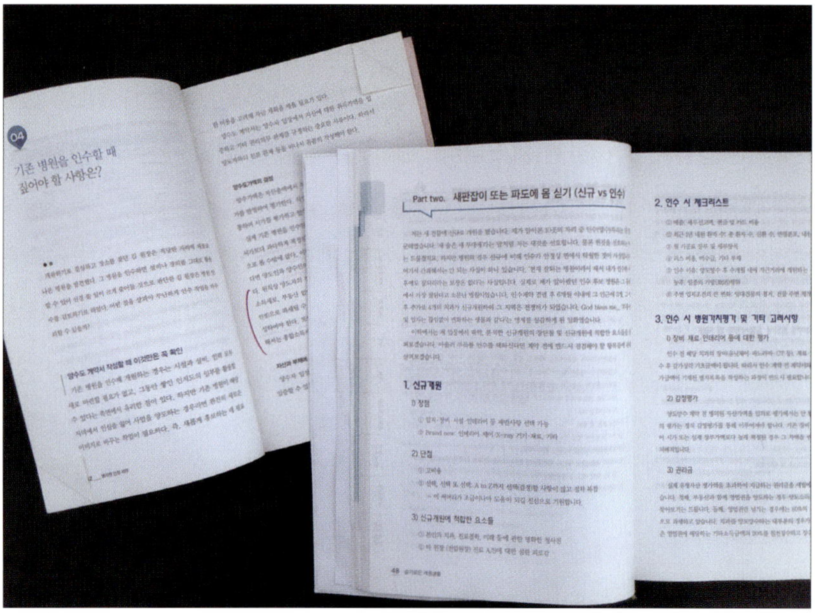

<치과 병의원 양수 시 고려사항을 다룬 책들>

② 교만 가설 & 대박의 꿈

2022년 2/4분기를 시작으로 대한민국을 강타한 치과 업계 전반의 불경기가 가장 큰 영향을 미치고 있는 곳은 서울 강남 일대입니다. 손익분기점(BEP: break-even point)을 넘기지 못하고 좌초되는 치과들이 지금 이 시각에도 쏟아지고 있는 실정입니다. 이런 상황 속에서 개원을 준비하는 치의들이 혹할만한 매력적인 위치와 인테리어를 보유한 매물들 역시 적지 않습니다. 이런 혼란 속에서 손실을 피하기 위해 반드시 명심해야할 행동경제학의 교훈은 교만 가설(hubrid hypothesis)입니다. 치의들 역시 교만 가설로부터 결코 자유롭지 못합니다.

〈대한민국 치의들의 속마음과 교만 가설〉

- 서울대 출신: '나는 다른 치대 출신들보다 우위에 있다.'
- 연세대 출신: '나는 비록 서울대를 졸업하지는 않았지만 서울대를 졸업한 치의만큼 우수하다.'
- 지방대 출신: '나는 비록 서울대나 연세대를 졸업하지는 않았지만 그들만큼 우수하다.'
- 해외 출신: '나는 비록 국내 치대를 졸업하지 않았지만 그들보다 우수하다.'

심리학자들은 수차례의 실험을 통해 '대다수의 사람들이 타인들에 비해 본인이 우월하다고 진심으로(마음 깊이) 믿는다'는 사실을 직접 확인했습니다. 또한 사람들은 이런 믿음에 기꺼이 돈을 걸 의향이 있다고 밝혔습니다. 자신의 우월함에 대한 맹신은 경제 활동 시 엄청난 위험요소(risk)로 작동합니다. 실제로 경제학자 제프리 테이트(Jeffrey Tate)와 울리케 말멘디어(Ulrike Malmendier)의 연구 결과에 따르면 '지나친 낙관주의에 사로잡힌 경영자들이 과도한 위험을 감수하고서라도 투자를 감행한다'고 합니다. 실제로 노프싱어(Nofsinger)[1]의 연구에 따르면 미국 내 경영자들 중 81%는 본인이 주도하는 프로젝트의 성공 가능성을 70% 이상으로 예측했습니다. 놀랍게도 이 응답자들 중 3분의 1은 '실패할 가능성은 없다'고 단정 지었습니다. 이러한 연구결과들이 널리 알려지면서 미국에서는 새로운 인수·합병(M&A:merger&acquisition) 소문이 퍼지면 이를 주도하는 기업의 주가는 떨어집니다. 기업 간 인수·합병(특히 대기업들 사이)은 성공보다 실패하는 경우가 더 흔하기 때문입니다. 행동경제학자들은 이러한 인수·합병의 실패 원인을 '교만 가설'에서 찾습니다. '교만 가설'이란 '인수를 추진하는 CEO들이 교만하게도 실제 본인의 능력을 과대평가 한다'는 것입니다. 이로 인해 무리한 인수·합병 이후 자회사뿐만 아니라 모회사(모기업)까지 동시에 위기에 빠지는 경우가 종종 있습니다.

1) Nofsinger, J.(2005), The psychology of Investing, Pearson Prentice Hall.

인수 역시 개원의 또 다른 형태입니다. 치과 양수(인수) 시에도 "이유 없는 폐업은 없다"는 치과 업계의 격언을 반드시 명심하고 신중에 또 신중을 기하길 진심으로 바랍니다.

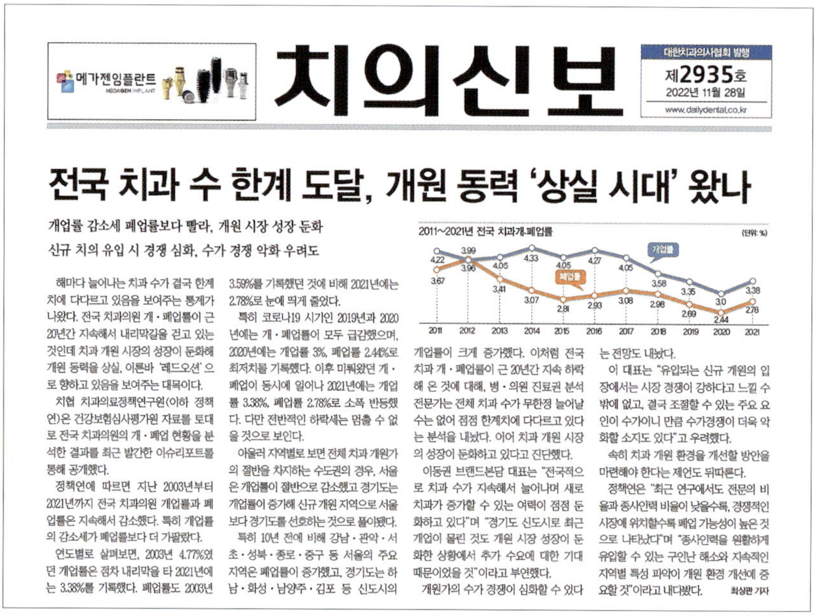

메가젠임플란트 MEGAGEN IMPLANT

치의신보

대한치과의사협회 발행
제2935호
2022년 11월 28일
www.dailydental.co.kr

전국 치과 수 한계 도달, 개원 동력 '상실 시대' 왔나

개업률 감소세 폐업률보다 빨라, 개원 시장 성장 둔화

신규 치의 유입 시 경쟁 심화, 수가 경쟁 악화 우려도

해마다 늘어나는 치과 수가 결국 한계치에 다다르고 있음을 보여주는 통계가 나왔다. 전국 치과의원 개·폐업률이 근 20년간 지속해서 내리막길을 걷고 있는 것인데 치과 개원 시장의 성장이 둔화해 개원 동력을 상실, 이른바 '레드오션'으로 향하고 있음을 보여주는 대목이다.

치협 치과의료정책연구원(이하 정책연)은 건강보험심사평가원 자료를 토대로 전국 치과의원의 개·폐업 현황을 분석한 결과를 최근 발간한 이슈리포트를 통해 공개했다.

정책연에 따르면 지난 2003년부터 2021년까지 전국 치과의원 개업률과 폐업률은 지속해서 감소했다. 특히 개업률의 감소세가 폐업률보다 더 가팔랐다.

연도별로 살펴보면, 2003년 4.77%였던 개업률은 점차 내리막을 타 2021년에는 3.38%를 기록했다. 폐업률도 2003년 3.59%를 기록했던 것에 비해 2021년에는 2.78%로 눈에 띄게 줄었다.

특히 코로나19 시기인 2019년과 2020년에는 개·폐업률이 모두 급감했으며, 2020년에는 개업률 3%, 폐업률 2.44%로 최저치를 기록했다. 이후 미뤄왔던 개·폐업이 동시에 일어나 2021년에는 개업률 3.38%, 폐업률 2.78%로 소폭 반등했다. 다만 전반적인 하락세는 멈출 수 없을 것으로 보인다.

아울러 지역별로 보면 전체 치과 개원가의 절반을 차지하는 수도권의 경우, 서울은 개업률이 절반으로 감소했고 경기도는 개업률이 증가해 신규 개원 지역으로 서울보다 경기도를 선호하는 것으로 풀이됐다.

특히 10년 전에 비해 강남·관악·서초·성북·종로·중구 등 서울의 주요 지역은 폐업률이 증가했고, 경기도는 하남·화성·남양주·김포 등 신도시의 개업률이 크게 증가했다. 이처럼 전국 치과 개·폐업률이 근 20년간 지속 하락해 온 것에 대해, 병·의원 진료권 분석 전문가는 전체 치과 수가 무한정 늘어날 수는 없어 점점 한계치에 다다르고 있다는 분석을 내놨다. 이어 치과 개원 시장의 성장이 둔화하고 있다고 진단했다.

이동권 브랜드본담 대표는 "전국적으로 치과 수가 지속해서 늘어나며 새로 치과가 증가할 수 있는 여력이 점점 둔화하고 있다"며 "경기도 신도시로 최근 개업이 몰린 것도 개원 시장 성장이 둔화한 상황에서 추가 수요에 대한 기대 때문이었을 것"이라고 부연했다.

개원가의 수가 경쟁이 심화할 수 있다는 전망도 내놨다.

이 대표는 "유입되는 신규 개원의 입장에서는 시장 경쟁이 강하다고 느낄 수밖에 없고, 결국 조절할 수 있는 주요 요인이 수가이니 만큼 수가경쟁이 더욱 악화할 소지도 있다"고 우려했다.

속히 치과 개원 환경을 개선할 방안을 마련해야 한다는 제언도 뒤따른다.

정책연은 "최근 연구에서도 전문의 비율과 종사인력 비율이 낮을수록, 경쟁적인 시장에 위치할수록 폐업 가능성이 높은 것으로 나타났다"며 "종사인력을 원활하게 유입할 수 있는 구인난 해소와 지속적인 지역별 특성 파악이 개원 환경 개선에 중요할 것"이라고 내다봤다.

최상관 기자

2011~2021년 전국 치과개·폐업률 (단위: %)

	2011	2012	2013	2014	2015	2016	2017	2018	2019	2020	2021
개업률	4.22	3.99	4.05	4.33	4.05	4.27	4.05	3.58	3.35	3.0	3.38
폐업률	3.67	3.96	3.41	3.07	2.81	2.93	3.08	2.98	2.69	2.44	2.78

<전국 치과 개·폐업률을 다룬 치의신보 기사>

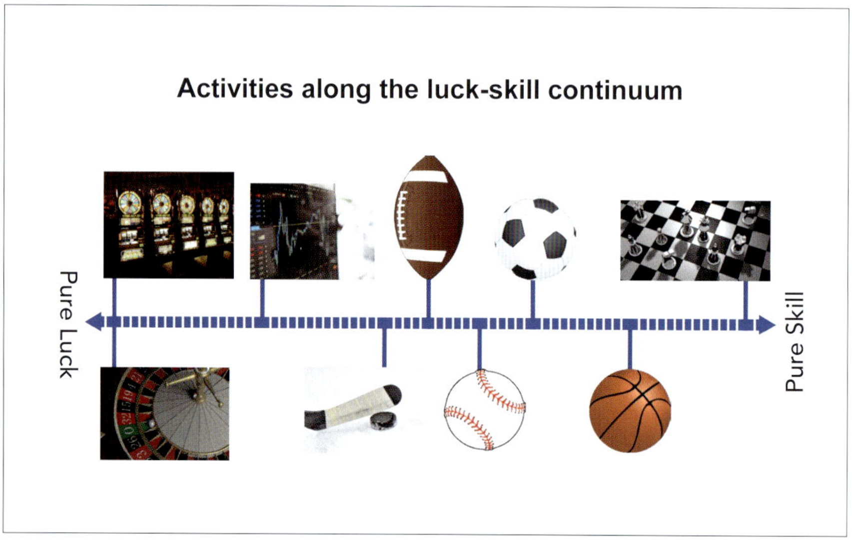

<행운과 기술 사이> : 좌측으로 갈수록 순전히 행운(pure luck)에 가깝고
우측으로 갈수록 전적으로 기술(pure skill)에 가깝습니다.

③ 기술의 착각 & 주식

적지 않은 치의들이 미래에 대한 대비책으로 주식에 직접 투자하고 있습니다. 주식 투자와 관련하여 참고할만한 교훈들을 행동경제학이 제공하고 있습니다.

카너먼의 지도를 받은 UC 버클리대(University of California,Berkeley) 금융학과 교수 테런스 오딘(Terrence Odean)은 7년에 걸쳐 개인 투자자들(이하 '개미')의 주식 거래 16만 3천 여 건을 분석했습니다. 그 결과는 충격적이었습니다. 개미들이 사들인 주식에 비해 이미 팔아 버린 주식들이 평균적으로 3.2퍼센트 포인트 더 높은 수익률을 보였습니다. 이러한 결과에 흥미를 느낀 오딘은 브래드 바버(Brad Barber)와 관련 연구를 이어갔습니다. 이들은 공저한 논문 <트레이딩은 당신의 재산에 위험하다(Trading Is Hazardous to Your Wealth)>를 통해 트레이딩(주식을 사고 파는 행위)을 자주할수록 수익률이 나쁘다는 사실을 보고했습니다.

아마추어 개미들은 그렇다손 치더라도 펀드매니저나 전문 투자자들의 수익률은 어떨까요? 카너먼이 ≪생각에 관한 생각≫에서 밝힌 바에 따르면 통상 세 군데 뮤추얼펀드(mutual fund) 중 두 곳 이상은 전체 시장 평균보다 낮은 투자 수익률을 보인다고 합니다. 그는 거부(巨富)들을 상대로 금융자문 서비스를 제공하는 25명의 8년간의 투자 실적을 분석한 결과 그들의 실적 순위가 매년 미친 듯이 요동쳤음을 밝혀냈습니다. 투식투자가 기술의 영역에 속한다면 분명 실적 순위는 안정적일 수밖에 없다. 이러한 사실들을 근거로 카너먼은 주식 투자(트레이딩)와 수익률이 기술이 아닌 운에 따른 것이라 결론지었습니다. 카너먼이 창조한 기술의 착각(illusion of skill)이라는 용어는 '행운을 기술로 착각하는 행태'를 의미합니다. 다시 말해 주식 시장에서 오랜 기간 예측 가능하게 시장 평균보다 높은 수익을 올리는 특별한 '기술'이 있다는 믿음은 '착각'이라는 것입니다.

노동은 그 자체로 고귀합니다. 치의들이 진상들과 입 냄새를 감내하면서 거둔 수익은 소중합니다. 이를 어떤 방식으로 투자할지(시간, 노력, 기회비용을 소진하며 직접 투자할지 또는 간접 투자할지) 결정하는 것은 각자의 몫입니다. 부디 현명한 선택을 하길 기원합니다.

〈시간, 돈, 투자에 관한 전언들〉

- 시간이 돈보다 훨씬 더 중요한 자산이다. – 엠제이 드마코(MJ DeMarco)
- 우리들이 가진 자원들 중 가장 소중한 것은 시간이다. – 스티브 잡스(Steve Jobs)
- 시간은 당신이 완전히 소유할 수 없는 가장 가치 있는 자산이다. – 마크 큐반(Mark Cuban)
- 대부분의 개인 투자자들은 머릿속에 들어온 생각과 분석을 거래를 통해 직접 실천하기보다는 차라리 샤워나 하면서 그냥 아무것도 하지 않는 것이 더 나은 투자 전략이었을 수 있다. – 대니얼 카너먼
- 수많은 개미 투자자들은 거래하면서 계속 손실을 입는다. 침팬지가 해도 그렇게까지 못하지는 않을 것이다. – 대니얼 카너먼
- 나는 재테크와 관련해서 치대 동문회 구성원들 중 늘 상위권이다. 비결은 아무런 투자도 하지 않는데 있다. 가만히 있으면 선후배들이 스스로 돈을 잃고 하위권에 자리를 잡는다. – 어느 치과의사

④ 매몰비용 & 세미나

매몰비용(sunk cost)이란 '어떤 선택의 번복 여부와 무관하게 회수할 수 없는 비용'을 가리키는 말이다. 매몰비용은 엎질러진 물과 같아서 돌이킬 수 없습니다. 따라서 경제 활동 혹은 경제적 선택 시 매몰비용은 고려대상에서 제외해야만 합니다. 하지만 실상은 어떠한가요? 현실 속에서 인간은 매몰비용의 노예입니다. 우리 치의들 역시 크게 다르지 않습니다.

세미나 등록 비용(예시)

- A세미나 → 20만 원
- B세미나 → 5만 원
- C세미나 → 0원(무료)

위와 같은 조건에서 어느 세미나의 예약 부도율이 높을까요? 답은 자명합니다. C세미나의 매몰비용은 0(zero)이기 때문에 등록한 치의 입장에서 포기하는데 주저함이 없습니다.

하지만 성공 가능성이 희박하다는 사실을 알면서도 이미 투입된 비용이나 노력이 아까워서 계속해서 비용과 시간을 투자하게 되는 상황도 종종 있습니다. 이러한 상황을 '매몰비용 오류' 또는 '매몰비용 효과'라고 합니다. 이는 매몰비용 회수를 향한 집착이 불합리한 선택으로 이어짐을 의미합니다.

1960년대에 영국과 프랑스는 파리와 뉴욕 간 비행시간을 기존의 7시간에서 3시간대로 줄일 수 있는 최초의 초음속 여객기 '콩코드' 개발에 착수했습니다. 그러나 막대한 자금을 투입해 시작한 개발 과정에서 초음속 여객기로서의 기술적 한계는 물론이고 경제적 수지타산도 맞지 않는다는 문제점을 인식하게 되었습니다. 당연히 사업을 중단해야 했습니다. 하지만 이미 막대한 비용이 투자된데다가 자존심이 걸린 문제라 양국은 사업을 포기하지 않고 콩코드 여객기 운항을 개시했습니다. 이후 항공업계의 불황, 기체결함, 만성적자라는 악재들이 겹치며 2003년에야 비로소 콩코드는 역사 속으로 퇴장했습니다. 이처럼 기존에 투자한 비용 때문에 사업을 중단하지 않고 지속하다가 종국에는 더 막대한 손해를 보게 되는 잘못된 의사결정을 가리켜 '콩코드 오류(Concorde fallacy)'라고 합니다. 콩코드 오류는 매몰비용 효과(오류)의 다른 표현으로 활용되고 있습니다. 사람도 아닌 것이 이름은 남겼네요.

모든 경제적 선택 시 매몰비용은 고려대상이 아닙니다. 모름지기 지성인이라면 세미나뿐만 아니라 개원 준비 및 치과 경영 과정에서 발생하는 매몰비용들은 모두 마음의 바다 속에 매몰시킨 다음 현명한 선택을 하는 지혜가 필요합니다.

- 박인비는 말한다. "그냥 젝시오를 치시라!"
- 경제학자들은 말한다. "그냥 매몰비용은 잊으시라!"

3) 직원과의 관계 속 행동경제학

〈한 눈에 보기〉

① 닻 내림 효과 & 과거를 묻지 마세요
② 선택 설계 & 근로계약
③ 전망 이론 & 급여
④ 쾌락적 편집, 절정-대미 효과 & 보너스

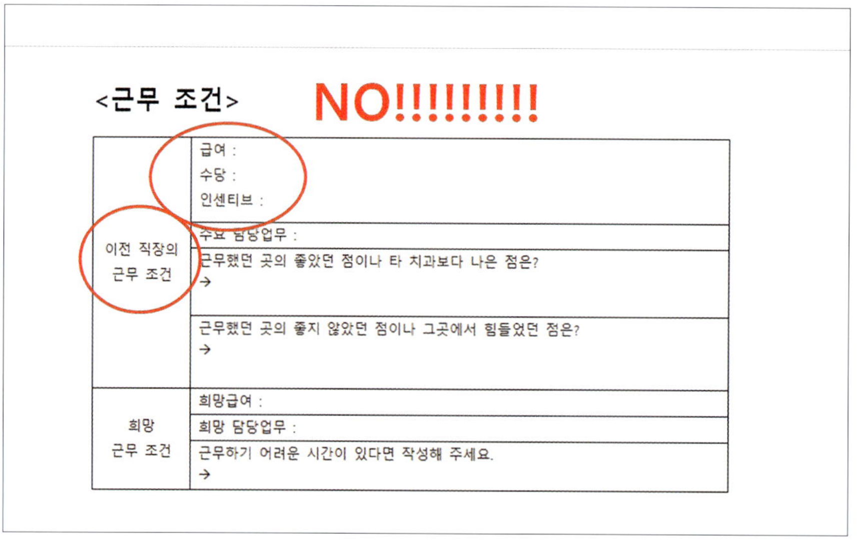

<근무 조건> NO!!!!!!!!!

이전 직장의 근무 조건	급여 : 수당 : 인센티브 :
	주요 담당업무 :
	근무했던 곳의 좋았던 점이나 타 치과보다 나은 점은? →
	근무했던 곳의 좋지 않았던 점이나 그곳에서 힘들었던 점은? →
희망 근무 조건	희망급여 :
	희망 담당업무 :
	근무하기 어려운 시간이 있다면 작성해 주세요. →

<과거를 묻지 마세요!>

① 닻 내림 효과 & 과거를 묻지 마세요

닻 내림 효과 또는 닻 내림 휴리스틱이란 배가 특정 지점에 닻을 내리면 그 이상 움직이지 못하듯이, 초기에 제시된 정보가 일종의 선입관으로 작용해 판단에 영향을 주는 효과를 의미합니다.

위 정보를 참고하여 새 직원 선발 시 닻 내림 효과와 관련하여 원장(치의) 입장에서 반드시 지켜야할 행동강령들은 다음과 같습니다.

첫째, 과거를 묻지 마라. 전 직장의 급여 및 복지에 대해 묻지 마십시오. 이 정보를 듣는 순간 뇌에 닻이 내려져 연봉 협상 시 직원에게 끌려갈 가능성이 높아집니다.

둘째, 본원의 급여, 복지 등 근무 조건들을 먼저 제시하십시오. 그래야 협상에서 유리한 고지를 선점할 수 있습니다. 특히 이러한 정보들은 면접을 치르기 전 유선(전화) 상으로 미리 전달하는 편이 좋습니다. 그래야만 헛된 면접으로 인한 시간, 노력, 비용의 허비(虛費)를 사전에 막을 수 있습니다.

② 선택 설계 & 근로계약

리차드 탈러는 본인의 저서 ≪넛지≫를 통해 '선택 설계(choice architecture)'라는 개념을 소개했습니다. 선택 설계란 사람들이 결정을 내리는 배경이 되는 '정황이나 맥락'을 만드는 것을 의미합니다. 이런 일을 수행하는 이를 선택 설계자(choice architect)라 부릅니다. 동일한 행위에 대니얼 카너먼은 '결정 프레이밍(decision framing)'이란 이름을 붙였습니다. 저자는 선택 설계라는 용어를 선호하기에 이 용어를 활용하여 설명을 이어가겠습니다. 마트 내 상품 진열 담당자, 보험 세일즈맨, 투표용지 디자이너, 학생들의 진학 지도를 맡은 교사 등은 모두 선택 설계자입니다. 선택 설계자들은 다른 사람들이 결정을 내리는 과정 속에서 특정한 정황이나 맥락을 설계하여 특정한 방향으로 결정을 인도할 수 있는 힘을 가지고 있습니다. 진열 담당자는 판매를 촉진하고픈 상품을 눈에 잘 띄는 곳에 놓을 수 있습니다. 보험 세일즈맨의 경우 본인에게 보다 많은 수당을 안겨주는 상품을 설명하는데 더 많은 시간과 정성을 쏟을 수 있습니다. 투표용지 디자이너는 특정 후보 또는 정당에 유리한 디자인을 할 수 있습니다. 교사는 학생들의 진학을 유도하고픈 특정 학교의 장점을 강조할 수 있습니다.

치의 입장에서는 근로계약서 및 취업규칙을 통해 선택 설계자로서 강력한 힘을 발휘할 수 있습니다. 치과 병의원의 경영자로서 특히 신경 써야할 부분은 겸직금지(2 job 금지), 금연, 급여 기밀 유지, 원장 휴가 시 직원들의 연차 당연 사용, 경조사휴가 등 입니다. 이하의 내용들과 관련된 가이드라인을 근로계약서 및 취업규칙에 반드시 명시해야 합니다.

8. 기 타	① "을"은 "갑"의 피고용인으로서 본 계약상의 의무를 성실히 이행하고, 제반규칙을 준수하여야 한다. ② "을"은 계약기간 중 "갑"의 동의없이 타업무에 종사 및 "을"을 위한 영리행위를 해서는 아니된다. ③ "을"은 계약기간 중 또는 종료 이후에도 업무수행상 지득한 정보를 타인에게 누설해서는 아니된다. ④ "을"은 고의 또는 중과실로 "갑" 또는 제3자에게 손해를 끼쳤을 경우 배상하여야 한다. ⑤ "갑"과 "을"은 상기 명시된 내용을 성실히 이행할 것을 약속하며, 본 계약에 명시되지 아니한 사항에 대해서는 노동관계법령 및 당사의 제반 규정이 정한 바에 따른다. ⑥ 계약해지를 원하는 경우 "을"은 "갑"에게 최소 30일전에 통보하여햐 한다 .

<근로계약서 중 겸직금지 규정>

i) 겸직금지

인간의 에너지는 유한합니다. 직원이 퇴근 전후 다른 일을 겸직한다면 치과 업무에 온전히 집중하기 어려울뿐더러 역량을 100% 발휘하는 것 또한 불가능합니다.

ii) 금연

치과 진료 특성 상 치의와 치과위생사의 손에서 담배 냄새를 풍긴다면 환자는 대번에 알아차릴 수밖에 없습니다. 이는 환자의 구토반사와 더불어 치과 전체의 이미지 추락을 가져옵니다.

iii) 원장 휴가 시 직원들의 연차 당연 사용

치의는 치과 서비스의 핵심 인물입니다. 치의가 한 명뿐인 치과에서 '치의의 부재(不在)'는 곧 '의료서비스 제공 불가 상황'을 의미합니다. 원장이 없는데 직원들만 출근해서 할 수 있는 일은 거의 없습니다.

iv) 경조사휴가

치과 병의원을 경영하는 CEO 입장에서 국가공무원에 준해 치과 직원들에게 경조사휴가를 제공하는 것은 심히 부담스러운 일입니다. 근로계약서와 취업규칙을 통해 합당한 수준으로 조절하는 지혜가 필요합니다.

특별휴가

- 사회통념 및 관례상 특별한 사유가 있는 경우 부여받는 휴가
- 특별휴가의 종류(국가공무원 복무규정 제20조)

1. 경조사휴가 : 결혼, 배우자 출산, 사망, 입양시 부여

구분	대상	일수
결혼	본인	5
	자녀	1
출산	배우자	10
사망	배우자, 본인 및 배우자의 부모	5
	본인 및 배우자의 조부모.외조부모	3
	자녀와 그 자녀의 배우자	3
	본인 및 배우자의 형제·자매	1
입양	본인	20

<국가공무원의 경조사휴가>

③ 전망 이론 & 급여

전망 이론: 전설의 시작

"내가 현대를 발명했단다(I invented the modern age)."

때는 1930년대, 장소는 미국. 한 60대 노인이 10대 소년과 교육 제도를 가지고 논쟁을 벌이고 있었습니다. 두 사람 사이에 대화가 오가던 중에 소년이 "이제 시대가 달라졌어요! 현대라고요!"라고 외쳤습니다. 그러자 노인은 위와 같이 답했습니다. 이 노인은 바로 헨리 포드(Henry Ford)입니다.

젊은 경제학도와 행동경제학에 관한 대화를 나눈다고 상상을 해봅시다. 헨리 포드가 그랬던 것처럼 자신만만하게 "내가 행동경제학을 발명했단다."라고 말할 수 있는 사람은 현재 지구상에 단 한 사람뿐이다. 대니얼 카너먼(Daniel Kahneman)!

사람들은 대니얼 카너먼과 아모스 트버스키(Amos Tversky)가 이코노메트리카(Econometrica)[2]에 <전망 이론: 리스크 상황 하에서의 결정 분석(Prospect Theory: An Analysis of Decision under Risk)>을 투고한 1979년을 '행동경제학의 원년'으로 지목합니다. 이 이론을 창안한 공로로 대니얼 카너먼은 2002년에 노벨경제학상을 수상했습니다. 1996년에 아모스 트버스키가 59세의 나이로 세상을 떠나지 않았더라면 그 역시 카너먼과 함께 노벨상을 수상했을 것입니다.

2) 1933년에 만들어진 경제학 학술지로, 이름처럼 계량경제학을 주로 다루나 기타 여러 경제학 분야도 다루는 계간지입니다. 현존하는 경제학 저널 중 가장 탁월하다고 알려져 있습니다.

'현존하는 인물에게만 노벨상을 수여한다'는 노르웨이 노벨위원회의 방침이 야속하게 느껴지는 순간입니다.

카너먼와 트버스키의 공동업적은 위 논문뿐만이 아닙니다. 1969년 공동 연구를 시작한 이후 5년이 되던 1974년, 두 위대한 심리학자는 사이언스(Science)지(誌)에 <불확실성 하에서의 판단: 휴리스틱과 편향(Judgement Under Uncertainty: Heuristics and Bias)>이라는 중요한 논문을 게재했습니다. 이 논문은 모든 것을 단순화시키는 직관적 사고인 '휴리스틱'을 설명했다. 이와 더불어 휴리스틱이 판단에 미치는 역할과 이를 입증하는 편견들을 소개했습니다.

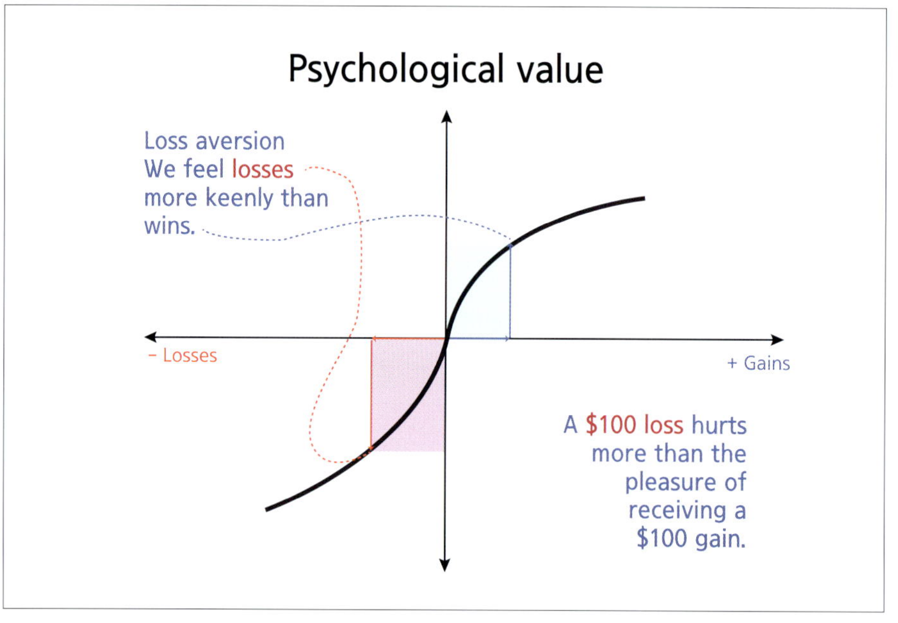

<전망 이론(Prospect Theory)>

전망 이론의 세 축(three axis)

전망이론은 '불확실한 상황에서 행하는 인간의 판단과 선택'을 설명합니다. 전망이론은 기존 경제학을 지배하던 기대효용이론(expected utility theory)과 비교했을 때 다음의 세 가지 인지적 특징을 지닙니다. 기준점(reference), 민감도 체감성(diminishing sensitivity), 손실 회피(loss aversion)이 바로 그것들입니다.

전망 이론은 앞서 언급한 세 축(세 가지 인지적 특성)이 그 근간을 이루고 있습니다. 이러한 특성은 경제적 성과를 평가하는 과정에서 주요한 역할을 수행합니다. 이들을 시스템 1(자동 시스템)의 기능적 특성들로 보는 것이 학계의 정설입니다.

〈한 눈에 보기〉

A. 기준점(준거) 의존성 reference dependency

B. 민감도 체감성 diminishing sensitivity

C. 손실 회피 loss aversion

A. 기준점(준거) 의존성 reference dependency

기대효용이론에서는 기준점을 0으로 보는 반면 전망 이론에서는 우리에게 놓인 선택지들의 가치를 기준점과 비교하여 손실과 이익으로 구분합니다. 즉, 동일한 액수의 연봉이라도 월급쟁이가 기준점을 어디에 두느냐에 따라 만족(이익) 또는 불만족(손실)이 판가름 납니다.

변화(예.금전적 이득 또는 손실)에 대한 평가는 특정 포인트를 기준으로 잡은 다음 상대적으로 이루어진다는 것이 핵심입니다. 절대량은 그다지 중요치 않습니다. 다음의 예를 함께 살펴봅시다. 영희는 치과에서 근무하는 치위생사입니다. 영희의 월 급여가 전년 동기 대비 20만 원 인상되었습니다. 이 때 기준점이 어디에 위치하느냐에 따라 영희의 자동 시스템이 어떤 주관적 반응을 일으킬지 결정됩니다.

심각한 경영난으로 인해 작년 같은 시기에 영희의 급여가 동결되었다면 영희가 느끼는 행복감은 매우 클 것입니다. 반면에 치과 입사 이후 매년 30만 원씩 인상되었다면 그보다 적은 20만 원 인상은 실망감을 안겨줄 것입니다.

타인의 급여인상 폭 역시 기준점으로 작용할 수 있습니다. 영희의 학교 졸업동기이자 치과 입사동기인 수지의 급여가 같은 시기 50만 원 인상되었다면 이는 영희에게 큰 실망감과 분노를 일으킬 것입니다. 이와 반대로 같은 시기 수지의 급여가 동결되었다면 영희는 20만 원의 급여 인상을 굉장히 큰 호재로 받아들일 것입니다.

B. 민감도 체감성 diminishing sensitivity

민감도 체감성이란 '손실 또는 이익의 덩어리(액수)가 커질수록 변화에 둔감해짐'을 뜻합니다.

개그맨 이봉원은 한 때 연이은 사업 실패로 수억 원의 빚을 떠안았습니다. 가정 경제의 견인차였던 박미선은 이러한 남편의 사업 실패와 부채를 TV 쇼에서 자주 개그로 승화시키며 대중들에게 웃음을 선물했습니다. 이에 대한 반대급부로 박미선은 인기와 출연료를 챙겼습니다.

2022년 1월 11일 방송된 SBS '신발 벗고 돌싱포맨'에서 이봉원은 29년간 흔들림 없는 결혼생활 비결을 공개했습니다. 이 날 이봉원의 발언에서 우리는 '민감도 체감(遞減)성'을 체감(體感)할 수 있었습니다.

"코미디 프로그램 회식 날 나하고 양락이 형 말고는 다 후배들이다. 한번 회식하면 맥주 먹어도 50만 원이다. 후배들에게 어떻게 내라고 하냐? 그 전 주에 내가 사서 이번 주 양락이 형이 내야 되는데 잠이 들어서 내가 냈다. 후배가 '또 내시냐'고 걱정하길래 '빚이 7억이나 7억 50만 원이나 무슨 차이냐'라고 했다."

'빚이 0원인 이봉원에게 50만 원은 크게 느껴질 수 있지만 빚이 이미 7억 원이나 되는 이봉원에게 50만 원은 미미하게 느껴진다'는 것이 바로 민감도 체감성의 핵심입니다.

C. 손실 회피 loss aversion

인간은 같은 절대값(액수)의 변화라도 이익보다 손실에 민감하기에 이를 회피하려 노력합니다. 예를 들어 주식으로 100만 원의 이익을 거두었을 때의 만족감보다 100만 원을 잃었을 때의 상실감이 더 큽니다. 이 같은 특질은 진화론적 관점에서 바라봤을 때 이해하기 쉽습니다. 위협을 기회보다 치명적이고 긴급하게 받아들이는 생물들이 그렇지 않은 생물들에 비해 생존 및 번식 가능성이 현저히 높기 때문입니다.

급여

앞서 살펴본 바와 같이 경제적 이득 또는 손실의 경우 동일한 절대량(절대값) 변화이더라도 기준점의 위치에 따라 각 개인의 자동 시스템이 감지하는 감정은 확연한 차이를 보입니다. 이렇기 때문에 "각 직원들의 급여는 철저히 기밀로(confidential) 유지되어야 하며 이를 어길 시 페널티(penalty)를 부과하는 근로계약 및 취업규칙을 사전에 마련"해야 합니다.

④ 쾌락적 편집, 절정-대미 효과 & 보너스

쾌락적 편집

선물 또는 보너스를 받는 이의 행복감이 크고 오래 가길 희망한다면 주는 이의 기술 또는 요령이 필요합니다. 유쾌한 기억을 극대화하는 심리 조작법인 '쾌락적 편집(hedonic editing)'이 바로 그 도구입니다. 이 용어는 행복심리학(쾌락심리학,hedonic psychology)과 관련 있습니다.

쾌락적 편집의 황금률은 '이익은 나누고 손실은 합하라'는 것입니다. '기쁨은 작게 쪼개서 여러 번 주는 것이 좋고, 고통은 여러 번 주는 것보다 한 번 주는 것이 그나마 낫다'고 이해해도 무방합니다. 학창 시절 '사랑의 매'를 상기한다면 바로 이해가 될 것입니다. 사랑의 매는 남자답게 딱 한 대만 맞는 편이 속 시원합니다.

세계적인 행복심리학자인 연세대 심리학과 서은국 교수 역시 저서 ≪행복의 기원≫을 통해 '행복은 크기보다 빈도가 중요하다'는 견해를 밝힌 바 있습니다. 즉, 직원들에게 보너스를 줄 때 100만 원을 한 번에 주는 것보다 10만 원씩 10회에 나눠서 주는 편이 훨씬 더 큰 행복감을 오랜 기간에 걸쳐 줄 수 있습니다.

절정-대미 효과

심리학과 행동경제학에서 '절정-대미 효과(peak-end effect)'란 '사람들이 과거 경험에 대해 평가할 때 감정이 가장 고조되었을 때(peak)와 마무리(end)를 중심으로 평가하는 일관된 경향'을 의미합니다. 즉, 어떤 일 또는 만남이든 절정과 마무리가 시기적으로 가장 중요하며 뇌리에 강한 임팩트를 남깁니다.

치과 병의원의 일상을 고려했을 때 하루 중 마무리는 퇴근 직전이며, 한 주의 마무리는 마지막 진료일입니다.

보너스를 주는 요령

횟수를 "나눠서" "마무리" 시점에 지급하라!

4) 환자와의 관계 속 행동경제학

〈한 눈에 보기〉

① 선택 설계 & 환자 정보 활용

② 치료 상담 최소한 이것만은

③ 매몰 비용 효과를 활용한 자물쇠 전략

④ 절정-대미 효과를 활용한 충성도 관리

⑤ 사후 판단 편향과 진상

⑥ 프레이밍, 분모 무시와 사랑니 설명

※ 저희 병원은 환자분들의 안전사고를 방지하기 위하여 CCTV가 설치되어 있습니다.
※ 개인정보는 엄격히 관리되어 병원업무, 의료정보알림, 마케팅의 용도 외에는 사용되지 않습니다.

20 년 월 일 본 인 :

설문에 응해주셔서 감사합니다. 보호자 :

<초진설문지 예시>

① 선택 설계 & 환자 정보 활용

자연스런 선택 설계는 환자의 동의를 쉽게 이끌어낼 수 있도록 도와줍니다. 이 때 활용 가능한 심리학과 행동경제학의 도구는 '현상 유지 편향'과 '디폴트 효과'입니다.

현상 유지 편향(status quo bias)이란 의사결정 시 기존의 것을 유지하려는 경향을 의미합니다. 사람들은 보통 처음 만든 이메일(e-mail) 주소를 고수하는 습성을 가지고 있습니다. 아이폰 사용자들의 경우 기본 벨소리를 바꾸지 않고 그대로 쓰는 이들이 대부분입니다.

현상 유지 편향이라는 명칭은 윌리엄 새뮤얼슨(William Samuelson)과 리처드 제크하우저(Richard Zeckhauser)가 1988년 ≪위험과 불확실성 저널(Journal of Risk and Uncertainty)≫에 발표한 <의사 결정에서 현상 유지 편향(Status Quo Bias in Decision Making)>이라는 논문에서

가져온 것입니다. 새뮤얼슨과 제크하우저는 사람들이 현재의 상태에 그대로 머물고자 하는 강한 성향(tendency)을 갖고 있다는 것을 실험을 통해 입증했습니다. 이후 이를 뒷받침하는 수많은 논문들이 발표되었습니다.

디폴트 효과(default effect)란 상대가 권하는 기본 선택(초기 설정)이 더 이득이라고 과신하는 경향을 의미합니다. 디폴트 효과는 일종의 귀차니즘입니다. 컬럼비아 경영대학원 교수 마이클 모부신(Michael J. Mauboussin)은 기업들이 현상 유지 편향을 잘 활용하려면 '기본 선택(default option)'을 잘 만들어야 한다고 강조합니다. 예컨대, 지리적으로 인접한 독일과 오스트리아 국민들이 장기 기증에 동의한 비율은 각각 12퍼센트와 거의 100퍼센트로 큰 차이를 보입니다. 이 차이는 국민성과는 아무런 연관이 없습니다. 독일에선 장기 기증을 원하는 사람들은 동의서를 작성하도록 해 기본 선택이 장기 기증을 안 하는 것으로 되어 있는 반면, 오스트리아는 장기 기증에 동의하는 것을 기본 선택으로 삼고, 원하지 않는 국민은 누구나 전화 한 통화로 거부 의사를 밝히도록 하고 있습니다. 바로 이런 기본 선택의 차이가 그런 결과를 낳은 것이다.

여기서 옵트인(opt in)·옵트아웃(opt out) 방식을 이해하면 그 차이를 더욱 더 뚜렷하게 느낄 수 있습니다. 우리나라나 일본, 미국 등은 옵트인(in을 원하는 경우 의사표시하기) 방식으로 기증자가 생전에 기증의사를 밝혔을 때에 한해서 장기기증이 가능한 반면, 스페인, 프랑스, 오스트리아, 아르헨티나 등 국가에서는 옵트아웃(out을 원할 경우 의사표시하기) 방식을 취해 장기기증을 거부하는 의사를 밝히지 않은 모든 국민을 장기기증 대상자로 분류하고 있습니다.

② 치료 상담 최소한 이것만은

〈한 눈에 보기〉

i) 여러 개의 옵션을 제시하라!
ii) 큰 계획, 중간 계획, 작은 계획 순으로!
iii) 검진은 꼼꼼하게! 치료 계획은 과감하게!
iv) 중간 계획이 선택될 가능성 높다는 사실을 활용하라!
v) 현금가부터 제시하라!

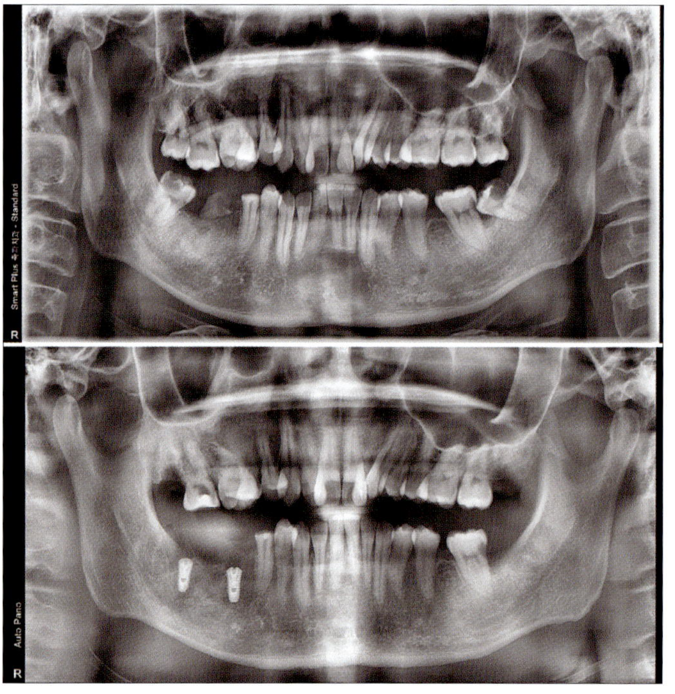

<전형적인 #45, 46, 47 결손 증례>

i) 여러 개의 옵션을 제시하라!

하나보다 셋

치과에 흔히 내원하는 아래턱 오른쪽 끝 어금니 3개(#45, 46, 47)가 없는 홍길동이라는 환자를 상상해봅시다. 이 때 홍길동 환자로부터 치료에 대한 동의를 더 잘 얻어낼 수 있는 "획기적인 방법"이 있습니다. "복수(여러 개)의 치료 옵션을 제시"하는 경우 하나의 치료 옵션을 제시하는 경우보다 환자들의 치료 동의율이 훨씬 더 높습니다.

〈치료 계획〉

plan a: #45, 46, 47 부위에 모두 임플란트 식립

plan b: #45, 47에만 임플란트 식립 후 3 unit 임플란트 bridge 보철(#46는 pontic)

plan c: #45, 46에 임플란트 식립

여러 개의 치료 계획을 제시했을 때 치료 동의율이 높아지는 원인은 유인 효과, 소비자 호감도, 초점의 전환에서 각각 그 근거를 찾을 수 있습니다.

유인효과

유인효과(attraction effect)란 기존 제품에 비해 비대칭적으로 열등한 새로운 대안이 등장하여 새로 진입한 대안과 유사한 기존 대안의 선택 확률이 오히려 증가하는 현상을 의미합니다. 유인효과를 활용한 판매 전략은 주변에서 어렵지 않게 찾아볼 수 있습니다. BMW 320d의 판매 전략을 함께 살펴봅시다.

BMW 320d 라인업

- Efficient Dynamics (저가 모델)
- Modern Line (중가 모델)
- Luxury Line (고가 모델)

BMW 320d를 구매하는 이들은 대부분 중간에 위치한 옵션인 Modern Line을 선택하는 모습을 보였습니다. 만약 Luxury Line이라는 선택지가 주어지지 않는다면 Modern Line을 선택하는 이들 중 일부는 저가 모델인 Efficient Dynamics를 선택하는 쪽으로 이동했을 가능성이 농후합니다. 이 같은 예측을 실제 실험 결과로 증명한 흥미로운 행동경제학 연구가 있습니다.

그랜트 힐(Grant Hill), 카이리 어빙(Kyrie Irving) 등 수많은 농구 스타들을 배출한 듀크대(Duke University)[3)]에서 행동경제학과 심리학을 가르치는 댄 애리얼리(Dan Ariely) 교수는 세계적인 경제 잡지 <이코노미스트(Economist)>의 정기구독 옵션을 가지고 MIT 학생 100명을 대상으로 실험을 단행했습니다.

3) 마이클 조던의 모교인 노스캐롤라이나대(University of North Carolina)의 지역 농구 라이벌

〈이코노미스트〉의 정기구독 옵션

- option a: 인터넷 구독만 가능 = 59달러
- option b: 종이 잡지 구독만 가능 = 125달러
- option c: 인터넷과 종이 잡지 둘 다 구독 가능 = 125달러

다시금 강조하지만 두 번째와 세 번째 옵션의 가격은 125달러로 동일합니다. 오타가 아닙니다. 실험에 참여한 학생들 중 84%가 option c를 선택했습니다.

애리얼리 교수는 다른 MIT 학생들 100명을 대상으로 선택 조건을 바꿔 추가 실험을 진행했습니다. Option b를 삭제한 다음 남은 a와 c 둘 중 하나를 선택하도록 했습니다. 결과는 놀라울 정도로 많이 바뀌었습니다. 약 70%의 학생들이 option a를 선택했습니다. 첫 번째 실험과는 많이 다른 결과입니다. 아무리 봐도 불합리하고 비이성적으로 보이던 option b는 나름 중요한 역할을 수행하고 있었던 것입니다. Option b는 <이코노미스트>가 설계한 유인 효과 시스템 안에서 중추적인 역할을 맡고 있었습니다.

"#45, 46, 47 부위에 모두 임플란트 식립"이라는 치료계획은 다른 두 치료계획들을 더욱 더 매력적으로 보이게끔 해줍니다.

소비자 호감도

소비자심리학에 따르면 소비자들은 스스로 선택권을 가지고 있다고 생각할수록 반발(reactance) 감소하고 선택권을 제공해준 브랜드에 대한 호감 증가하는 경향을 보인다고 합니다. 이러한 견해는 브렘(Brehm)의 심리적 반발이론(Psychological Reactance Theory)에 그 근거를 두고 있습니다. 심리적 반발이론에 따르면 사람들은 그들의 어떤 자유가 위협받고 있다거나 박탈당했다고 생각할 때는 동기(motivation)적으로 흥분하게 되어 있다는 것입니다. 이러한 동기적 흥분을 심리적 반발이라 합니다.

치과 환자들 역시 하나의 치료계획만을 제안 받는 상황보다 여러 가지 치료계획들을 제안 받는 상황에서 본인이 주도권을 가지고 있다고 생각합니다. 이는 환자의 안도감과 치과(치의)에 대한 호감을 상승시킵니다.

초점의 전환(Yes or Yes)

치의와 치과의 수가 과거와는 비교할 수 없을 정도로 비약적으로 증가했습니다. 이로 인해 치과 환자들의 소비자 주권은 사상 최고로 높습니다. 지금은 치과 치료 전 치과 두 세 곳 정도를 방문하는 닥터 쇼핑(doctor shopping)이 일상화된 시대입니다. 어금니 3개가 없는 홍길동 환자의 호주머니 속에는 아마도 다른 치과들의 치료계획서(비용제안서)가 몇 장 꼬깃꼬깃 접혀있을 것입니다. 이런 상황에서 죽파치과에서 세 가지 치료옵션을 제안하는 순간 홍길동 환자의 초점(focus)가 확 이동합니다. 선택을 고려하는 초점의 영역이 '여러 치과들'에서 '죽파치과에서 제안하는 세 가지 치료 옵션들'로 순간 이동하게 됩니다. '죽파치과에서는 치료 옵션을 세 가지나 제시하네? 이 셋 중 뭐가 가장 좋을까?'라는 고심 끝에 선택을 하는 순간 게임은 종료됩니다. 선택은 곧 치료 동의를 의미하기 때문입니다.

이 같은 제안 방법과 효과는 2015년 개봉한 한국 영화 <뷰티 인사이드>를 통해서도 확인할 수 있습니다. 남자 주인공 우진(박서준 배우)이 여자 주인공 이수(한효주 배우)에게 첫 데이트를 신청하며 던지는 질문이 아주 예술입니다.

"스테이크가 좋아요? 초밥이 좋아요?"

질문을 받은 이가 어느 쪽을 선택하든 데이트 승낙을 할 수밖에 없는 마법 질문입니다. 이 영화 개봉 이후 대한민국에 거주하는 많은 바람둥이 남성들이 위 질문을 적극 활용했다는 후문이 있습니다.

ii) 큰 계획, 중간 계획, 작은 계획 순으로!

치료 계획을 제시할 때는 큰 계획, 중간 계획, 작은 계획 순으로 하라!

위와 같은 제안 방식을 '옵션 제거 방법(subtractive option framing method)'라고 합니다. 자동차 판매사원들 또는 부동산 중개업자들이 특히 애용하는 방식입니다. 소나타를 구매하기 위해 현대자동차 판매대리점을 방문하면 딜러들은 풀 옵션 장착 차량, 일부 옵션 장착 차량, 옵션이 들어가 있지 않은 차량 순으로 보여줍니다. 이 같은 행동패턴은 다음의 심리학적 근거들을 기반으로 합니다.

첫째, 보유효과(endowment effect). 보유효과란 사람들이 어떤 사물(상품)을 소유하거나 소유할 수 있다고 생각하는 순간 그 대상에 대한 애착이 형성되는 심리학적 현상을 말합니다. 보유효과는 공인중개사와 집을 보러 다니는 과정에서 실감할 수 있습니다. 공인중개사들은 소비자의 예산 한도 내에서 입주할 수 있는 집들 중 가장 비싸고 좋은 집을 맨 먼저 보여줍니다. 이후 두 번째, 세 번째 집을 차례로 보는 순간에도 소비자의 머릿속에는 맨 처음 봤던 가장 비싸고 좋은 집만 맴돌게 됩니다. 직접 입주하지 않고 눈으로 보고 설명만 듣더라도 보유효과는 강력한 힘을 발휘합니다. 집을 구하는 이의 상상 속에서는 '그 집은 이미 내 집'인 것입니다.

둘째, 사람들은 금전적 손실(더 비싼 값을 지불하는 것) 보다 효용 상실(옵션을 빼거나 상품의 등급을 낮추는 것)을 더 큰 고통으로 받아들입니다. 이는 1993년 하디(Hardi), 존슨(Johnson), 페이더(Fader)의 공동 연구에 의해 입증된 사실입니다.

iii) 검진은 꼼꼼하게! 치료 계획은 과감하게!

위와 같이 제안하는 이유는 다음의 두 가지 심리학적 근거에 기인합니다.

첫째, 손실 회피(loss aversion). 인간은 같은 절대값(액수)의 변화라도 이익보다 손실에 민감하기에 이를 회피하려 노력합니다. 예를 들어 주식으로 50만 원의 이익을 거두었을 때의 만족감보다 50만 원을 잃었을 때의 상실감이 더 큽니다. 치과의사가 뒤늦게 우식(충치)을 하나 더 발견하여 크라운 치료가 추가되는 경우, 이는 환자 입장에서는 크라운 비용만큼의 손실이 더 발생하는 상황입니다. 이는 환자에게 정서적으로 큰 고통이기에 반드시 피해야 합니다.

둘째, 민감도 체감성(diminishing sensitivity). 민감도 체감성이란 '손실 또는 이익의 덩어리(액수)가 커질수록 변화에 둔감해짐'을 뜻합니다. 전체 치료비가 2000만 원인 상황에서 크라운 하나가 추가 되는 상황은 큰 타격이 아닙니다. 하지만 전체 치료비가 100만 원인 상황에서 크라운 하나가 추가 되면 그 타격은 상대적으로 굉장히 크게 느껴집니다.

검진은 꼼꼼하게! 치료 계획은 과감하게!

iv) 중간 계획이 선택될 가능성 높다는 사실을 활용하라!

셋 중 중간 계획이 선택될 가능성 높다는 사실을 인지하고 이를 전략적으로 활용하라!

위와 같이 제안하는 이유는 다음의 두 가지 심리학적 근거에 기인합니다.

첫째, 타협효과. 타협효과(compromise effect)란 여러 선택지들 중에서 양 극단에 위치한 것들을 회피하는 동시에 중간 수준의 대안을 선택하는 확률이 증가하는 현상을 말합니다. 미녀와 데이트 중인 남성이 레스토랑에서 와인을 고르는 장면을 상상해보면 바로 이해할 수 있습니다. 최고가 와인은 경제적으로 부담스럽습니다. 가장 싼 와인을 고르면 자칫 쩨쩨하거나 가난한 남자로 보일 수 있습니다. 그래서 이런 경우 대부분의 남성들은 중간 가격대의 와인을 선택합니다. 타협효과가 발생하는 배경은 다음과 같습니다.

〈타협효과의 발생 배경〉

A. 극단성 회피(extreme aversion): 사람은 누구나 극단적인 것을 회피하고자 하는 본능을 가지고 있습니다.

B. 이유에 근거한 선택(reason-based choice): 사람은 '넌 왜 그런 결정을 했어?'라는 질문에 대해 늘 스스로 변호할 수 있는 근거를 마련하고자 합니다. '이유에 근거한 선택 모델'을 최초로 제안한 스탠퍼드대 시몬슨(Simonson) 교수에 따르면 "소비자는 어떤 대안이 가장 높은 효용을 제공하는지 판단하기 어려운 상황에서 자신의 결정을 정당화하는 데 가장 그럴듯한 이유를 제공하는 대안을 선택하게 된다"고 합니다. 인간은 늘 핑계거리를 찾습니다.

C. 손실 회피: 양 극단에 위치한 선택지들은 도박성이 짙습니다. 즉, 통상 극단의 선택지들의 실패 가능성은 중간 선택지들의 실패 가능성에 비해 높습니다. 그렇기 때문에 망하지 않기 위해 인간의 선택은 중간 지대로 몰리는 경향이 있습니다.

둘째, 골디락스 전략. 마케팅에서 정말 자주 활용되는 전략입니다. 고가(그랜져), 중가(소나타), 저가(아반테)의 제품이 제시된 경우 소비자들은 중가의 제품을 가장 많이 선택하는 경향이 있습니다. 치의 입장에서는 임플란트 제품군 구비 시 본인의 손에 가장 익숙하면서 치과에 가장 높은 수익을 안겨주는 라인업을 중간 가격대에 비치하는 지혜가 필요합니다.

v) 현금가부터 제시하라!

일단 외우자! 현금가부터 제시하라!

소비자가 카드 사용 시 발생하는 수수료가 판매자에게 청구되는 기형적인 제도로 인해 현금 구매가와 카드 구매가를 다르게 제안하는 사업체들이 적지 않습니다. 가까운 지하상가 또는 시장 등에서 흔히 목격할 수 있는 풍경입니다. 치과에서도 비급여진료와 관련하여 이 같은 지불 시스템을 제안할 경우 현금가부터 제시하는 편이 현명합니다.

〈임플란트 진료비 제안의 예〉

제안 1: 현금 결제 시 100만 원, 카드 결제 시 105만 원

제안 2: 카드 결제 시 105만 원, 현금 결제 시 100만 원

제안 1의 방식을 취하면 5만 원을 더 지불해야한다는 상황이 부각되어 소비자 입장에서는 손실로 인식합니다. 이는 자동 시스템의 손실 회피 본능을 자극한다. 따라서 현금 결제 가능성을 높일 수 있습니다.

③ 매몰비용 효과를 활용한 자물쇠 전략

매몰비용 효과란 성공 가능성이 희박하다는 사실을 알면서도 이미 투입된 비용이나 노력이 아까워서 계속해서 비용과 시간을 투자하는 현상을 말합니다. 인간은 심리적으로 매몰비용의 노예입니다.

소비자가 일단 어떤 상품 또는 서비스를 구입해서 사용하기 시작하면, 다른 대체품으로의 수요 이전이 어렵게 되는 현상을 가리켜 '자물쇠 효과(lock in effect)'라 합니다. 자물쇠 효과는 높은 전환 비용(switching cost)와 약정(계약) 등으로 인해 발생합니다. 면도기, 프린터 등은 높은 전환 비용으로 인해 자물쇠 효과가 강한 제품군입니다. 면도기, 프린터 등은 본체의 가격에 비해 소모품(면도날, 토너 등)의 가격이 상대적으로 굉장히 높게 책정되어 있습니다. 그렇기 때문에 다른 대체재(브랜드)로 환승하려면 소비자는 높은 전환 비용을 감내(각오)해야만 한다. 이 자체가 자물쇠 또는 장벽으로 작용합니다.

치의(치과) 역시 이 점을 적극 활용해야 합니다. 이 글을 읽는 지금 이 순간부터 레진-와이어 스플린트, 임시 수복물(provisional restoration), 임플란트 내비게이션(가이드) 장치 등을 무료 서비스로 제공할 생각은 버리십시오! 앞서 언급한 항목들에 대해 적정 비용을 청구해야만 환자를 자물쇠 효과 안에 머물게 할 수 있습니다.

④ 절정-대미 효과를 활용한 충성도 관리

'절정-대미 효과(peak-end effect)'란 '사람들이 과거 경험에 대해 평가할 때 감정이 가장 고조되었을 때(peak)와 마무리(end)를 중심으로 평가하는 일관된 경향'을 의미합니다. 즉, 어떤 일 또는 만남이든 절정과 마무리가 시기적으로 가장 중요하며 뇌리에 강한 임팩트를 남깁니다.

환자와의 관계에서 절정-대미 효과를 효과적으로 활용할 수 있는 상황들은 다음과 같습니다.

첫째, 환자의 통증을 조절해주는 배려가 절실히 필요합니다. 통증의 절정(peak of pain)은 가능한 한 낮추면서 고통스러운 시간은 최소한으로 단축시키기 위해 항상 노력해야 합니다.

둘째, 각 환자의 진료 마무리 순간을 칭찬과 격려로 가득 채워야 합니다. 저는 하얀 거짓말에 능통합니다. 모든 환자가 치료에 협조적이지는 않지만(환자의 협조도와 무관하게) 저는 진료를 마무리하는 순간에는 "잘 도와주셔서 치료가 훌륭하게 마무리되었네요. 감사합니다."라는 말을 절대 잊지 않습니다. 나는 이 하얀 거짓말을 은퇴하는 순간까지 모든 환자에게 활용할 계획입니다. 치의가 칭찬과 격려를 아끼지 않으면 절정-대미 효과에 의해 환자는 치의(치과)에 대한 호감을 간직한 채 다음 약속을 잡을 수 있습니다.

셋째, 큰 치료를 마무리 하는 날에는 환자에게 꼭 선물을 전합니다. 선물의 종류, 가격은 중요치 않습니다. 주치의로부터 선물을 받았다는 기쁨을 절정-대미 효과가 최대한으로 증폭시켜줍니다. 환자 입장에서는 다음 정기 검진을 놓칠 수가 없게 됩니다.

⑤ 사후 판단 편향과 진상

치과에서 치료를 진행하다보면 범위와 비용이 확대되는 경우가 비일비재합니다. 교합면 우식을 제거하고 레진 치료를 계획했다가 인접면 우식이 추가로 발견되어 치료계획이 인레이로 변경되는 경우가 있습니다. 또한 깊은 우식을 제거하고 레진 치료를 한 이후로 환자가 지속적인 불편감을 호소하여 근관치료 및 크라운치료로 전환되는 경우도 있습니다. 이런 상황에서 치료비 증가로 인한 손실 회피 기제가 자동 시스템에 의해 작동하여 크게 분노하는 환자들이 종종 있습니다. 분노까지만 하면 참으로 다행일진데 미리 설명(고지)했음에도 불구하고 "왜 미리 말해주지 않았냐? 치료 계획이 변경(확대)될 수 있다는 설명을 전혀 들은 바 없다!"며 고래고래 소리를 지르는 이들 또한 존재합니다. 이들에 대한 대응책으로 다음 사항들을 제안합니다.

첫째, 치료계획을 최대한 크고 넓게 잡아서 미리 고지합니다. 레진 치료 시 근관치료 및 크라운 가능성, 근관치료 시 발치 가능성을 사전에 고지해야만 합니다.

둘째, 발생 가능한 결과들 여러 번(내원할 때마다) 고지합니다. 주입식 교육은 확실한 효과를 보입니다.

셋째, 엑스레이와 임상 사진들을 충분히 확보합니다. 훗날의 오리발 내밀기 또는 시치미 떼기를 예방할 수 있습니다.

넷째, 근관치료·발치·임플란트 등 시행 전에 충분히 설명하고 동의서에 자필 날인 받습니다. 자필 날인은 법정에서도 뒤집히지 않는 법적 효력과 지위를 갖습니다.

꼬리에 꼬리를 무는 이야기

» 체리 피커와 블랙 컨슈머 (cherry picker and black consumer)

- 체리 피커(cherry picker): 소위 얌체. 어떤 회사의 제품이나 서비스 가운데 비용 대비 효율이 뛰어나거나 인기 있는 특정 요소만을 골라 합리적으로 소비하는 사람. 판매자 입장에서 보면 얄미울 수는 있겠지만 규범 내에서 활동하기 때문에 위법성은 없습니다.
- 블랙 컨슈머(black consumer): 소위 진상. 구매한 상품의 하자를 문제 삼아 기업을 상대로 과도한 피해보상금을 요구하거나 거짓으로 피해를 본 것처럼 꾸며 보상을 요구하는 사람들을 말합니다.

범죄자들도 다들 본인들의 고유한 스타일을 가지고 있듯이 블랙 컨슈머에도 다양한 유형들이 존재한다. 상품을 구입한 후 일정기간 동안 사용한 후 상품의 하자를 주장하며 제품 교환 또는 환불을 요구하는 유형에서부터 상품으로 인한 근거 없는 신체적·정신적 피해를 호소하면서 반품·환불을 넘어 보상금을 요구하는 유형, 거액의 보상금을 수령할 목적을 가지고 일부러 식료품 등에 이물질을 넣어 악의적인 민원을 제기하는 유형 등 블랙 컨슈머들은 실로 다양합니다.

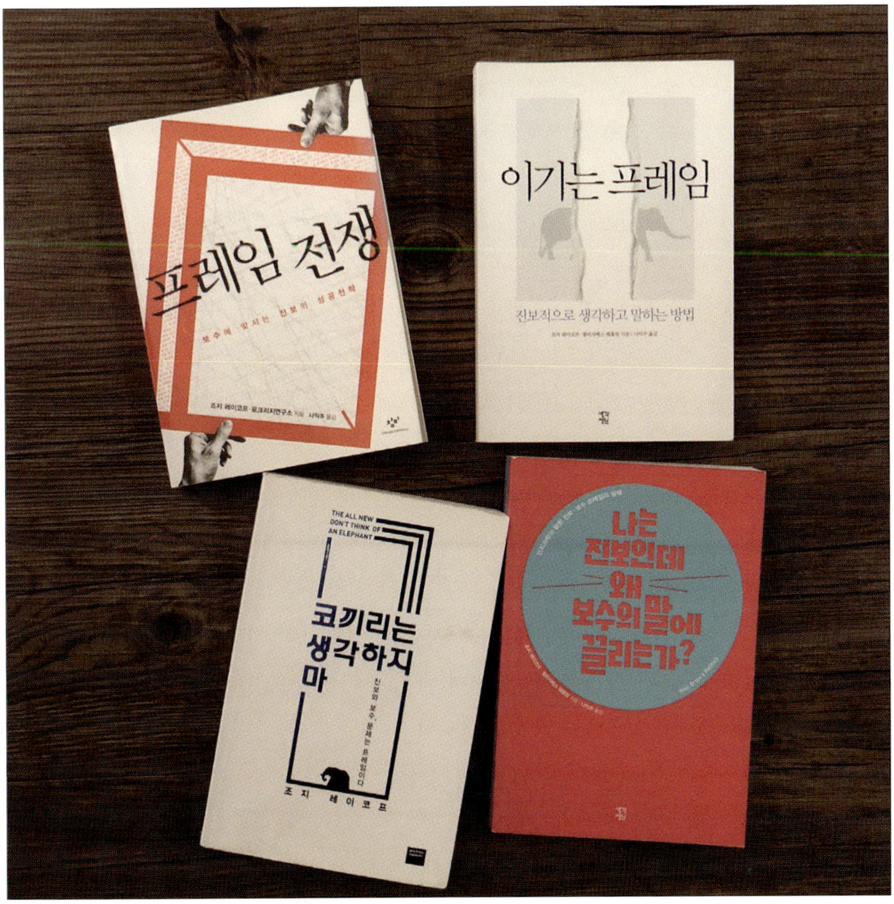

<프레임과 프레이밍 효과를 다룬 서적들>

⑥ 프레이밍, 분모 무시와 사랑니 설명

프레이밍

프레이밍(framing)은 사회학자 고프만(Goffman, 1974)의 프레임 분석에서 주창된 개념이자 이론으로, 사람마다 사물을 바라보거나 해석할 때 사용하는 준거틀과 도식이 달라 자신의 가치와 관점에 따라 사회 현상을 이해한다는 데에서 출발합니다. 이처럼 질문이나 문제의 제시 방법에 따라 사람들의 판단이나 선택이 달라지는 현상을 '프레이밍 효과(framing effect)' 또는 '틀 효과'라 합니다. 일단 틀(frame)이 형성되면 사람들의 행동이나 사유는 그 틀 안에서만 움직이게 됩니다. 틀을 벗어나는 유일한 방법은 그 틀을 파괴하는 것뿐입니다. 창의적 사고를 막는 고정관념 역시 틀의 일종입니다.

2006년 월드컵 결승전에서 이탈리아와 프랑스는 1대1로 비겼습니다. 결국 승부차기 끝에 이탈리아가 우승컵을 가져갔습니다. 이 동일한 진리 조건(truth condition)을 가지고 두 가지 프레이밍이 가능합니다.

> 이탈리아가 승리했다. (긍정의 프레임)
>
> 프랑스가 패배했다. (부정의 프레임)

아모스 트버스키는 하버드 의대 동료들과 함께 폐암 수술 통계 결과를 가지고 프레이밍 실험을 시행했습니다. 수술 전 환자 및 보호자에게 설명을 하고 동의서(permission)을 받는 과정에서 어떤 프레임을 활용하느냐에 따라 동의율(선호도)에서 현격한 차이를 보였습니다.

> **〈프레이밍 방식에 따른 동의율(선호도)〉**
>
> 긍정의 프레임: 1개월 후 생존율은 90퍼센트이다. → 동의율 84%
>
> 부정의 프레임: 1개월 내 사망률은 10퍼센트이다. → 동의율 50%

분모 무시 현상

사람들은 어떤 지표가 분수로 제시되었을 때 분모를 고려하지 않고 분자에 매몰되는 경향을 가지고 있습니다. 이를 분모 무시(denominator neglect) 현상이라고 합니다.

분모 무시 현상은 특정 스토리와 결합되는 순간 더욱 더 심화됩니다. 일반인들이 위험을 어떻게 평가하는지 연구한 폴 슬로빅에 따르면 일반인들은 분모에 해당하는 전체 사건은 고려하지 않은 채, 분자에 해당하는 뉴스화되는 비극적 사건(교통사고, 테러 등)을 비중 있게 생각한다고 합니다. 그래서 뇌졸중 사망률보다 미디어에서 보도가 많이 되는 다양한 사고의 사망률이 더 높을 거라고 평가했습니다(실제는 뇌졸중이나 천식과 같은 만성질환 사망률이 더 높다).

정리하자면, 사람들은 가장 두드러진 숫자(salient number) 혹은 자신에게 익숙한 숫자, 살면서 경험해본 적이 있는 숫자를 토대로 전체를 해석하는 경향을 보입니다. 그래서 1000 명중 1명, 10,000중 1명이라고 표현할 때보다 0.1% 0.01%로 표현될 때 사람들은 1이라는 분자의 값만 인식하여 위험도를 제대로 체감하지 못합니다.

치과 공포증 환자에 대한 배려

프레이밍과 분모 무시를 활용하여 치과 공포증(dental phobia)을 가진 환자들을 배려할 수 있습니다. 관련 문헌에 따르면 하악 제3대구치 발치 시 하치조신경 손상 비율은 0.1% 내외입니다. 발치 전 설명 과정에서 "아래 사랑니 발치 시 아래턱 신경이 손상될 가능성은 0.1%입니다"라고 이야기할 경우 위험도가 크게 도드라지지 않습니다. 하지만 "아래 사랑니를 뺀 환자 1,000명 중 한 명은 신경 손상을 경험 합니다"라고 이야기할 경우 설명 자체가 하치조신경 손상이 발생한 환자의 이미지를 연상시킵니다. 따라서 치의는 전자의 방식으로 설명함으로써 환자들의 공포심을 줄여줄 수 있습니다.

V_관계와 소통

01. 상담 성공 비법

02. 낮추면 올라간다

01 상담 성공 비법

추천곡 Greatest Love of All - Whitney Houston

영감을 주는 한마디

> "질병은 하늘이 고치는 것이고
> 의사는 그 과정을 도울 뿐이다."
>
> - 향설 서석조 박사

*** brain storming with hashtags**

#치과 #치료상담 #소통 #의사소통 #커뮤니케이션 #지식격차 #KnowledgeGap #정보전달격차 #InformationDeliveryGap #초등학생 #어르신 #상담성공비법 #환자의언어 #천천히말하기 #플래시-킨케이드테스트 #Flesch-KincaidTest #짧은문장 #그림활용 #비유 #사투리삼가기 #중요한내용강조하기 #무안주지않기

지식격차

"죽도파출소 길 건너 새로 생긴 치과 가봤나? 원장님 말이 너무 날래서 도통 알아들을 수가 읎니더."

포항시 북구 죽도동 인근 노인정 어딘가에서 이런 대화가 오갈까봐 두렵습니다. 여기 이름만 들어도 알만한 전 세계 100대 기업(global 100 corporations) 중 하나를 이끄는 최고경영자(CEO)가 있습니다. 그는 한 경제 언론매체와의 인터뷰에서 사업에 관한 새로운 아이디어가 떠올랐을 때 이를 평가하는 방법으로 피드백이 굉장히 즉각적이면서 비용은 거의 들지 않는 독창적인 기법을 사용한다고 밝혔습니다. 그것은 바로 '건물청소부에게 프리젠테이션(presentation)하기' 입니다. 건물청소부를 이해시킬 수 있다면 일반 대중들 또한 이해시킬 수 있다고 믿기 때문입니다.

치과에 내원한 환자 및 보호자들은 과연 의료진들의 언어를 얼마만큼이나 이해하고 있을까요? 이를 유추해볼 수 있는 재미있는 연구결과가 있습니다. 엠제이소비자연구소(소장 장문정)는 2014년 증권사 프라이빗 뱅커(private banker, 이하 PB)[1] 4명의 상품 설명을 녹화해서 금융에 관한 전문지식이 거의 없는 일반인 100명에게 보여주었습니다. 그런 다음 PB들에게 "영상을 시청한 일반인들이 당신의 설명을 얼마나 이해했을 것 같나요?"라는 질문을 던졌습니다. PB들은 대략 70%를 예상했습니다. 이에 반해 피실험자들은 PB들의 설명을 약 5% 정도만 이해했다고 답했습니다. 무엇이 문제였을까요?

바로 '지식격차(knowledge gap)' 때문입니다. 지식격차란 말하는 이의 지식수준과 듣는 이의 지식수준의 차이가 존재함에 따라 듣는 이의 이해도가 떨어지는 현상을 일컫습니다. 한 분야의 전문가들은 해당 분야에 관한 지식을 장시간을 투자해 습득하고 대부분 그 분야를 업(業)으로 삼으며 그 세계 안에 빠져 살고 있습니다. 이에 반해 일반 대중들 또는 소비자들은 전문가들에 비해 현저히 부족한 배경지식을 갖고 있는 경우가 대부분입니다. 이러한 지식의 차이로 인해 정보전달격차(information delivery gap) 또한 발생하는 것입니다. 치과 내에서 의료 공급자와 소비자 간의 정보전달 또한 앞서 언급한 사회적 실험의 그것과 크게 다르지 않을 것입니다. 거기에 전문용어들이 남발될수록 이해도는 떨어지겠지요. '하얀 것은 종이요 까만 것은 글자다.'라는 관용구처럼 '하얀 것은 엑스레이요 까만 것도 엑스레이 아닌가요?' 정도의 이해를 기대하는 것이 속 편한 길일지도 모르겠네요.

1) 프라이빗 뱅커(private banker): 고액 자산가의 자산 관리를 도와주는 금융회사 직원

상담 성공 비법

치과에서 상담동의율을 높일 수 있는 비법을 정리하자면 다음과 같습니다.

첫째, 환자의 언어를 사용해주세요. '근관치료(root canal treatment)'라는 표현은 일반인들에게는 생소합니다. 비록 정식용어는 아니지만 '신경치료'라는 표현이 전달력을 높여 줄 것입니다.

둘째, 천천히 말해주세요. 화술(話術)과 웅변(雄辯)의 달인인 정치인들 중 빠른 속도로 말을 쏟아내는 이를 본 적이 있나요? 랩퍼(rapper) 아웃사이더처럼 속사포를 쏟아내듯 말을 뱉는 정치인은 지구상에 존재하지 않습니다. 지나치게 빠른 말은 듣는 입장에서 이해하기 어렵습니다. 또한 '의사가 자신이 없어서 내게 질문할 틈을 주지 않으려고 빨리 말하는 건가?'라는 식의 불필요한 의구심을 불러일으킬 가능성 역시 존재합니다. 단어와 단어 사이, 문장과 문장 사이에 호흡을 가다듬으며 잠시 쉬는 것을 포즈(pause)라고 합니다. 포즈를 활용하면 말의 속도가 지나치게 빨라지는 것을 막을 수 있습니다.

셋째, 최대한 짧은 문장으로 이야기해주세요. 플래시-킨케이드 테스트(Flesch-Kincaid Test)라는 것이 있습니다. 이는 단어와 문장의 길이로 글의 난이도를 측정하는 방법입니다. 문장이 길어질수록 당연히 말 또는 글의 난이도는 올라가고 듣는 이의 이해도는 떨어집니다.

넷째, 그림을 활용해주세요. 그림 또는 사진 등과 같은 자료는 치의학(dentistry)에 관한 전문지식을 갖지 못한 이들의 이해를 높이는데 큰 도움이 됩니다.

다섯째, 비유를 활용하세요. 소위 '대박치과'라고 불리는 대전광역시 유명 치과 원장님의 상담을 참관할 기회가 있었습니다. 임플란트 관련 상담 시 컴퓨터 단층촬영(CT:computed tomography)을 기반으로 설명하는 경우 김밥을 예로 들더군요.

"자, 김혜자(예명) 님! 김밥을 잘라서 90도로 돌려보면 단무지, 햄과 같은 안쪽의 재료를 볼 수 있잖아요. 같은 방식이에요. 김혜자 님 아래턱뼈를 컴퓨터를 이용해서 잘라서 돌려보면 오른쪽 사진과 같아요. 뼈의 폭이 넓고 아래턱 신경과의 거리도 충분한 걸 확인할 수 있네요. 결심만 하시면 일정 잡아서 수술할 수 있어요."

상담 후 만 65세가 넘은 김혜자 님도 그 원장님의 설명을 이해하고 수술 약속을 잡았습니다. 누구나 해봤을 법한 경험을 쉬운 말로 설명하는 원장님의 화술이 인상적이었습니다.

여섯째, 사투리 사용을 피하세요. 복식(服飾)뿐만 아니라 언어에도 합당한 TPO(time시간, place장소, occasion상황)이 있습니다. 전문영역에서 사투리의 사용은 말하는 이에 대한 신뢰와 정보 전달력을 떨어뜨립니다. 환자 및 보호자와의 상담은 학회 발표, 방송 출연 등에 준하는 형식성이 강한 자리입니다. 사투리는 아껴두었다가 고향 친구들과의 사적인 모임에서 마음껏 활용하길 권합니다. 사투리가 굉장히 심한 사람도 교정이 가능하다는 것이 관련 업계 전문가들의 의견입니다. '표준말 지킴이'를 자처하는 아나운서들의 출신지역이 대부분 지방이라는 사실이 그 방증입니다. 사투리 교정은 뉴스 따라 읽기(KBS, MBC, SBS 등 지상파 방송국의 홈페이지는 VOD서비스와 함께 대본 제공), 스피치 학원 강의 수강 등의 노력들을 통해 달성 가능합니다. 어휘뿐만 아니라 억양 또한 바로잡아야 한다는 점을 꼭 기억해주세요. 사투리를 더 사투리답게 들리게 하는 건 어휘가 아니라 오르락내리락 심한 성조와 억양 입니다. 본인의 사투리 사용 여부는 동향(同鄕) 출신에게 물어서는 판별하기 어렵습니다. 꼭 서울 출신 지인들에게 확인을 받는 것이 좋습니다. 완벽한 사투리를 구사하는 지방 출신 치의들은 대부분 본인들이 완벽한 표준어를 구사한다고 착각하며 살아가니까요. 그들이 방송매체 출연 후 주변인들에게 남긴 말은 유쾌한 웃음을 선사합니다.

"내 얼마 즌에 방송 출연했다 아인교? 완벽한 표준말을 썼지!" (경상도 출신 치의 박OO)

"느그들은 공적인 자리에서도 사투리 쓰제? 나 좀 보고 배워라잉!" (전라도 출신 치의 김OO)

일곱째, 중요한 내용은 강조해주세요. 처음부터 끝까지 동일한 어조로 진행되는 상담에서 환자 및 보호자가 중요한 내용을 파악하는 것은 빙빙 돌려 말하는 것이 일상인 시어머니 말씀의 진의(眞意)를 며느리가 꼬집어내는 것만큼이나 어려운 일입니다. 중요한 내용은 반복해서, 큰 목소리로, 때때로 "이 내용은 정말 중요한 내용입니다."라는 선행 문구로 확실하게 주지시켜 주세요.

여덟째, 질문하는 환자에게 무안을 주지마세요. 치의들이 당연하다고 생각하는 지식들이 환자 및 보호자들에게는 생전 처음 들어본 생소한 내용일 수 있습니다. 무안은 수치심으로 이어질 수 있습니다. 수치심을 느낀 이가 치료를 승낙할리 만무합니다.

<핵심정리>

상담 성공 비법

첫째, 환자의 언어를 사용해주세요.

둘째, 천천히 말해주세요.

셋째, 최대한 짧은 문장으로 이야기해주세요.

넷째, 그림을 활용해주세요.

다섯째, 비유는 이해도를 높여줍니다.

여섯째, 사투리 사용을 피하세요.

일곱째, 중요한 내용은 강조해주세요.

여덟째, 질문하는 환자에게 무안을 주지마세요.

참고 자료

1) "빠른 말하기는 메세지 전달력과 신뢰 떨어뜨려-말 잘하는 의사가 환자 진료도 잘한다"

출처: 의사신문(http://www.doctorstimes.com) http://www.doctorstimes.com/news/articleView.html?idxno=9172

02 낮추면 올라간다

추천곡 Hard to Say I'm Sorry - Chicago

영감을 주는 한마디

"핑계를 잘 대는 사람은
좋은 일을 거의 하나도 해내지 못한다."

- 벤자민 플랭클린(Benjamin Franklin)

*** brain storming with hashtags**

#정치가 #수상 #무명용사 추모비 #폴란드 #Willy Brandt #빌리 브란트 #독일 #실수 #과오 #원장 #직원 #교수 #전공의 #슬기로운의사생활 #슬기로운개원생활 #은사님 #품격 #格 #신시아프란츠 #CynthiaMcPhersonFrantz #커트니베그니손 #CourtneyBennigson #사과 #타이밍 #효율성 #낮추면올라간다 #진솔한사과 #재발방지약속

신사의 품격
국가의 품격

품격 (品格) [품:껵] 명사

1. 사람 된 바탕과 타고난 성품.

2. 사물 따위에서 느껴지는 품위.

최근 외교부의 공식 발표에 따르면 2021년 7월 22일 제44차 유네스코(UNESCO) 세계유산 위원회(이하 세계유산위)는 일본 근대산업시설 세계유산 등재 후속조치 불이행에 대해 '강한 유감'(strongly regrets)을 표명하고 충실한 이행을 촉구하는 결정문을 채택했다고 합니다. 지난 2018년 결정문 안에는 '강력 촉구(strongly encourage)'라는 표현이 사용되었음에도 불구하고 일본 정부가 상응하는 조치를 취하지 않자 이번에 표현의 수위가 높아진 것입니다.

분쟁의 발단은 지난 2015년 7월 세계유산위는 군함도 등 메이지 시대 산업유산 시설 23곳을 세계문화유산으로 등재키로 결정했습니다. 바로 그 때 세계유산위는 등재를 전제로 일본에 "각 시설에 전체 역사 이해할 수 있는 해석전략을 마련하라."고 권고한 바 있습니다. 이에 일본은 당시 "1940년대 일부 시설에서 수많은 한국인이 강제노역 한 사실을 이해할 수 있는 조치를 취하겠다.", "인포메이션 센터와 같은 희생자를 기리기 위한 조치를 해석전략에 포함하겠다." 등 2가지를 약속했다. 하지만 모두가 주지하다시피 일본은 관련 약속을 헌 신짝처럼 내팽개치고 제대로 이행되지 않으며 버티고 있는 실정입니다. 일본은 인포메이션 센터를 세웠다는 사실 하나만을 가지고 앞서 언급한 두 약속을 성실히 이행하고 있다고 어이없는 주장하고 있습니다. 더구나 일본은 2020년 6월 일반 대중들에게 공개한 '산업유산정보센터'(도쿄인포메이션센터)에 오히려 조선인에 대한 차별도 없었다거나 강제노역을 부정하는 등의 자료 또는 증언들을 전시했습니다. 과거사와 관련하여 일본에게 품격을 바라는 것은 무리인지도 모르겠습니다.

잊을만하면 들려오는 일본 정치가들의 전쟁 범죄의 옹호 또는 식민 통치 관련 망언들과는 대조적인 품격을 보여주었던 지도자가 있습니다. 독일통일의 초석(礎石)을 다졌던 전 서독 총리 빌리 브란트(Willy Brandt, 1913.12.18.~1992.10.8.)가 바로 그 주인공입니다. 동서 화해 정책(동방정책)을 통해 냉전시대 동서의 긴장을 완화시킴으로써 독일 통일의 기틀을 마련한 옛 서독의 총리 빌리 브란트는 지금까지도 독일인들뿐만 아니라 많은 세계인들에게 존경 받는 정치인입니다.스토너(Stoner)는 '경영이란 사람들을 통하여 과업들을 수행하게 하는 예술이다.'라고 했습니다.

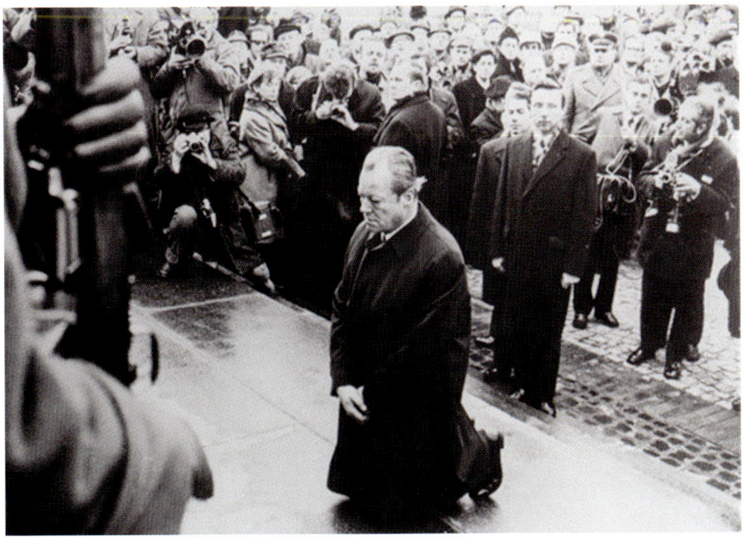

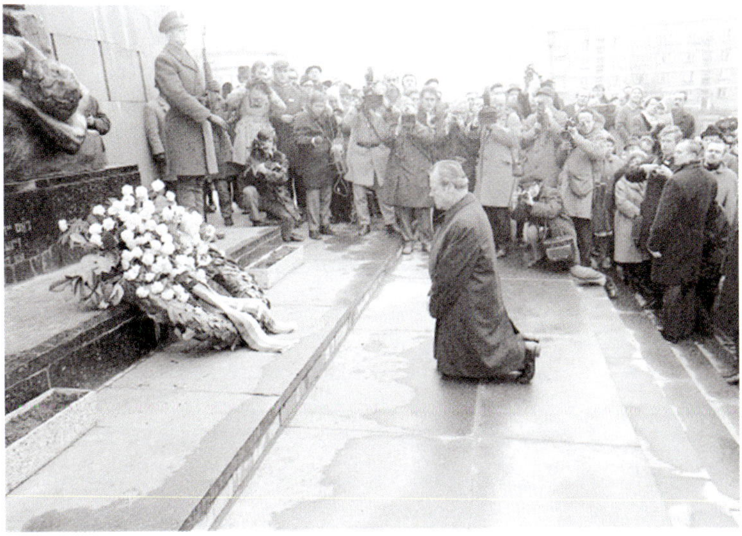

<폴란드 바르샤바 유태인 희생자 위령탑 앞에 무릎을 꿇은 서독 총리 빌리 브란트>

무릎을 꿇은 것은 한 사람 일어선 것은 독일 전체

그가 전 세계 정치사에 강렬한 인상을 남긴 날은 1970년 12월 7일이었습니다. 자유주의 대 공산주의 국가들 간 냉전이 한창이던 바로 그 때, 폴란드 수도 바르샤바의 제2차 세계대전 도중 참혹하게 희생된 유태인을 기리는 위령탑 앞에 검은 코트를 입은 서독의 총리 빌리 브란트가 헌화를 하고 뒤로 물러나는 중이었습니다. 정중히 뒤로 물러서던 도중 갑자기 털썩하고 무릎을 꿇었습니다. 그 광경을 지켜보던 당시 현장의 인파들은 빌리 브란트의 돌발 행동에 적지 않게 당황했습니다. 한 나라의 지도자가 무릎을 꿇는 광경은 지극히 이례적인 일이었기에 참석자들 중 일부는 총리가 발을 헛딛었거나 일시적인 현기증으로 다리에 힘이 풀린 것이라 생각했다고 전해집니다. 그러나 그 행위는 서독 총리 빌리 브란트가 제2차 세계대전 동안 독일 나치에 의해 희생된 당시 재(在) 폴란드 유태인들에게 바치는 절절한 사죄였습니다. 빌리 브란트는 위령탑 앞에서 무릎을 꿇은 채 고개를 숙이고 꽤나 긴 시간동안 묵념했습니다. 12월 한겨울 폴란드의 칼바람은 차가웠지만 빌리 브란트의 참회는 뜨거웠습니다.

"무릎을 꿇은 것은 한 사람이었지만 일어선 것은 독일 전체였다."

빌리 브란트의 이러한 행동은 금시에 독일과 폴란드뿐만 아니라 전 세계에 큰 감동을 주었습니다. 서독을 대표하는 총리의 용기 있는 행동은 지난 날 동안 전범(戰犯)국가 독일에 대하여 세계인들이 가지고 있던 이미지를 획기적으로 전환시키는 계기가 되었습니다. 빌리 브란트의 진심 어린 참회는 서방 자유진영 국가들뿐만 아니라 공산진영 국가들의 마음에도 큰 반향을 일으켰습니다.

이 일이 있은 후 빌리 브란트는 언론과의 인터뷰에서 자신의 행동에 대해 "인간이 말로써 표현할 수 없을 때 할 수 있는 행동을 했을 뿐이다."라고 표현했습니다. 빌리 브란트의 마음이 담긴 사죄를 "무릎을 꿇은 것은 한 사람이었지만 일어선 것은 독일 전체였다"라고 평하는 언론들도 있었습니다. 이 결단과 행동은 빌리 브란트가 시작한 독일 통일 프로젝트, 더 나아가 유럽전체의 통합을 향한 '동방정책'의 신호탄으로 평가 받고 있습니다.

대표자의 무게감과 품격

치의는 의료기관 개설신고가 완료됨에 따라 해당 병의원으로 대표자로 살아가게 됩니다. 적어도 폐업을 할 때까지는. 환자가 치과 문을 통과해 들어오는 순간부터 무사히 진료를 받고 나서는 순간까지 발생하는 모든 일들에 대한 책임은 최종적으로 대표자인 원장에게 귀속됩니다. "'원(院)' 자가 붙은 시설이나 기관의 우두머리."라는 원장(院長)이라는 직함의 사전적 의미가 결코 가볍지 않게 느껴지는 이유입니다.

치과 특성 상 대부분의 경우 통증을 이미 가지고 있는 사람들이 환자로 내원하는 경우가 대부분입니다. 이미 예민해진 상태의 사람들을 응대해야 한다는 전제조건부터 치과 관련 종사자들의 스트레스가 높을 수밖에 없는 이유를 말해주고 있습니다. 하지만 이러한 전제조건이 우리들의 숙명(宿命)이자 바꿀 수 없는 상수(常數)이기에 하루하루 극복하는 수밖에 없습니다.

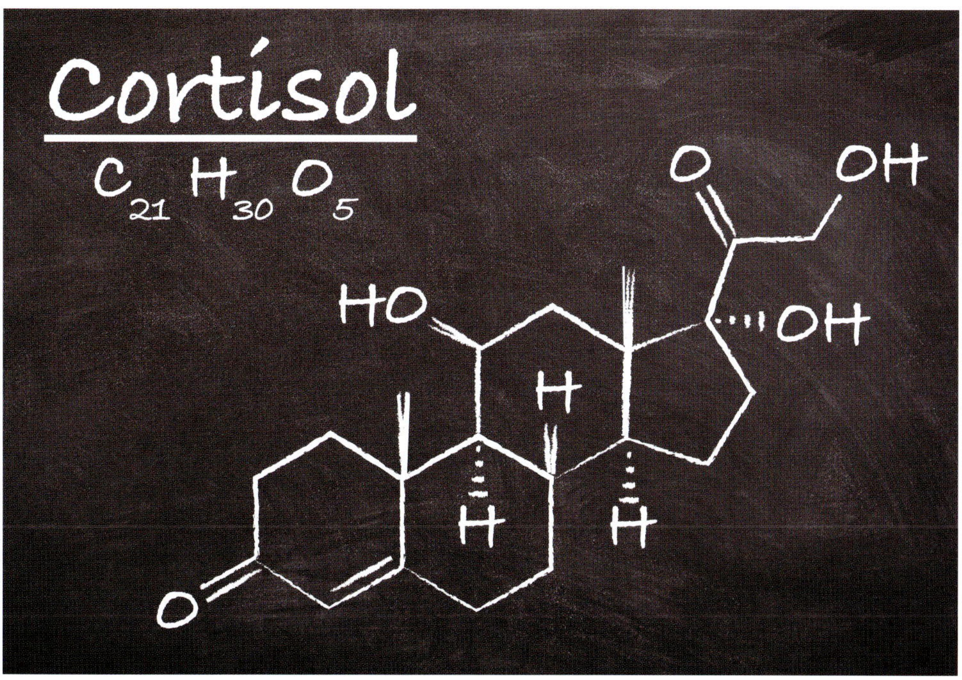

<스트레스 호르몬 _ 코르티솔>

치과를 경영하다보면 작게는 기계식 주차시설의 고장, 공용화장실의 화장지 부족 등에서부터 크게는 불만족스러운 치료결과, 서비스 과정 중의 오해 등에 대해 고객들에게 사과를 해야 하는 경우가 종종 발생합니다. 결자해지(結者解之)라는 말처럼 내가 저지른 일에 대해 내가 사과하는 경우라면 그나마 덜 억울할 법 합니다. 그러나 직원들의 업무수행, 의사소통, 응대, 서비스의식 관련 역량 부족으로 인해 환자 및 보호자들이 분노하게 된 경우 뇌에서 스트레스 호르몬인 코르티솔(cortisol)[1]이 거대한 해일처럼 밀려는 것이 느껴지며 억울함이 폭발합니다. '내가 왜 타인의 과오를 수습해야하지?'라는 생각이 드는 것도 사실입니다. 하지만 말 그대로 기관의 대표자이기에 책임이라는 십자가를 마땅히 져야하는 것입니다.

위기 탈출 넘버원
불만 해결 넘버원

고객이 불만을 토로하는 상황에서 해결을 위해 수행해야 하는 형식적 조건들과 내용적 조건들이 존재합니다.

형식적 조건 – 공간 분리, 경청, 직접 대면

형식적 조건은 다음과 같습니다.

첫째, 공간을 분리해야 합니다. 감정이 격앙된 고객들을 개방된 공간인 대기실의 데스크 앞이 아닌 격리된 상담실 또는 원장실로 인도하는 편이 좋습니다. 이를 통해 고객들로 하여금 감정을 가다듬고 진정할 수 있는 기회를 제공할 수 있습니다. 이러한 행위는 다른 직원 및 고객들의 심적

1) 부신피질에서 생성되는 스테로이드 호르몬의 일종으로, 외부의 스트레스와 같은 자극에 맞서 분비되는 물질입니다. 코르티솔은 간·근육·지방세포 등에 작용하여 스트레스에 대항, 몸 전체적으로 에너지를 공급하게 하는 신호를 전달합니다. 예컨대 지방세포는 지방산을 공급하고, 근육세포는 단백질을 분해하여 에너지로 사용되며, 간에서는 글리코겐을 포도당을 변환해 에너지를 필요로 하는 세포로 공급합니다.
이런 식으로 코르티솔은 포도당 대사에 영향을 주기 때문에 '글루코코르티코이드(glucocorticoid)'라고도 불립니다. 예컨대 스트레스를 받게 되면 우리의 몸은 그러한 위협에 대항하기 위해 에너지를 생산합니다. 따라서 신체의 신경계에서는 교감 신경계가 활동을 시작하게 되고 에피네프린(아드레날린), 노르에피네프린, 스테로이드 계열의 호르몬도 함께 분비됩니다.
분비된 코르티솔은 스트레스와 같은 외부 자극에 맞서 대항하기 위해 신체 각 기관으로 더 많은 혈액을 방출시킵니다. 이에 따라 맥박과 호흡은 물론 근육긴장, 감각기관의 예민함이 증대됩니다. 만약 지나친 스트레스나 만성 스트레스에 시달리게 되면 코르티솔이 과다하게 분비돼 식욕이 증가하여 지방이 축적되고, 근육단백질의 과도한 분해로 인해 근조직 손상이나 면역기능 약화 등의 증상이 일어날 수 있습니다. (출처: 시사상식사전, pmg 지식엔진연구소)

동요를 사전에 차단할 수 있는 부가적인 장점 역시 가지고 있습니다.

둘째, 충분한 시간 동안 경청해야 합니다. 신시아 프란츠(Cynthia McPherson Frantz)와 커트니 베그니손(Courtney Bennigson)[2]이라는 심리학자는 2005년 Journal of Experimental Social Psychology라는 학술지에 <사과의 타이밍이 사과의 효율성에 미치는 영향>이라는 제목의 실험논문을 발표했습니다. 이 실험에서 대학생 82명(남성 35명, 여성 47명)에게 같은 시나리오를 주고 피해자의 입장에 서서 응답하도록 지시했습니다. 그들의 실험설계는 다음과 같습니다.

당신은 월요일에 여자(남자)친구와 데이트 약속을 했다. 오는 금요일 저녁 7시에 함께 보고팠던 영화를 관람하기로. 그런데 이 약속을 한 직후 당신의 친구들이 하필 그 금요일 저녁에 열리는 파티에 함께 갈 것을 제안한다. 여자(남자)친구와 극장에 가는 것보다 파티가 더 재미있을 것 같았지만 여자(남자)친구와의 약속을 깰 수 없기에 어쩔 수 없이 친구들의 제안을 뿌리쳤다. 그리고 마침내 금요일 저녁 7시, 당신은 극장 앞에서 여자(남자)친구를 기다리고 있었다. 하지만 그녀(그)는 저녁 8시 30분이 지나도록 약속장소에 나타나지 않았고 뭔가가 잘못되었다고 판단하고 기약 없는 기다림을 포기했다.

다음 날 당신은 다른 친구들로부터 당신의 여자(남자)친구가 데이트가 예정되어 있던 그 시각에 자신의 친구들과 파티를 만끽했다는 이야기를 듣게 된다. 이에 당신은 화가 머리끝까지 치밀어 여자(남자)친구에게 전화를 걸었다. 전화를 받은 여자(남자)친구가 사과를 한다. 내용은 모두 같았지만 사과하는 시점에서 차이가 있다고 가정을 해보자. 전자(前者)는 통화가 시작되자마자 그녀(그)가 사과를 한다. 후자(後者)는 전화를 건 이(사건의 피해자)가 화를 충분히 낸 뒤에 사과를 한다. 어떤 경우에 피해자의 화가 더 풀렸을까?

상기 실험 결과 후자의 경우에 피해자의 감정 상태가 더 큰 폭으로 개선되었습니다. 위 실험은 잘못을 저질렀을 경우 피해자가 자신의 분노를 충분히 표하도록 배려한 다음 사과하는 편이 더 나은 결과를 기대할 수 있다는 결론을 제공합니다. 상대방이 화를 미처 내기도 전에 미리 사과를 하는 것은 단지 사건을 빨리 수습하고 어물쩍 넘어가려는 듯한 인상을 줄 수 있기 때문입니다. 감정의 앙금이 있는 상태에서는 그 어떤 사과도 귀에 들어오지 않는 것이 인지상정입니다. 서운함이든 분노든 해당 감정을 상대방이 표현할 수 있는 기회를 주는 과정이 사과에 앞서 선행되어야 합니다.

2) Frantz, Cynthia & Bennigson, Courtney. (2005). Better Late Than Early: The Influence of Timing on Apology Effectiveness. Journal of Experimental Social Psychology. 41. 201-207. 10.1016/j.jesp.2004.07.007.

위 실험결과에 대하여 프란츠와 베니그손은 피해자가 상대방을 용서하기 위해서는 분노라는 감정을 냉각시킬 시간, "분노 숙성 단계"가 필요하다고 이야기합니다. 그런 다음 상대방에게 '내가 왜 화가 났으며, 얼마나 화가 났는지'를 표출하고 상대방이 내 마음을 충분히 이해했다는 사실을 스스로 인식한 후에야 사과를 받아들일 수 있다고 합니다. 이러한 선행 과제들이 해결되지 않은 상태에서 급하게 건네는 사과는 언제나 충분하게 느껴질 수 있습니다.

이미 감정이 상한 고객들을 대상으로 한 성급한 자기변호는 변명으로 받아들여지기 일쑤이며 분노를 가중시키는 불쏘시게 역할을 할 뿐입니다. 고객이 만족하는 순간까지 경청하고 또 경청해야 합니다.

셋째, 대표자로서 책임을 직접 대면하는 모습을 보여야 합니다. 우두머리임에도 불구하고 직원 또는 아랫사람에게 책임을 전가하거나 한정하는 태도는 상대의 실망과 분노를 유발합니다. "권한과 책임은 함께 간다."라는 격언이 있습니다. 한 기업의 최고경영자이자 최고의사결정권자를 의미하는 영어식 표현 CEO가 "Chief Executive Officer"의 약어인 것과 일맥상통합니다. 크든 작든 규모를 떠나 한 치과의 대표자는 원장이기 때문입니다. 그나마 다행인 것은 의사의 권위가 예전에 비해 낮아졌다고는 하지만 다른 3차 산업종사자의 권위에 비해서는 아직까지도 한참이나 높은 수준을 유지하고 있는 것이 사실입니다. 의료전문가인 치과의사이자 원장의 진심어린 사과는 직원의 그것과 무게감 자체가 다릅니다.

대표자의 사과가 갖는 영향력을 확인할 수 있는 한 사례가 있습니다. 2013년 저는 전남대학교치과병원 구강악안면외과 1년차 전공의이자 입원환자들의 주치의였습니다. 당시 병동(입원실)의 환자들에는 법랑모세포종(ameloblastoma, *琺瑯母細胞腫*)로 진단 받아 하악골의 일부를 절제하고 해당부위를 비골유리피판(fibula free flap)으로 재건(reconstruction)한 전남 무안군 해제면 출신 김O수 님이 있었습니다. 전남대학교 의과대학 외과학교실 김O군 교수님의 작은 아버지였기에 VIP 환자로 분류가 되어있는 상태였습니다. 오희균 교수님에 의해 성공적으로 수술된 이후 입안 감염을 방지하기 위해 비위관(nasogastric tube, Levin tube, L-tube)를 통해 영양식을 공급했습니다. 비위관 삽입 만 6일째 되던 일요일 병동 간호사로부터 전화가 왔습니다.

"김병국 선생님, 김O수 님 산소포화도 89에서 90 왔다 갔다 하고 멘탈도 drowsy해요. 복통도 호소하는 중이에요. 직접 올라와서 보셔야할 것 같아요."

전남대학교병원 3동4층 구강악안면외과 의국에서 산더미처럼 쌓인 업무를 처리하고 있던 저는 1동 10층까지 번개처럼 뛰어갔습니다. 환자의 상태는 간호사의 보고와 일치했습니다. 저는 바로 오희균 교수님께 전화를 드렸습니다. 그러자 교수님은 "김병국 선생, 비위관 삽입한 환자들의 경우 관에 의해 위 점막 자극이 발생할 수 있고 방치되면 위궤양이 일어날 수 있어요. 소화기내과에 응급으로 의뢰 넣고 경과 보고하세요."라고 답하셨습니다. 교수님의 조언대로 소화기내과에 의뢰를 하였고 해당 과 당직의 역시 위 점막 자극 및 궤양 상태로 진단하였습니다. 그런 다음 비위관 삽입 길이 조절 및 위벽보호물질을 투여함으로써 사태는 해결되었습니다. 하지만 문제는 그 다음날이었습니다. 매주 월요일 오전인 오희균 교수님 외래에 아버지를 걱정한 김O수 님의 가족들이 총출동해서 주치의인 제게 많은 질문과 성토를 이어갔습니다. 소란스러운 상황을 정리 했던 건 오희균 교수님의 한마디였습니다.

"담당 교수 오희균입니다. 성공적인 수술 이후 이식편, 즉 다리에서 떼어 아래턱에 이식한 뼈와 살이 감염되는 것을 막기 위해 부득불 콧줄을 사용해 영양을 공급하고 있습니다. 관에 의한 위 점막 자극은 여러 문헌에서도 언급된 충분히 발생 가능한 부작용입니다. 이러한 부작용에도 불구하고 우리 의료진이 콧줄을 활용하는 이유는 잃는 것보다 얻는 것이 훨씬 크기 때문입니다. 어제 소화기내과에 긴급하게 의뢰하여 김O수 님의 상태는 호전되는 중입니다. 부디 안심하시고 주치의 선생을 질책하지 말아주세요. 거듭 말씀드리지만 어떤 의료진이 그 어느 환자에게 시행하더라도 발생할 수 있는 일이며 이는 충분히 컨트롤 가능합니다. 책임을 물으시려면 제게 물어주세요."

교수님의 조리 있고 자세한 설명을 들은 김O수 님의 아내와 세 딸은 이내 차분해졌습니다. 대표자의 사과는 묵직한 한 방입니다.

내용적 조건 – 진솔한 사과와 재발 방지 약속

고객이 불만을 토로하는 상황에서 그 해결을 위한 사과의 내용적 조건은 다음과 같습니다. 진솔한 사과와 재발 방지 약속.

첫째, 진솔한 사과를 해야 합니다. 상대방이 공감할 수 있는 수준의 진솔한 사과라면 반드시 3가지 요소가 포함되어야 합니다. 정중하고 차분한 목소리와 태도, '미안하다'는 표현의 선두(先頭) 배치, 잘못의 구체적 인정.

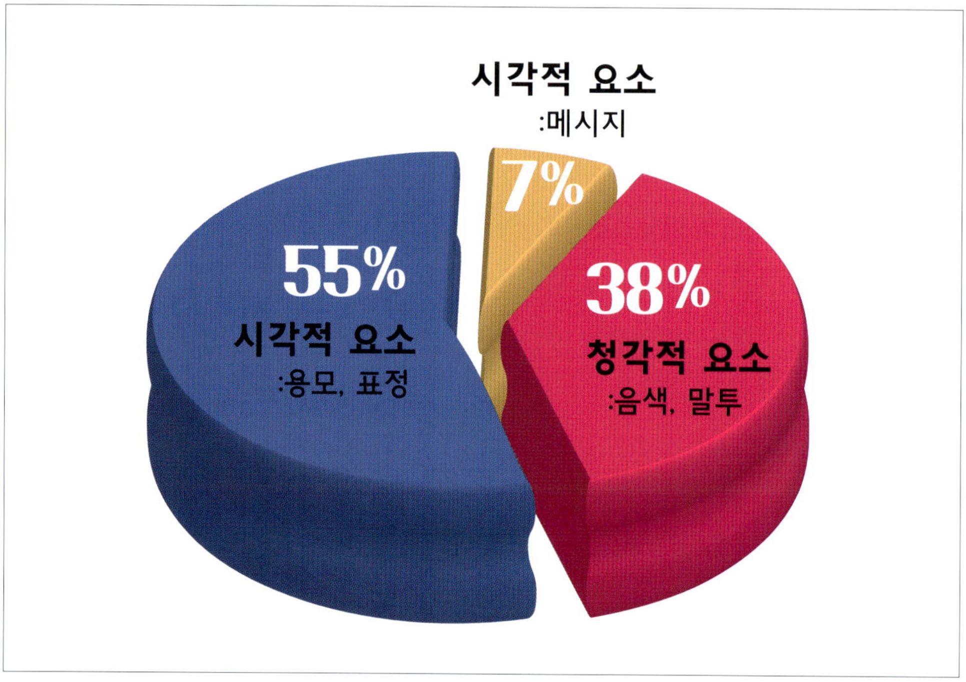

<메러비언의 법칙>

캘리포니아대학교(UCLA:University of California in Los Angeles) 심리학과의 저명한 명예교수 앨버트 메러비언(Albert Mahrabian)은 <침묵의 메시지(Silent Messages)>라는 본인의 저서를 통해 말의 내용 자체보다 화자(話者)의 행동 또는 태도가 의사소통 시 큰 영향력을 갖는다는 '메러비언의 법칙(The Law of Mehrabian)'[3]을 발표했습니다. 즉, 말의 내용보다 자세, 용모, 제스쳐, 톤, 음색(音色) 등이 큰 파급력을 갖는다는 견해를 밝혔습니다. 사과에는 그에 적합한 시각적, 청각적 요소들이 수반되어야 하는 법입니다. 팔짱을 낀 상태에서 화난 표정에 무뚝뚝한 말투로 건 내는 사과를 수용할 고객은 이 세상에 존재하지 않습니다.

'미안하다'는 표현을 초반에 함으로써 진정성을 드러냄과 동시에 오히려 대화의 주도권을 가져

3) 메러비언의 법칙은 "7-38-55의 법칙"으로도 불립니다. 커뮤니케이션 과정에서 한 사람이 상대로부터 받는 이미지는 시각적 요소가 55%, 청각적 요소가 38%, 언어(내용)가 7%를 결정한다는 법칙입니다. 여기서 시각적 요소란 제스쳐·자세·복장·용모 등 겉으로 보이는 부분을 말하며, 청각적 요소는 목소리의 톤이나 음색(音色)과 같은 소리의 품질을 말하고, 언어는 말의 내용 그 자체를 지칭합니다. 이 법칙에 따르면, 대화를 통하여 상대방에 대한 호감 또는 비호감을 느끼는 데에서 말의 내용이 차지하는 비중은 7%에 불과하여 그 영향이 미미합니다. 이와 반면에 말을 할 때의 태도, 목소리 등 말의 내용과 직접적으로 관계가 없는 요소가 93%를 차지하여 상대방으로부터 받는 이미지를 좌우하는데 결정적인 역할을 한다고 합니다.

갈 수 있습니다. 변명들을 나열한 후 마지못해 하는 사과처럼 미안함으로 끝에 가서 표하기보다 대화의 앞부분에 적극적으로 미안한 감정을 드러냄으로써 상대의 감정을 조금이나마 부드럽게 만든 상태에서 이야기를 풀어나갈 수 있는 교두보를 마련할 수 있습니다.

연애 경험이 있는 대한민국 남자라면 누구나 한번쯤은 들어봤을 법한 말이 있습니다.

"오빤 내가 왜 화가 났는지 몰라?"

많은 남성들의 두통을 유발하는 이 대사는 어쩌면 빠른 문제 수습을 위해 무조건적인 사과만을 하는 상대에 대한 실망과 분노의 표현인지도 모릅니다. 잘못된 부분에 대한 인정이 구체적이지 못하고 두루뭉술한 경우 "대체 뭘 잘못했는지 알기나 하냐?"는 공격을 받거나 상대방의 분노 또는 불만을 가중시킬 우려가 있습니다. 진솔한 사과는 사물을 핀셋으로 잡듯 구체적으로 콕 집어서 해야 합니다.

둘째, 동일한 과오를 범하지 않겠다는 재발 방지 약속이 필요합니다. 이 과정을 통해 고객 이탈 현상을 막거나 줄일 수 있습니다. 아울러 동시에 조직 내부적으로 같은 실수를 범해서는 결코 안 된다는 선언의 효과를 도모할 수 있습니다.

사과를 해야 하는 상황이 달가운 이는 단 한명도 없습니다. 하지만 꼭 필요한 사과라면 대표자라는 지위에 걸맞게 멋지게 제대로 하는 것이 중요합니다. "무릎을 꿇은 것은 한 사람이었지만 일어선 것은 독일 전체였다."라는 표현처럼 스스로를 낮추면 그 품격은 오히려 올라갑니다.

Epilogue

추천곡 달빛요정역전만루홈런 - 이진원(달빛요정역전만루홈런)

드디어 여정의 끝이 보이네요.

2년이 넘는 긴 시간 동안 이 책을 계속 써 내려갈 수 있었던 가장 큰 동기(motivation)은 결핍을 채우고자 하는 열망과 동료들을 응원하는 마음이었습니다.

첫째, 결핍을 채우고자 하는 열망. 제 첫 번째 책 ≪슬기로운 개원생활≫의 부족한 점들을 저보다 잘 아는 이는 없으리라 확신합니다. 첫 작품의 미흡했던 부분들을 제 손으로 보완하고 싶었습니다.

둘째, 동료들을 응원하는 마음. 존경해 마지않는 한 선배님이 "가장 답답한 사람이 앞장서서 책을 쓰게 된다."라고 말씀하셨습니다. 이 책을 집필하던 중에 우리들이 사는 치과 생태계가 한 번 크게 흔들린 적이 있습니다. 2022년 2/4분기가 바로 '그 때'입니다. 세무법인 택스홈앤아웃이 제공한 자료에 따르면 이 시기에 전국 대부분의 치과 병의원 매출이 절반 가까이 추락했습니다. 그 원인에 대해서는 본문에서 자세히 기술했습니다. 아직까지도 그 충격에서 완전히 회복하지는 못했습니다. 돈을 좇지 않고 양심·명예·환자의 건강을 추구하는 착한 동료들에게 책을 통해 강력한 응원의 메시지를 전하고 싶었습니다.

게임은 아직 끝나지 않았습니다. 우리들에게는 아직 역전의 기회가 있습니다. 주간 소년챔프에 연재되었던 만화 <헤비메탈식스>의 철이, 영화 <터미네이터: 미래 전쟁의 시작>의 존 코너, 영화 <매트릭스>의 네오가 처한 apocalypse보다는 우리 정파(正派) 치과의사들이 직면한 현 상황이 훨씬 더 희망적이라고 생각합니다. 우리는 답을 찾을 것입니다. 늘 그랬듯이.

착한 동료들을 돕기 위해 인간이 할 수 있는 최선의 노력을 다하겠습니다. 더욱 더 왕성한 강연 및 집필 활동으로 찾아뵙겠습니다. 감사합니다.

"Give me a good pick, and we're going home with a W!" - Kobe Bryant

2023년 6월 20일

죽파치과 김 병 국

감사한 분들

가장 먼저 ≪슬기로운 개원생활≫에 이어 두 번째 책 출간의 기회를 주신 도서출판 웰 봉기철 대표님과 출판사 식구들께 깊은 감사를 드립니다.

자칫 부담스러울 수 있는 요청임에도 불구하고 흔쾌히 추천사를 적어주신 국가대표 치과의사님들의 은혜는 평생 마음에 간직하겠습니다.

Surgeon으로서 귀감이 되어주시는 진격의 전남대 구강악안면외과의 거인(巨人) 오희균·박홍주·국민석·정승곤·류재영 교수님, 중앙대 구강악안면외과 이의룡 교수님, 건양대 구강악안면외과 이상민 교수님, 선병원 구강악안면외과 유길화 과장님, 경희대 구강악안면외과 이정우 교수님, 보라매병원 구강악안면외과 한윤식 교수님, 서울대 구강악안면외과 한정준 교수님께 감사드립니다.

학생, 공중보건의, 전공의 시절을 거쳐 현재까지 변함없는 지지와 격려를 보내주는 선후배, 동료들 – 김명인, 김준화, 김현섭, 최근호, 오제석, 윤갑희, 이고운, 고수희, 오철중, 정현우, 허정우, 조민성, 윤성환, 하지원, 류상호, 장두형, 권창렬, 차혜진, 박슬지, 이강호, 조용화, 강현욱, 강성호, 서문 혁, 김성수, 김재수, 최경환, 김상철, 김상욱, 김태영1, 정혜윤, 이종복, 이현중, 나성훈, 정윤식, 송창헌, 윤준호, 안병훈, 이종천, 이원진, 남상욱, 신대웅, 태희성, 고미선, 김재근, 김정수, 김형락, 이동혁, 박승민, 최우형, 인희선, 이진경, 권고은, 이필언, 김진영, 전세원, 김영태, 김민욱, 김민균, 조용제, 신은정, 이인석, 박재형, 엄준식, 김정환, 이재현1, 임향아, 김택승, 이미진, 유승환, 홍성빈, 염학렬, 오민석, 최재평, 권민수, 황종민, 부경돈, 박창진, 김석범, 강호덕, 최성백, 권영철, 김법환, 김지홍, 오유근, 백승, 한창훈, 장정록, 한만승, 이승엽, 양재식, 유상진, 류성호, 양경선, 정기룡, 최근락, 이용권, 박성용, 김기영, 변성훈, 조병용, 김환의, 김원중, 신영근, 명혜왕, 정민욱, 김상헌, 정재화, 서한빈, 윤창호, 김회량, 서장원, 박원영, 지진우, 김휘강, 권오중, 김영빈, 김현진, 임재명, 이제우, 박광훈, 김희준, 김민희, 김선욱, 방경환, 이수연, 안형수, 이종권, 이상민2, 엄효선, 박시찬, 이강운, 박재봉, 박현철, 최송제, 박광진, 안윤성, 박병기, 이혜진, 나유석, 이종현, 김진영2, 장동진, 이재왕, 김광석, 안준형, 박상훈, 양선미, 김철진(김우리), 임유란, 나의리, 이중혁, 마보영, 김혜란, 김영훈, 김세민, 김현희, 이정실, 박하연, 이소은, 김도희, 조유현, 이현주, 반민희, 윤지혜, 고성혁, 김두율, 유형주, 윤희균, 문선일, 한백용, 배문석, 강병일, 김수, 조제현, 임효준, 김태우, 문종욱, 이규형, 조형준, 강훈, 승바위, 안규현, 진문환, 정진안, 이규민, 이준영, 이재현2, 김태영2, 박수범, 김경원, 이경찬, 이보람, 조현태, 권윤중, 김민중, 김건희, 김진모, 양춘호, 염문섭, 지영덕, 김현종, 엄상호, 최희수, 최성백, 신홍수, 조상호, 이진균, 이동운, 윤우혁, 최보영, 김아현, 황성욱, 라성호 – 선생님께 고마움을 표합니다.

젊은 치과의사 모임의 곽홍재, 김준엽, 김철만, 김동국, 송재근, 윤태승, 이용빈, 이지훈, 이창민, 정승원, 정영욱, 정종현, 정현태, 최진욱 원장님의 빛나는 아이디어들은 책의 내용을 더욱 더 풍성하게 만들었습니다.

여행을 사랑하는 치의들 모임 단톡방 멤버인 김동민, 김성훈, 김준용, 남욱, 김언희, 손혜숙, 송현종, 신유정, 임은섭 원장님들께 큰 감사를 전하고 싶습니다. 진학 상담을 했던 학생들–한장흔(채흔·정원), 최민석, 김현균, 김민재 군–의 밝은 미래를 위해 기도하겠습니다.

포항 개원 선배님이신 오준기, 이재윤, 양성일, 송기범, 김동수1, 조이수, 김경탁, 채승엽, 김상민, 강인식, 송준호, 오종식, 김종천, 김세경 원장님의 변함없는 격려에 감사드립니다.

매일 지식과 에너지를 공유하는 한맥치과임상연구회 식구들–수장(首長) 이근용 원장님과 박종환, 유현상, 배정인, 임진열, 박지영, 박효선, 박성재, 박정배, 백영재, 설문희, 양환희, 김형민, 이세현, 이승민1, 이영애, 장세정, 조영지, 허소진, 김솔아, 도세영, 기민석, 김덕호, 김태윤2, 안호석, 이다니엘, 이용신, 이준석, 이현진, 임시완, 정유철, 김주용, 명현아, 문성호, 박경열, 서준희, 설기욱, 성현미, 신혜전, 엄주현, 유정빈, 이광현, 이승민2, 이승민3, 조용범, 조창기, 하대성, 황이선, 김성광 원장님–에게도 늘 고마운 마음뿐입니다.

포항에서 만나 결성한 모임 SMC의 김지훈(김효은), 서성훈, 명태수, 김태윤1 원장님과 김남규 원장님의 격려와 응원은 집필 과정 내내 큰 힘이 되었습니다.

업무 일선에서 저와 함께 협업 중인 배영호, 현순철, 김동수2, 김명덕, 이영채, 최병용, 음금도, 김준환, 강경모, 유병재, 허장원, 전천우, 이창성, 김선만, 복하림, 가하린, 정유경, 김대훈, 김민재, 오진권, 박영재, 나인택, 백종로, 허영학, 이용진, 이진규, 반창윤, 김경은, 김종기, 서석호, 이재규, 김종식, 오승연 님께 감사드립니다.

거친 원장과 함께 일 해주는 죽파치과의 소중한 보물들 김윤정, 이지은, 주원경, 황예빈, 김가연, 김미연 직원들에게 늘 감사할 따름입니다.

늘 칭찬과 격려를 아끼지 않으시는 작은아버지와 작은어머니–한미치과 이상선, 강정욱 원장님–께 마음 깊이 감사드립니다.

무슨 일을 추진하든 전폭적으로 지지해주시는 가족들–늘 바른 길만을 걸으시는 아버지, 사랑과 지혜의 여신(女神) 어머니, 늘 남동생에게 좋은 것을 양보해 준 누나, 순천의 이효리인 누나와 살아주는 매형, 매형의 수려한 외모와 누나의 성격을 물려받은 조카 현서, 누나 뱃속에서 나와서 걸어다니는 대박이 지호, 얌전하고 성실한 여동생 부부와 희라노사우루스 희서와 순둥이 은호–에게 공(功)을 돌립니다.

마지막으로 짧지 않았던 기간 동안 책과 함께 하는 데이트를 용인해주고 편하게 독서를 할 수 있도록 운전까지 해 준 제 연인(戀人)에게 가장 큰 애정과 감사를 전합니다.

참고문헌

1. 광고천재 이제석, 이제석, 학고재, 2014.
2. 아무것도 하지 않으면 아무 일도 일어나지 않는다, 기시미 이치로, 살림, 2016.
3. 생각에 관한 생각(Thinking Fast And Slow), 데이얼 카너먼(Daniel Kahneman), 김영사, 2018.
4. 아인슈타인과 오펜하이머, 실번 S. 위버, 시대의 창, 2019.
5. 시뮬라시옹(Simulation), 장 보드리야르, 민음사, 2012.
6. 정신분석 강의, 지그문트 프로이트, 열린책들, 2020.
7. 코끼리는 생각하지 마, 조지 레이코프, 와이즈베리, 2018(미국 초판은 2004년, 한국어 번역판은 2006년에 최초 출간).
8. 프레임 전쟁, 조지 레이코프, 창비, 2007.
9. 이기는 프레임, 조지 레이코프, 생각정원, 2016.
10. 나는 진보인데 왜 보수의 말에 끌리는가?, 조지 레이코프, 생각정원, 2018.
11. 다시! 알아야 할 병원마케팅, 정혜연, 21세기북스, 2011.
12. 본질의 발견, 최장순, 틈새책방, 2017.
13. 기획자의 습관, 최장순, 더퀘스트, 2020.
14. 의미의 발견, 최장순, 틈새책방, 2020.
15. 기브앤테이크(Give and Take), 애덤 그랜트(Adam Grant), 생각연구소, 2013.
16. 이것은 작은 브랜드를 위한 책, 이근상, 몽스북, 2021.
17. 쿨하게 사과하라, 김호 · 정재승, 어크로스, 2011.
18. 변하는 것과 변하지 않는 것, 강민호, 턴어라운드, 2018.
19. 브랜드가 되어간다는 것, 강민호, 2019.
20. 한마디면 충분하다, 장문정, 쌤앤파커스, 2017.
21. 팔지 마라 사게 하라, 장문정, 쌤앤파커스, 2013.
22. 왜 그 사람이 말하면 사고 싶을까?, 장문정, 21세기북스, 2021.
23. 병원이 경영을 만나다, 최명기, 허원미디어, 2010.
24. 스마트한 병원경영 성공병원의 비밀노트, 김동석 · 송호용, 글로메디스, 2020.
25. 어느 날 대표님이 우리도 브랜딩 좀 해보자고 말했다, 박창선, 미래의창, 2020.
26. 브랜드갭, 마티 뉴마이어, 알키, 2016.
27. 브랜드 반란을 꿈꾸다, 마티 뉴마이어, 21세기북스, 2007.

28. 디자인풀 컴퍼니, 마티 뉴마이어, 시그마북스, 2009.
29. 일의 격, 신수정, 턴어라운드, 2021.
30. 브랜드 자산의 전략적 경영(Managing Brand Equity), 데이비드 아커, 비즈니스북스, 2006.
31. 데이비드 아커의 브랜드 경영(Building Strong Brands), 데이비드 아커, 비즈니스북스, 2003.
32. 브랜드 매니지먼트(Strategic Brand Management), 케빈 레인 켈러, 비즈니스북스, 2007.
33. 브랜드와 유통의 전쟁, 장 노엘 캐퍼러, 갬앤김북스, 2008.
34. 뉴 패러다임 브랜드 매니지먼트(The New (Strategic Brand Management), 장 노엘 캐퍼러, 갬앤김북스, 2009.
35. 배민다움, 홍성태, 북스톤, 2016.
36. 나음보다 다름, 홍성태, 북스톤, 2015.
37. 모든 비즈니스는 브랜딩이다, 홍성태, 쌤앤파커스, 2012.
38. 마케팅의 시크릿 코드, 홍성태, 위즈덤하우스, 2010.
39. 브랜드로 남는다는 것, 홍성태, 북스톤, 2022.
40. 결정적 순간 15초(The Moment of Truth), 얀 칼슨, 다산북스, 2006.
41. 현대카드 이야기, 이지훈, 쌤앤파커스, 2012.
42. 인사이드 현대카드, 박지호, 문학동네, 2015.
43. 차별화 마케팅(Differentiate or Die), 잭 트라우트 · 스티브 리브킨, 더난출판사, 2012.
44. 마음이 움직이는 순간들, 댄 애리얼리, 생각정거장, 2020.
45. 만화로 보는 댄 애리얼리 최고의 선택, 댄 애리얼리, 청림출판, 2020.
46. 왜 양말은 항상 한 짝만 없어질까?(Irrationally Yours), 댄 애리얼리, 사회평론, 2017.
47. Kotler의 마케팅 원리, 필립 코틀러 · 개리 암스트롱, 시그마프레스, 2021.
48. 필립 코틀러 마켓 5.0, 필립 코틀러 · 허마원 카타자야 · 이완 세티아완, 더퀘스트, 2021.
49. 요제프 괴벨스, 정철운, 인물과사상사, 2018.
50. 마케터의 생각법, 황부영, 갈라북스, 2018.

51. 마케팅 전쟁(Marketing Warfare), 알 리스 · 잭 트라우트, 비즈니스북스, 2006.

52. 마케팅 불변의 법칙(THE IMMUTABLE LAWS OF MARKETING), 알 리스 · 잭 트라우트, 비즈니스맵, 2008.

53. 포지셔닝(40주년 특별판), 알 리스 · 잭 트라우트, 을유문화사, 2021.

54. 나의 첫 마케팅 수업, 박주훈, 북바이북, 2021.

55. 영혼의 설계자, 그레그 호프먼, 다산북스, 2023.

56. 플랫폼 제국의 탄생과 브랜드의 미래, 김병규, 미래의창, 2021.

57. 노 브랜드 시대의 브랜드 전략, 김병규, 미래의창, 2020.

58. 감각을 디자인하라, 김병규, 미래의창, 2016.

59. 마이클 포터의 경쟁전략(Competitive Strategy), 마이클 포터, 21세기북스, 2008.

60. 마이클 포터의 경쟁우위(Competitive Advantage), 마이클 포터, 21세기북스, 2008.

61. 노이즈: 생각의 잡음, 대니얼 카너먼 · 올리비에 시보니 · 캐스 선스타인, 김영사, 2022.

62. 넛지, 리차드 탈러 · 캐스 선스타인, 리더스북, 2018.

63. 넛지: 파이널 에디션, 리차드 탈러 · 캐스 선스타인, 리더스북, 2022.

64. 행동경제학(Misbehaving), 리처드 탈러, 웅진지식하우스, 2021.

65. 컨테이저스 전략적 입소문, 조나 버거, 문학동네, 2013.

66. 커뮤니티는 어떻게 브랜드의 무기가 되는가, 이승윤, 인플루엔셜, 2022.

67. 공간은 경험이다, 이승윤, 북스톤, 2019.

68. 구글처럼 생각하라, 이승윤, 넥서스BIZ, 2020.

69. 디지털 시대와 노는 법, 우승우 · 이승윤 · 차상우, 북스톤, 2019.

70. 입소문을 만드는 SNS 콘텐츠의 법칙 바이럴, 이승윤, 넥서스BIZ, 2018.

71. 스틱!(15주년 기념판), 칩 히스 · 댄 히스, 웅진지식하우스, 2022.

72. 넘버스 스틱!, 칩 히스 · 칼라 스타, 웅진지식하우스, 2022.

73. 모든 관계는 말투에서 시작된다, 김범준, 위즈덤하우스, 2018.

죽파치과 원장
구강악안면외과 전문의

김 병 국

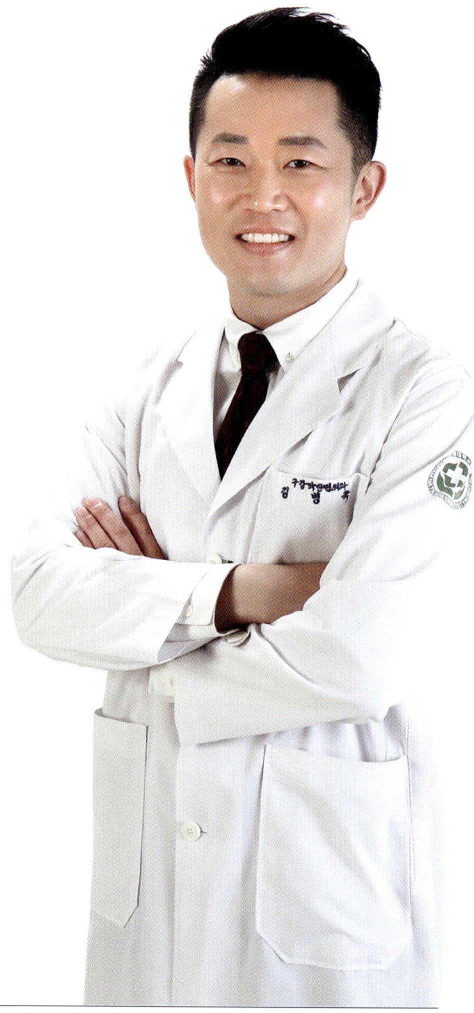

학력 및 약력

- 치과 구강악안면외과 전문의(보건복지부인증)
- 대한악안면성형재건외과학회 인정의
- 오스템임플란트 임상자문위원
- 덴티움임플란트 임상자문위원

- 순천고등학교 졸업
- 원광대학교 치과대학 졸업
- 전남대학교 대학원 치의학과 석사 취득
- 전남대학교 대학원 치의학과 박사 과정
- 전남대학교 치과병원 인턴 수료
- 전남대학교 치과병원 구강악안면외과 레지던트 수료

수상경력

- 2010 대한공중보건의사협의회 심미수복학술대회 1위
- 2011 대한공중보건의사협의회 심미수복학술대회 2위
- 2014 Osstem World Meeting Gold Award
- 2014 대한구강악안면임플란트학회 학술대회 최우수상
- 2015 전남대학교 치과병원 전공의학술대회 대상

누가 내 환자를 옮겼을까?

인 쇄 일 2023년 07월 05일
발 행 일 2023년 07월 15일
저 자 김 병 국
발 행 인 봉 기 철
출 판 기 획 임 훈
ISBN No 978-89-97113-77-4 93510
출판등록번호 제 9-146호
발 행 처 도서출판 웰
서울 강북구 삼양로118길 22 1층
TEL (02) 907-2872, FAX (02) 907-2873
www.wellpub.net

정가 : 85,000원